LIMPEZA DO FÍGADO E DA VESÍCULA

Uma poderosa ferramenta para melhorar sua saúde, seu bem-estar... e muito mais!

Edição revisada e ampliada pelo autor

Andreas Moritz

Limpeza do Fígado e da Vesícula

Uma poderosa ferramenta para melhorar sua saúde, seu bem-estar... e muito mais!

Edição revisada e ampliada pelo autor

Tradução:
Amoris Andrea Valencia López

MADRAS®

Publicado originalmente sob o título *The Amazing Liver and Gallbadder Flush*, por Ener-Chi Welleness Press.
© 1998-2012, Andreas Moritz
Direitos de edição e tradução para os países de língua portuguesa, exceto Portugal.
Tradução autorizada do inglês.
© 2023, Madras Editora Ltda.

Editor:
Wagner Veneziani Costa (*in memoriam*)

Produção e Capa:
Equipe Técnica Madras

Tradução:
Amoris Andrea Valencia López

Revisão da Tradução:
Larissa Wostog Ono

Revisão:
Arlete Genari
Silvia Massimini Felix

Dados Internacionais de Catalogação na Publicação (CIP)
(Câmara Brasileira do Livro, SP, Brasil)

Moritz, Andreas
Limpeza do fígado e da vesícula : uma poderosa
ferramenta para melhorar sua saúde, seu
bem-estar -- e muito mais! / Andreas Moritz ;
tradução Amoris Andrea Valencia López. -- rev. e ampl. -- São Paulo : Madras, 2023.
Título original: The amazing liver & gallbladder flush.

ISBN 978-85-370-0994-9

1. Cálculos biliares - Prevenção - Obras de
divulgação 2. Desintoxicação (Saúde) 3. Fígado -
Doenças 4. Medicina alternativa 5. Medicina
ayurvédica 6. Sistemas terapêuticos 7. Vesícula -
Doenças I. Título.
16-00871 CDD-613.7046
NLM-Wl 100

Índices para catálogo sistemático:
1. Cálculos biliares : Fígado e vesícula :
Limpeza : Medicina ayurveda 613.7046

MADRAS EDITORA LTDA.
Rua Paulo Gonçalves, 88 – Santana
CEP: 02403-020 – São Paulo/SP
Tel.: (11) 2281-5555 – (11) 98128-7754
www.madras.com.br

Dedicatória

A todos aqueles que queiram se responsabilizar pela própria saúde e se importam com a saúde e o bem-estar de seus semelhantes.

ÍNDICE

Para Efeitos Legais

O autor deste livro, Andreas Moritz, não defende o uso de nenhuma forma de tratamento em particular, mas acredita que os fatos, os números e o conhecimento apresentados aqui devem estar disponíveis a todas as pessoas que queiram melhorar a saúde. Apesar de o autor ter tentado proporcionar um profundo entendimento dos tópicos discutidos, bem como assegurar precisão e informações completas vindas de outras fontes, ele e seu editor não assumem nenhuma responsabilidade por possíveis erros, imprecisões, omissões ou qualquer inconsistência que possa ser encontrada nesta obra. Qualquer menção a pessoas ou organizações não foi intencional. Este livro não pretende substituir o conselho ou tratamento dado por um médico especialista em doenças. O uso de qualquer informação apresentada aqui é de total responsabilidade do leitor. O autor e o editor não serão responsáveis por quaisquer efeitos ou consequências adversos que resultem do uso das receitas ou procedimentos aqui descritos. As afirmações feitas têm o único e exclusivo propósito de ensinar e expor situações teóricas, e são baseadas, principalmente, nas próprias opiniões e teorias de Andreas Moritz. Você sempre deve consultar um médico especialista antes de adotar qualquer suplemento dietético, nutricional, herbáceo ou homeopático, ou antes de iniciar ou suspender qualquer tratamento. O autor não pretende dar nenhum conselho médico ou substituir tratamentos, e não dá nenhuma garantia expressa ou implícita com relação a qualquer produto, aparelho ou tratamento. A não ser quando mencionada, nenhuma afirmação encontrada neste livro foi revista ou aprovada pela United States Food and Drug Administration (Agência Americana de Controle de Medicamentos e Alimentação) ou pela Federal Trade Commission (Comissão Federal de Comércio dos Estados Unidos).

Os leitores devem seguir seus próprios julgamentos ou consultar um especialista em medicina holística ou, ainda, seus próprios médicos, a fim de iniciar o tratamento adequado para seus problemas específicos.

O sucesso clínico é o teste final

Este livro está transformando a medicina atual. Prepare-se para se sentir BEM.

"Este livro não é apenas um livro – é uma poderosa ferramenta de autocura. Em uma época na qual desistimos de compreender nosso próprio corpo, Andreas Moritz oferece uma solução simples e autodirecionada, permitindo assim que tenhamos o poder da cura em nossas mãos. É uma forma simples, barata e fácil de se realizar. A cura que ocorreu em meus pacientes e em mim mudou nossa vida por completo."

Dr. Gene L. Pascucci, BS, DDS (cirurgião-dentista, metafísico e místico em Reno, Nevada, Estados Unidos)

"Fiquei curiosa em aprender sobre a limpeza do fígado por causa de uma amiga, apesar de ter demorado alguns meses para dar início a esse aprendizado. Tive sérios problemas de saúde durante muitos anos e, por fim, decidi tentar, mas sem esperar grandes resultados. Para minha surpresa, um dia após colocar a teoria em prática, expeli cerca de 600 cálculos biliares de diferentes tamanhos e cores, e o alívio foi imediato. Fiquei mais calma, senti-me menos irritada e com mais clareza de pensamento. Agora completei cinco limpezas e estou quase de volta ao normal. Durante a técnica de limpeza, passei por outro tratamento e acredito que a limpeza do fígado teve um grande impacto e importância para minha recuperação. Com certeza, este é um tratamento que manterei para o resto da vida."

Dr. Diane Phillips, MB, BS, BSc (Reino Unido)

Introdução

A maior parte das pessoas acredita que os cálculos biliares só podem ser encontrados na vesícula. Essa é uma suposição comum, porém falsa. A maioria dos cálculos se forma, na verdade, no fígado, e poucos têm origem na vesícula. Você pode facilmente confirmar essa informação quando limpar o fígado. Não importa se você é leigo, médico, cientista ou alguém que já não tenha a vesícula e, portanto, acredite estar livre de ter cálculos.

Os resultados da limpeza do fígado[1] falam por si mesmos. Nenhuma prova científica ou explicação médica pode realizar uma limpeza melhor do que esta. Quando você vir centenas de cálculos biliares verdes, beges, marrons ou pretos em seu vaso sanitário durante sua primeira limpeza de fígado, saberá, com certeza, que está fazendo algo extremamente importante.

Para satisfazer sua curiosidade, você pode decidir levar as pedras expelidas a um laboratório para obter uma análise química ou perguntar a seu médico o que ele acha sobre tudo isso. Seu médico pode apoiá-lo em sua iniciativa de se curar ou dizer-lhe que essa prática é ridícula e tentar dissuadi-lo dela. Independentemente do que possam lhe dizer, a coisa mais importante nessa experiência é que você tomou as rédeas de sua saúde, talvez pela primeira vez na vida.

Cerca de 20% da população mundial desenvolverá cálculos biliares na vesícula em algum momento da vida; muitas dessas pessoas optarão pela remoção desse importante órgão. Apesar de ser uma cirurgia raramente necessária e que pode ter consequências devastadoras[2] a longo prazo, a maioria dos doentes cede à pressão dos médicos e entes queridos para

1. Quando me refiro à limpeza do fígado, isso inclui a limpeza da vesícula também.

2. "Complicações após Cirurgia da Vesícula", <steadyhealth.com>.

retirar a vesícula. Alguns médicos dizem até que retirar esse órgão não traz nenhuma consequência para a saúde. Se você já não tem a vesícula, por favor, continue lendo. Limpar seu fígado e retirar as pedras é ainda mais importante para você do que para aqueles que ainda têm a vesícula.

Existem mais pessoas que têm cálculos no fígado do que pessoas que têm cálculos na vesícula. Durante os 35 anos de trabalho nessa área da medicina natural, vendo milhares de pessoas sofrerem de todos os tipos de doenças crônicas, posso atestar que cada uma delas, sem exceção, teve cálculos no fígado. Surpreendentemente, pouquíssimas pessoas informaram ter algum histórico de cálculos na vesícula. Os cálculos no fígado são, como você entenderá ao ler este livro, uma das principais razões de uma saúde debilitada, do envelhecimento precoce e da perda da vitalidade. Os cálculos no fígado são, de fato, um dos principais motivos de as pessoas adoecerem e de dificuldade na recuperação de doenças.

A dificuldade em reconhecer e aceitar a incidência de formação de cálculos no fígado como um fenômeno extremamente comum pode muito bem ser um dos maiores descuidos na medicina, tanto ortodoxa quanto holística.

Confiar tanto em exames de sangue para obter diagnósticos, como a medicina diagnóstica convencional o faz, pode realmente ser uma desvantagem com relação à avaliação da saúde do fígado. A maior parte das pessoas que se queixa de alguma dor física pode mostrar níveis normais de enzimas hepáticas no sangue, apesar de sofrer de congestão crônica na via biliar do fígado.

A congestão nas vias biliares do fígado lideram os problemas de saúde; ainda assim, a medicina convencional raramente fala desse problema, nem os médicos têm uma forma confiável de detectar e diagnosticar essa doença. Os exames-padrão envolvem medir a contagem de enzimas hepáticas no sangue. O volume de enzimas hepáticas aumenta quando há um processo avançado de destruição de células do fígado, como ocorre, por exemplo, em uma inflamação, na hepatite e na cirrose. Geralmente, leva muitos anos até que a congestão nas vias biliares do fígado manifeste danos aparentes.

Os exames clínicos comuns quase nunca revelam a existência de cálculos no fígado. Então, quando o médico percebe a quantidade de pedras que seu paciente acabou de liberar durante a limpeza do fígado, pode simplesmente balançar a cabeça e dizer: "Estes não são cálculos!". De fato, a maioria dos médicos nem sabe que os cálculos crescem dentro do fígado, apesar de a literatura médica estar repleta de estudos que os descrevem detalhadamente.

Dito isso, a maioria das pesquisas foi conduzida antes da era digital (entre os anos 1920 e 1960), e, hoje em dia, os médicos simplesmente não têm tempo para estudar pesquisas feitas há mais de 50 anos, quem dirá aquelas publicadas nos últimos dois a três anos. Agora que a tecnologia digital nos fornece um acesso fácil para obter informações históricas, temos um melhor entendimento sobre a que se referiam os cientistas como *pedras intra-hepáticas ou cálculos intra-hepáticos.*

Em uma recente publicação intitulada *Pedras Intra-hepáticas – Estudo Clínico*, uma equipe de pesquisadores descreve os resultados de exames feitos em pacientes que sofriam com pedras acumuladas nas vias biliares do fígado. Essa pesquisa, publicada nos Anais da Cirurgia em fevereiro de 1972,[3] claramente faz uma distinção entre os cálculos na vesícula e os cálculos no fígado. Os autores afirmam que "durante séculos, tanto os cirurgiões quanto os patologistas notaram outro tipo de pedra nas vias biliares intra-hepáticas. A localização, a consistência, a quantidade e o comportamento dessas pedras eram totalmente diferentes da coledocolitíase (formação de pedras) originada na vesícula. As pedras no fígado ou pedras intra-hepáticas foram os nomes dados para essa doença".

Algumas das mais conceituadas universidades, como a prestigiada Universidade Johns Hopkins, começaram a descrever e ilustrar essas pedras hepáticas em sua literatura ou em seus sites da internet. Apesar das enormes evidências científicas sobre a existência de pedras no fígado, é incrível como médicos treinados ainda negam, veementemente, que pedras podem surgir no fígado. Eles insistem em dizer que as pedras liberadas durante a limpeza do fígado sejam simplesmente pedras-sabão de azeite de oliva que, de alguma forma, são produzidas a partir de ingredientes usados para a limpeza (falarei sobre esse assunto posteriormente, no Capítulo 7).

---

3. *Pedras Intra-hepáticas – Estudo Clínico*: Ann Surg., fevereiro de 1972; 175(2): p.166–177.

Eu tenho discutido frequentemente ao afirmar que os cálculos intra-hepáticos são ocorrências relativamente novas entre a população do Ocidente. Os objetos desse estudo eram, em sua maioria, pessoas subnutridas que haviam perdido peso e não tinham gordura suficiente para estimular a produção da bílis, bem como para equilibrar a flora da bílis. A perda de peso é a principal e mais conhecida causa para a geração de cálculos intra-hepáticos.

No Ocidente, a comida era farta (exceto em tempos de guerra), semeada, livre de contaminação e de pesticidas, e não processada. A maior parte da comida ingerida provinha de uma produção caseira, consumida fresca ou ao natural, comprada de fazendeiros locais. Não eram usados conservantes químicos. Com o surgimento das fábricas de alimentos e dos alimentos fabricados em laboratórios (hoje em dia, são mais de 44 mil), as campanhas de vacinação em massa, os produtos de beleza tóxicos, a fluorização da água, as toxinas encontradas no meio ambiente, a pulverização de trilhas químicas e o consumo de medicamentos cheios de ingredientes tóxicos, etc., o fígado humano começou a produzir massivamente pedras intra-hepáticas. Hoje em dia, é quase impossível não produzi-las, a menos que se saiba como evitá-las. Ainda assim, a maioria das pessoas, inclusive médicos, não as conhece.

Ao compreender como os cálculos no fígado contribuem para todo tipo de doença e ao tomar medidas simples para removê-los, você tomará as rédeas da própria saúde e vitalidade, de forma permanente. Os resultados que a limpeza do fígado proporcionam para sua saúde (ou se você for médico, para a saúde de seus pacientes) são imensamente gratificantes. Ter um fígado limpo é a mesma coisa que ter uma vida saudável.

Apesar de haver inúmeros fatores que podem ter um impacto em sua saúde de uma forma ou de outra, a maioria deles afeta o fígado. Apesar de ser muito importante cuidar de todos esses outros fatores causadores de doenças, deixar o fígado de fora seria imprudente e pode tornar outros tratamentos ineficazes.

O fígado tem o controle direto sobre o desenvolvimento e funcionamento de todas as células do corpo. Qualquer tipo de mal funcionamento, deficiência ou crescimento anormal da célula deve-se, principalmente, ao mal funcionamento do fígado. Mesmo quando ele já tenha perdido até 60% de sua eficácia original, a capacidade e os recursos extraordinários do fígado ainda podem permitir seu funcionamento *normal*, como mostrado em exames de sangue com resultados *dentro da normalidade*. Por mais inacreditável que isso possa parecer ao paciente e ao seu médico, a origem da maioria das doenças pode ser facilmente detectada por meio do fígado. O primeiro capítulo deste livro é dedicado a essa importante e vital conexão. Todas as doenças ou sintomas são causados por algum tipo de obstrução. Por exemplo, um vaso capilar bloqueado não pode mais transportar oxigênio e nutrientes para um grupo de células encarregadas de algo. Para sobreviverem, essas células precisarão tomar medidas de sobrevivência específicas. É claro, muitas delas não sobreviverão à fome e simplesmente morrerão. Porém, células mais fortes se ajustarão a essa situação adversa por meio do processo de mutação celular e aprenderão a utilizar resíduos metabólicos presos, como o ácido lático, para suprir suas necessidades energéticas. Essas células podem ser comparadas a um homem no deserto que, por falta de água, resolve beber sua própria urina para viver um pouco mais do que viveria caso não o fizesse.

A mutação celular que leva ao câncer nada mais é do que a tentativa final do corpo em ajudar a evitar sua morte por meio de uma sobrecarga de toxinas e uma estrutura orgânica danificada. Apesar de ser uma prática comum, é exagerado chamar a reação previsível do corpo ao acúmulo de toxinas e às células em decomposição de doença. Infelizmente, o desconhecimento da verdadeira natureza do corpo faz com que muitos acreditem que esse mecanismo de sobrevivência instintivo seja uma doença autoimune. A palavra *autoimune* sugere que o corpo tenta atacar a si mesmo e praticamente tenta cometer suicídio. Nada pode estar mais longe da verdade. Entre outras razões, os tumores cancerígenos são o resultado de uma enorme congestão ocorrida dentro dos tecidos conectivos, das paredes dos vasos sanguíneos e dos canais linfáticos; quando isso ocorre, as células saudáveis são impedidas de receberem oxigênio e outros nutrientes vitais.

Todas as células cancerígenas não estão recebendo oxigênio suficiente. Para iniciar a cura e desfazer ou reparar os danos no órgão afetado, o corpo constrói novos vasos sanguíneos para manter as células cancerígenas e evitar a morte do órgão o máximo que puder.[4]

Outras obstruções mais aparentes que ocorrem no corpo também podem afetar seriamente seu bem-estar. Um cólon constipado, por exemplo, impede que o corpo elimine os dejetos contidos nas fezes. A retenção de matéria fecal no intestino delgado leva a criar um ambiente tóxico no trato gastrointestinal e, se a situação não se resolver, no resto do corpo. A constipação crônica pode até fazê-lo se sentir triste, ansioso ou deprimido.

A aglomeração de cristais formados nos rins em virtude de uma dieta rica em minerais pode obstruir o fluxo de urina nos rins e na bexiga, causando assim infecção renal e insuficiência renal. O acúmulo de minerais no sistema urinário pode também levar a retenção de líquidos, ganho de peso, pressão alta e dezenas de outras doenças.

Se o acúmulo de matéria tóxica ou ácida ocorrer no peito e nos pulmões, o corpo responde com secreções de muco para reter essas substâncias nocivas. Como resultado, as passagens do ar dos pulmões se congestionam e o corpo perde o ar. Se o corpo já estiver tóxico e congestionado, pode ocorrer uma infecção pulmonar.

As infecções pulmonares ocorrem para ajudar a destruir e retirar quaisquer células pulmonares fracas ou danificadas que, caso contrário, começariam a formar pus. A congestão pulmonar evita a remoção natural das células enfraquecidas ou danificadas. Se a congestão não cessar naturalmente, por meio da tosse ou da drenagem, o pus pode se instalar no tecido pulmonar. Naturalmente, a bactéria infecciosa se proliferará para ajudar o corpo em uma tentativa desesperada de limpar a área congestionada, cheia de células em decomposição e dejetos.

Os médicos chamam esse mecanismo de cura de *infecção por estafilococo* ou pneumonia.

A má audição ou as infecções de ouvido podem acontecer por conta de um muco pegajoso cheio de toxinas e/ou bactérias mortas ou vivas que entram nos canais que passam por sua garganta e vão até os ouvidos (tuba auditiva).

---

4. Para um melhor entendimento sobre o que é realmente o câncer e sobre suas causas, leia meu livro *Cancer is not a disease – it's healing mechanism.*

Da mesma forma, o engrossamento do sangue (união de plaquetas) causado por alimentos e bebidas altamente ácidos pode restringir seu fluxo nos capilares e nas artérias e, portanto, ocasionar diversas doenças, desde uma simples irritação na pele até artrite ou pressão alta, e mesmo ataque cardíaco e derrame.

Essas obstruções ou obstruções similares no corpo estão direta ou indiretamente ligadas ao baixo desempenho do fígado – em particular, a uma obstrução causada por cálculos no fígado e na vesícula. A presença de pedaços de bílis endurecida e de outras substâncias orgânicas ou não presas nesses dois órgãos interfere muito em tais processos vitais, como é o caso da digestão, da eliminação de dejetos e da desintoxicação de substâncias nocivas no sangue.

Ao descongestionar as vias biliares do fígado e da vesícula, as 60 a 100 trilhões de células do corpo poderão respirar melhor, receberão mais nutrientes, eliminarão com mais eficácia seus dejetos e manterão uma boa comunicação com o cérebro, o sistema nervoso, o sistema imunológico, o sistema endócrino e todas as partes do corpo.

Quase todos os pacientes que sofrem de doenças crônicas têm excesso de cálculos no fígado. Um médico pode facilmente confirmar essa informação se tiver um paciente crônico que faça a limpeza do fígado. É fato que, a menos que uma doença específica do fígado seja descoberta, esse órgão vital raramente é considerado culpado por outras doenças.

A maioria dos cálculos no fígado consiste dos mesmos componentes inofensivos encontrados na bílis líquida, sendo o colesterol o principal ingrediente. A maioria das pedras consiste de ácidos graxos e outros materiais orgânicos que acabaram por parar nas vias biliares. O fato de a maioria dessas pedras ser somente pedaços de bílis e de outros materiais orgânicos congelados as torna praticamente invisíveis a raios x, ultrassonografias e tomografias computadorizadas (TC).

Enquanto a população no Ocidente raramente desenvolve pedras calcificadas no fígado, elas são, mais frequentemente, encontradas na população asiática, como no Japão e na China.

A situação muda em relação à vesícula, na qual até 20% de todas as pedras podem surgir a partir de minerais, principalmente sais de cálcio, cristais de colesterol e pigmentos da bílis. Enquanto os exames de diagnóstico podem facilmente detectar essas pedras duras e, possivelmente, grandes, na vesícula, eles podem deixar passar as pedras mais moles e não calcificadas no fígado.

Somente quando grandes quantidades de pedras de colesterol (85-95% de colesterol) ou outros pedaços de gordura bloqueiam as vias biliares do fígado é que uma ultrassonografia pode revelar o que é chamado de *doença do fígado gordo*. Nesse caso, as imagens reveladas pela ultrassonografia mostram um fígado quase que completamente branco (ao invés de preto). Um fígado gordo pode armazenar até 70 mil pedras antes de sucumbir e deixar de funcionar.

Se você tivesse um fígado gordo e fosse ao médico, ele lhe diria que você teria um tecido hepático extremamente gordo. É menos provável, no entanto, que ele lhe dissesse que você teria cálculos intra-hepáticos (pedras que obstruem as vias biliares do fígado). Como dito anteriormente, a maioria das pequenas pedras no fígado não é detectável por meio de ultrassonografia ou tomografia computadorizada (TC). Contudo, uma análise mais cuidadosa dessas imagens realizada por especialistas mostraria que as vias biliares do fígado estavam dilatadas por causa da obstrução.

Uma dilatação das vias biliares causada por pedras maiores e mais densas ou por um agrupamento de pedras pode ser detectada mais rapidamente por meio de uma ressonância magnética. No entanto, a menos que haja uma indicação de maiores problemas no fígado, é raro os médicos procurarem pedras intra-hepáticas. Infelizmente, apesar de o fígado ser um dos órgãos mais importantes do corpo humano, suas doenças também não são diagnosticadas com muita frequência.

Mesmo que os primeiros estágios de um fígado gordo ou de uma formação de cálculos nas vias biliares fossem facilmente reconhecidos e diagnosticados, os hospitais não oferecem tratamentos para aliviar esse órgão vital do peso que carrega.

A maioria das pessoas que vive em países de primeiro mundo acumulou centenas e, em muitos casos, milhares de depósitos de gordura e de bílis endurecida no fígado. Essas pedras bloqueiam continuamente as vias biliares do fígado, o que sobrecarrega muito esse órgão vital e, consequentemente, o resto do corpo.

Tendo em vista os efeitos que essas pedras têm sobre o desempenho do fígado como um todo, sua composição é bastante irrelevante. Se seu médico ou você mesmo considerá-las cálculos minerais, depósitos de gordura ou coágulos de bílis endurecida, o resultado final será o de evitar que a bílis alcance os intestinos.

A principal questão é saber como algo simples como um fluxo de bílis obstruído pode causar tantas doenças, como problemas de coração, diabetes e câncer.

A bílis do fígado é um fluido amargo e alcalino de cor amarela, marrom ou verde. Ela tem diversas funções. Cada uma dessas funções tem uma influência enorme na saúde de cada órgão e sistema do corpo. Além de ajudar na digestão da gordura, do cálcio e da proteína presentes nos alimentos, a bílis é necessária para manter os níveis de gordura no sangue dentro do limite considerado saudável, para eliminar as toxinas do fígado, para ajudar a manter um equilíbrio na acidez e na alcalinidade dentro do trato intestinal e para manter o cólon livre de micróbios perigosos.

A bílis evita e provavelmente cura o câncer e as doenças coronárias – as duas principais causas de morte! A importância da bílis para a manutenção de uma boa saúde ainda não foi totalmente assimilada, pelo menos não pela medicina convencional. No entanto, diversas evidências científicas vêm sugerindo que a bilirrubina e a biliverdina, que dão cor à bílis, desempenham uma função fisiológica extremamente importante dentro do corpo humano.

De acordo com um estudo publicado em 2008 na prestigiada revista *Mutation Research*, os pigmentos da bílis possuem poderosas propriedades antimutagênicas.[5] Os pesquisadores afirmam que, antes, os pigmentos da bílis, em especial a bilirrubina, eram considerados subprodutos inúteis do catabolismo heme[6] (ruptura) e podiam ser tóxicos caso se acumulassem. "No entanto, nos últimos 20 anos, a pesquisa relacionada à relevância fisiológica desses pigmentos tem sugerido que eles possuem propriedades antioxidantes e antimutagênicas importantes", afirma o estudo.

5. *Mutat Res.*, jan-fev 2008, 658(1-2): p. 28-41. Epub 2007, 18 de maio.

6. Componente da hemoglobina, o pigmento vermelho no sangue.

Os médicos tendem a assustá-lo se a cor de sua pele ou de seus olhos ficar amarela (icterícia). Eles não lhe dizem que seu corpo está, na verdade, passando pelo processo de liberação de perigosos radicais do tipo peroxil e de diversos tipos de mutagênicos (hidrocarbonetos aromáticos policíclicos, aminas heterocíclicas, oxidantes), todos elementos químicos conhecidos por formar as células cancerígenas. Em outras palavras, às vezes o corpo parece deixá-lo doente para poder deixá-lo realmente saudável.

Eu considero a descoberta dessa pesquisa uma das mais importantes na medicina, algo que o sistema mais antigo da medicina (Ayurveda, com 6 mil anos) já sabia. A bílis, a menos que presa por pedras dentro das vias biliares ou por pedras na vesícula, pode evitar que as células sadias se transformem em células cancerígenas. De fato, a pesquisa descobriu que as pessoas com maiores concentrações de bilirrubina e biliverdina têm uma menor incidência de câncer e de doenças cardiovasculares.

De acordo com pesquisa japonesas, os altos níveis de pigmentos da bílis durante a icterícia podem até mesmo curar a asma persistente e difícil de controlar por causa da hepatite B aguda.[7]

Naturalmente, essas e outras descobertas levantam a questão sobre o que a ciência médica considera doença e que, na verdade, pode ser uma tentativa de sobrevivência e cura complexa realizada pelo corpo. Quando tratados e reprimidos por medicamentos, os esforços do corpo em se curar podem ser comprometidos. Em vez de travarmos uma guerra entre o medicamento e o corpo, talvez devamos apoiar seus esforços retirando tudo o que obstruir seu bom funcionamento. Dada a tremenda importância da função da bílis e de seus componentes no funcionamento do corpo, faz sentido manter seu fluxo livre, sempre.

Para manter um sistema digestivo forte e saudável, evitar a mutação celular e os danos causados pela oxidação, além de alimentar as células do corpo com a quantidade certa de nutrientes, o fígado tem de produzir de 0,95 a 1,4 litro de bílis por dia. Qualquer quantidade menor que essa causa problemas relacionados à digestão, com a eliminação de dejetos e com a desintoxicação contínua do sangue. Muitas pessoas produzem apenas uma xícara de bílis ou menos por dia. Como será mostrado neste

7. *Tohoku J. Exp. Med.* Mar; 2003, 199(3): p.193-6.

livro, quase todos os problemas de saúde são uma consequência direta ou indireta da quantidade de bílis disponível no corpo.

As pessoas que sofrem de doenças crônicas geralmente têm milhares de cálculos congestionando as vias biliares do fígado. Algumas pedras podem ter se formado também na vesícula. Ao retirar essas pedras por meio de uma série de limpezas do fígado e manter uma dieta balanceada e um estilo de vida saudável, o fígado e a vesícula podem recuperar seu funcionamento normal, e a maioria dos sintomas de desconforto ou das doenças começará a desaparecer. Você irá perceber que qualquer alergia persistente começará a diminuir ou até mesmo desaparecer. As dores nas costas cessarão, enquanto a energia e o bem-estar melhorarão.

Liberar as vias biliares do fígado é um dos mais importantes e poderosos procedimentos que você pode realizar para melhorar e recuperar sua saúde.

Neste livro, você aprenderá como retirar, sem dor, centenas de pedras de uma vez. O tamanho das pedras varia de uma cabeça de alfinete a uma pequena noz e, em alguns casos, uma bola de golfe. A limpeza real do fígado acontece dentro de um período de menos de 14 horas e pode ser realizada tranquilamente em um final de semana, em casa.

O Capítulo 1 explica em detalhes por que a presença de cálculos nas vias biliares, tanto dentro quanto fora do fígado, pode ser considerada um grande risco para a saúde e causar quase todo tipo de doença.

No Capítulo 2, você poderá identificar os sinais, as marcas e os sintomas que indicam a presença de pedras em seu fígado ou na vesícula.

No Capítulo 3, conhecerá as possíveis causas do surgimento das pedras.

No Capítulo 4, você aprenderá a verdadeira forma de se livrar das pedras no fígado e na vesícula. Essa forma consiste basicamente de um período de preparação de seis dias durante os quais as pedras são suavizadas e o procedimento de limpeza em si, que envolve o consumo de uma mistura de suco cítrico com azeite de oliva.

No Capítulo 5, encontram-se algumas diretrizes sobre o que fazer para evitar a formação de novos cálculos.

O Capítulo 6, *O que Esperar da Limpeza do Fígado e da Vesícula*, fala sobre alguns dos possíveis benefícios dessa ferramenta de autoajuda para a saúde.

No Capítulo 7, é abordada a visão errada que leigos e médicos têm sobre a limpeza do fígado e sobre as informações falsas espalhadas por aqueles que têm interesse financeiro em manter as pessoas longe de qualquer tipo de procedimento de limpeza do fígado e evitar que elas cuidem da própria saúde.

Além disso, você pode ler o que outras pessoas têm a dizer sobre suas experiências com a limpeza do fígado em meu site <www.ener-chi.com>, no qual você também poderá encontrar uma lista das perguntas mais frequentes relacionadas à limpeza.

Para alcançar o máximo de benefícios com esse procedimento e para fazê-lo em segurança, recomendo ler este livro antes de iniciar a limpeza do fígado.

Além do mais, para obter o máximo de informação para passar pelo processo de forma segura e restaurar sua saúde digestiva, esta nova edição traz informações essenciais sobre outros aspectos importantes de sua saúde e seu bem-estar.

"Como funciona a limpeza do fígado e da vesícula?", você pode se perguntar. O processo é realmente bastante simples. Seus efeitos se devem à ingestão de uma mistura de azeite que induz uma descarga rápida e poderosa da bílis do fígado e da vesícula. A onda de bílis leva junto qualquer toxina, pedras de colesterol vindas do fígado e cálculos oriundos da vesícula, se ainda existirem. Ambos, o fígado e a vesícula, liberam toxinas e pedras pela via biliar.

A limpeza também inclui tomar diversas doses de sulfato de magnésio (Salamargo), que relaxa as vias biliares e as mantém dilatadas durante o processo, enquanto também assegura uma passagem fácil das pedras pelo trato intestinal. As pedras entram no duodeno (a primeira parte do intestino delgado), onde a via biliar se encontra com a via pancreática. Daí em diante, as pedras e as toxinas viajam até o intestino grosso para serem excretadas.[8]

A figura da capa do livro faz parte de uma série de pinturas a óleo energizadas, conhecidas como Arte Ener-Chi, criada por mim para ajudar a restaurar a energia da força vital (*chi*) em todos os órgãos e sistemas do corpo. A impressão fotográfica dessa figura em particular ajuda a restaurar o fluxo do *chi* no fígado e na vesícula.

Infelizmente, as impressões digitais como a mostrada na capa do livro não trazem, nem de perto, esse efeito, apesar de os benefícios existirem. Ver essa figura por pelo menos 30 segundos e, de preferência, por mais tempo – antes e, às vezes, durante e após a limpeza – energiza esses dois órgãos e pode ajudá-lo no processo de limpeza e rejuvenescimento deles. A figura, porém, não é necessária para alcançar excelentes resultados.

Desejo-lhe muito sucesso em sua jornada para alcançar a saúde, a felicidade e a vitalidade que você merece!

---

8. *An Analysis of the Reaction of the Human Gall Bladder and Sphincter of Oddi to Magnesium Sulfate*. Surgery 1943; 13: p. 723-733. Esse efeito também foi demonstrado por meio da pesquisa publicada no *American Journal of Digestive Diseases*; volume 9, número 5, p.162-165, DOI: 10.1007/BF02997291.

Capítulo 1

Cálculos no Fígado: um Grande Risco para a Saúde

A boa digestão o protege contra a maioria das doenças; a má digestão coloca-o em um círculo vicioso de doenças e sofrimentos.

Pense no fígado como uma grande cidade com milhares de casas e ruas. Existem tubulações subterrâneas que transportam água, óleo e gás. Rede de esgotos e caminhões de lixo retiram a sujeira da cidade. As linhas elétricas trazem energia para as casas e as empresas. As fábricas, os sistemas de transporte, as redes de comunicação e as lojas trazem para os habitantes tudo o que eles precisam para sua subsistência diária.

A organização da vida na cidade é tal que pode fornecer tudo o que a população precisa para sobreviver. Porém, se houver uma greve, uma queda de energia, um terremoto devastador ou um ato terrorista, como aquele testemunhado em Nova York em 11 de setembro de 2001, enfim, se algo paralisar a vida na cidade, a população começará a sofrer sérias consequências em todos esses setores vitais.

Assim como a infraestrutura de uma cidade, o fígado desempenha centenas de funções diferentes e está ligado a cada parte do corpo. Esse órgão vital está sempre envolvido na fabricação, no processamento e no fornecimento de nutrientes para os 60 a 100 trilhões de habitantes (células) do corpo. Cada célula é, em si, uma cidade microscópica de uma complexidade imensa que gera bilhões de reações bioquímicas por segundo.

Para sustentar essa incrível diversidade de atividades de todas as células do corpo sem parar, o fígado deve fornecer a cada uma delas um fluxo ininterrupto de nutrientes, enzimas e hormônios. Com o seu labirinto intrincado de veias, vias e células especializadas, o fígado precisa estar completamente desobstruído para manter uma linha de produção livre de problemas e um sistema de distribuição sem atritos em todo o corpo.

O fígado não é somente o órgão principal responsável pela distribuição e regeneração do fornecimento de combustível do corpo; suas atividades também incluem a quebra dos elementos químicos e a síntese de proteínas.

O fígado age como um dispositivo de filtragem ou limpeza do sangue; ele até mesmo desativa uma limitada quantidade de hormônios, álcool e medicamentos. Sua tarefa é modificar essas substâncias biologicamente ativas para que elas percam seus efeitos potencialmente nocivos – um processo conhecido como desintoxicação. As células especializadas que se encontram nos vasos sanguíneos do fígado (células de Kupffer) absorvem os elementos nocivos e os organismos infecciosos que chegam lá vindos do estômago. O fígado excreta os dejetos que resultam dessas ações por meio da rede de vias biliares.

Um fígado saudável recebe e filtra aproximadamente 1,5 litro de sangue por minuto e produz de 0,95 a 1,4 litro de bílis todos os dias. Isso faz com que todas as atividades que ocorrem dentro do fígado e no resto do corpo funcionem bem e eficazmente. Como você aprenderá neste livro, os cálculos que obstruem as vias biliares afetam negativamente a habilidade de o fígado desintoxicar qualquer substância nociva que se encontre no sangue. Essas pedras também evitam que o fígado entregue a quantidade ideal de nutrientes e energia aos lugares certos e na hora certa. Isso afeta o equilíbrio do corpo e tem o nome de *homeostase*. Dessa forma, leva à quebra de seus sistemas e a um estresse indevido em seus órgãos.

Um claro exemplo de desequilíbrio seria o aumento da concentração dos hormônios estrogênio e aldosterona no sangue. Esses hormônios, produzidos tanto em homens quanto em mulheres, são os responsáveis pela distribuição correta de sal e pela retenção de líquidos. Quando as pedras congestionam a vesícula e as vias biliares do fígado, esses hormônios possivelmente não se quebram e desintoxicam o corpo o suficiente. Portanto, sua concentração no sangue aumenta em níveis anormais, causando o inchaço dos tecidos e a retenção de líquidos. A maioria dos oncologistas considera os níveis elevados de estrogênio como os causadores principais do câncer de mama entre as mulheres. Nos homens, os altos níveis desse hormônio levam ao desenvolvimento em excesso do tecido mamário e ao ganho de peso.

Mais de 85% da população americana tem sobrepeso ou é obesa. Homens, mulheres e crianças nessas condições sofrem principalmente de retenção de líquido (bem como com o acúmulo de gordura). Os fluidos retidos contribuem para a manutenção de substâncias tóxicas que o fígado já não pode mais retirar de maneira eficaz do corpo. Esse resultado, no entanto, ajuda as pessoas com sobrepeso ou obesas a evitar ou até mesmo sobreviver a uma crise grave de toxicidade que, caso contrário, levaria a um ataque cardíaco, câncer ou infecção.

O problema da retenção de líquido prolongada nos tecidos é que ela faz com que essas toxinas e outros resíduos nocivos (resíduos metabólicos e células mortas) se acumulem em várias partes do corpo e congestionem os caminhos da circulação e da excreção. Onde quer que a capacidade de armazenamento de toxinas e de dejetos do corpo seja excedida, os sintomas de doenças começarão a aparecer. Esses sintomas indicam apenas que o corpo está tentando desesperadamente corrigir esses desequilíbrios e se curar.

Minhas observações de centenas de diferentes doenças ao longo de 40 anos me convenceram de que a doença é, na verdade, uma forma sofisticada de cura, e não um erro acidental que o corpo, de alguma forma, comete. Porém, com frequência, esse esforço para alcançar a cura constitui uma batalha difícil, e seria melhor se ajudássemos no processo para não sofrer desnecessariamente.

Os cálculos no fígado, os quais são referidos pela Universidade Johns Hopkins e por algumas escolas de medicina como *cálculos biliares intra-hepáticos* ou *pedras biliares,*[9] tendem a se agrupar e formar grandes obstruções que podem levar à dilatação das vias biliares (ver **Figura 1a**). Os cálculos intra-hepáticos são constituídos principalmente de colesterol e de outros componentes da bílis (ver relatório do laboratório – **Figura 1b**).

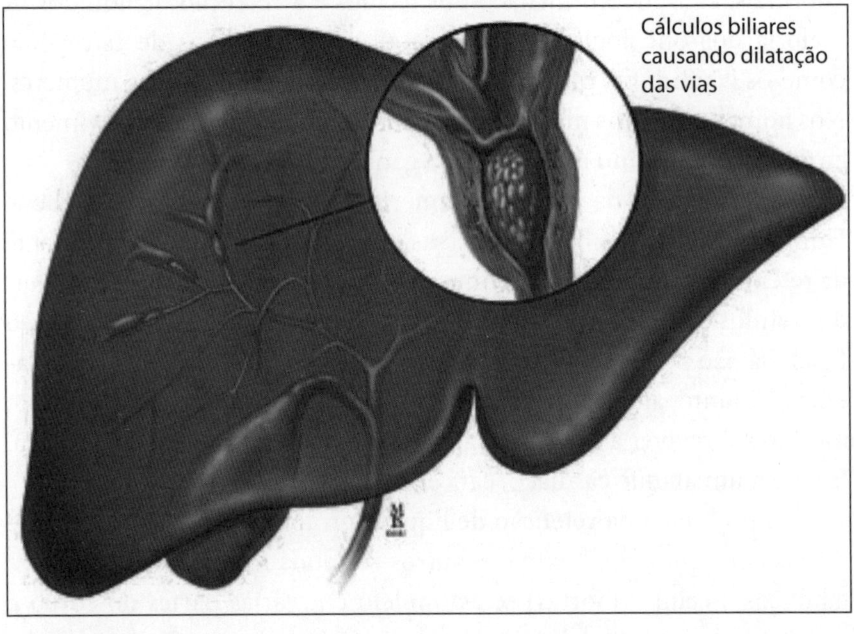

Figura 1a: Pedras biliares (cálculos intra-hepáticos) (Cortesia da Universidade Johns Hopkins).

9. Cálculos biliares intra-hepáticos, Universidade Johns Hopkins, Gastrenterologia & Hematologia, Colangiocarcinoma: Causas; <http//www.hopkins-gi.org>.

Name: RYAN, SARAH JANE
Address: 17 DUNROBIN STREET
SHEPPARTON. 3630
D.O.B.: 26/01/1977 Sex: F
Medicare No: 3242627517
Lab. Reference: 08097500
Date requested: 05/06/2008
Addressee: DR KRISTINA TAVCAR
Referred by: DR KRISTINA TAVCAR
Collected: 13/06/2008 17:16
Specimen:
Test name: CALCULUS

Requested: 05/06/2008
Performed: 13/06/2008
Test name: CALCULUS

SAMPLE 1

STONE ANALYSIS

ORIGIN	:	Biliary
NUMBER OF STONES	:	Numerous gallstones and fragments
STONE SHAPE	:	Irregularly Shaped
STONE COLOUR	:	Light Green
STONE TEXTURE	:	Rough
WEIGHT TOTAL	:	0.2 g
CRUSHED APPEARANCE	:	Green, Soft
COMPOSITION	:	Predominantly Cholesterol Not Detected Bilirubin

This specimen was collected on: 24/05/2008

SAMPLE 2
STONE ANALYSIS

ORIGIN	:	Biliary
NUMBER OF STONES	:	Numerous gallstones and fragments
STONE SHAPE	:	Irregularly Shaped
STONE COLOUR	:	Light Green
STONE TEXTURE	:	Rough
WEIGHT TOTAL	:	<0.1 g
CRUSHED APPEARANCE	:	Green, Soft
COMPOSITION	:	Predominantly Cholesterol Not Detected Bilirubin

This specimen was collected on: 13/06/2008

This test performed by Dorevitch Pathology

FILE ☐
NORMAL ☐
SPEAK TO PATIENT ☐
SEE PATIENT ☐
REQUIRE FILE ☐

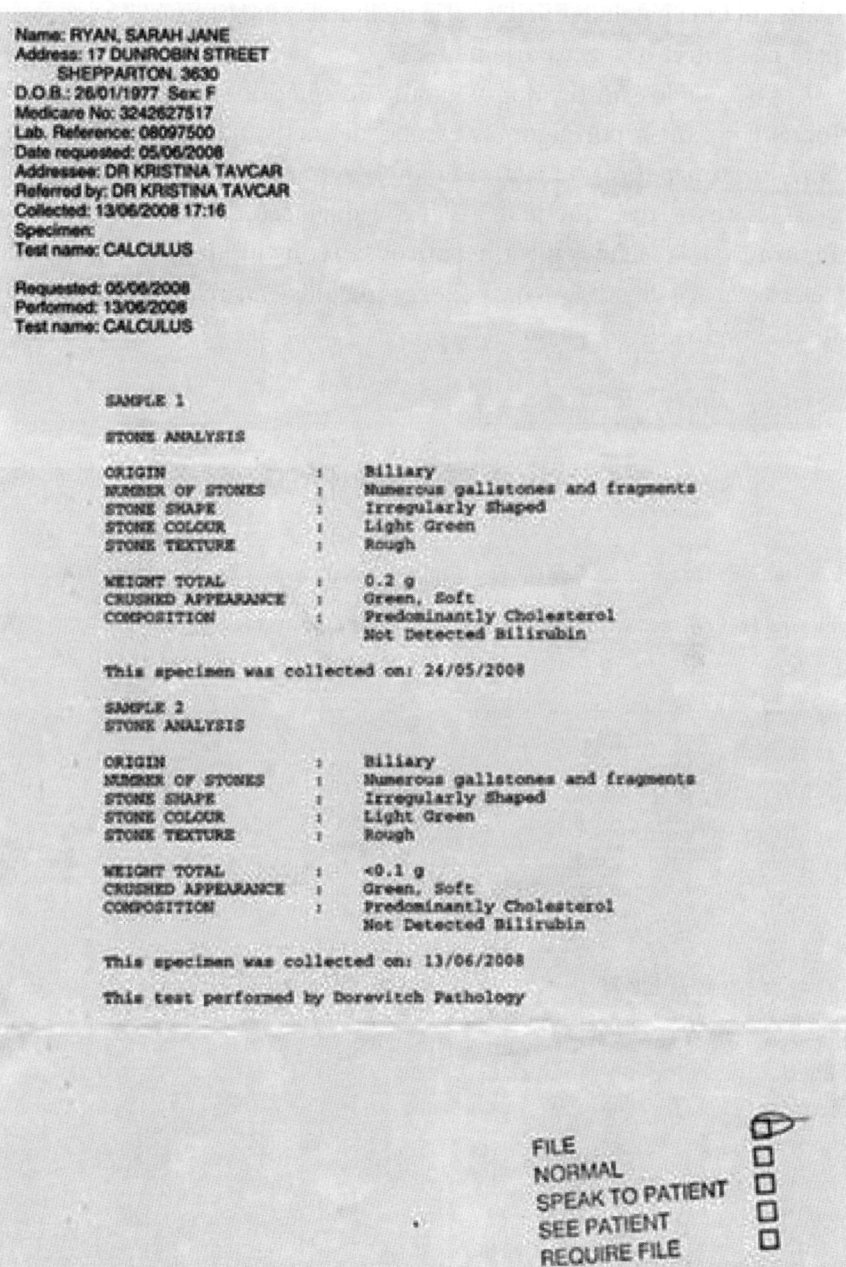

Figura 1b: Relatório do laboratório (pedras de colesterol moles e verdes).

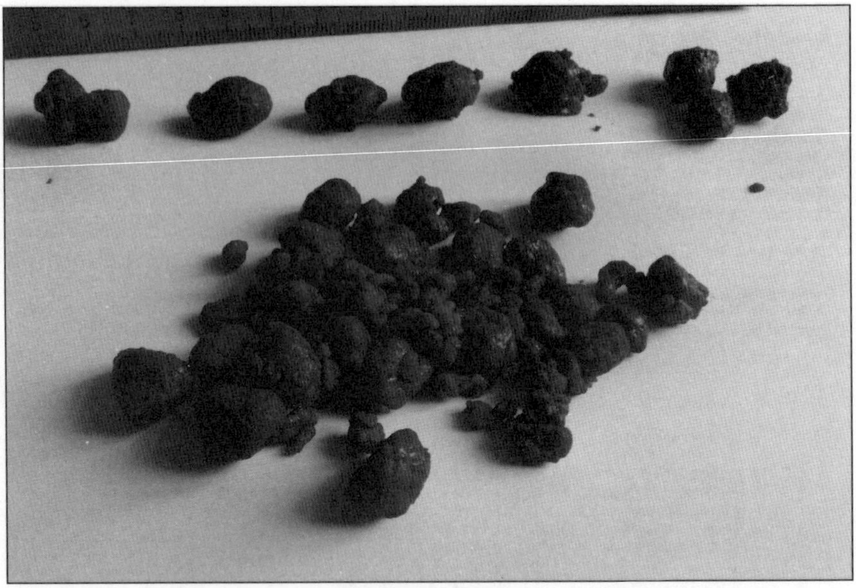

Figura 1c: Cálculos expelidos (pedras moles de colesterol).

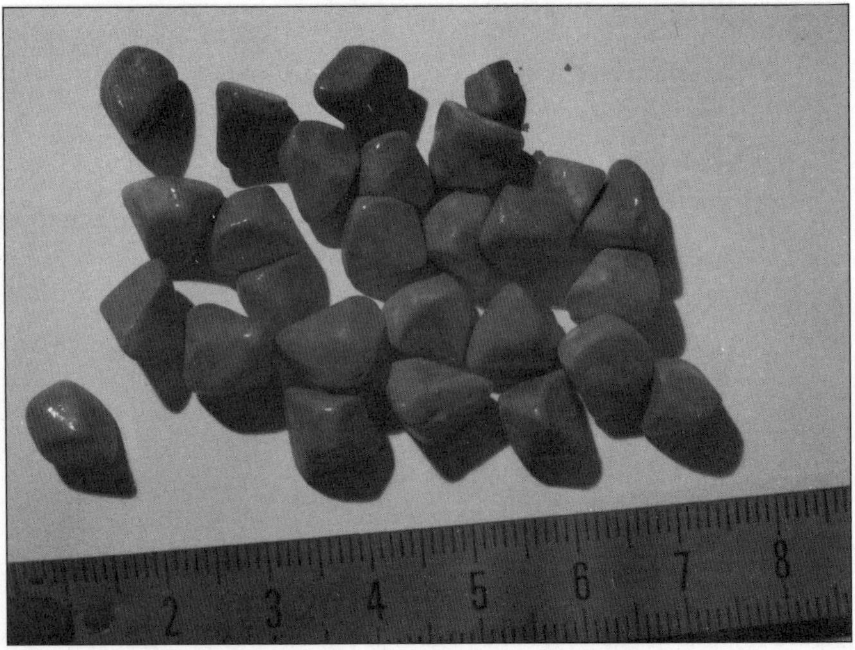

Figura 1d: Cálculos expelidos (cálculos duros e calcificados).

Se você possui qualquer um destes sintomas, provavelmente tem vários cálculos no fígado e na vesícula:

- Pouco apetite;
- Desejo por algum tipo de comida;
- Diarreia;
- Náusea;
- Vômito frequente;
- Dor na parte superior do abdome;
- Tremedeiras e calafrios;
- Constipação;
- Fezes de cor de argila;
- Hérnia;
- Flatulência;
- Hemorroidas;
- Dor constante do lado direito;
- Dificuldade em respirar;
- Cirrose hepática;
- Hepatite;
- Infecções;
- Colesterol alto;
- Pancreatite;
- Doenças cardiovasculares;
- Transtornos cerebrais;
- Úlceras duodenais;
- Náusea e vômitos;
- Personalidade agressiva;
- Depressão;
- Impotência;
- Outros problemas sexuais;
- Doenças da próstata;
- Problemas urinários;
- Desequilíbrios hormonais;
- Distúrbios menstruais e da menopausa;
- Problemas de visão;
- Olheiras;

- Qualquer tipo de problema de pele;
- Manchas relacionadas ao fígado, principalmente aquelas encontradas nas costas das mãos e no rosto;
- Tontura e desmaios;
- Perda de tônus muscular;
- Ganho e perda de peso excessivos;
- Forte dor nos ombros e nas costas;
- Dor na parte superior da omoplata e/ou entre as omoplatas;
- Olheiras profundas;
- Aspecto mórbido;
- Língua pegajosa, esbranquiçada ou amarelada;
- Escoliose;
- Gota;
- Capsulite adesiva;
- Pescoço rígido;
- Asma;
- Alergias;
- Dores de cabeça e enxaquecas;
- Problemas dentários e gengivais;
- Olhos e pele amarelados;
- Ciática;
- Dormência e paralisia nas pernas;
- Doenças nas articulações;
- Problemas no joelho;
- Osteoporose;
- Obesidade;
- Fadiga crônica;
- Doenças renais;
- Câncer;
- Esclerose múltipla e fibromialgia;
- Doença de Alzheimer;
- Extremidades geladas;
- Calor e transpiração excessivos na parte superior do corpo;
- Cabelo muito oleoso e queda de cabelo;
- Cortes e feridas que continuam a sangrar e não cicatrizam;

- Dificuldade em dormir, insônia;
- Pesadelos;
- Rigidez nas articulações e músculos;
- Ondas de calor e de frio;
- Diversas sensibilidades químicas.

O que torna a bílis tão importante?

Como já foi mencionado, uma das principais funções do fígado é produzir a bílis, cerca de 0,95 a 1,4 litro por dia. A bílis é um líquido viscoso, amarelo, marrom ou verde, cujo pH de 9,5 a caracteriza como altamente alcalina e com gosto amargo. Sem bílis, o ácido clorídrico que entra no intestino delgado vindo do estômago pode causar queimação no trato gastrointestinal. Além disso, a comida ingerida permanece não digerida ou só parcialmente digerida. Por exemplo, para permitir que o intestino delgado digira e absorva a gordura e o cálcio da comida que você ingeriu, o alimento deve primeiro entrar em contato com a bílis.

Quando a produção da bílis é insuficiente, a gordura não é absorvida da maneira que deveria. A gordura não digerida permanece no trato intestinal. Quando a gordura não digerida chega ao cólon com os dejetos, a bactéria intestinal quebra parte da gordura e a transforma em ácidos graxos, ou a elimina na forma de fezes. Já que a gordura é mais leve que a água, quando encontrada nas fezes pode fazer com que ela boie. Quando a gordura não é absorvida, o cálcio também não é absorvido, deixando o sangue enfraquecido. O sangue, em seguida, retira o cálcio dos ossos.

A maior parte dos problemas ósseos (osteoporose) tem origem na insuficiência de liberação da bílis e na má digestão da gordura, e não na falta de consumo de cálcio. Poucos médicos sabem disso e, portanto, simplesmente prescrevem suplementos aos seus pacientes sem se focarem no motivo real da deficiência de cálcio.

Da mesma forma, o corpo também requer que as gorduras ajudem na digestão, e utilizem as proteínas e os carboidratos. Para digerir essas gorduras, o fígado e a vesícula devem liberar quantidades suficientes de bílis. A baixa produção de bílis deixa os alimentos muito indigestos, o que sujeita o estômago à decomposição realizada por bactérias.

Os gases, o desconforto e o inchaço são os primeiros sinais de que as funções do fígado foram seriamente comprometidas.

Além de quebrar as gorduras encontradas na comida, a bílis também retira as toxinas que se encontram no fígado. O fígado é o órgão mais importante para a desintoxicação, e a saúde de todas as células do corpo depende de seu bom desempenho quanto a se livrar dessas toxinas.

Como já foi dito na introdução, os principais componentes da bílis, a bilirrubina e a biliverdina, possuem um importante antioxidante e propriedades antimutagênicas. As altas concentrações de pigmentos da bílis encontradas no corpo foram ligadas à baixa incidência de câncer e de doenças cardiovasculares.

Uma das funções menos conhecidas, porém extremamente importante, da bílis é a de desacidificar e limpar os intestinos. A bílis funciona como o laxante natural do corpo. A constipação e o movimento lento do intestino são as consequências mais comuns da falta de liberação da bílis.

Quando os cálculos encontrados no fígado e na vesícula obstruem bastante o fluxo da bílis, a cor das fezes muda, tornando-se marrom-escura, laranja-amarelada ou pálida como a argila, em vez do tom marrom normal.

Os cálculos são o resultado direto de uma dieta e de um estilo de vida não saudáveis. Mesmo se alguém já tenha tratado, com sucesso, outras causas de uma doença crônica qualquer, se os cálculos ainda estiverem presentes no fígado ou na vesícula, a recuperação pode durar pouco ou simplesmente não acontecer.

Os cálculos representam um risco considerável para a saúde e podem levar a outras doenças e ao envelhecimento precoce. As páginas a seguir descrevem alguns dos principais efeitos colaterais dos cálculos em diferentes órgãos e sistemas do corpo. Quando essas pedras são retiradas, o corpo, como um todo, consegue voltar às suas atividades normais e saudáveis.

Distúrbios do sistema digestivo

A primeira parte do corpo afetada pelos cálculos no fígado e na vesícula é o sistema digestivo, que pode ser comparado à raiz de uma planta ou árvore.

O trato alimentar do sistema digestivo mantém as seguintes quatro atividades principais: ingestão, digestão, absorção e eliminação. O canal alimentar começa na boca; continua pelo tórax, abdome e região pélvica; e termina no ânus (ver **Figura 2**). Quando você come, uma série de processos digestivos começa a acontecer. Esses processos se dividem na quebra mecânica da comida por meio da mastigação e na quebra química da comida por meio das enzimas. Essas enzimas estão presentes nas secreções produzidas por diversas glândulas do sistema digestivo.

As enzimas são substâncias químicas compostas de proteínas que aceleram as mudanças químicas em outras substâncias, sem elas próprias mudarem. As enzimas digestivas estão contidas na saliva e se encontram nas glândulas salivares da boca, no suco gástrico do estômago, no suco intestinal encontrado no intestino delgado, no suco pancreático encontrado no pâncreas e na bílis encontrada no fígado/vesícula.

A absorção é o processo pelo qual pequenas partículas de nutrientes encontrados na comida digerida passam pelas paredes do intestino e vão até os vasos sanguíneos e veias linfáticas, que ajudam a distribuí-los pelas células do corpo.

Os intestinos eliminam as fezes junto com qualquer substância alimentar que não possa ser digerida ou absorvida, como fibras encontradas nos vegetais. A matéria fecal também contém bílis, que carrega toxinas e dejetos resultantes da quebra (catabolismo) dos glóbulos vermelhos. A bílis contém bilirrubina, que, por sua vez, vem desses glóbulos que já morreram e dão às fezes sua cor naturalmente marrom. Em um sistema digestivo saudável, cerca de um terço da matéria fecal excretada é constituída de bactérias intestinais mortas. O resto é composto de fibras indigestas e desprendidas do revestimento intestinal. O corpo pode funcionar muito bem se os intestinos retirarem esses dejetos todos os dias. Caso contrário, o corpo pode se transformar em um esgoto e gradualmente começar a se sufocar nele.

A boa saúde aparece quando cada uma dessas importantes atividades que ocorrem no sistema digestivo estão equilibradas e bem coordenadas com o resto do corpo. Em contraste, as anormalidades começam a aparecer no sistema digestivo, assim como em outras partes do corpo, quando uma ou mais dessas funções se desequilibram. A presença de

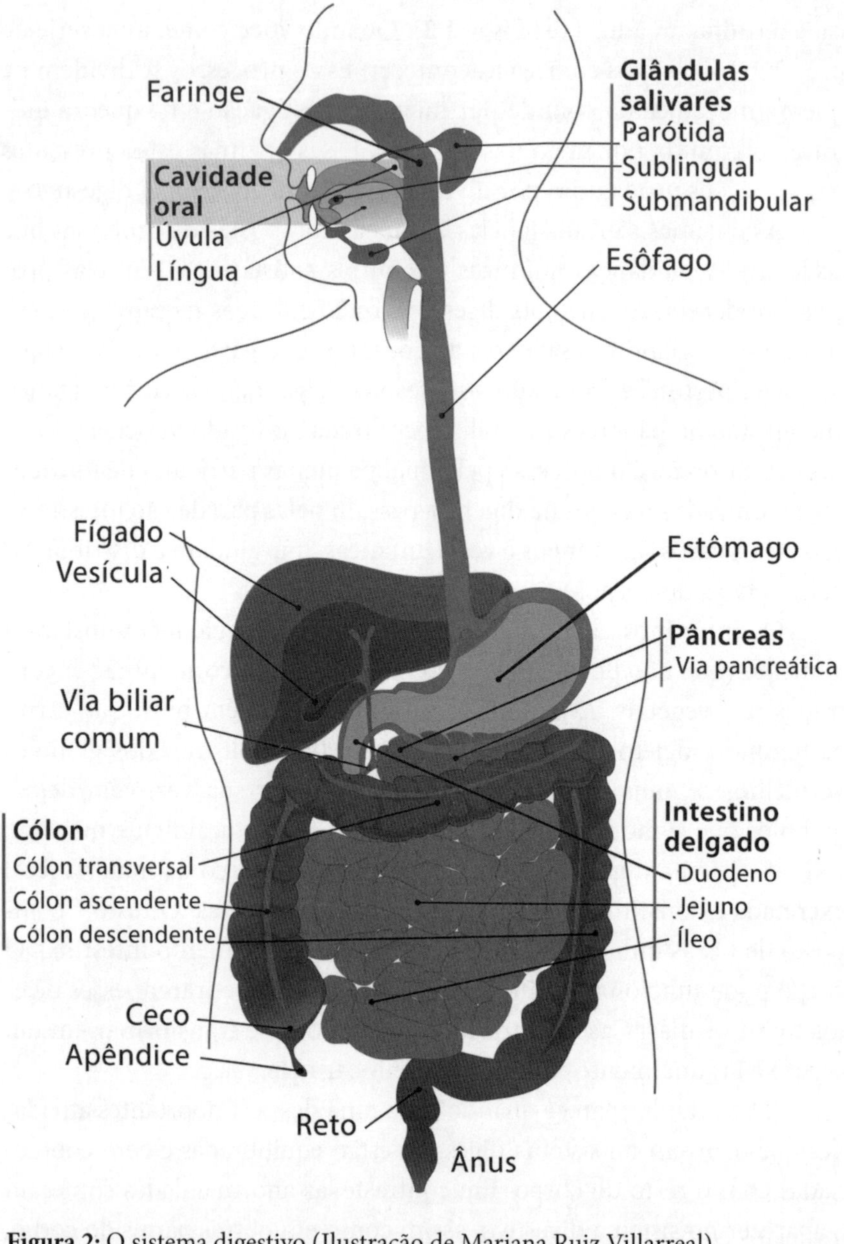

Figura 2: O sistema digestivo (Ilustração de Mariana Ruiz Villarreal).

cálculos no fígado e na vesícula tem uma influência negativa na digestão e na absorção da comida, assim como no sistema de eliminação do corpo.

Doenças da boca

Os cálculos encontrados no fígado e na vesícula podem ser responsabilizados pela maioria das doenças da boca. Essas pedras interferem na digestão e absorção da comida, o que força os dejetos, que deveriam ser eliminados, a permanecerem no trato intestinal. O armazenamento de dejetos nos intestinos gera um ambiente sujo e tóxico que alimenta microrganismos e parasitas nocivos, bem como debilita a preservação de tecidos saudáveis.

A infecção bacteriana (cândida) e a infecção viral (herpes) na boca ocorrem somente quando os intestinos já tenham acumulado uma grande quantidade de dejetos. Naturalmente, qualquer quantidade de dejetos estagnada atrai bactérias de decomposição que começam o processo de putrefação para quebrar esses dejetos e reduzi-los. Particularmente os organismos anaeróbicos, originados no trato gastrointestinal, começam a transformar os carboidratos, os lipídios e as proteínas indigestas, para produzir ácidos orgânicos (ácido propanoico, ácido lático) e gases (metano, sulfeto de hidrogênio e amônia). Esse processo de proliferação microbiano, também conhecido como putrefação, leva a uma condição bastante incômoda conhecida como inchaço. Você não consegue ignorar o fato de estar estufado porque se sentirá como se a alegria de viver fosse sugada de você.

Algumas das toxinas e gases poderosos produzidos pelas bactérias de decomposição presentes nos intestinos são absorvidos pela corrente sanguínea e pelo sistema linfático, que os leva até o fígado e ao cérebro, causando assim a perda de energia e o cansaço mental. O resto das toxinas permanece nos intestinos, onde é uma fonte constante de irritação às paredes do intestino (que começa na boca e termina no ânus). Eventualmente, parte da parede intestinal se inflama e desenvolve lesões ulcerosas. O tecido intestinal machucado começa a atrair micróbios específicos para ajudarem a quebrar e eliminar as células enfraquecidas ou danificadas. A isso damos o nome de *infecção*. A maioria dos médicos e os leigos culpam os germes por uma infecção; eles nem consideram que pode haver uma necessidade real para a ajuda bacteriana.

A infecção é um fenômeno completamente natural visto em qualquer lugar da natureza sempre onde houver a necessidade de algo ser decomposto. A bactéria nunca ataca (infecciona) algo que esteja limpo, vivo e saudável, como, por exemplo, uma fruta bem nutrida no alto de uma árvore. Somente quando a fruta está podre, quando não está bem nutrida ou quando cai ao chão, a bactéria começa seu trabalho de limpeza. Enquanto decompõe um alimento ou carne, a bactéria produz toxinas. Você reconhece essas toxinas por seu cheiro incômodo e por sua natureza ácida. Um processo muito parecido ocorre quando a bactéria age em uma comida indigesta nos intestinos. Se essa situação ocorrer todos os dias e durante muito tempo, as toxinas levarão a sintomas de doenças.

A cândida, uma infecção que causa o aparecimento de manchas brancas na boca e na língua, indica a presença de grande quantidade de bactérias que surgiram no trato gastrointestinal, inclusive na área da boca. Ela aparece na boca porque o muco não é bem desenvolvido e resistente como na parte inferior do trato gastrointestinal.

A principal fonte de cândida se encontra nos intestinos. Já que a maior parte do sistema imunológico está localizada no muco das paredes do trato gastrointestinal, a cândida indica uma grande fraqueza na imunidade geral do corpo. A infecção intestinal pode aumentar e se espalhar livremente.

O herpes, que os médicos consideram uma doença viral, é parecido com a cândida, com a exceção que, em vez de atacar a parte externa das células, a bactéria ataca o núcleo ou sua parte interna. Em ambos os casos, os atacantes visam somente às células fracas e doentes, por exemplo, células já danificadas ou que não funcionem mais, e que sejam suscetíveis a mutações que resultam em células cancerígenas.

Soma-se a esse drama pela sobrevivência o fato de que os cálculos podem abrigar uma grande quantidade de bactérias e vírus que escapam do fígado por meio da bílis e afetam as partes do corpo menos protegidas e já enfraquecidas. O que se deve ter em mente é que os germes não afetam o corpo, a menos que ele peça ajuda. O trato intestinal precisa da bílis para manter-se limpo. A falta de bílis no intestino não permite que isso aconteça. A próxima boa solução para retirar a matéria nociva de dejetos é aceitar a ajuda dos germes para que estes a decomponham.

Os cálculos encontrados nas vias biliares do fígado e na vesícula também podem levar a outros problemas na boca. Eles inibem a produção da bílis, o que acaba reprimindo o apetite natural e a liberação de saliva nas glândulas salivares encontradas na boca. Você precisa de grandes quantidades de saliva para manter a boca limpa, bem como seus tecidos suaves e maleáveis. Se as suas glândulas salivares produzirem pouca saliva, os germes infecciosos começarão a invadir a cavidade da boca. Isso pode gerar cáries, destruição da gengiva e outros problemas relacionados aos dentes. No entanto, para reiterar o que já foi dito, as bactérias não causam cáries ou gengivite. Esses germes são atraídos somente por aqueles tecidos já afetados pelo acúmulo de toxinas, ou subnutridos e congestionados.

Sentir um gosto amargo/azedo na boca é um indício de que a bílis foi regurgitada do estômago de volta à boca. Esse problema ocorre porque existe uma grande congestão intestinal, vista, por exemplo, durante ataques de constipação. Ao invés de ir diretamente para baixo e, depois, sair do corpo, uma parte do conteúdo intestinal volta para cima. Essa contracorrente de dejetos pode forçar os sais da bílis, as bactérias, os gases, as toxinas e outras substâncias irritantes para as áreas superiores do trato gastrointestinal. A bílis na boca, por exemplo, altera drasticamente o valor do pH (acidez/alcalinidade) da saliva, o que acaba não permitindo uma limpeza e deixa a boca mais suscetível aos germes infecciosos.

Uma úlcera na boca, que aparece no lábio inferior, indica um processo inflamatório similar ao que acontece no intestino grosso. Uma ocorrência repetida de úlceras (em um dos dois cantos da boca) indica a presença de úlceras duodenais (ver também na seção seguinte, *Doenças do estômago*). As úlceras na língua, dependendo do local, indicam uma inflamação em áreas correspondentes ao canal de alimentação, como o estômago, o intestino delgado, o apêndice ou o intestino grosso.

Doenças do estômago

Como já indicado, os cálculos e os problemas digestivos a seguir podem levar à regurgitação da bílis e dos sais biliares no estômago. Isso muda a composição dos sucos gástricos e a quantidade de muco produzido no estômago. O muco existe para proteger a superfície da parede do estômago dos efeitos cáusticos do ácido clorídrico. Quando esse *escudo* protetor é quebrado ou diminui de tamanho, dá-se o nome de gastrite.

A gastrite pode ocorrer de forma crônica ou aguda. Quando as células da superfície (epitélio) do estômago são expostas aos sucos gástricos, estas absorvem os íons de hidrogênio. Isso aumenta sua acidez interna, contraequilibra seus processos básicos de metabolismo e causa uma reação inflamatória. Em casos mais severos, pode haver ulceração na mucosa (úlcera péptica ou gástrica), hemorragia, perfuração parcial da parede do estômago e peritonite, uma condição que acontece quando uma úlcera estoura no estômago e seu conteúdo entra na cavidade peritoneal.

As úlceras duodenais se desenvolvem quando o ácido clorídrico sai do estômago e invade as paredes do duodeno. Em muitos casos, a produção do ácido é anormalmente alta. Consumir muitos alimentos que requerem altas doses de ácido, assim como fazer combinações alimentares incorretas (para mais detalhes, leia meu livro *Timeless secrets of health and rejuvenation*), geralmente interferem no equilíbrio da produção do ácido. O refluxo gastresofágico, comumente chamado de azia, é uma condição na qual o ácido do estômago é transportado até o esôfago e causa irritação ou ferimentos aos tecidos delicados das paredes do esôfago. Porém, ao contrário do que se acredita, essa condição raramente acontece devido ao excesso de produção de ácido clorídrico no estômago, mas sim por causa da contracorrente dos dejetos, das toxinas e da bílis que vêm dos intestinos até o estômago, sem que haja ácido suficiente no estômago.

A regurgitação da bílis interfere principalmente nas secreções gástricas, o que não permite que o esfíncter do esôfago se feche corretamente. Portanto, o ácido do estômago pode entrar no esôfago, causando assim uma sensação de queimação que muitas pessoas têm na azia. Na maioria dos casos, o refluxo acontece quando o estômago produz pouquíssimo ácido clorídrico e, com isso, força a comida a permanecer lá por muito tempo; dessa forma, ela acaba fermentando. Tomar antiácidos pode debilitar ainda mais a digestão e causar sérios danos ao estômago, bem como ao restante do sistema digestivo.

Podemos identificar também inúmeras causas para gastrite e azia. Elas incluem o excesso de comida, o consumo de açúcar, doces e frituras, a ingestão excessiva de álcool, o fumo, o consumo diário excessivo de café (mais de uma ou duas xícaras), refrigerantes, grandes quantidades de proteína e gordura animal, bem como a radiação iônica (raios x, TC, mamografias, etc.), imunossupressores (citotóxicos), antibióticos, aspirinas e outros remédios anti-inflamatórios. Aos 53 anos, meu pai foi tratado, durante um ano, com antibióticos que perfuraram seu estômago, fazendo-o sangrar até morrer.

A intoxicação alimentar, as comidas muito apimentadas, as bebidas geladas, a desidratação e o estresse emocional também podem levar a problemas gástricos. Qualquer um dos fatores elencados anteriormente pode causar a formação de cálculos no fígado e na vesícula, começando assim um círculo vicioso e criando problemas maiores em todo o trato gastrointestinal. No final, podem se formar tumores malignos no estômago.

A maioria dos médicos agora acredita que a bactéria *H. pylori* seja a responsável pelas úlceras estomacais. Combater a H. pylori com antibióticos geralmente traz alívio e detém a úlcera. Apesar de o medicamento não evitar que a úlcera retorne após o final do tratamento, ele apresenta uma alta taxa de *recuperação*. Ainda assim, essas possíveis recuperações podem causar efeitos colaterais geralmente mais graves do que a própria infecção.

A infecção causada pela *H. pylori* somente é possível por causa de fatores mais sérios do que um germe qualquer que tenha enfraquecido e machucado as células estomacais. Em um estômago saudável, a bactéria acaba por ser completamente inócua. A maioria de nós vive com essa bactéria sem nunca ter problemas com ela.

De fato, a pesquisa nos diz que precisamos dessa bactéria para regular a leptina. A leptina é uma proteína produzida a partir do gene da obesidade expressa principalmente pelo adipócito, conhecida por regular a ingestão de comida, o gasto de energia e a homeostase do peso do corpo. Um estudo publicado em 2001 na revista médica *Gut* sobre o efeito da infecção *H. pylori* na expressão gástrica da leptina demonstrou que a leptina[10] gástrica pode ter uma importante função no ganho de peso após a erradicação da infecção por aquela bactéria.

Apesar de ser possível encontrar essas bactérias em qualquer lugar e em qualquer pessoa, somente algumas desenvolvem úlceras estomacais.

---

10. Azuma *et al* (*Gut* 2001; 49: p.324–329).

Por que a *H. pylori* causa úlcera gástrica em uma entre 20 pessoas e não nas outras 19, embora a bactéria possa ser encontrada em todas elas? Igualmente, um nervo preso pode ser visto como uma causa de doença no corpo, mas nem todo nervo preso resulta em doença. Em vez de procurar por um culpado externo, não seria mais importante descobrir o *porquê* de alguns nervos presos criarem mudanças patológicas e outros não? Por que uma mesma situação assustadora causa um ataque de pânico ou um infarto em uma pessoa e em outra não?

A medicina convencional erroneamente acredita que fazer o sintoma desaparecer também faz a doença ser extinta. No entanto, na verdade, o desaparecimento *bem-sucedido* dos sintomas geralmente cria uma situação muito mais séria e ameaçadora.

Como mencionado anteriormente, a pesquisa científica sugere que o desaparecimento da *H. pylori*, a bactéria presente nas úlceras pépticas, pode, na verdade, contribuir para a obesidade. A *H. pylori* regula a produção de leptina e grelina. A leptina é um hormônio proteico que tem importantes efeitos sobre a regulação do apetite, o peso, o metabolismo e sobre as funções reprodutivas. A grelina é um hormônio de crescimento que libera peptídeos vindos do estômago, e estimula a fome e a ingestão de alimentos.

Destruir a *H. pylori* no estômago pode desestabilizar a produção desses hormônios e ocasionar ganho de peso, além de prejudicar todos os órgãos e sistemas do corpo. Simplesmente substituir um sintoma da doença como a úlcera peptídica por outro, como a obesidade, que pode causar câncer, diabetes ou ataque cardíaco, não é somente imprudente, mas também muito arriscado.

É muito melhor e mais fácil cuidar das causas subjacentes da doença do que simplesmente eliminar os sintomas. Os cálculos no fígado e na vesícula podem causar congestão intestinal e, portanto, levar à regurgitação frequente da bílis e das toxinas até o estômago, o que pode ferir e até mesmo aumentar o número de células no órgão. Além disso, os antibióticos e outros medicamentos destroem a flora natural do estômago, inclusive aquelas bactérias que normalmente ajudam a quebrar as células danificadas ou que regulam hormônios importantes como a leptina e a grelina.

Apesar de o antibiótico alcançar os resultados esperados ao aliviar rapidamente os sintomas, ele também diminui de maneira permanente o bom funcionamento do estômago, o que leva o corpo a ter de lidar com mudanças mais radicais do que uma úlcera.[11]

De acordo com uma nova pesquisa publicada na *Nature*,[12] intitulada "Parem a matança das bactérias benéficas", os antibióticos podem destruir, de forma permanente, o equilíbrio da flora do estômago, ocasionando doenças ao longo da vida. Por um lado, o uso de antibióticos inevitavelmente leva ao surgimento da cândida e pode levar também a obesidade, diabetes tipo 1, doenças inflamatórias intestinais, alergias e asma, distúrbios do sistema nervoso e danos permanentes ao sistema imunológico.

O autor do editorial, professor Martin Blaser, do Centro Médico Langone da Universidade de Nova York (NYU), pede uma diminuição no uso dos antibióticos, principalmente em crianças e mulheres grávidas. Blaser aponta que os antibióticos são prescritos rotineiramente a crianças por conta de infecções no ouvido e resfriados, apesar de não terem sido encontrados reais benefícios para seu uso em nenhum dos casos. Em média, as crianças recebem até 20 doses de antibiótico antes de alcançarem a idade adulta.

Além disso, até metade das mulheres em países desenvolvidos recebem doses de antibióticos durante a gestação. Soma-se a isso os antibióticos que são adicionados a todas as vacinas e os que se encontram em todas as carnes de produção comercial. Pronto, teremos um verdadeiro desastre nas mãos. Já existe evidência de uma ligação próxima entre o desequilíbrio da flora intestinal e os distúrbios cerebrais, inclusive o autismo e a doença de Alzheimer.

Os atalhos para uma cura eficaz raramente obtêm êxito. Uma supressão bem-sucedida dos sintomas das doenças realmente significa que houve uma sabotagem na habilidade de o corpo se curar. Os sintomas simplesmente indicam que o corpo respondeu a um desequilíbrio e está tentando se recuperar. Quando os médicos dizem: "Nosso tratamento foi um sucesso", pode-se traduzir como: "Tivemos sucesso em parar os esforços de o corpo se curar". A ideia principal por trás dessa abordagem é que, ao cortar ou ali-

11. Para mais detalhes sobre tratamentos de úlceras estomacais e suas consequências, leia meu livro *Timeless secrets of health and rejuvenation.*

12. Blaser M. J. "Parem a matança das bactérias benéficas." *Nature* 476, p. 393–394 (25 de agosto de 2011). doi:10.108/476393a.

viar os sintomas da doença, você também elimina o controle da doença. O único problema em aniquilar os sintomas da doença, como dor, infecção, febre, inflamação e, portanto, não permitir que o corpo termine com seus esforços em se curar, leva aos efeitos colaterais que podem destruir a saúde de uma pessoa para sempre. Nos Estados Unidos, mais de 980 mil pessoas morrem todos os anos em decorrência do tratamento de doenças, não pelas doenças em si. Para a grande maioria, isso torna o tratamento médico mais perigoso do que se não se fizesse nada a respeito.

Por outro lado, os sintomas dos distúrbios estomacais, por exemplo, tendem a desaparecer espontaneamente quando todos os cálculos são retirados, e quando se segue uma dieta saudável e um estilo de vida balanceado.

Doenças do pâncreas

O pâncreas consiste de uma pequena glândula cuja cabeça se encontra na curva do duodeno. Seu canal principal se une à via biliar para formar o que se conhece por ampola da via biliar. A ampola entra no meio do duodeno. Além de secretar a insulina e a glucagina, o pâncreas produz o suco pancreático, o qual contém enzimas que digerem os carboidratos, as proteínas e as gorduras. Quando os conteúdos ácidos do estômago entram no duodeno, eles se misturam ao suco pancreático alcalino e à bílis. Isso cria um equilíbrio natural entre o ácido e o alcalino (valor de pH), o que torna as enzimas pancreáticas mais eficazes.

Os cálculos no fígado e na vesícula cortam a produção da bílis, de aproximadamente um litro para pouco mais de uma xícara ou menos por dia. Isso interrompe o processo digestivo, principalmente quando gorduras ou alimentos gordurosos são consumidos. Posteriormente, o pH duodenal permanece muito baixo, o que inibe a ação das enzimas pancreáticas, assim como a ação daquelas secretadas pelo intestino delgado. O resultado é que a comida acaba apenas parcialmente digerida. A comida mal digerida saturada com ácido clorídrico do estômago pode ter um efeito muito irritante e cáustico em todo o trato intestinal.

Se um cálculo sai da vesícula e vai para a ampola, onde as vias biliares e pancreáticas se unem (ver Figura 3), a liberação do suco pancreático é obstruída e a bílis entra no pâncreas. Isso faz com que as enzimas pancreáticas dividam as proteínas, ação normalmente ativada apenas no duodeno e que acaba por ocorrer quando ainda está no pâncreas. Essa ação torna as enzimas altamente destrutivas. Elas começam a digerir partes do tecido pancreático, o que pode levar a infecção, supuração e trombose local. Essa condição é conhecida como pancreatite.

Os cálculos que obstruem a ampola liberam bactérias, vírus e toxinas até o pâncreas, o que causa mais danos às células pancreáticas e eventualmente geram tumores malignos. Os tumores surgem, na maior parte dos casos, na cabeça do pâncreas, onde inibem o fluxo de bílis e suco pancreático. Essa condição geralmente vem acompanhada pela icterícia (para mais detalhes, ler a seção seguinte, *Doenças do fígado*).

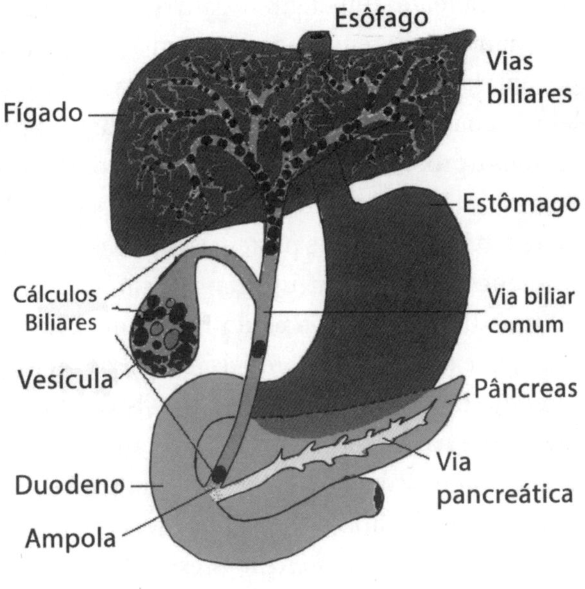

Figura 3: Cálculos no fígado e na vesícula.

Os cálculos no fígado, na vesícula e na ampola também podem ser parcialmente responsáveis por ambos os tipos de diabetes: o tipo insulino-dependente e o tipo não insulino-dependente. Todos os pacientes diabéticos que eu já vi, inclusive crianças, já tiveram grandes quantidades de pedras no fígado. Toda limpeza que fizeram melhorou sua condição, pelo fato de seguirem uma dieta saudável e evitarem o açúcar refinado, bem como produtos de origem animal.[13]

Doenças do fígado

O fígado é a maior glândula/órgão do corpo. Ele pode pesar até pouco mais de um quilo, encontra-se atrás das costelas, na parte superior direita do abdome, e cobre quase toda a largura do corpo. Sendo responsável por centenas de funções diferentes, é também o órgão mais complexo e ativo do corpo humano.

Já que o fígado é o responsável pelo processo, conversão, distribuição e manutenção do fornecimento vital de *combustível* do corpo (inclusive nutrientes, enzimas e energia), qualquer coisa que interfira nessas funções acaba tendo um efeito negativo na saúde do fígado e no corpo todo. A maior interferência aparece com a presença de cálculos.

Além de fabricar o colesterol (um material essencial para o crescimento das células do órgão, dos hormônios e da bílis), o fígado também produz hormônios e proteínas que afetam o modo como o corpo funciona, cresce e se cura. Além disso, produz novos aminoácidos e transforma os já existentes em proteínas. Essas proteínas são os elementos essenciais das células, dos hormônios, dos neurotransmissores, dos genes e assim por diante. Outras funções essenciais do fígado incluem a quebra das células mais antigas e desgastadas, a reciclagem das proteínas e do ferro, e o armazenamento de vitaminas e nutrientes. Os cálculos representam uma ameaça perigosa para todas essas tarefas vitais.

Além de quebrar o álcool no sangue, o fígado também destrói substâncias nocivas, bactérias, parasitas e alguns componentes encontrados em certos medicamentos. Ele usa enzimas específicas para transformar os dejetos e as toxinas em substâncias que podem ser retiradas, com segurança, do corpo.

Há mais: o fígado filtra mais de 0,95 a 1,4 litro de sangue por minuto. A maioria dos dejetos filtrados deixa o fígado por meio da corrente da bílis. Os cálculos que obstruem as vias biliares aumentam o nível de toxicidade

---

13. Ver Ingestão excessiva de proteínas, no Capítulo 3. Também leia mais sobre o diabetes em meus livros: *Timeless secrets of health and rejuvenation* ou *Diabetes – No More!*.

dentro do fígado e, finalmente, causam doenças. Esse desenvolvimento é ainda mais exacerbado por meio da ingestão regular de medicamentos, inicialmente quebrados pelo fígado. A presença de cálculos não permite sua desintoxicação, o que pode causar uma *overdose* e efeitos colaterais sérios, mesmo em doses pequenas. Isso também significa que o fígado está em perigo por conta das substâncias dos medicamentos que foram quebradas, mas que ainda podem ter algum efeito. O álcool mal eliminado do fígado pode prejudicá-lo bastante ou destruir as células hepáticas.

Todas as principais doenças do fígado são precedidas por uma grande obstrução da via biliar por cálculos. Os cálculos corrompem a parte estrutural dos lóbulos hepáticos (ver **Figuras 3** e **4a**), que são as principais partes que constituem o fígado; ele contém mais de 50 mil lóbulos. Posteriormente, a presença de pedras torna a circulação do sangue dos e para os lóbulos extremante difícil. Além disso, elas forçam as células hepáticas a cortar a produção de bílis. Com isso, uma grande quantidade de bílis presa começa a ficar grossa e se transforma em sujeira e mais pedras (ver **Figura 3b**). As fibras nervosas também são prejudicadas.

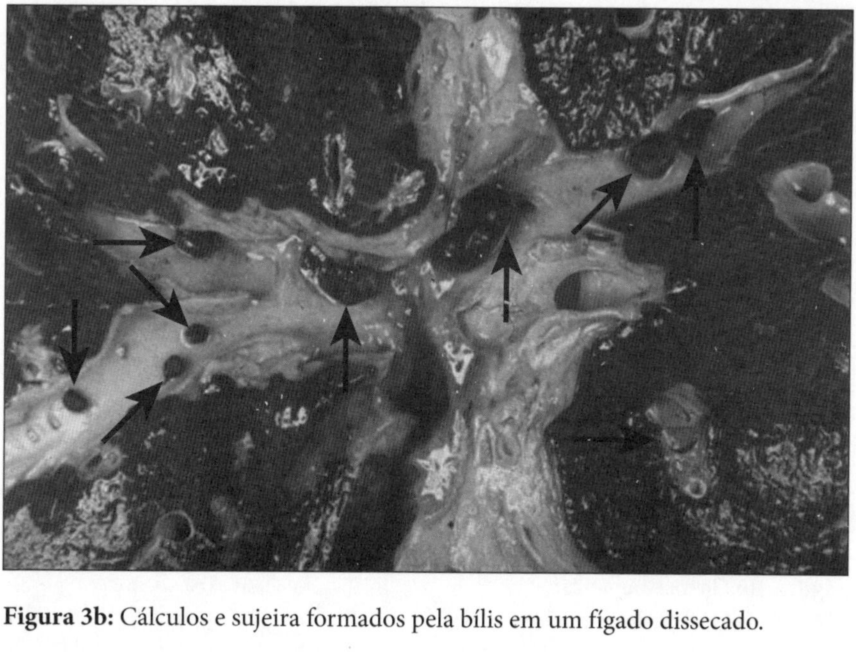

Figura 3b: Cálculos e sujeira formados pela bílis em um fígado dissecado.

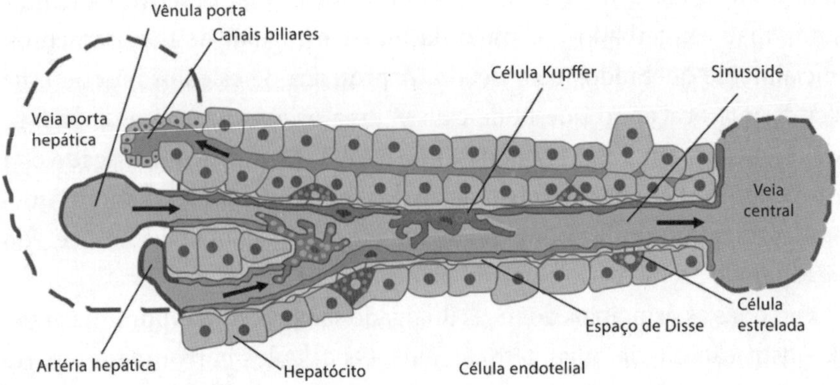

Figura 4a: Lóbulo hepático.
(Original por Frevert U, Engelmann S, Zougbédé S, Stange J, Ng B, *et al.*)

O sufocamento prolongado por causa da presença de pedras eventualmente prejudica ou destrói as células do fígado. O tecido fibrocicatricial gradualmente substitui essas células, causando assim mais obstrução e um aumento na pressão dos vasos sanguíneos do fígado. Se o grau de regeneração das células hepáticas não alcançar o grau dos danos, a cirrose hepática (ver **Figura 4b**) será iminente. A cirrose hepática geralmente leva à morte.

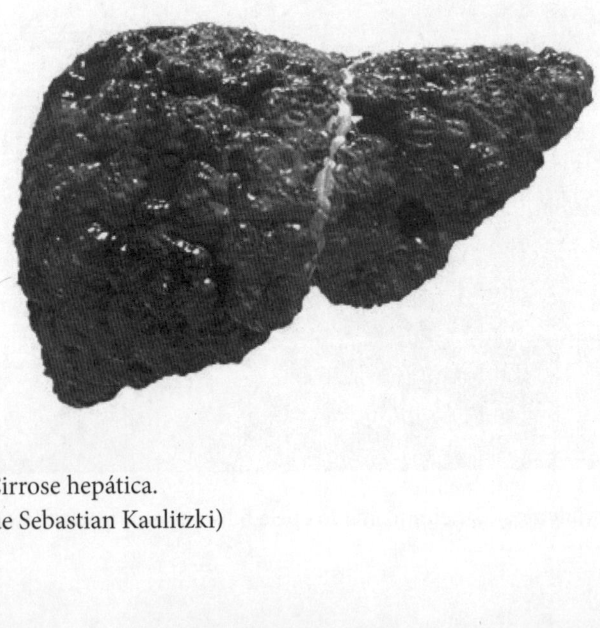

Figura 4b: Cirrose hepática.
(Fotografia de Sebastian Kaulitzki)

O fígado começa a falhar quando o sufocamento das células destrói tantas células hepáticas que o número de células requerido para executar as funções mais vitais e importantes acaba sendo insuficiente. As consequências disso incluem sonolência, confusão, tremedeira nas mãos, tremores, queda de açúcar no sangue, infecção, insuficiência renal e retenção de líquidos, hemorragia, coma e, finalmente, a morte. Apesar de tudo, a capacidade do fígado em se recuperar de um grande dano é incrível.

Quando o fígado é limpo e todos os cálculos removidos, e a pessoa afetada deixa de beber álcool e de tomar remédios, geralmente não existem maiores consequências, mesmo que a maioria das células hepáticas tenha sido destruída durante a doença. Quando as células voltam a crescer, elas o farão de modo ordenado, o que permitirá que o órgão funcione normalmente. Isso é possível porque, nos danos ao fígado (ao contrário da cirrose hepática), sua estrutura básica não foi completamente comprometida.

A doença hepática gordurosa (ver **Figura 4c**) é uma condição comum, porém reversível, na qual grandes quantidades de gordura triglicéride se acumulam nas células do fígado por conta de uma retenção anormal. Em países desenvolvidos, a doença hepática gordurosa agora afeta uma em cada dez pessoas. Embora existam diversas razões que podem levar a essa doença, todas elas têm em comum a congestão da via biliar como causa principal.

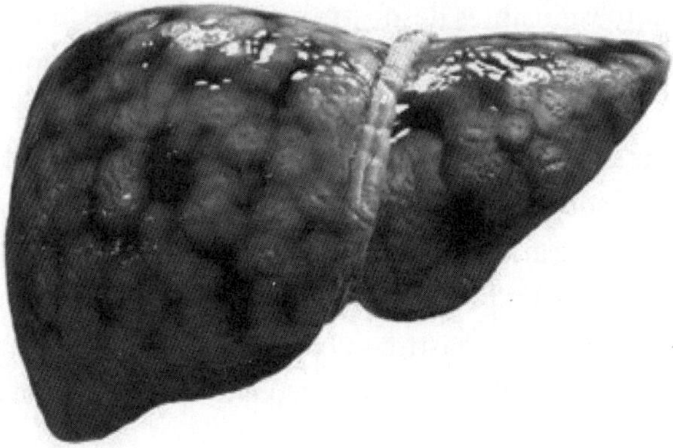

Figura 4c: Fígado gorduroso.
(Fotografia de Sebastian Kaulitzki)

As principais causas incluem o consumo excessivo de álcool e gordura. Também contribuem para essa condição o uso de remédios como a amiodarona, o metotrexato, o diltiazem, a tetraciclina vencida, o tratamento antirretroviral altamente ativo, o glicocorticoide e o tamoxifeno.

Um fígado saudável retira toda a gordura do corpo por meio das vias biliares e a leva ao trato digestivo. Os cálculos encontrados nas vias biliares do fígado, por outro lado, forçam as células hepáticas a acumularem gordura e, portanto, as tornam *obesas*. Quanto mais o fígado engorda, menos consegue retirar o excesso de gordura do resto do corpo, apesar das dietas. Isso pode fazer com que seja muito difícil para uma pessoa perder peso.

A doença hepática gordurosa não afeta somente aquelas pessoas que abusam do álcool durante muitos anos. Os níveis de obesidade entre as crianças estão tão elevados que muitos adolescentes agora já estão desenvolvendo cirrose e precisam de transplantes de fígado por isso. De fato, estudos têm demonstrado que milhões de crianças nos Estados Unidos sofrem com *doenças hepáticas não alcoólicas* devido às altas taxas de gordura nas células do fígado.[14] Em 2 de julho de 2011, o jornal *Telegraph* informou: "A condição aumenta os riscos de doenças cardiovasculares, AVCs e diabetes tipo 2 e pode levar à cirrose (cicatrização do fígado), que geralmente não é detectada até ser tarde demais... Não existe tratamento para essa doença, mas pode-se reduzir sua gravidade por meio da perda de peso e de uma boa dieta".

No entanto, sem antes desobstruir as vias biliares, a perda de peso pode ser difícil, mas se acontecer, pode, na verdade, piorar o estado do fígado. Já que todas as gorduras têm de ser processadas pelas células hepáticas, liberar qualquer gordura acumulada de outras partes do corpo acaba sobrecarregando o fígado, tornando-o mais propenso à congestão, até mesmo ao sufocamento completo. Portanto, deve-se evitar a perda de peso repentina.[15]

A cirurgia de *bypass* gástrico pode também aumentar a gravidade da doença hepática gordurosa, causando a queima massiva de gordura

14. *Journal of Hepatology*. Julho 2011; 55(1): p. 218–220; *The Telegraph*, 2 de julho de 2011.

15. Para obter informações sobre um programa natural de perda de peso, leia meu livro *Feel Great, Lose Weight*.

ao redor do corpo e levando-a ao fígado. Apesar de a pessoa conseguir perder peso com sucesso, a cirurgia coloca o fígado e o resto do corpo em perigo de desenvolver doenças bem mais sérias que a obesidade, inclusive doenças cardiovasculares, diabetes e câncer.

A hepatite aguda acontece quando um grupo inteiro de células hepáticas começa a morrer. Os cálculos podem abrigar vírus, que podem invadir e infeccionar as células do fígado, causando mudanças degenerativas na célula. Os cálculos aumentam de número e tamanho, e quanto mais células forem infectadas e morrerem, mais os lóbulos começarão a entrar em colapso, e os vasos sanguíneos, a desenvolver dobras. Isso afeta muito a circulação do sangue que vai para as células hepáticas ainda vivas.

A extensão dos danos que essas mudanças causam no fígado e em seu desempenho geral depende principalmente do grau de obstrução causada pelos cálculos nas vias biliares desse órgão. O câncer no fígado somente ocorre após muitos anos de progressiva oclusão de um grande número de vias biliares. Essa condição também se aplica aos tumores encontrados no fígado e que tenham surgido primeiramente no trato gastrointestinal, nos pulmões ou nas mamas.

A maior parte das infecções hepáticas (tipo A, tipo B, tipo não A e tipo não B) ocorre quando as vias biliares em certo número de lóbulos hepáticos são congestionadas por cálculos, o que pode acontecer até mesmo com crianças e por vários motivos.

Por exemplo, cortar o cordão umbilical antes da hora, em vez de esperar de 40 a 60 minutos após o nascimento, pode reduzir a oxigenação do sangue no bebê em mais de 40%. Essa prática médica permite que muitas toxinas, normalmente filtradas pela placenta durante a primeira hora após o nascimento, permaneçam no corpo da criança, além de deixá-la com poucos anticorpos que a protejam de doenças.

Todo esse processo leva pelo menos de 40 a 60 minutos antes que o cordão umbilical pare de pulsar por completo. Cortá-lo antes da hora pode afetar a maneira certa de o fígado do bebê começar a funcionar e abre caminho para a formação de cálculos durante a infância. Isso, mais tarde, pode levar às infecções hepáticas.

Além disso, as vacinas expõem o fígado da criança a diversas toxinas cancerígenas presentes nelas.[16] Principalmente em crianças muito pequenas, o fígado ainda não consegue quebrar essas substâncias tóxicas, causando assim a formação de cálculos a partir da primeira vacina.

Uma dieta incorreta que inclui a ingestão de açúcar, leite de vaca pasteurizado, proteína animal, frituras e outras *fast/junk foods* afeta muito o fígado da criança também. Se a mãe beber álcool, fumar, consumir *junk food*, tomar medicamentos durante a gravidez, ou se tiver sido vacinada, tudo isso também afeta negativamente o fígado da criança.

Um estudo realizado pelo Grupo de Trabalho Ambiental (em inglês, EWG – Environmental Working Group) mostrou que as amostras de sangue de recém-nascidos tinham, em média, 287 toxinas, inclusive mercúrio, retardadores de chama, pesticidas, aditivos alimentares, elementos químicos provenientes de produtos de higiene pessoal, poluentes do ar, compostos plásticos tóxicos e teflon. Muitas dessas toxinas são altamente cancerígenas. É impossível para o fígado de uma criança filtrar o sangue que possua tantos químicos nocivos à saúde. A formação de cálculos que encapsulam algumas dessas toxinas é a única solução que o corpo tem para se proteger.

De acordo com o relatório do EWG, durante o último mês de gestação, o cordão umbilical transfere o equivalente a pelo menos aproximadamente 280 litros de sangue da placenta à criança. Isso significa que a criança recém-nascida tem a mesma quantidade de elementos químicos que a mãe. Além disso, as mães que não possuem uma boa saúde e ainda amamentam seus filhos, na verdade, continuam a contaminá-los. Tudo isso sobrecarrega o fígado dessas crianças.

No geral, o estudo detectou um coquetel de elementos químicos em 99 a 100% das mulheres grávidas, o suficiente para iniciar os estágios de disfunção hepática e até mesmo os estágios do surgimento do câncer em crianças ainda não nascidas.

Em uma série de novos estudos, o fluoreto (sua forma não natural), junto com a água potável, as pastas de dente e os enxaguantes bucais, nos Estados Unidos e em outros países, foram claramente responsabilizados

16. Para mais detalhes sobre os perigos das vacinas e de seus compostos, veja meu livro *Vaccine-nation: poisoning the population, one shot at a time.*

por danos cerebrais, câncer no osso (osteosarcoma) e por outros tipos de câncer. É claro, o fígado é o único órgão que pode quebrar o fluoreto. No entanto, o fluoreto não pode ser quebrado; pelo contrário, essa toxina se acumula no corpo sem ser modificada e pode, portanto, prejudicar o fígado e outras glândulas endócrinas. Pouco mais da metade de uma colher de chá pode matar um adulto. A ingestão regular de fluoreto pode causar câncer, tireoidismo, danos cerebrais e cirrose hepática.

Um fígado e um sistema imunológico saudáveis podem perfeitamente destruir vírus, mesmo se ele tiver entrado a partir de um ambiente externo ou se tiver entrado na corrente sanguínea de outra forma, como por meio da vacinação ou de uma transfusão de sangue.

A maior parte das pessoas expostas ao vírus da hepatite nunca caiu doente. De fato, todos nós temos a maioria dos vírus que existe no ambiente externo dentro de nosso corpo agora mesmo. No entanto, quando grandes quantidades de cálculos se encontram no fígado, esse órgão fica congestionado e se torna tóxico, o que o torna um ambiente propício para uma atividade viral.

Os vírus são fragmentos de proteínas inatas que entram em uma célula receptora e começam a produzir cópias dos mesmos pedaços de proteína (vírus). Entretanto, diversas pesquisas comandadas pelos cientistas Antoine Béchamp (1816-1908), descobridor do chamado *germe*, Gunther Enderlein (1872-1968) e o biólogo Royal Rife (1888-1971) levaram à descoberta de que, em um ambiente biológico de grande acidez, os vírus podem surgir a partir dos fungos encontrados dentro das células. Enderlein também mostrou que os fungos surgiam das bactérias, dependendo das mudanças específicas relacionadas ao pH e ao ambiente nutritivo. De fato, dependendo do ambiente interno, com a ajuda dos fungos, o corpo pode desenvolver e reproduzir qualquer tipo de vírus. Os vírus não possuem capacidades reprodutoras e precisam de células receptoras, bactérias e fungos para se reproduzirem.

Ao contrário do que afirma a crença popular, os vírus não se desenvolvem e atacam o núcleo das células aleatoriamente. Eles tendem a *sequestrar* o núcleo das células mais frágeis e danificadas para evitar que elas consigam se modificar. As células saudáveis também não deixam que os vírus passem para seus núcleos. Elas produzem interferões

– proteínas específicas que protegem as células contra vírus, bactérias, parasitas e tumores, estimulando as respostas defensivas do sistema imunológico. Nem todos os vírus são derrotados, e o câncer no fígado pode acontecer. Quero aqui dizer que a presença de vírus em células cancerígenas não significa que os vírus tenham efeitos cancerígenos. Além disso, as células cancerígenas também têm um propósito. Elas podem absorver muitas toxinas e, portanto, salvar os tecidos orgânicos da morte repentina.

Os cálculos podem abrigar muitos vírus. Alguns deles podem acabar saindo e entrar na corrente sanguínea. Essa situação é conhecida como hepatite crônica. As infecções não virais do fígado podem ser desencadeadas (não causadas) por bactérias que se proliferam lá dentro e se espalham, obstruindo as vias biliares com os cálculos.

A presença de cálculos nas vias biliares também afeta a habilidade das células hepáticas em lidar com substâncias tóxicas, tais como clorofórmio, drogas citotóxicas, esteroides anabolizantes, álcool, aspirina, fungos, aditivos alimentares e similares. Quando isso ocorre, o corpo desenvolve uma hipersensibilidade a essas substâncias e a outras diferentes presentes em muitos outros medicamentos. Muitas alergias têm origem nessa hipersensibilidade. Pela mesma razão, também pode haver um aumento drástico nos efeitos colaterais tóxicos que resultem da ingestão de medicamentos prescritos e de medicamentos de venda livre, efeitos colaterais que a Agência de Controle de Alimentos e Medicamentos (em inglês, FDA – Food and Drug Administration) ou as empresas farmacêuticas podem não ter nem noção.

A forma mais comum de icterícia vem dos cálculos que ficam presos na via biliar em direção ao duodeno e/ou dos cálculos e do tecido fibroso que distorcem a estrutura dos lóbulos hepáticos. O movimento da bílis pelos canais biliares (canalículo) é bloqueado, e as células hepáticas já não podem conjugar[17] e excretar o pigmento da bílis, conhecido como bilirrubina. Consequentemente, existe um acúmulo na corrente sanguínea tanto da bílis quanto das substâncias de onde ela se origina. Como a bilirrubina começa a acumular no sangue, mancha a pele.

---

17. A conjugação é o processo bioquímico que une uma substância a um ácido, portanto, desativando sua atividade biológica, tornando-a solúvel em água e facilitando sua excreção.

A concentração de bilirrubina no sangue pode ser três vezes maior que o normal antes de a coloração amarela da pele e da conjuntiva dos olhos se tornar aparente. A bilirrubina não conjugada tem um efeito tóxico nas células cerebrais. A icterícia também pode surgir a partir de um tumor na cabeça do pâncreas causado pela congestão da via biliar.

Muitas pessoas já me perguntaram se elas podem fazer uma limpeza no fígado se tiverem cistos. Os cistos simples quase sempre são assintomáticos e detectados durante exames de rotina quando, na verdade, se procurava outra coisa. Às vezes, um exame revela um cisto e outro; realizado dias mais tarde, mostra cinco ou nenhum.

Esses cistos não são cancerígenos, nem mesmo perigosos. Cerca de 700 milhões de pessoas no mundo todo os têm, e somente 250 mil desenvolverão algum tipo de complicação, como o aumento de tamanho deles se tornar um problema por conta da pressão que possam exercer.

Os cistos hepáticos geralmente são cheios de água. A ciência médica não sabe como eles se originam. Eu acho que os pequenos capilares da linfa incham quando se encontram temporariamente congestionados, em geral quando as vias biliares estão obstruídas. Se eles permanecerem inchados por mais de algumas semanas, permanecerão dessa forma e se tornarão cistos.

Muitas pessoas que têm cistos no fígado já realizaram limpezas sem problema e, em muitas outras, porém nem todos os casos, os cistos voltaram a desaparecer. Pelo menos isso foi o que os exames subsequentes revelaram.

Doenças da vesícula e das vias biliares

Deixe-me começar esta seção explicando as duas principais funções da bílis. A bílis é produzida pelas células hepáticas, que a secretam em direção à rede biliar do fígado. Ela flui para fora do fígado dentro de duas grandes vias biliares e vai até a via hepática comum, e, finalmente, para a via biliar comum.

Existem duas direções possíveis que a bílis pode seguir. A primeira é em direção à via do cisto, e de lá, até a vesícula. A maior parte da bílis produzida no fígado flui em direção à vesícula. A vesícula é uma bolsa de

10 centímetros que tem a forma de uma pera e uma parede muscular que se projeta a partir da via biliar. Ela se encontra no lado posterior do fígado (ver **Figura 5**). A bílis que entra na vesícula é alterada lá para poder se adaptar e ajudar na digestão. A segunda direção é rumo à via biliar comum, que leva ao duodeno, a primeira parte do intestino delgado. No entanto, somente uma pequena quantidade da bílis é drenada diretamente ao intestino delgado. A bílis que segue esse caminho ajuda pouquíssimo na digestão, e é principalmente usada para eliminar as toxinas e os dejetos.

Uma vesícula normal e saudável geralmente abriga cerca de 60 ml de bílis. Suas paredes são extremamente flexíveis e permitem que esse órgão aumente de tamanho.

A bílis armazenada na vesícula tem uma consistência diferente daquela encontrada no fígado. Dentro da vesícula, a maior parte do sal e da água contida na bílis é reabsorvida, assim reduzindo-a dez vezes de seu volume original. Os sais da bílis (diferentemente do sal regular) não são absorvidos, o que significa que sua concentração aumenta dez vezes. A vesícula também adiciona muco à bílis, o que a transforma em uma substância grossa e mucosa. Sua alta concentração faz com que a bílis se torne um poderoso digestivo.

A parede muscular da vesícula se contrai e ejeta a bílis quando alimentos gordurosos e cheios de proteína, vindos do estômago, entram no duodeno. Essa função é regularizada pelo hormônio colecistoquinina.

Nota-se uma atividade mais marcada da vesícula quando o alimento que entra no duodeno contém uma alta concentração de gordura. O corpo usa os sais da bílis para amaciar a gordura e facilitar sua digestão.

Quando os sais da bílis tiverem feito seu trabalho e deixado a gordura mais macia para a absorção intestinal, eles viajarão até o trato intestinal. A maior parte dos sais é reabsorvida na região final do intestino delgado (íleo) e carregada de volta ao fígado. Quando estiverem no fígado, os sais biliares são novamente recolhidos na bílis e secretados até o duodeno.

A bílis mal secretada ocasiona uma má digestão que pode entupir os intestinos. A congestão intestinal leva ao supercrescimento das bactérias que desconjugam os sais da bílis. A pouca presença dos sais da bílis impede ainda mais a digestão de gorduras e sua absorção, causando assim a esteatorreia. A esteatorreia é uma doença comum entre as pessoas que comem muito *fast food* ou comidas altamente processadas. Ela é reconhecida pela presença de gordura em excesso nas fezes, fazendo com que estas boiem. Essas fezes geralmente têm uma aparência oleosa e são extremamente malcheirosas. A diarreia oleosa não é incomum. Pode haver também alternância entre a diarreia e a constipação.

Além da congestão e da irritação intestinal, a quebra dos sais da bílis realizada pelas bactérias intestinais ocasiona uma diminuição na quantidade de sais no fígado. Isso, por sua vez, altera o equilíbrio da composição dos componentes da bílis. A pouca concentração de sal biliar na bílis é a causa principal dos cálculos no fígado e na vesícula.

As pessoas que tomam antibióticos com frequência, por exemplo, geralmente sofrem de proliferação crônica de bactérias intestinais nocivas e, portanto, têm uma alta incidência de cálculos.

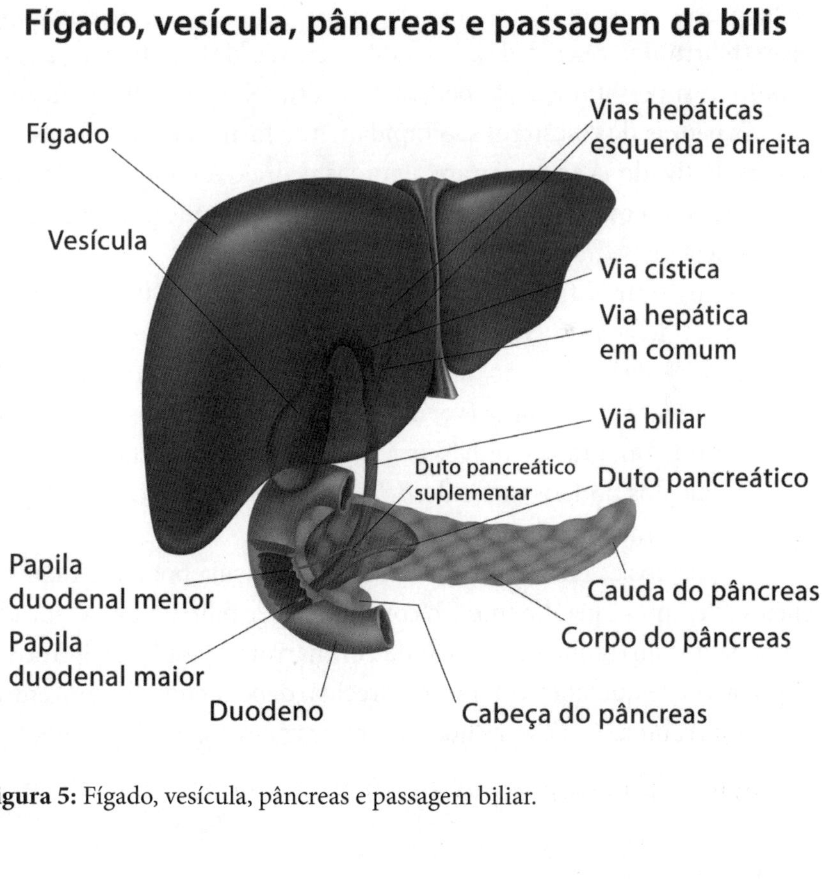

Figura 5: Fígado, vesícula, pâncreas e passagem biliar.

O que são cálculos biliares?

Os cálculos são pedras macias ou duras que se formam somente na bílis. Os cálculos encontrados na vesícula podem se formar principalmente a partir de cristais de colesterol, cálcio, longas correntes de ácidos graxos e pigmentos como a bilirrubina. Apesar de a bílis somente conter 5% de colesterol, ele é o componente mais comum em pelo menos 75% de todos os cálculos. Entretanto, muitas das pedras têm composições diversas. Apesar dos compostos anteriores, os cálculos podem conter sais biliares, água, muco, assim como toxinas, bactérias e, às vezes, parasitas mortos e lecitina (uma gordura conhecida como fosfolipídio).

No fígado, o colesterol é geralmente mantido na forma solúvel, suspenso nos líquidos. Isso é possível por meio de grupos de sais biliares, chamados de micelas. No entanto, se a concentração de sais biliares na bílis diminui, o fluido da bílis se torna grosso (ver **Figura 3b**). Essa substância grossa consiste de cristais de colesterol, muco e bilirrubinato de cálcio (bilirrubina calcificada). Quando os cristais de colesterol alcançam o ponto de supersaturação, as pedras de colesterol começam a se formar.

As pedras de colesterol são rapidamente formadas quando as vias biliares do fígado já acumularam algumas pedras. A congestão das vias biliares faz com que o fígado acumule bilirrubina, o que pode aumentar a incidência de pedras de colesterol.

Alguns outros tipos de pedras consistem de 50-100% de material amorfo, de acordo com a pesquisa publicada no *World Journal of Gastroenterology*.[18] Elas são muito resistentes, mas, como o líquido, falta uma estrutura cristalina (ver algumas pedras gelatinosas na **Figura 13a**). A ultrassonografia e outros exames não conseguem detectá-las.

Os cálculos podem variar desde o tamanho de uma cabeça de alfinete até o de uma bola de golfe.

Os cálculos calcificados encontrados na vesícula podem ter consistências diferentes e geralmente são constituídos de bilirrubina calcificada, chamada de bilirrubinato. Eles são de cor marrom-clara (ver **Figura 1d**) ou preta, ou de qualquer coloração parecida, dependendo da concentração de bilirrubina. As pessoas que sofrem de anemia hemolítica (um tipo

18. *World J Gastronternol* 2004;10(2)303-305.

relativamente raro de anemia no qual as hemácias são destruídas) ou de cirrose (fígado cicatrizado) tendem a apresentar pedras pretas calcificadas. As pedras marrons têm mais colesterol e cálcio do que as pretas.

Os cálculos podem se formar nas vias biliares intra-hepáticas e na vesícula. As pedras no fígado raramente são reconhecidas. Da mesma forma, a maioria das pessoas que tem cálculos na vesícula nem sabe que os possui. No entanto, em alguns casos, uma pedra pode irritar ou inflamar a parede da vesícula, o que pode resultar em dor, infecção, entre outras complicações. Ocasionalmente, os cálculos também podem se formar nas vias biliares extra-hepáticas, assim como na via biliar comum. Essa doença se chama coledocolitíase. Ela acontece somente em cerca de 10% dos pacientes que sofrem de cálculos. A maior parte das pedras duras tem origem na vesícula.

Nem todas as doenças da vesícula estão diretamente ligadas aos cálculos endurecidos. Em uma doença chamada colecistite alitiásica, uma pessoa apresenta os sintomas característicos de quando existem pedras na vesícula, porém não há evidência de pedras endurecidas na vesícula nem no trato biliar. No entanto, o líquido da bílis ou as pedras moles que tocam a vesícula ou a via biliar podem causar esse *sintoma fantasma*. A ultrassonografia tende a não detectar a obstrução, já que ela consiste de bílis congelada e as ondas de som simplesmente passam por ela. Os sintomas podem ser agudos ou persistentes, a depender da gravidade da obstrução. A obstrução também pode acontecer quando o fornecimento de sangue para a vesícula for inadequado ou se a vesícula for incapaz de ejetar a bílis.

Na revista médica alemã *Pathologie der Leber und Gallenwege*,[19] página 1.067, os autores explicam que os cálculos podem se formar nas vias biliares do fígado durante muitos meses ou anos sem qualquer sintoma aparente ou desempenho anormal do fígado. Eles afirmam que pode ser difícil detectar essas pedras por meio de ultrassonografia, raios x ou tomografias computadorizadas. Essa é uma importante descoberta que explica o porquê de os cálculos intra-hepáticos serem tão raramente diagnosticados e de a maioria dos médicos nem ao menos perceber sua existência.

---

19. Publicado por Springer Verlag, ISBN, By Helmut Denk, J. Düllmann, H -P Fischer, O Klinge, W. Lierse, K -H Meyer Zum Bueschelfelde, U. Pfeifer, K. H. Preisegger, G. Ramadori, A. Tannapfel, C. Wittekind, U. Wulfhekel, H. Zhou, Springer Verlag, ISBN 3-540-65511-5.

O ponto central é o fato de a ocorrência de cálculos intra-hepáticos poder ser extremamente comum, sem o conhecimento da grande maioria dos médicos.

Em geral, as pedras encontradas na vesícula continuam a crescer por até oito anos antes de os sintomas começarem a aparecer. As pedras maiores são frequentemente calcificadas ou semicalcificadas (como as pedras mostradas nas Figuras **6a** e **6d**) e podem ser detectadas facilmente por meios radiológicos ou com a ajuda de ultrassonografia. Cerca de 85% dos cálculos encontrados na vesícula medem cerca de 2 centímetros de largura (ver **Figuras 6b** e **6c**), apesar de haver alguns que podem ter de 5 a 7,5 centímetros de largura. (Ver **Figura 6d,** de um cálculo grande calcificado que eu pessoalmente examinei e fotografei, momentos após minha esposa tê-lo expelido sem qualquer dor durante sua nona limpeza de fígado. Essa pedra exalou um cheiro horrível que eu nunca havia sentido antes. Ver também a **Figura 6e,** de mais pedras grandes calcificadas). O material da pedra correspondeu com o que eu tinha visto em uma vesícula dissecada. Essas pedras se formam quando, por razões explicadas no Capítulo 3, a bílis na vesícula se torna extremamente saturada e seus componentes não absorvidos começam a endurecer.

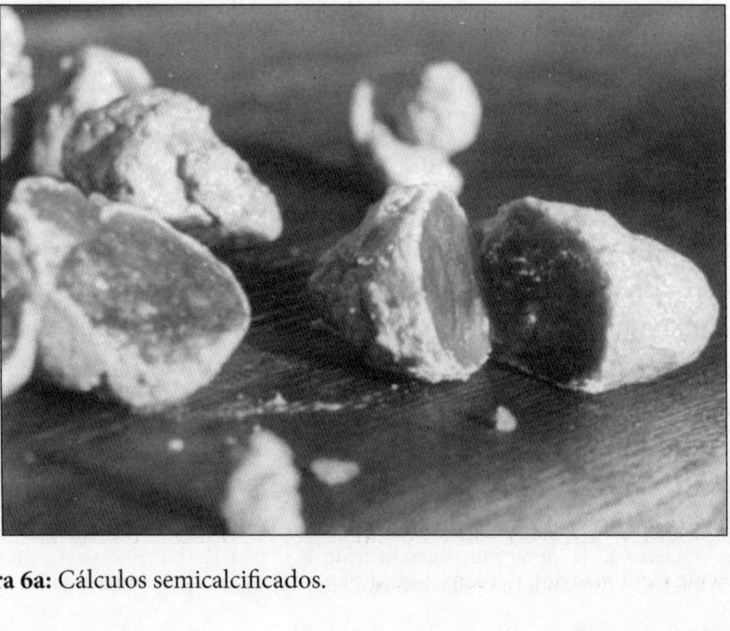

Figura 6a: Cálculos semicalcificados.

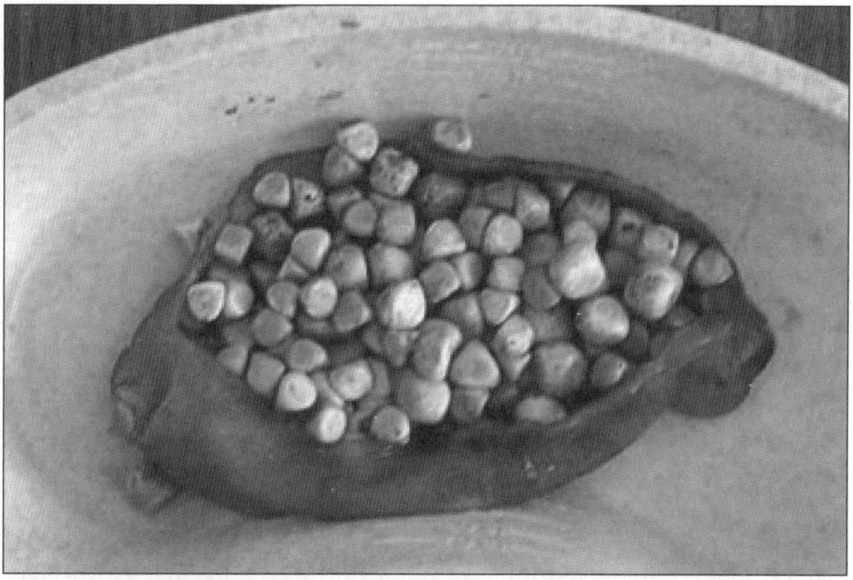

Figura 6b: Cálculos totalmente calcificados em uma vesícula dissecada. (Fotografia de Alex Khimich)

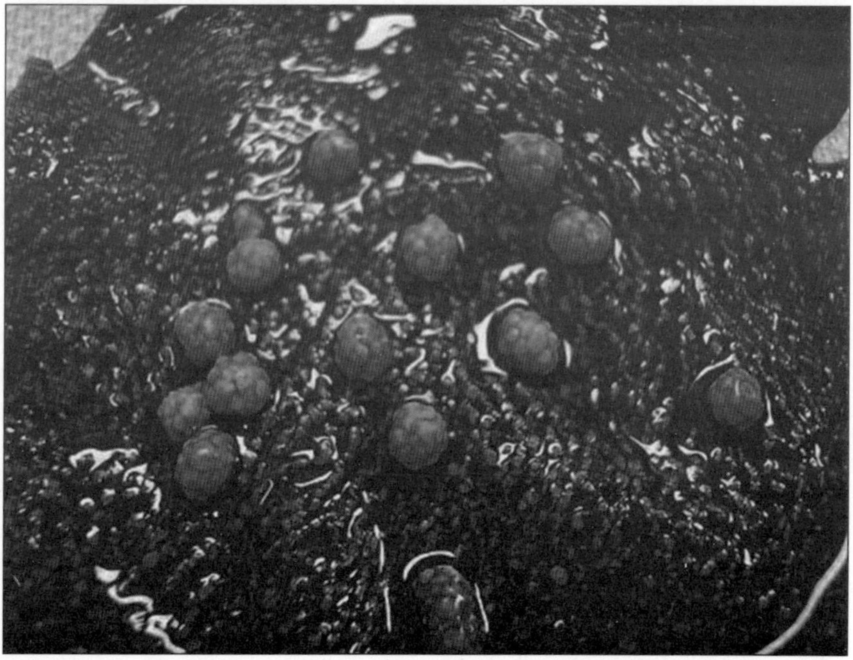

Figura 6c: Centenas de cálculos e líquido em uma vesícula dissecada.

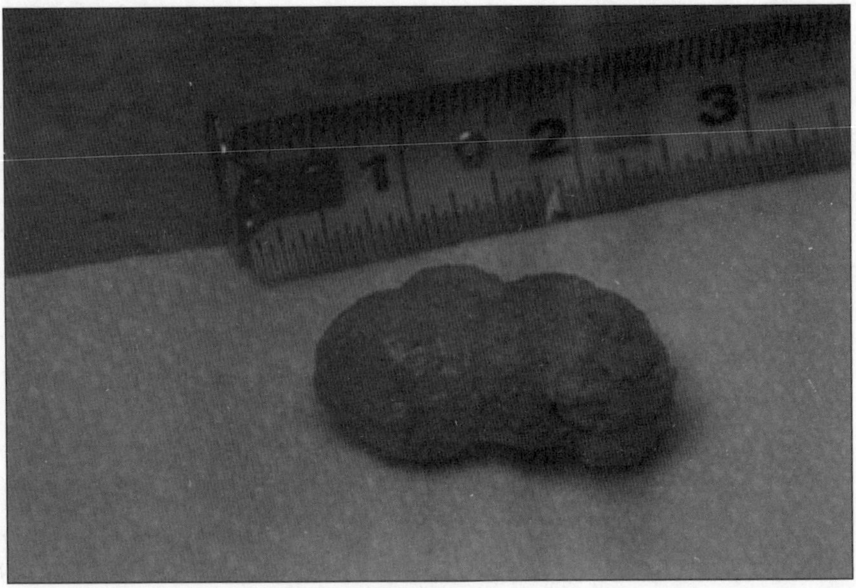

Figura 6d: Cálculo grande semicalcificado.

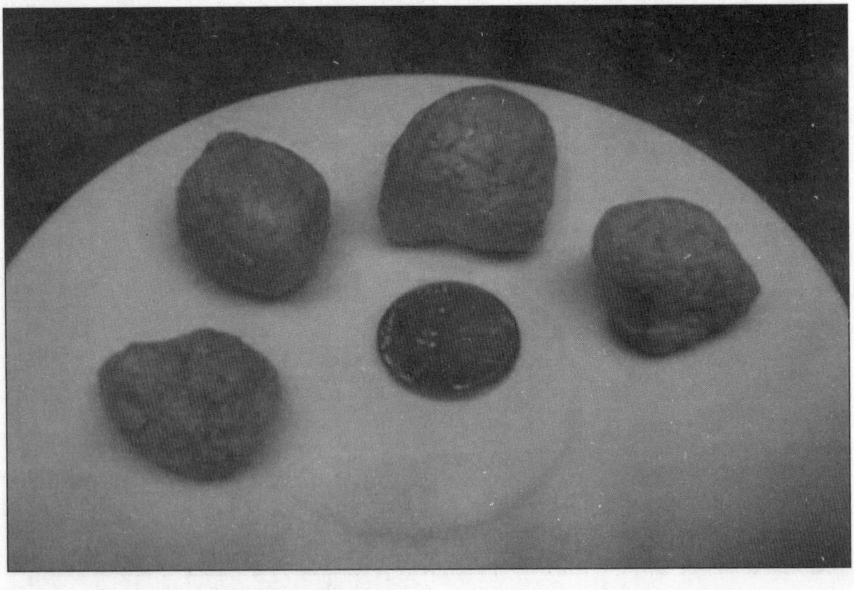

Figura 6e: Outras pedras grandes calcificadas.

Se o cálculo sair da vesícula e se chocar com a via biliar cística, receberá o nome de cólica biliar. A colecistite acontece quando há obstrução da via cística acompanhada de uma inflamação do tecido subjacente. Pode haver também uma infecção microbiana sobreposta. É bastante comum encontrar ulceração dos tecidos entre a vesícula e o duodeno ou o cólon, com a formação de uma fístula e de aderências fibrosas.

Se uma pedra ficar presa na via biliar, acontecerá a coledocolitíase (ver **Figura 3**). As três obstruções biliares que incluem pedras geralmente são associadas à **cólica**. As dolorosas e espasmódicas contrações ajudam a movimentar as pedras para que elas passem.

A cólica biliar vem acompanhada de uma distensão considerável da vesícula. Se a vesícula estiver cheia de cálculos, pode sofrer contrações extremamente dolorosas.

As doenças na vesícula geralmente têm início no fígado. Quando os cálculos surgem nas vias biliares do fígado e, eventualmente, desenvolve-se um tecido fibroso, a estrutura dos lóbulos hepáticos é corrompida, a pressão sanguínea venosa começa a aumentar na veia porta. Isso eleva a pressão sanguínea na veia cística, o que provoca a drenagem do sangue venoso da vesícula até a veia porta. A eliminação incompleta dos dejetos por meio da via cística provoca um acúmulo de dejetos ácidos nos tecidos que compõem a vesícula. Isso reduz gradualmente a estamina e o desempenho da vesícula, bem como diminui a habilidade de o órgão expelir a bílis (fração de ejeção da vesícula). Isso resulta no aumento da quantidade de bílis que permanece na vesícula e que fica ali. Subsequentemente, a formação de cálculos mineralizados é somente uma questão de tempo.

Os cálculos encontrados na vesícula geralmente se formam na vesícula. No entanto, é possível que algumas pedras consigam passar do fígado para a vesícula se a via biliar comum estiver congestionada e não houver nenhum outro caminho por onde as pedras possam ir. Nessa situação, também haverá a ocorrência de icterícia.

Doenças dos intestinos

O intestino delgado está ligado ao estômago pelo *esfíncter pilórico* e seu comprimento médio em um homem adulto é de 6,9 metros, e em uma mulher adulta, de 7,1 metros. Ele é seguido pelo intestino grosso, que mede cerca de 1 a 1,5 metro (ver **Figura 2**). Ele se divide em três partes estruturais: duodeno, jejuno e íleo.

O intestino delgado é onde a maior parte da digestão e absorção dos alimentos acontece. Ele secreta o suco intestinal para completar a digestão de carboidratos, proteínas e gorduras. Ele também absorve os nutrientes necessários para nutrir e manter o corpo, e o protege contra infecções microbianas que tenham sobrevivido à ação antimicrobiana do ácido clorídrico no estômago.

Quando o ácido da comida oriundo do estômago entra no duodeno, mistura-se primeiramente com a bílis e com o suco pancreático, e, em seguida, com o suco do intestino. Uma das principais funções da bílis é ativar as enzimas pancreáticas. Os cálculos no fígado e na vesícula diminuem drasticamente a secreção da bílis, o que prejudica a habilidade dessas enzimas em digerir carboidratos, proteínas e gorduras. Isso evita que o intestino delgado absorva bem os componentes do nutriente desses alimentos (como os monossacarídeos dos carboidratos, os aminoácidos da proteína e os ácidos graxos e o glicerol das gorduras). A baixa absorção de nutrientes pode levar à desnutrição e, subsequentemente, aos desejos por comidas específicas.

Já que a presença da bílis nos intestinos é essencial para a absorção das gorduras essenciais, do cálcio e das vitaminas lipossolúveis A, D, E e K, os cálculos podem ocasionar doenças perigosas, como doenças cardiovasculares, osteoporose e câncer. Por exemplo, o fígado usa a vitamina K para produzir os compostos responsáveis pela coagulação do sangue. Caso não haja uma boa absorção dessa vitamina, pode haver uma incidência de doenças hemorrágicas.

Do mesmo modo, a baixa absorção da vitamina D, que é, na verdade, um hormônio esteroide, pode causar estragos no corpo. A vitamina D regula milhares de genes e o sistema imunológico. Uma deficiência desse hormônio aumenta o risco de morte por doenças cardiovasculares e sérias infecções, causa deficiência cognitiva em pessoas mais velhas, leva à asma severa em crianças e é responsável por muitos tipos de câncer.

Por outro lado, em um estudo publicado em setembro de 2011 no *European Journal of Clinical Nutrition*, por W. B. Grant, do Sunlight, Nutrition and Health Research Center, em São Francisco, demonstrou-se que a elevação da vitamina D no sangue não somente aumenta sua expectativa de vida, como também previne muitas doenças comuns.

De acordo com os pesquisadores, as condições e as doenças relacionadas à vitamina D respondem por mais da metade das mortes no mundo, inclusive câncer, doenças cardiovasculares, diabetes, tuberculose, doenças respiratórias e infecções. Ao restaurar os níveis de vitamina D, essas condições e doenças podem ser evitadas ou eliminadas.

Um estudo recente publicado na revista médica *PLoS ONE*[20] mostrou como a falta de vitamina D danifica o DNA e aumenta o risco de câncer de cólon. O câncer de cólon é o terceiro mais comum diagnosticado no mundo. Por isso, é muito importante não só assegurar a produção de vitamina D em nosso corpo, mas também absorvê-la corretamente.

A vitamina D é também essencial para a calcificação dos ossos e dentes.[21] O cálcio é essencial para o endurecimento dos ossos e dos dentes, para a coagulação do sangue e para o mecanismo de contração muscular. A baixa secreção da bílis pode, portanto, debilitar a aceitação do cálcio, um mineral requerido pelo corpo para algumas de suas atividades mais importantes (**Observação:** os problemas dentários podem interferir com o processo de mastigação e levar a diversos problemas gastrointestinais).

A baixa quantidade de bílis secretada também pode prejudicar a capacidade de o intestino delgado absorver a vitamina A e o caroteno. Se a absorção da vitamina A for baixa, as células epiteliais são danificadas. Essas células são essenciais para os órgãos, vasos sanguíneos, vasos linfáticos e para outras partes importantes do corpo. A vitamina A também

20. *PLoS ONE* 6(8): e23524. doi:10.1371/journal.pone.0023524.

21. A única forma realmente segura de absorver a vitamina D de maneira correta é expor-se à luz do sol e consumir certos alimentos. Ver mais detalhes em meu livro *Heal yourself with sunligh*.

é necessária para manter a saúde ocular e proteger o corpo de infecções microbianas. É importante perceber que o aumento das doses dessas vitaminas não resolve os problemas de deficiência. Muito pelo contrário, os suplementos vitamínicos geralmente causam a própria deficiência que deveriam combater, em especial se envolver vitaminas sintéticas.[22]

Em suma, o corpo é incapaz de absorver completamente essas vitaminas quando a gordura já não pode ser bem digerida. As principais causas para uma má absorção das quatro principais vitaminas lipossolúveis são fornecimento ineficiente da bílis, baixo nível de lipase pancreática e baixo nível de gordura pancreática. A secreção biliar ocorre como resposta à ingestão de gorduras ou óleos. Tende-se a pensar que uma dieta pobre em gordura ou sem gordura nenhuma pode, na verdade, colocar sua vida em perigo. Essa desinformação de que as gorduras naturais e não refinadas nos fazem mal tem contribuído para o aumento da incidência de doenças cardiovasculares no mundo.

Resumindo, sem a secreção normal da bílis e sem a ingestão de gordura, o corpo não consegue digerir nem absorver bem as vitaminas, o que pode causar danos consideráveis aos sistemas circulatório, linfático, imunológico, digestivo, respiratório e esquelético.

Alimentos mal digeridos tendem a fermentar e apodrecer nos intestinos delgado e grosso. Eles atraem um grande número de bactérias que ajudam a acelerar o processo de decomposição. Os subprodutos da decomposição são geralmente muito tóxicos, assim como as excreções produzidas pelas bactérias.

Tudo isso irrita muito o revestimento mucoso, que constitui a principal linha de defesa do corpo contra os agentes causadores de doenças (patogênicos).

A exposição regular a essas toxinas prejudica o sistema imunológico do corpo, 60% do qual está localizado nos intestinos. Sobrecarregados pela invasão constante de toxinas, os intestinos delgado e grosso podem sofrer de diversas doenças como diarreia, constipação, gases abdominais, doença de Crohn, síndrome do cólon irritável (SCI), colite

22. A maior parte dos suplementos vitamínicos contém vitaminas sintéticas inúteis e potencialmente perigosas para o corpo. Ver mais detalhes sobre o tema em meu livro *Timeless secrets of health and rejuvenation*.

ulcerosa, doença diverticular, hérnias, hemorroidas, pólipos, disenteria, apendicite, vôlvulo e intussuscepção, assim como tumores benignos e malignos.

Várias dessas doenças provocam estomas artificiais, como a colostomia e a ileostomia (ver **Figura** 7). Essas aberturas feitas cirurgicamente nos intestinos permitem a remoção dos dejetos fecais do corpo drenados para uma bolsa.

No ano 2000, cerca de 800 mil pessoas nos Estados Unidos realizaram essa cirurgia. Mais de 120 mil novas cirurgias foram realizadas desde então. Com esse aumento, até o final de 2011, cerca de 2 milhões de pessoas receberam uma estoma.

As toxinas nocivas que causam a inflamação intestinal geralmente são o resultado da putrefação e fermentação dos alimentos mal digeridos realizadas pelas bactérias. Podem existir dezenas de substâncias altamente tóxicas, como indicana, putrescina, cadaverina e octopamina; a última mostrou afetar importantes funções cerebrais, e em crianças,

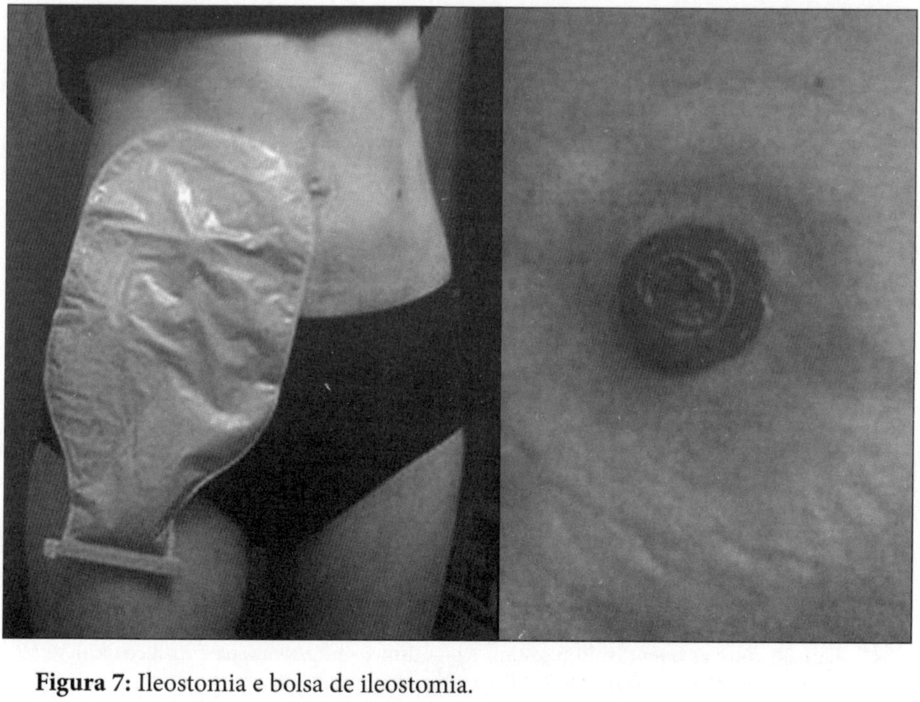

Figura 7: Ileostomia e bolsa de ileostomia.

elas podem prejudicar o desenvolvimento e até mesmo estarem relacionadas ao autismo.[23]

As indicações mais comuns de que as toxinas estejam afetando os intestinos incluem os seguintes sintomas: mau hálito e/ou mau cheiro pelo corpo, língua saburrosa, úlceras na boca e na língua, congestão do seio nasal, refluxo, náusea, sistema imunológico fraco, problemas renais e na bexiga, dores de cabeça, gases, inchaço, distensão abdominal, cólica abdominal, ganho de peso, dores nas articulações, rigidez muscular, fadiga constante, distúrbios mentais, depressão, ansiedade, nervosismo, memória ruim e pouca concentração, esquizofrenia, sintomas parecidos com o autismo, desorientação, insônia, sinais de envelhecimento precoce, como a perda na elasticidade da pele e surgimento de rugas, neurodermatite, eczema, psoríase, doenças oculares, cólicas menstruais, útero inclinado, desequilíbrios hormonais e aumento da próstata.

O bom fluxo da bílis mantém uma boa digestão e absorção dos alimentos, além de ter uma forte ação de limpeza em todo o trato intestinal. Cada parte do corpo depende de nutrientes básicos disponibilizados em todo o sistema digestivo, assim como da boa remoção dos dejetos provenientes desse sistema. Os cálculos no fígado e na vesícula rompem o equilíbrio desses processos tão vitais. Portanto, eles podem ser responsabilizados pela maioria, se não todos, dos diferentes tipos de doença que afligem o corpo. A remoção dos cálculos ajuda a normalizar as funções digestivas e eliminadoras, melhora o metabolismo celular e mantém o equilíbrio do corpo e da mente.

Observação importante sobre apoios para vasos sanitários: sentar em um vaso sanitário de estilo ocidental nos força para baixo, o que torna o processo de eliminação difícil e incompleto. As pessoas foram criadas para realizar as suas funções corporais na posição agachada, como se vê em todas as populações indígenas. Para se esvaziar, o cólon precisa estar comprimido pelas coxas. Além disso, para uma eliminação completa da massa fecal, o músculo puborretal deve estar relaxado, e a válvula ileocecal do intestino delgado, fechada. Ao ignorar esses

---

23. Ligação entre as doenças do intestino e o autismo: <http//www.dailymail.co.uk/news/article-388051/Scientists-fear-MMR-link- autism.html#ixzz1Bajg4Fra>.

requisitos, ir ao banheiro torna quase impossível esvaziar o cólon por completo. Na posição sentada, o músculo puborretal força o reto para fora de sua posição natural e o estrangula. Assim, os movimentos do ar e da massa fecal se bloqueiam. Isso leva à estagnação da massa fecal e ao desenvolvimento de hemorroidas, apendicite, pólipos, colite ulcerosa, síndrome do cólon irritável, doença diverticular e câncer de cólon. Por outro lado, o agachamento relaxa o músculo puborretal e alisa o reto. As crianças de todas as culturas adotam instintivamente essa postura na hora de fazer suas necessidades. Como a pesquisa já mostrou, se elas não forem treinadas para se sentar no vaso, dificilmente desenvolverão esses distúrbios intestinais, a menos que seus hábitos alimentares e estilos de vida sejam desequilibrados (para encontrar um bom apoio de vaso sanitário, ver *Informações sobre produtos*).

Distúrbios do sistema circulatório

Para melhor descrição, dividi o sistema circulatório em duas partes principais: o sistema circulatório do sangue e o sistema linfático.

O sistema circulatório do sangue é composto pelo coração, que age como uma bomba, e pelos vasos sanguíneos, por onde o sangue circula.

O sistema linfático é composto pelos gânglios linfáticos e vasos linfáticos, por onde a linfa incolor flui. A linfa tem diversas funções inter-relacionadas. Ela é a responsável pela remoção do fluido ao redor das células dos tecidos, leva os ácidos graxos para fora do trato intestinal e os transporta ao fígado. Ela também leva os glóbulos brancos dos gânglios linfáticos até os ossos.

O corpo possui três vezes mais fluidos linfáticos que sangue. A linfa elimina os dejetos das células, assim como os restos de células, e os remove do corpo.

O sistema linfático é o principal sistema circulatório usado por todas as células imunológicas: macrófagos, células T, células B, linfócitos, e assim por diante.

Um sistema linfático sem obstruções é necessário para manter a imunidade forte e a homeostase.

Doença cardíaca

As doenças cardíacas matam mais americanos do que qualquer outra causa. Apesar de ser repentino, um ataque cardíaco é, na verdade, o estágio final de um distúrbio interno que há anos estava em formação. Esse distúrbio é conhecido como doença cardíaca. Já que essa doença é a que mais atinge os países ricos e raramente matava antes do século XX, podemos e devemos culpar nosso estilo de vida moderno, as comidas industrializadas e os hábitos de alimentação desequilibrados por nossa sociedade, literalmente, de coração partido. No entanto, antes que o coração comece a não funcionar direito, o fígado perde muito de sua vitalidade e eficiência.

O fígado influencia todo o sistema circulatório, inclusive o coração. De fato, o fígado é o maior protetor do coração. Em condições normais, o fígado desintoxica e purifica o sangue venoso que chega por meio da veia porta da parte abdominal do sistema digestivo, do baço e do pâncreas.

Além de decompor o álcool, o fígado destrói substâncias nocivas, como as toxinas produzidas por micróbios. Ele também elimina as bactérias e os parasitas nocivos e neutraliza certos componentes medicamentosos com a ajuda de enzimas específicas. Uma das mais incríveis façanhas do fígado é retirar a parte nitrogenada dos aminoácidos, já que o nitrogênio não é necessário para a formação de uma nova proteína. O fígado forma a ureia a partir desse dejeto. A ureia cai na corrente sanguínea e é excretada por meio da urina. O fígado também decompõe a nucleoproteína (núcleo) das células desgastadas do corpo. O subproduto desse processo é o ácido úrico, que é excretado também pela urina.

O fígado filtra mais de 950 ml de sangue por minuto, deixando somente o dióxido de carbono ácido para eliminação por meio dos pulmões (ver **Figura 8**).

Após ser purificado no fígado, o sangue passa pela veia hepática e vai até a veia cava inferior, que o leva direto para o lado direito do coração. De lá, o sangue venoso é carregado até os pulmões, onde o intercâmbio de gases acontece: o dióxido de carbono é excretado, e o oxigênio, absorvido. Após deixar os pulmões, o sangue oxigenado passa para o lado esquerdo do coração. De lá, é bombeado até a aorta, que fornece sangue oxigenado a todos os tecidos do corpo.

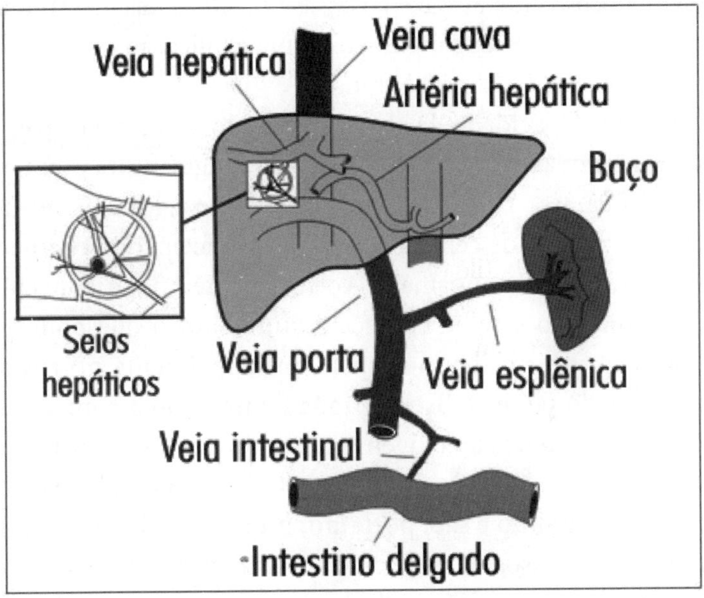

Figura 8: Modo como o fígado circula e filtra o sangue.

A presença de cálculos nas vias biliares do fígado desordena a estrutura básica das células hepáticas (lóbulos). Consequentemente, os vasos sanguíneos que alimentam essas células desenvolvem dobras, que reduzem bastante o fornecimento de sangue interno. As células hepáticas enfraquecem ou são danificadas, e seus restos começam a entrar na corrente sanguínea. Mais tarde, isso afetará a habilidade do fígado em desintoxicar o sangue. Como resultado, mais e mais substâncias ficam presas no fígado e no sangue.

Um fígado congestionado pode obstruir o fluxo de sangue venoso para o coração, levando à palpitação ou até mesmo a um ataque cardíaco. É óbvio que as toxinas não neutralizadas pelo fígado acabem danificando o coração e a rede de vasos sanguíneos.

Outra consequência da congestão hepática é que as proteínas vindas das células mortas (que o corpo tem de retirar a uma taxa de 30 bilhões por dia) e dos alimentos não aproveitados não são suficientemente quebradas, o que eleva a concentração de proteína no sangue. Isso pode engrossar o sangue e causar a irritação das plaquetas. Como resultado, o corpo tenta armazenar essas proteínas nas membranas basais das paredes dos vasos sanguíneos (uma explicação detalhada desse cenário será apresentada mais à frente).

Quando a capacidade de armazenamento do corpo estiver exaurida, qualquer nova proteína resgatada pelo sangue ficará presa na corrente sanguínea. Isso pode causar o aumento dos glóbulos vermelhos, o que eleva o volume de células do sangue armazenadas, chamadas de hematócritos, a níveis anormais. Ao mesmo tempo, a concentração de hemoglobina no sangue começa a aumentar, o que pode provocar um aspecto avermelhado na pele, principalmente no rosto e na parte superior do peito (**Observação**: a hemoglobina é uma proteína complexa que se mescla ao oxigênio nos pulmões e se transporta para todas as células do corpo). Como resultado, os glóbulos vermelhos aumentam de tamanho e são, portanto, muito grandes para passarem pelos minúsculos vasos da rede capilar. Evidentemente, isso provoca o engrossamento do sangue e a diminuição de sua velocidade, aumentando assim sua tendência à coagulação (plaquetas unidas).

A formação de coágulos de sangue é considerada um fator de risco para um ataque cardíaco ou um Acidente Vascular Cerebral (AVC). Já que a gordura não tem a habilidade de se coagular, esse risco é determinado principalmente pela alta concentração de proteína no sangue e nas paredes dos vasos sanguíneos.

Os pesquisadores descobriram que a homocisteína do aminoácido que contém enxofre promove os pequenos coágulos que iniciam os danos arteriais e os coágulos catastróficos que precipitam a maioria dos ataques cardíacos e AVCs.[24] Saiba que a homocisteína é até 40 vezes mais preditiva que o colesterol na avaliação do risco de doenças cardiovasculares. A homocisteína é resultado do metabolismo normal da metionina, que é abundante na carne vermelha, no leite e nos laticínios. As altas concentrações de proteína no sangue dificultam a distribuição continuamente requerida dos nutrientes importantes, em especial a água, a glicose e o oxigênio das células.

Quantidades excessivas de proteína no sangue também são responsáveis pela desidratação do sangue, por exemplo, engrossamento

24. Ann Clin & Lab Sci, 1991; Lancet ,1981.

do sangue – uma das causas principais da pressão alta e das doenças cardiovasculares. Além disso, essas proteínas enfraquecem o processo de eliminação dos dejetos metabólicos básicos (ver a seção seguinte, *Má circulação*).

Se o fígado, por causa da congestão da via biliar, não conseguir retirar do sangue o ácido úrico em excesso, essa quantidade extra também pode prejudicar os vasos sanguíneos. Em níveis normais, o ácido úrico serve como antioxidante e evita que as paredes dos vasos sejam machucadas. Porém, em excesso, pode causar doenças cardiovasculares, ataque cardíaco, AVC e doenças parecidas com a artrite (gota).

O tipo de dieta geralmente influencia nos níveis de ácido úrico. Além disso, os alimentos ricos em purina, como frutos do mar e carne vermelha, assim como a cerveja e os refrigerantes (os quais contêm altas doses de xarope de glucose), são os principais responsáveis pelo aumento dos níveis de ácido úrico no sangue.

Cada um desses fatores ou todos eles combinados provocam o aumento da pressão sanguínea. Essa doença, comumente conhecida como hipertensão, reduz um pouco o efeito perigoso que o engrossamento do sangue provoca. Além disso, permite que o sangue rico em nutrientes circule pelo corpo congestionado. No entanto, essa resposta salvadora acaba estressando demais e danificando os vasos sanguíneos.

Por outro lado, o aumento da pressão sanguínea no corpo ainda assim pode ser a melhor resposta, melhor do que a que ocorre quando a pressão sanguínea cai por meio do uso de medicamentos. Os principais especialistas da área reconhecem agora que os medicamentos para a hipertensão são uma das principais causas da insuficiência cardíaca e de outras doenças graves. A insuficiência cardíaca congestiva é uma doença progressiva que leva à *morte lenta*, na qual qualquer pequeno movimento, cada respiração ou cada palavra proferida requer grande esforço, e o corpo se torna incapaz de executar até mesmo a mais simples das tarefas.

Uma das primeiras medidas do corpo e uma das mais eficazes para evitar o perigo de um eminente ataque cardíaco é retirar a proteína em excesso da corrente sanguínea e armazená-la em qualquer outro lugar, pelo tempo necessário (ver **Figura 9**).

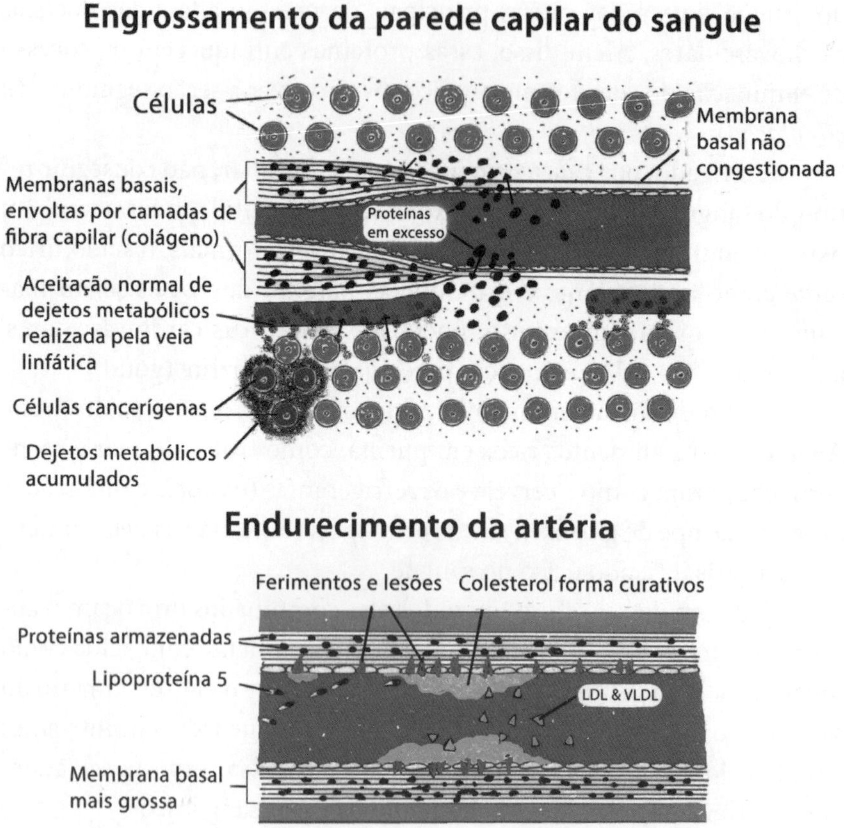

Figura 9: Os primeiros estágios das doenças cardiovasculares.

O único lugar onde a proteína pode ser armazenada em grandes quantidades é na rede de vasos sanguíneos. As paredes capilares conseguem absorver a maior parte do excesso não utilizado e não utilizável da proteína. O corpo transforma a proteína solúvel em uma fibra de colágeno, o que é 100% proteína, e a armazena na membrana basal das paredes dos vasos. A membrana basal tem a capacidade de aumentar sua espessura de oito a dez vezes antes de ter sua capacidade de armazenamento exaurida.

Porém, essa resposta emergencial do corpo vem acompanhada de um preço alto. O armazenamento de proteínas nas paredes dos vasos significa que o corpo pode não conseguir fazer com que o oxigênio, a glicose e outros nutrientes essenciais circulem bem pelas células. As células afetadas por essa *fome* podem incluir aquelas que constituem o músculo do coração. O resultado disso é a fraqueza desse músculo e a capacidade reduzida do coração. Isso contribui para o desenvolvimento de doenças degenerativas, inclusive diabetes, fibromialgia, artrite e câncer. Em outras palavras, sempre que o coração é afetado, o corpo inteiro sofre.

Quando as paredes capilares não tiverem mais espaço para acomodar o excesso de proteínas, as membranas basais das artérias começarão a absorver a proteína. O efeito positivo dessa ação é que o sangue continua fino o suficiente para evitar a ameaça de ataque cardíaco, por pelo menos algum tempo. Eventualmente, a mesma tática que evita a ameaça de morte súbita também danifica as paredes dos vasos sanguíneos (**Observação**: somente os principais mecanismos de sobrevivência do corpo, como a reação de luta ou fuga, o resfriado comum e a diarreia não têm efeitos colaterais graves). A parte interna das paredes arteriais fica áspera e grossa, como a ferrugem em uma tubulação de água. Rachaduras, cicatrizes e lesões começam a aparecer em diversos lugares.

As feridas menores encontradas nos vasos são cicatrizadas pelas plaquetas. Esses componentes sanguíneos minúsculos liberam a serotonina, que ajuda a contrair os vasos e reduzir assim o sangramento. No entanto, as feridas maiores, encontradas geralmente nas artérias coronárias doentes, não conseguem ser curadas somente com a ajuda das plaquetas; elas requerem um processo mais complexo para a coagulação do sangue. Se o coágulo se romper, pode entrar no coração, o que provocará um infarto do miocárdio, comumente chamado de ataque cardíaco. Um coágulo que chegar ao cérebro pode causar um AVC. Um coágulo que entrar na abertura da artéria pulmonar entregará o sangue usado aos pulmões, e isso pode ser fatal.

Para evitar esse perigo antes que ele apareça, o corpo usa um arsenal inteiro de primeiros socorros, inclusive a liberação da lipoproteína química do sangue 5(LP5) e do colesterol. Por causa da sua natureza pegajosa, a LP5 funciona como um curativo para criar uma vedação mais firme ao redor das feridas e lesões dentro das artérias.

Como uma operação de resgate igualmente importante, o corpo anexa tipos específicos de colesterol às áreas danificadas de uma artéria (veja mais sobre o tema na seção *Colesterol alto*). Essa medida funciona como um curativo mais confiável que a LP5. Já que os depósitos de colesterol ainda não são totalmente de confiança, o tecido conjuntivo extra e as células musculares macias começam a aparecer dentro dos vasos sanguíneos.

Além disso, o corpo deposita cálcio nesses curativos mais suaves para proporcionar a rigidez e a estabilidade necessárias. Chamados de placas ateroscleróticas, esses depósitos ricos em cálcio podem eventualmente bloquear uma artéria, obstruindo gravemente o fluxo de sangue que vai para o coração. Em resposta a essa situação – a menos que interfira com o *by-pass*, a angioplastia ou a inserção de um *stent* –, o corpo faz seu próprio *by-pass*, transformando capilares já existentes ou novos capilares em pequenas artérias de fornecimento de sangue. Apesar de ser uma opção melhor que a cirurgia, ainda assim não reduz significativamente o risco de um ataque cardíaco.

Ao contrário do que se acredita, um ataque cardíaco não acontece por causa da obstrução de um vaso sanguíneo, mas porque os coágulos de sangue e/ou fragmentos moles dos depósitos ateroscleróticos entram no coração. Os coágulos e os pedaços de colesterol responsáveis pelos ataques cardíacos quase nunca são liberados das estruturas mais resistentes das seções mais ocluídas de uma artéria, porém tendem a ser liberados de novas lesões e de suas camadas de proteção constituídas de colesterol. Por esse motivo, o *stent* ou o *by-pass*, que não se dirigem às pequenas e várias camadas de proteção dos depósitos arteriais, não apresentam uma taxa de redução na incidência de ataques cardíacos e de mortalidade em decorrência desses ataques.

Não leve em consideração o que eu digo, mas ouça o dr. Dwight Lundell, um dos melhores cirurgiões cardíacos do mundo. Especialista em coração e cirurgião há 25 anos, ele já realizou 5 mil cirurgias de peito aberto. O dr. Lundell foi o chefe de Cirurgia do Banner Heart Hospital, em Mesa, Arizona.

O dr. Lundell escreveu em uma carta publicada na revista online *Prevent Disease*,[25] em março de 2012: "Sem uma inflamação captada

25. "Renomado cirurgião cardíaco fala sobre as reais causas das doenças cardiovasculares", *News*, 1º de março de 2012, <http//preventdisease.com>.

no corpo, não há nenhuma chance de o colesterol se acumular nas paredes dos vasos sanguíneos e causar doenças coronárias e AVCs. Sem inflamação, o colesterol se movimenta livremente pelo corpo, o que é natural. É a inflamação que faz com que o colesterol fique preso".

Ele prossegue: "Eu já uni milhares e milhares de artérias. Uma artéria doente parece uma pessoa que se esfregou muito contra uma parede. Muitas vezes por dia, todos os dias, os alimentos provocam pequenas feridas uma em cima da outra, o que provoca mais feridas, fazendo com que o corpo responda continuamente com uma inflamação".

Apesar da destruição gradual dos vasos sanguíneos, conhecida como aterosclerose, ela inicialmente protege a vida da pessoa contra ataques cardíacos provocados pelo coágulo; porém, com o tempo, ela provoca o enfraquecimento do coração e do resto do corpo. A maior parte das formas de doenças coronarianas pode ser reversível a partir da limpeza do fígado e da retirada dos depósitos existentes de proteína nos capilares e nas artérias. Outras mudanças na dieta e no estilo de vida também podem ser necessárias (ver capítulo 3).

Os remédios usados para diminuir os níveis de colesterol agora têm demonstrado serem causa de câncer, diabetes, danos no fígado e até mesmo demência, além de não fazerem nada para proteger o coração contra ataques cardíacos e aumentarem o risco de doenças cardíacas. O dr. Lundell afirma o seguinte: "Apesar do fato de que 25% da população consuma medicamentos à base de estatina e de termos reduzido a ingestão de gordura em nossas dietas, mais americanos morrerão, este ano, de doenças cardíacas do que em anos anteriores". Ele faz uma importante pergunta: "O que temos de fazer para admitir que não há correlação entre os baixos níveis de colesterol e o risco de um ataque cardíaco?".

De acordo com a Associação Americana de Cardiologia, mais de 75 milhões de americanos sofrem de doenças cardiovasculares, 20 milhões têm diabetes e 57 milhões são pré-diabéticos. Assim como você está prestes a descobrir, os medicamentos que ajudam a diminuir os níveis de colesterol no corpo contribuem muito com esses números.

Revelando as mentiras sobre o colesterol

De acordo com um estudo norueguês publicado no *Journal of Evaluation in Clinical Practice*, em 25 de setembro de 2011,[26] se você tiver níveis de colesterol acima de 193 mg/dl, viverá mais.

As mulheres, principalmente, se beneficiam das altas taxas de colesterol. Por exemplo, comparadas com as mulheres cuja taxa de colesterol estiver abaixo dos 193 mg/dl, aquelas com níveis acima dos 270 mg/dl tiveram um índice de redução da mortalidade de 28% e 26% de redução nas taxas de doenças cardíacas. Enquanto os homens parecem não ter grandes benefícios com níveis maiores de colesterol que as mulheres, eles certamente se beneficiam dessas taxas. Comparados com os homens cuja taxa de colesterol estava abaixo dos 193 mg/dl, aqueles com níveis de até 228 mg/dl tiveram um índice de redução da mortalidade de 11% e 20% de redução nas taxas de doenças cardíacas.

As descobertas desse estudo intitulado "Será válido o uso do colesterol nos algoritmos dos riscos de mortalidade nas diretrizes clínicas?" contradizem a teoria médica de que um baixo nível de colesterol reduz as taxas de mortalidade ocasionadas por doenças cardiovasculares e outras causas.

A equipe de pesquisadores da Universidade Norueguesa de Ciências e Tecnologia acompanhou 52.087 pessoas (24.235 homens e 27.852 mulheres) com idades entre 20 e 74 anos, sem histórico de doenças cardiovasculares nos dez anos anteriores aos início do estudo.

Os pesquisadores descobriram erros graves nos estudos anteriores sobre o colesterol que ligavam os altos níveis de colesterol ao aumento do risco de doenças cardiovasculares. Esses estudos anteriores incluíram milhares de pessoas com 75 anos de idade ou mais, com histórico de doenças cardiovasculares e de ataques cardíacos, de AVC e de angina de peito. Além disso, os dados importantes relacionados ao colesterol sérico, à pressão sistólica e ao tabagismo não foram levados em consideração. Todos esses fatores têm importância sobre a causa de mortes por doenças cardiovasculares. Inclusive, essa estratégia manipuladora em tais estudos clínicos tão importantes sugere a ligação entre as doenças

---

26. *Journal of Evaluation in Clinical Practice*, 25 set. 2011; DOI: 10.1111/j.1365-2753.2011.01767.x.

cardíacas e o colesterol como um fator de risco para o desenvolvimento de doenças cardiovasculares e de morte.

"Nosso estudo fornece uma indicação epidemiológica atualizada sobre os possíveis erros nos algoritmos dos riscos de doenças cardiovasculares de muitas diretrizes clínicas", dizem os pesquisadores. Eles sugerem que "(...) as recomendações da saúde clínica e pública relacionadas aos 'perigos' do colesterol devem ser revisadas. Isso é principalmente verdade para as mulheres, cujas taxas moderadamente elevadas de colesterol (pelos padrões atuais) podem provar ser não somente inofensivas, mas até mesmo algo benéfico".

Uma parte da pesquisa exclui uma verdade que pode salvar vidas e confirma o que acredito, sobre o qual escrevi em meu livro *Timeless secrets of health and rejuvenation* há quase 15 anos, quando as campanhas anticolesterol ganharam espaço. No livro, argumento que as pessoas com uma taxa de colesterol total alta devem ter níveis de incidência de câncer, de ataques cardíacos, de AVC e de distúrbios mentais menores. Mostrei que é perfeitamente saudável para uma pessoa de 60 anos ter um nível de colesterol em 260. Quanto mais velha a pessoa fica, maior deve ficar a taxa de colesterol para que ela possa ser uma pessoa saudável. Uma pessoa de 90 anos de idade poderia ter um nível de colesterol em 290 e ser perfeitamente saudável e sem câncer.

Felizmente, todas as mentiras sobre o colesterol estão sendo descobertas.

O que o colesterol faz por você

O colesterol é um componente essencial para todas as células do corpo e vital para todos os processos metabólicos. Ele é particularmente importante para a produção de tecido nervoso, bílis e hormônios. Sem ele, você não conseguiria pensar, digerir um único miligrama de gordura ou produzir um único hormônio.

Em média, nosso corpo produz cerca de meio a um grama de colesterol por dia, a depender da quantidade necessária para o corpo naquele momento. O corpo do adulto é capaz de produzir 400 vezes mais colesterol por dia do que obteria comendo 103,5 miligramas de manteiga. Os principais produtores de colesterol são o fígado e o intestino delgado, nessa ordem. Normalmente, eles podem liberar o colesterol de maneira direta à corrente sanguínea, onde é instantaneamente unido às proteínas do sangue. Essas proteínas, chamadas de lipoproteínas, são as responsáveis pelo transporte do colesterol para todo o corpo. Existem três lipoproteínas principais encarregadas dessa função: a lipoproteína de baixa densidade (LDL), a lipoproteína de densidade muito baixa (VLDL) e a lipoproteína de alta densidade (HDL).

Em comparação ao HDL (para o qual os pesquisadores deram o nome de bom colesterol), o LDL e o VLDL são moléculas de colesterol relativamente grandes; de fato, elas são mais ricas em colesterol e, portanto, há uma boa explicação para seu tamanho. Diferentes de seu primo menor, que passa facilmente pelas paredes dos vasos sanguíneos, o LDL e o VLDL estão programados para ir por outro caminho; eles deixam a corrente sanguínea no fígado.

Os vasos sanguíneos que alimentam o fígado apresentam uma estrutura totalmente diferente daqueles que alimentam outras partes do corpo. Agora, esses vasos são conhecidos como sinusoides. Sua estrutura única e parecida com uma grade permite que as células do fígado recebam todo o conteúdo do sangue, inclusive as moléculas maiores de colesterol. As células do fígado reconstroem o colesterol e o excretam, junto com a bílis, até os intestinos. Quando o colesterol entra nos intestinos, ele primeiramente se une às gorduras, em seguida, é absorvido pela linfa e, finalmente, entra no sangue, nessa ordem.

Os cálculos encontrados nas vias biliares do fígado inibem a secreção da bílis e bloqueiam as rotas de fuga do colesterol de forma parcial ou completa. Por causa da ajuda da pressão nas células do fígado, a produção da bílis cai.

Geralmente, um fígado saudável produz mais de 0,95 litro de bílis por dia. Quando as principais vias biliares são bloqueadas, somente 0,23 litro de bílis ou menos encontrará o caminho até os intestinos. Isso acaba não permitindo que o colesterol VLDL e LDL sejam excretados com a bílis. Como você verá posteriormente, isso pode ter consequências catastróficas para o corpo todo.

Os cálculos nas vias biliares do fígado distorcem a estrutura dos lóbulos hepáticos, o que prejudica e congestiona os sinusoides. Um sinusoide é um pequeno vaso sanguíneo similar ao capilar, porém, com um endotélio fenestrado. A fenestração equivale a alguns poros ou pequenos buracos encontrados na parede dos vasos sanguíneos que aumentam bastante sua permeabilidade. O fígado, o baço e a medula contêm sinusoides em vez de capilares comuns para permitirem que as moléculas maiores e os dejetos sejam levados pelas finas paredes dos sinusoides. Os depósitos excessivos de proteínas podem fechar os espaços desses vasos sanguíneos (ver mais explicações detalhadas na seção anterior ou em meu livro *Timeless secrets of health and rejuvenation*).

Enquanto o bom colesterol HDL possui moléculas pequenas o suficiente para sair da corrente sanguínea por meio dos capilares comuns, como resultado da congestão do sinusoide, as moléculas maiores do LDL e VLDL não conseguem e estão mais ou menos presas no sangue. Consequentemente, as concentrações de LDL e VLDL começam a aumentar no sangue em níveis que parecem potencialmente perigosos para o corpo. Ainda assim, essa situação faz parte das táticas de sobrevivência do corpo.

O corpo precisa de colesterol extra para se recuperar do alto número de rachaduras e ferimentos formados por causa do acúmulo excessivo de proteínas nas paredes dos vasos sanguíneos ou em virtude do tipo de dieta/estilo de vida que se tenha. Eventualmente, mesmo o colesterol ruim que salva vidas e passa por todos os ferimentos do corpo não pode evitar a formação de coágulos nas artérias coronárias, no caso de um coágulo entrar no coração e cortar o fornecimento de oxigênio.

Além dessa complicação, a baixa secreção da bílis prejudica a digestão de alimentos, em particular, da gordura. As gorduras são necessárias para manter o bom metabolismo. Portanto, se não houver colesterol disponível, pode haver a incidência de distúrbios metabólicos, inclusive o diabetes (ver também a seção seguinte, *A mentira sobre a estatina*). Esses problemas podem levar a sérios danos nas células dos órgãos e nos sistemas do corpo.

Quando as células hepáticas não receberem mais quantidades suficientes de LDL e VLDL, elas presumirão que o sangue não contém esses tipos de colesterol. Isso estimula essas células a aumentarem a produção de colesterol, aumentando ainda mais os níveis de LDL e VLDL no sangue. Todavia, o colesterol *ruim* está preso no sistema circulatório pelo fato de suas rotas de fuga – as vias biliares e os sinusoides hepáticos – estarem bloqueadas ou danificadas.

Nesse meio-tempo, as artérias prendem o colesterol *ruim* que se encontra em suas paredes o máximo que puderem para cicatrizar as feridas e as lesões causadas pelos danos severos às células. O cálcio está integrado aos "remendos" de colesterol que tornam as paredes arteriais cada vez mais rígidas e duras. Essa medida protetora é melhor do que ter todas as feridas e lesões expostas na corrente sanguínea.

As doenças coronarianas, não importa se forem causadas por cigarro, bebida, excesso de álcool, açúcar, consumo exagerado de alimentos ricos em proteína, estresse, medicamentos ou qualquer outro motivo, geralmente não ocorrem a menos que os cálculos tenham afetado as vias biliares do fígado.

A remoção dos cálculos do fígado e da vesícula não somente previne um ataque cardíaco ou um AVC, mas também ajuda a reverter as doenças coronarianas e os danos ao músculo do coração. Os níveis de colesterol começam a se normalizar assim que os lóbulos hepáticos danificados se regeneram, e as feridas e lesões nos vasos sanguíneos são curadas.

A mentira sobre a estatina

Os medicamentos que diminuem os níveis de colesterol (estatina) não devolvem a saúde ao corpo da forma que o fígado pode naturalmente normalizar o nível de colesterol do sangue. Ao contrário, a estatina diminui artificialmente os níveis de colesterol no sangue bloqueando dentro do fígado a enzima responsável pela formação do colesterol. No entanto, ao criar uma situação de *fome de colesterol* no fígado, a bílis não se forma corretamente, o que eleva o risco de aparecimento de cálculos e prejudica a boa digestão dos alimentos.

Como demonstrarei a seguir, não há evidências de que a estatina reduza o risco de ataques cardíacos ou de morte, principalmente se você for um jovem saudável e que tenha os níveis de colesterol altos, ou um homem ou uma mulher acima dos 69 anos de idade com colesterol alto.

De fato, os pacientes mais velhos que apresentam o colesterol mais baixo correm maiores riscos de morrer que aqueles com colesterol mais alto. Isso se aplica a muitos países. As populações com maior incidência de níveis altos de colesterol do que os americanos, como na Espanha e na Suíça, por exemplo, também mostraram menos incidências de ataques cardíacos.

Você também deve saber que 75% das pessoas que sofrem ataques cardíacos têm níveis de colesterol normais. Apesar de não haver evidência científica que mostre que os altos níveis de colesterol não têm nada a ver com a causa dos ataques cardíacos (entende-se bem que a inflamação nos vasos sanguíneos é a principal responsável), muitos médicos continuam a receitar medicamentos à base de estatina aos seus pacientes.

Se seu médico lhe receitou dois medicamentos (Zocor e Zetia) para reduzir o colesterol, você precisa saber que isso somente fará com que mais placas se formem nas artérias e o risco de ataques cardíacos não diminuirá. Há um preço muito alto a se pagar por deixar que medicamentos tóxicos manipulem uma importante substância como é o colesterol. O colesterol é o precursor de todos os hormônios esteroides no corpo; forçar uma flutuação dos níveis de colesterol no corpo pode ter consequências desastrosas.

Logo, os efeitos colaterais da estatina são numerosos; eles incluem diabetes, insuficiência renal, doenças hepáticas e, ironicamente, até mesmo doenças cardíacas.

Um relatório meta analisado em 2011, publicado no *Journal of the American Medical Association*,[27] demonstrou que tomar remédios à base de estatina aumenta o risco de desenvolver novos casos de diabetes. Os dados envolveram 32 mil pessoas que mostraram que o risco de diabetes aumentou com a elevação da dosagem do remédio. O grande número de receitas de estatina entregues a muitos pacientes nos últimos 15 a 20 anos pode, portanto, ter contribuído com a atual epidemia de novos casos da doença. De acordo com o novo relatório realizado pela Escola de Medicina de Harvard,[28] mulheres com mais de 45 anos têm 50% mais chances de desenvolver o diabetes se tomarem remédios à base de estatina.

---

27. *JAMA*, 22 de junho de 2011; 305(24): p. 2556-2564.

28. Estudo – medicamentos à base de estatina ligados ao risco de diabetes (*naturalnews.com*).

O diabetes já não é considerado uma doença da terceira idade. A doença é agora mais comumente encontrada entre pessoas mais novas. De acordo com a Federação Internacional do Diabetes, a doença do tipo 2 em crianças se tornou uma questão de segurança pública mundial.[29] Agora, a estatina é até mesmo prescrita para crianças de 8 anos de idade.

O diabetes mata cerca de 3,8 milhões de pessoas por ano no mundo todo, o que é considerado um número tão alto quanto o de pessoas mortas em decorrência do HIV/AIDS. No mundo todo, estima-se que mais de 250 milhões de pessoas sofram com a doença e mais de 380 milhões sofram de pré-diabetes.

A estatina não pode ser considerada um remédio *preventivo*, já que, na verdade, ela provoca ou contribui para uma das doenças mais graves presentes na sociedade moderna.

Já existem mais de 900 estudos clínicos que mostraram diversos efeitos colaterais terríveis (AEs) provocados pela estatina, de acordo com um grande estudo realizado pelo *American Journal of Cardiovascular Drugs*.[30] Esses efeitos colaterais incluem perda cognitiva, neuropatia, destruição muscular, pancreatite e disfunção hepática, além de provocar disfunções sexuais; ainda assim, existem poucas adesões dos médicos em relação ao uso desse medicamento.

Os autores do estudo do Departamento de Medicina da Universidade da Califórnia, San Diego, afirmaram: "O conhecimento dos efeitos colaterais da estatina pelos médicos é muito pouco, mesmo para os efeitos mais graves informados pelos pacientes".

Um bom exemplo disso é que os pacientes podem sofrer de problemas musculares graves ou desenvolver algum tipo de câncer[31] como resultado do uso da estatina, porém, a maioria dos médicos não irá culpar o medicamento por isso. E acreditarão erradamente que o paciente simplesmente contraiu outra doença, quando na verdade a estatina será a responsável por isso.

---

29. Federação Internacional do Diabetes, "Backgrounder", *Diabetes Atlas*, Terceira Edição (2006), p. 2 [online, citado em 18 de agosto de 2008].

30. "Efeitos colaterais da estatina: revisão da literatura e evidência para um mecanismo mitocondrial." Am. J. Medicamentos Cardiovasculares. 2008;8(6):373-418. Doi.

31. *Mail Online*, 29 de setembro de 2011.

É particularmente assustador receitar estatina para as pessoas mais jovens, principalmente mulheres que pretendem engravidar e que querem dar à luz crianças saudáveis. A estatina é, na verdade, classificada de *gravidez X medicamento*; isso significa que a estatina causa sérios problemas de desenvolvimento na criança! No entanto, quase não há obstetras que não queiram receitar a estatina a uma mulher grávida ou que deseja engravidar e também tenha altos níveis de colesterol.

A estatina não é recomendada nem para seu propósito. Já foi comprovado que 155 pessoas com tendência a sofrer de doenças cardiovasculares, como ataques cardíacos, precisam tomar altas doses de estatina por um ano somente para que evitem esse tipo de doença. É claro que todas elas aumentaram o risco de desenvolver diabetes ou outros sintomas de efeitos colaterais similares.

Um efeito colateral mais grave é de que elas esgotam do corpo a vitamina D, um hormônio esteroide essencial utilizado pelo corpo para regular os milhares de genes, o sistema imunológico e alguns dos seus mais importantes processos. O corpo também usa a vitamina D para evitar ou reduzir a resistência à insulina – a principal causa do diabetes. Para produzir a vitamina D, o corpo precisa do colesterol. Diminuir o colesterol artificialmente equivale a retirar a seiva de uma planta; sem ela, a planta não pode crescer.

A estatina provoca doenças cardíacas e danos ao fígado

Ironicamente, a estatina também aumenta o risco de a pessoa desenvolver insuficiência cardíaca crônica, aumento de pressão e ataque cardíaco. A estatina faz isso bloqueando o caminho envolvido na produção do colesterol e do CoQ10 – um antioxidante poderoso que protege as células e o DNA mitocondrial. Ao reduzir o colesterol no sangue, a estatina impede o CoQ10 e outros antioxidantes solúveis em gordura de chegarem às células musculares, inclusive aqueles que protegem o coração. O resultado é o aumento de uma atividade radical livre e dos danos mitocondriais. Em suma, um coração que não recebe colesterol e CoQ10 não consegue funcionar e morre.

Um estudo conduzido em 2009 pela Universidade do Estado de Michigan e publicado na *Clinical Cardiology*[32] descobriu que a função muscular do coração foi *significativamente melhor* no grupo placebo do que nos grupos que tomaram a estatina. Durante a conclusão, os pesquisadores notaram: "A estatina está associada à diminuição da função miocárdica [músculo do coração]". Em outras palavras, se você tomar a estatina, pode esperar um enfraquecimento do coração e uma possível falha desse músculo.

É claro que as empresas farmacêuticas não podem fazer nenhum tipo de afirmação legítima alegando que o uso de estatina reduz o risco de doenças cardíacas e AVCs, porém, de alguma forma, elas foram bem-sucedidas na criação dessa ideia entre a população em geral. Se seu médico tiver lhe dito que diminuir o colesterol com a estatina o protegerá de ataques cardíacos, você terá sido grosseiramente enganado.

O principal remédio prescrito para a diminuição do colesterol é o Lipitor. Eu sugiro que leia o seguinte aviso, publicado no site oficial do Lipitor:

"O LIPITOR® (atorvastatina cálcica) é um remédio sob prescrição usado para diminuir o colesterol. O LIPITOR não pode ser tomado por todas as pessoas, inclusive aquelas com doenças hepáticas ou possíveis problemas no fígado e mulheres que estejam amamentando, grávidas ou que queiram engravidar. O LIPITOR não foi criado para evitar ataques cardíacos ou doenças cardíacas."

Saiba também que o site do LIPITOR, assim como todos aqueles relacionados à estatina, exibe a seguinte afirmação ou uma afirmação parecida: "Juntamente com dieta e exercícios, o LIPITOR provou diminuir o colesterol *ruim* de 39% a 60% (efeito médio, a depender da dose)". Os fabricantes do remédio sabem que não há real evidência de que a estatina sozinha possa diminuir o colesterol *ruim*. De fato, a dieta e os exercícios, sim, provaram ter uma eficiência na diminuição significativa do colesterol, com ou sem o uso do remédio. E, se um paciente tomar o remédio sem também se exercitar e mudar sua dieta, o médico

32. De acordo com exames recentes, a estatina diminui a função miocárdica. Rubinstein J, Aloka F Divisão de Cardiologia, Departamento de Medicina, Universidade do Estado de Michigan, Abela GS. *Cardiologia Clínica*. Dez. 2009; 32(12): p. 684-689.

e o fabricante do remédio não podem ser responsabilizados pela possível ausência dos benefícios esperados.

Você já se perguntou por que os fabricantes de remédios promovem tanto uma dieta saudável e exercícios atrelado ao uso do medicamento quando, na verdade, eles só estão interessados em vender seus produtos, e não livros de receita ou equipamentos para exercício? Bem, sem os dois, a estatina seria inútil.

Além disso, não há evidência clínica real de que a estatina diminua o colesterol. Todos os estudos relacionados à estatina até agora foram realizados com o uso de um placebo não revelado. Geralmente, as empresas farmacêuticas utilizam um placebo que faz com que aqueles sujeitos a ele tenham resultados piores do que aqueles que se encontram no grupo que recebe o remédio, de fato. Então quando o remédio real tem um resultado melhor do que o placebo, automaticamente é considerado eficaz. O truque é escolher um placebo que consista em uma substância gordurosa que eleve os níveis de colesterol.

Com estudos autênticos (diferentes daqueles patrocinados pelas empresas farmacêuticas), você pode obter resultados completamente diferentes. Como foi demonstrado no estudo da Universidade de Michigan, a saúde do coração melhorou significativamente entre os sujeitos que não receberam a estatina, ao contrário do que aconteceu com aqueles que a receberam.

O esforço desesperado da indústria médica em evitar a diminuição das vendas da estatina e de, na verdade, aumentá-las, foi percebido em um estudo realizado em dezembro de 2011 que tentou ligar o uso da estatina a outros benefícios além da diminuição dos níveis de colesterol sanguíneo. Na conclusão do estudo,[33] publicado no *Journal of Infectious Diseases* em janeiro de 2012, os pesquisadores afirmaram que "o uso da estatina pode estar associado a 50% da redução da mortalidade em pacientes internados com gripe". Portanto, a mídia rapidamente anunciou: "Estudo mostra que a estatina reduz pela metade o risco de morte por gripe".

O resumo do estudo deixou de mencionar que, enquanto 33% dos pacientes receberam a estatina, o restante recebeu medicamentos antivirais. Em outras palavras, este não foi um estudo clínico. Todos os estudos

33. *J Infect Dis*. Jan. 2012; 205(1): p.13-9. Epub, 13 de dezembro de 2011.

científicos incluem um grupo de placebos para determinar a eficácia e a eficiência de um tratamento específico. Nesse estudo, os remédios à base de estatina foram comparados aos antivirais tóxicos, não ao placebo.

Em outras palavras, o estudo realmente descobriu que os antivirais matam as pessoas infectadas pela gripe duas vezes mais rápido do que a estatina. Isso não poderia nos surpreender, já que os *efeitos colaterais* dos antivirais como Tamiflu e Relenza podem ser bastante sérios, principalmente em indivíduos já internados por diferentes motivos ou que tenham a imunidade baixa. Não há nada mencionado nesse estudo que explique os motivos de a estatina evitar mortes por gripe.

Os pesquisadores negligenciaram o fato de que os pacientes que tomam antivirais morrem mais do que os pacientes que utilizam estatina. Porém, obviamente, as afirmações enganosas feitas por esses pesquisadores não os impediram de dar crédito à estatina por outro benefício *inesperado*: "Se você tiver a sorte de estar sendo tratado com a estatina, terá a vantagem de estar duas vezes mais protegido contra a gripe do que aquelas pessoas que não se tratam com ela". Quem quer morrer de gripe?!

Toda essa fraude foi descoberta porque dois funcionários da empresa de comunicações admitiram que foram pagos para escrever alguns dos estudos sobre o Tamiflu, com instruções explícitas de chegarem à conclusão *correta* em relação à eficácia do Tamiflu.[34] Você deve lembrar que George W. Bush gastou mais de 1 bilhão de dólares do dinheiro dos contribuintes na reserva do remédio, para ajudar na contenção do surto de H1N1, que, no final, nunca aconteceu.

De acordo com o artigo publicado em 2012 pelo *Los Angeles Times,* escrito por David Finkelstein, intitulado "Nenhuma mágica sobre a gripe,"[35] "após reanalisar os dados originais, finalmente disponibilizados (eles ainda não o possuem na íntegra)(...) não houve evidências de que o Tamiflu tenha reduzido as complicações decorrentes da gripe, como pneumonia ou morte. Em suma, parece que as empresas farmacêuticas têm(...) enganado o público nas questões de saúde(...)".

---

34. Médicos furiosos após recomendarem o medicamento (que você pode estar tomando), Dr. Joseph Mercola, 7 de fevereiro de 2012 <http//www.mercola.com/>.

35. "Nenhuma mágica sobre a gripe", *Los Angeles Times*, 15 de janeiro de 2012.

A fraude científica é mundial. Novas descobertas realizadas por pesquisadores da Universidade da Califórnia foram publicadas na *Annals of Medicine*, em outubro de 2010, e mostraram que 92% dos 145 ensaios clínicos conduzidos entre 2008 e 2009, por exemplo, não valeram de nada porque não foi divulgado o tipo de placebo usado. Ao escolherem um placebo que realmente aumenta os níveis de colesterol no membro do grupo de controle, os pesquisadores podem facilmente *provar* que a estatina é mais eficaz que o placebo. A Administração Federal de Medicamentos (FDA – Federal Drug Administration) aprovou essas práticas não científicas e as considerou pesquisas *objetivas*. Não é difícil entender o porquê. A FDA recebe seus fundos principalmente das empresas farmacêuticas.

Muitos médicos e cientistas citam o estudo JÚPITER[36] para justificar o tratamento com a estatina. Esse estudo, publicado no *New England Journal of Medicine* em 2008, afirma que a estatina pode diminuir o risco de ataques cardíacos em até 54%, e o de AVCs, em 46%. A pesquisa foi financiada pela Astra-Zeneca, a fabricante do medicamento Crestor.

É claro que o resultado positivo do estudo aumentou as vendas dos medicamentos à base de estatina no mundo inteiro, e todos ficaram felizes. No entanto, dois anos mais tarde, começaram a aparecer problemas para o fabricante. As afirmações de que a estatina poderia evitar ataques cardíacos e AVCs começaram a ser contestadas em três artigos publicados na *Archives of Internal Medicine*.

Em particular, um dos três estudos que revisaram os métodos e os resultados do estudo JÚPITER descobriu que este continha erros. De acordo com seu resumo, "a possibilidade de haver uma tendência positiva no resultado do estudo refere-se ao forte interesse comercial nele". Os estudos com a estatina foram descontinuados após menos de dois anos de seu início, sem diferenças entre os dois grupos (grupo do medicamento e grupo placebo), utilizando critérios mais objetivos.

Os pesquisadores concluíram: "Os resultados dos testes não respaldam o uso da estatina no tratamento de prevenção às doenças cardiovasculares e aumentam as dúvidas relacionadas à função dos

36. JUPITER study, *N. Engl. J. Med.* 2008; 359: p. 2195-2207, 20 de novembro de 2008.

patrocinadores comerciais".[37] Nesse meio-tempo, o fabricante do medicamento ganhou bilhões de dólares com a venda de um óleo feito de cobra que supostamente ajudava na prevenção de ataques cardíacos e AVCs. Os pacientes não são beneficiados e, ainda, podem sofrer com efeitos colaterais terríveis. Apelidada de *estatina gorila* ou de *superestatina*, a Crestor tem obtido resultados excelentes em Wall Street e no mercado lucrativo do colesterol. Quem se importa se o remédio é inútil ou faz mal, contanto que venda bem?

Os pacientes e os médicos não estão apenas sendo enganados pela pesquisa mentirosa, mas até as teorias científicas que apoiavam os métodos de pesquisa-padrão estão erradas e não foram comprovadas. Pesquisadores conhecidos da Universidade de Oxford, do Centro Médico Universitário de Hamburg-Eppendorf, da Universidade de Cambridge e da Universidade Técnica de Munique descobriram o principal e mais influente fator para saber se o tratamento com esse medicamento é ou não eficaz; a eficácia é nada menos que a própria mente do paciente. Sua pesquisa, publicada em 16 de fevereiro de 2011 na revista médica *Science Translational Medicine*,[38] tira qualquer dúvida de que seja o efeito do placebo o responsável pela cura, e não o medicamento ou mesmo a cirurgia.

Os pesquisadores afirmam no resumo do estudo: "A evidência dos dados comportamentais e autoinformados sugere que as crenças e a esperança dos pacientes podem criar tanto efeitos terapêuticos quanto adversos de qualquer medicamento". Eles descobriram o quanto as expectativas divergentes nos pacientes alteram a eficiência analgésica de um potente opiáceo (analgésico) em voluntários saudáveis por meio de imagens do cérebro.

Nesse estudo, quando os indivíduos testados souberam que não estavam recebendo os analgésicos (mesmo estando), a medicação comprovou ser completamente ineficaz. De fato, a pesquisa provou que os benefícios vindos dos analgésicos podem ser nulos ao manipular as

---

37. Diminuição do colesterol, doenças cardiovasculares e a controvérsia com relação ao estudo JÚPITER-rosuvastatina: reavaliação crítica. *Arch. Intern. Med.* 28 de junho de 2010; 170(12): p.1032-6.

38. [*Sci. Transl. Med.* 16 de fevereiro de 2011: vol. 3, edição 70, p. 70ra14, DOI: 10.1126/scitranslmed.3001244].

expectativas dos sujeitos, o que basicamente significa que o alívio vem ou não de acordo com a vontade do paciente.

As reações mais comuns da estatina comprovadas pelo *Comitê Consultivo de Reações Adversas da Suécia* de 1988-2010 foram as lesões hepáticas graves. Mesmo que os médicos estejam instruídos a perguntar aos pacientes sobre qualquer problema hepático preexistente, eles raramente lhes dizem que tomar remédios à base de estatina pode levar à icterícia, transplantes de fígado e morte decorrente de lesões hepáticas agudas. Essas reações, que ocorrem muito abruptamente e sem qualquer aviso, são responsáveis por 57% de todos os efeitos colaterais relacionados à estatina.

Todos os tipos de outros efeitos colaterais podem ocorrer quando seus níveis de colesterol diminuem muito, inclusive depressão, ansiedade, episódios de comportamentos violentos, desequilíbrio hormonal, disfunção sexual, anemia, queda do sistema imunológico, catarata, disfunção do pâncreas, Parkinson, danos nervosos nas mãos e nos pés, aumento do risco de câncer (quanto mais baixo o colesterol, maior o risco) e AVCs.

De acordo com o amplo estudo publicado no *Journal of the American Medical Association*,[39] homens com o colesterol em 330 mg/dl tiveram menos AVCs hemorrágicos que os homens com o colesterol abaixo dos 180 mg/dl. É óbvio que os níveis mais altos de colesterol protegem de AVC hemorrágico.

Quando a estatina diminui muito o LDL, os pacientes desenvolvem problemas de memória ou pré-Alzheimer, ou até mesmo amnésia. Será coincidência que a ocorrência de doença de Alzheimer tenha aumentado tão dramaticamente desde que a estatina se tornou o medicamento mais popular de todos os tempos?

É importante perceber que o colesterol é essencial para o funcionamento normal do sistema imunológico, em especial para a resposta do corpo aos milhões de células cancerígenas que todas as pessoas produzem diariamente (para mais informações detalhadas sobre o que causa o câncer e como curá-lo, leia meu livro *Cancer is not a disease – it's a healing mechanism*).

Apesar de todos os problemas de saúde parecerem estar associados aos altos níveis de colesterol, essa importante substância não é algo

39. *JAMA*, 28 de novembro de 1986, vol. 296, nº 20.

que devamos tentar eliminar de nosso corpo. Só porque o colesterol é encontrado na cena do crime não significa que ele seja o culpado. O colesterol faz mais bem do que mal. O mal é, geralmente, sintoma de outros problemas. Gostaria de enfatizar, mais uma vez, que o colesterol *ruim* somente ataca a si mesmo nas paredes das artérias para evitar problemas cardíacos imediatos, e não para causá-los. O corpo não tem a intenção de cometer suicídio, mesmo que os médicos gostem de dizer isso ao utilizar tratamentos supressores e de intervenção.

O fato de o colesterol nunca aderir a si mesmo nas paredes das veias deveria fazer parte da discussão sobre ele. Quando o médico testa seus níveis de colesterol, as amostras de sangue são recolhidas de uma veia, e não de uma artéria. Pelo fato de o fluxo de sangue ser muito mais lento nas veias do que nas artérias, o colesterol deve obstruir as veias muito mais rapidamente do que as artérias, mas isso nunca acontece. Simplesmente não há necessidade para isso. Por quê? Porque não há desgastes nem rasgos nas paredes da veia que requeiram proteção. O colesterol só adere às artérias para revestir os desgastes e proteger o tecido subjacente como um curativo à prova d'água. As veias não absorvem as proteínas em suas membranas basais como os capilares e artérias o fazem; portanto, não são propensas a esse tipo de ferimento.

O colesterol *ruim* salva vidas; não *tira* vidas. O LDL permite que o sangue flua pelos vasos sanguíneos feridos sem causar uma situação de perigo. O mito de que o LDL alto seja a causa principal das doenças coronárias é isto, simplesmente um mito, porque nada foi provado. Essa história levou a população a acreditar que o colesterol é um inimigo a ser combatido e destruído a todo custo. Os estudos realizados em humanos não mostraram uma relação causa e efeito entre o colesterol e as doenças cardíacas.

Existem centenas de estudos que visavam provar que essa relação existe, mas tudo o que conseguiram revelar foi uma correlação estatística entre o colesterol e as doenças cardíacas – felizmente, devo dizer. Se não houvesse moléculas de colesterol *ruim* presas às artérias doentes, teríamos muito mais mortes em decorrência de ataques cardíacos do que já temos. Em contraste, diversos estudos conclusivos têm mostrado que o risco de doenças cardíacas aumenta significativamente nas pessoas cujos níveis de HDL diminuem. Seria muito melhor descobrir o que mantém os níveis de HDL normais do que inibir a produção de colesterol no fígado e, com isso, destruir esse valioso órgão. Os níveis de colesterol LDL elevados não são a causa de doenças cardíacas; ao contrário, essas doenças são a consequência de um fígado em desequilíbrio, um sistema circulatório congestionado e desidratado, bem como uma dieta e um estilo de vida inadequados.

De acordo com um estudo publicado na revista da *Associação Médica Americana*, intitulado "Colesterol e mortalidade", após os 50 anos de idade não há uma taxa geral de aumento nas mortes associadas aos altos níveis de colesterol. O mesmo estudo mostrou que para cada 1 mg/dl de queda de colesterol no corpo, seu risco de morte aumenta para elevadíssimos 14%. Em outras palavras, tomar estatina pode matar você.

Minha pergunta é: por que arriscar a saúde do paciente ou sua vida dando-lhe um remédio que não faz efeito algum e não evita o problema para o qual está sendo receitado? O motivo pelo qual a diminuição dos níveis de colesterol não pode evitar doenças cardíacas é que o colesterol não provoca doenças cardíacas.

Pelo contrário, o colesterol alto salva vidas, de acordo com um estudo norueguês publicado recentemente, chamado HUNT 2.[40] Os pesquisadores da Universidade de Ciências e Tecnologia da Noruega descobriram que as mulheres com altas taxas de colesterol (mais de 270 mg/dl) apresentaram 28% menos de risco de morrer do que as mulheres com baixas taxas de colesterol (menos que 193 mg/dl). O risco de doenças cardíacas, paradas cardíacas e AVC, que lideram as causas de morte, também diminuiu assim que os níveis de colesterol aumentaram. Em outras palavras, dizer às mulheres que diminuam o colesterol é extremamente perigoso - porém, deve-se tentar dizer isso aos médicos que receitam a estatina!

A questão mais importante com relação ao colesterol é com que eficiência o corpo de uma pessoa usa o colesterol e outras gorduras. A habilidade do corpo em digerir, processar e utilizar as gorduras depende de quão claras e desobstruídas as vias biliares do fígado estejam. Quando o fluxo da bílis passa facilmente por conta de uma série de limpezas do fígado, tanto os níveis de LDL quanto os de HDL são naturalmente

40. High cholesterol actually saves lives, *J. Eval. Clin. Pract.*, 18 de fevereiro de 2012, (1): p.159-168. doi.

equilibrados, bem como a dieta e o estilo de vida. Além disso, a exposição regular ao sol tem demonstrado manter os níveis de colesterol onde devem estar.[41] Tomar esses cuidados básicos é uma das melhores coisas que você pode fazer para evitar as doenças coronarianas.

Má circulação, aumento do coração e do baço, varizes, congestão da linfa, desequilíbrio hormonal

Os cálculos no fígado podem levar a uma má circulação, ao aumento do coração e do baço, às varizes, à congestão dos vasos linfáticos e aos desequilíbrios hormonais. Quando os cálculos já cresceram o suficiente para distorcer a estrutura dos lóbulos (unidades) do fígado, o fluxo de sangue que passa por ele tem cada vez mais dificuldade em passar. Isso não só aumenta a pressão sanguínea venosa no fígado, como também aumenta a pressão em todos os órgãos e áreas do corpo que drenam o sangue usado por meio de suas respectivas veias até a veia porta do fígado (ver **Figura 8**). O fluxo restrito de sangue nas veias portas causa congestão, principalmente no baço, estômago, esôfago, pâncreas, vesícula e intestinos delgado e grosso. Isso pode ocasionar o aumento de tamanho dos órgãos, por causa da redução de sua habilidade em retirar os dejetos e ao entupimento de suas respectivas veias.

As varizes consistem em uma veia tão dilatada que as válvulas não conseguem se fechar o suficiente para evitar o refluxo de sangue. A pressão sustentada nas veias encontradas perto do reto e do ânus, no intestino grosso, leva ao aparecimento de hemorroidas, um tipo de variz. Outros lugares comuns onde podem surgir as varizes são as pernas, o esôfago e o escroto. A dilatação das veias e das vênulas (pequenas veias) pode acontecer em qualquer lugar do corpo. Ela sempre indica uma obstrução no fluxo de sangue.[42]

---

41. Ver mais detalhes sobre como a exposição ao sol normaliza o colesterol no sangue em meu livro *Heal yourself with sunlight.*

42. Prescrito pelos médicos na Alemanha como uma alternativa excelente à cirurgia de varizes, o remédio herbal de *semente de castanha-da-índia* mostrou ser eficaz no tratamento de "pernas pesadas", hemorroidas e câimbras. Combinada com a limpeza do fígado, do cólon e dos rins, a castanha-da-índia pode trazer a recuperação completa. Tomar ¼ a ½ colher de chá de pimenta de caiena em água ou na forma de cápsulas todos os dias pode ajudar também a limpar as hemorroidas e as varizes.

A má circulação no fígado também afeta o coração. Quando os órgãos do sistema digestivo enfraquecem pelo aumento da pressão venosa, eles se congestionam e começam a acumular dejetos nocivos, inclusive dejetos e restos metabólicos das células que foram rompidas. O baço aumenta de tamanho enquanto lida com o excesso de funções associadas à remoção das hemácias danificadas e exaustas. Isso diminui ainda mais a circulação do sangue para e dos órgãos do sistema digestivo, o que estressa o coração, aumenta a pressão sanguínea e danifica os vasos sanguíneos.

O lado direito do coração, que recebe o sangue venoso por meio da veia cava inferior do fígado e de todas as partes do corpo localizadas abaixo dos pulmões, se sobrecarrega de material tóxico e muitas vezes infeccioso. Isso pode causar o aumento e, possivelmente, uma infecção, do lado direito do coração.

Quase todos os tipos de doenças cardíacas têm algo em comum: o fluxo de sangue está sendo obstruído. Porém, a circulação sanguínea não se interrompe facilmente. Ela deve ser precedida por uma grande congestão das vias biliares do fígado. Os cálculos que obstruem essas vias reduzem de maneira drástica ou simplesmente cortam o fornecimento de sangue para muitas células hepáticas. O fluxo de sangue reduzido no fígado afeta o fluxo sanguíneo no corpo todo, o que tem um efeito supressor no sistema linfático. O sistema linfático, ligado ao sistema imunológico, ajuda a limpar o corpo dos dejetos metabólicos, de materiais estranhos e de restos de células. Todas as células liberam dejetos e recebem nutrientes de uma solução adjacente chamada fluido extracelular ou tecido conectivo. O grau de nutrição e eficiência das células depende da rapidez com que os dejetos são removidos e se são completamente removidos dos fluidos extracelulares. Já que a maioria dos dejetos não passa diretamente até o sangue para a excreção, eles se acumulam nos fluidos extracelulares até serem removidos e desintoxicados pelo sistema linfático. O material potencialmente perigoso é filtrado e neutralizado pelas glândulas linfáticas estrategicamente localizadas em todo o corpo. Uma das principais funções do sistema linfático é manter o fluido extracelular livre de substâncias tóxicas, o que torna esse sistema extremamente importante.

A má circulação do sangue no corpo causa uma sobrecarga de dejetos estranhos e nocivos nos tecidos extracelulares e, consequentemente, nos vasos e nas glândulas linfáticas também. Quando a drenagem da linfa diminui ou é obstruída, o timo, as amígdalas e o baço começam a se deteriorar rapidamente. Esses órgãos são muito importantes e fazem parte do sistema de purificação e imunidade do corpo. Além disso, os micróbios abrigados nos cálculos podem ser fontes de constantes infecções, o que pode tornar os sistemas linfático e imunológico ineficazes no combate a infecções mais sérias, como, por exemplo, uma mononucleose infecciosa (também conhecida como mononucleose infecciosa causada pelo vírus EBV ou febre glandular), sarampo, febre tifoide, tuberculose, sífilis, entre outras.

Por causa do fluxo restrito da bílis no fígado e na vesícula, o intestino delgado tem sua capacidade limitada para a correta digestão dos alimentos. Isso permite que grandes quantidades de dejetos e substâncias nocivas, como a cadaverina e a putrescina (compostos de cheiro forte produzidos durante a putrefação da proteína animal), penetrem nas vias linfáticas.

Essas toxinas, com as gorduras e as proteínas, entram no maior vaso linfático do corpo, o vaso torácico, na cisterna do quilo. A cisterna do quilo (ou cisterna de pecquet) é um saco dilatado encontrado na parte inferior do duto torácico onde a linfa vinda do tronco intestinal e de dois troncos linfáticos lombares flui. Ela se encontra diante das duas primeiras vértebras lombares, perto do umbigo (ver **Figura 10**), e forma o principal vaso linfático que transporta a linfa e o quilo gorduroso do abdome por meio da abertura aórtica até o encontro da veia subclávia esquerda e as veias jugulares internas.

Apesar de a cisterna do quilo/complexo do duto torácico ser o tronco de drenagem mais comum das atividades linfáticas do corpo, a maioria dos médicos raramente reconhece que seu estado de congestão seja uma das principais causas de doenças. No entanto, você verá aqui que ela tem uma das funções mais importantes do corpo.

As toxinas, os antígenos e as proteínas animais não digeridos, inclusive do peixe, da carne, das aves, dos ovos e dos laticínios, assim como as proteínas plasmáticas vazadas, deixam os sacos linfáticos inchados e inflamados. Assim que um animal é morto, suas células morrem e suas ligações proteicas são rompidas pelas enzimas celulares. A maioria dessas proteínas chamadas *degenerativas* é de difícil utilização, e elas se tornam completamente nocivas, a menos que sejam rapidamente retiradas pelo sistema linfático.

A carne morta também atrai uma atividade microbial intensificada. De acordo com um estudo realizado pelo Departamento de Agricultura Americano, quase 80% da carne moída está contaminada por micróbios causadores de doenças. A contaminação continua ou piora quando a carne chega aos intestinos, onde as bactérias, os fungos, os vermes e os parasitas se alimentam dos resíduos empoçados.

Já que o corpo humano consegue digerir entre 15% a 20% de um hambúrguer médio (cerca de 70 gramas) de uma só vez, a maior parte dessa carne se transforma em dejeto que, por sua vez, se transforma em objeto de putrefação. Para obter mais informações a respeito dos riscos de comer carne, leia esse artigo intitulado *Eating meat kills more people than previously thought* [Comer carne mata mais pessoas do que se pensava].[43]

A carne em decomposição se torna fonte de proteínas degenerativas e de substâncias altamente tóxicas que são absorvidas e acabam por congestionar o vaso da cisterna do quilo. Em alguns casos, podem ocorrer reações alérgicas.

Quando a cisterna do quilo estiver sobrecarregada e congestionada, o sistema linfático já não poderá retirar suficientemente as próprias proteínas degenerativas (de células esgotadas). Isso resulta em edema linfático.

Enquanto estiver na parte anterior, o edema linfático pode ser sentido na forma de nós, às vezes tão grandes quanto um punho, na área do umbigo. Essas *pedras* são a principal causa de dores nas costas e inchaço abdominal; de fato, são responsáveis pela maioria dos sintomas de qualquer doença. Muitas pessoas que têm a *barriga grande* consideram essa extensão abdominal um incômodo comum ou parte do envelhecimento. Elas não percebem que estão com uma bomba-relógio que pode explodir a qualquer momento e atingir órgãos vitais do corpo. Na verdade, todas as pessoas que têm barriga inchada sofrem de congestão linfática.

O sistema imunológico do corpo e o sistema linfático estão intrinsecamente ligados. Cerca de 80% do sistema linfático está associado aos

---

43. <http//www.naturalnews.com/025957_meat_eating_cancer.html#ixzz1ZvgwuBNQ>.

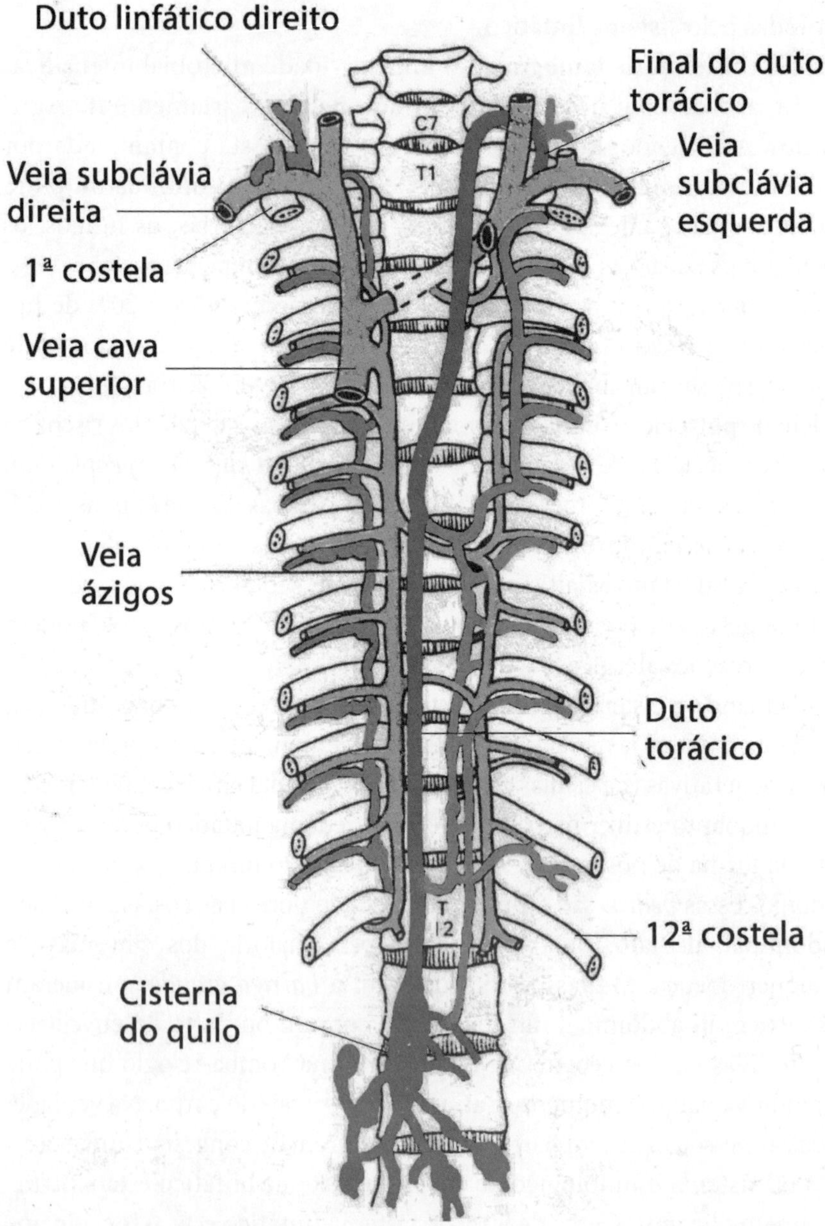

Figura 10: Cisterna do quilo e duto torácico.

intestinos, tornando essa região o maior centro de atividade imunológica do corpo. Isso não é coincidência. A parte do corpo onde os agentes causadores de doenças são neutralizados é, de fato, o trato intestinal. No entanto, essa mesma parte do corpo pode se tornar um esgoto cheio de toxinas e patógenos se não funcionar direito. Qualquer edema linfático ou outro tipo de obstrução nessa parte importante do sistema linfático pode levar a sérias complicações em qualquer lugar do corpo.

Já que o duto torácico tem de retirar cerca de 85% dos dejetos celulares gerados todos os dias pelo corpo e outros materiais potencialmente perigosos, um bloqueio nessa região causa o acúmulo de dejetos em outras partes do corpo.

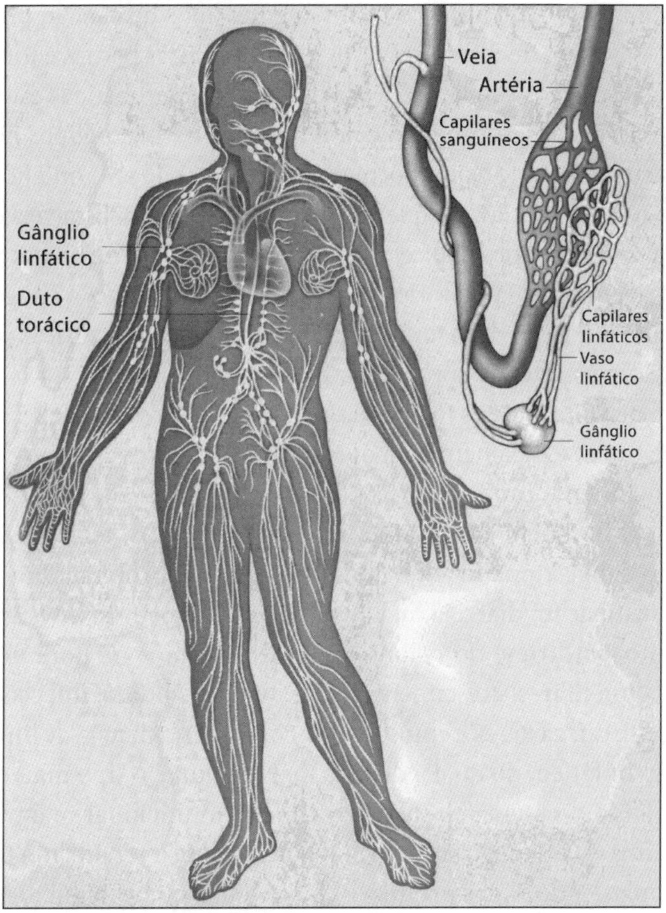

Figura 10: Sistema linfático e gânglios linfáticos.

Quando os dejetos metabólicos e os restos celulares gerados diariamente não são retirados de uma área do corpo durante certo período de tempo, alguns sintomas de doenças começarão a se manifestar. Os exemplos a seguir são alguns dos indicadores de doenças mais comuns que resultam de uma congestão crônica localizada na linfa: obesidade, cistos no útero e nos ovários, aumento da próstata, reumatismo nas articulações, aumento do coração, insuficiência cardíaca congestiva, brônquios e pulmões congestionados, inchaço ou aumento da área do pescoço, enrijecimento no pescoço e ombros, dores nas costas, enxaqueca, tontura, labirintite, zumbido nos ouvidos, dor de ouvido, surdez, caspa, resfriados frequentes, sinusite, febre do feno, alguns tipos de asma, aumento da tireoide, doenças oculares, má visão, inchaço dos seios, alguns tipos de câncer, problemas renais, dores na parte inferior das costas, inchaço das pernas e tornozelos, escoliose, distúrbios cerebrais, perda de memória, problemas estomacais, aumento do baço, síndrome do cólon irritável, hérnia, pólipos no cólon, entre outros. O duto torácico normalmente se livra de seu conteúdo desintoxicado na veia subclávia esquerda, na raiz do pescoço. Essa veia entra na veia cava superior, que vai direto para o coração. Além de bloquear a correta drenagem da linfa de vários órgãos e partes do corpo, a congestão na cisterna do quilo e no duto torácico permite que matérias tóxicas cheguem ao coração e às artérias coronárias. Em excesso, isso estressa o coração. Também permite que tais toxinas e agentes causadores de doenças entrem na circulação e se espalhem para outras partes do corpo.

Dificilmente, uma doença pode *não* ser causada pela obstrução linfática. O bloqueio da linfa, na maioria dos casos, tem suas origens no fígado congestionado, o que pode resultar em problemas digestivos, como constipação, diarreia, má absorção de nutrientes, intestinos com vazamento, síndrome do cólon irritável, distúrbios na flora intestinal, alergias alimentares, crescimento excessivo da cândida, infecções parasitárias, etc. Em casos extremos, pode ocorrer a incidência de linfoma ou de câncer linfático, do qual a doença de Hodgkin é o tipo mais comum.

Quando o sistema circulatório começa a funcionar mal por causa dos cálculos no fígado, o sistema endócrino passa a ser afetado também. As glândulas endócrinas produzem hormônios que passam diretamente das células glandulares à corrente sanguínea, onde influenciam a atividade, o crescimento e a nutrição do corpo. As glândulas geralmente mais afetadas pela congestão linfática são o pâncreas, o córtex adrenal, os ovários e, principalmente, a tireoide e a paratireoide.

Uma glândula tireoide que não funciona bem preocupa bastante, pois pode ocasionar um grande número de doenças que podem nem ser reconhecidas como causadas por cálculos e resultarem em uma congestão linfática.

Em um estudo alemão, os pesquisadores descobriram que há uma associação entre a tireoide e os cálculos, com uma relação específica de gênero entre o hipotireoidismo e a colelitíase.[44] Minha experiência com pessoas que já sofreram hipotireoidismo e com quem, após realizar uma série de limpezas do fígado e da vesícula, restaurou as funções da tireoide, me dá motivos para acreditar que essa *associação* é, na verdade, uma associação de causa e efeito. Dito isso, concordo com os autores do estudo que provou que, quando a tireoide não produz o hormônio corretamente, há um atraso no esvaziamento do trato biliar, porém, minhas descobertas mostram claramente que o baixo desempenho do fígado e da vesícula leva à disfunção da tireoide e a muitos sintomas relacionados, como, por exemplo, fadiga, pele e cabelos secos, enfraquecimento/perda dos cabelos, depressão, dores de cabeça matutinas que melhoram ao longo do dia, desorientação, perda de memória, voz rouca, dificuldade de concentração, intolerância ao frio, baixa temperatura corpórea, má circulação/dormência nas mãos e nos pés, câimbras nos músculos sem esforço, ganho de peso e dificuldade em perdê-lo, perda de apetite, constipação, doenças da vesícula, como cálculos, problemas digestivos crônicos, como o baixo nível de acidez no estômago.

Uma função circulatória mais severamente irregular leva a uma produção hormonal desequilibrada realizada pelas ilhotas de Langerhans encontradas no pâncreas e nas glândulas pineal e pituitária.

A congestão sanguínea, caracterizada pelo engrossamento do sangue, impede que os hormônios cheguem aos seus destinos na quantidade certa e a tempo. Consequentemente, as glândulas começam a produzir hormônios em excesso (hipersecreção).

---

44. *World J. Gastroenterol* 2005; 11(35): p. 5530-5534.

Quando a drenagem da linfa vinda das glândulas é ineficaz, as próprias glândulas se congestionam. Isso gera uma hipossecreção (falta) de hormônios. As doenças relacionadas aos desequilíbrios da glândula tireoide incluem: bócio tóxico, doença de Graves, cretinismo, mixedema, tumores na tiroide e hipoparatiroidismo. Os distúrbios da tiroide também podem reduzir a absorção do cálcio e causar catarata, assim como provocar queda de cabelo, distúrbios comportamentais e demência. A má absorção de cálcio é responsável por diversas doenças, inclusive a osteoporose (perda da densidade óssea). Se os problemas circulatórios desequilibrarem a secreção correta da insulina dentro das ilhotas pancreáticas de Langerhans, isso pode levar ao diabetes.

Os cálculos no fígado podem provocar o corte da síntese de proteínas causado pelas células hepáticas. A síntese reduzida de proteínas provoca a superprodução de cortisol pelas glândulas adrenais, um hormônio que estimula a síntese das proteínas. No entanto, muito cortisol no sangue aumenta a atrofia do tecido linfático e gera uma resposta imunológica negativa, o que geralmente causa câncer e muitas outras doenças graves. (**Observação**: por favor, deixe-me dizer que é nesse ponto que minha interpretação de doença difere daquela mantida pela medicina tradicional. Tenho motivos para acreditar que os sintomas das doenças, como um tumor cancerígeno, sejam uma tentativa útil e adequada de cura realizada pelo corpo para tentar corrigir uma condição potencialmente perigosa à vida. A medicina convencional geralmente se dedica mais ao tratamento dos sintomas da doença, e não à doença em si).

Um desequilíbrio na secreção dos hormônios adrenais pode ocasionar uma grande quantidade de doenças, já que leva a uma resposta febril (febre) e diminui a síntese de proteínas. As proteínas são elementos fundamentais para as células do tecido, para os hormônios e assim por diante. O fígado é capaz de produzir diversos hormônios. Os hormônios determinam o modo como o corpo cresce e se cura.

O fígado também inibe certos hormônios, inclusive insulina, glucagon, cortisol, aldosterona, tireoide e hormônios sexuais. Os cálculos encontrados no fígado prejudicam essa função vital, o que pode levar ao aumento das concentrações hormonais no sangue. O desequilíbrio hormonal é algo extremamente sério e pode facilmente ocorrer quando os cálculos no fígado rompem os trajetos circulatórios mais importantes que também são os trajetos hormonais.

Por exemplo, quando os níveis de cortisol não conseguem ser equilibrados, uma pessoa pode acumular grandes quantidades de gordura no corpo. Se o estrogênio não for quebrado corretamente, o risco de câncer de mama aumenta. Se a insulina no sangue não for quebrada corretamente, o risco de câncer aumenta e as células do corpo podem se tornar resistentes à insulina, o que representa um grande precursor do diabetes.

As doenças não surgem quando os fluxos de sangue e linfa estiverem livres e normais. Ambos os tipos de problema – circulatórios e linfáticos – podem ser combatidos ou eliminados por meio de uma série de limpezas do fígado e evitados quando se segue uma dieta balanceada e um estilo de vida equilibrado.

Distúrbios do sistema respiratório

Tanto a saúde mental quanto a física dependem da eficácia e da vitalidade das células no corpo. As células do corpo obtêm a maior parte de sua energia das reações bioquímicas que acontecem na presença do oxigênio. Um dos dejetos produzidos é o dióxido de carbono. O sistema respiratório proporciona as rotas por onde o oxigênio é levado ao corpo e o dióxido de carbono é excretado. O sangue serve como um sistema de transporte para a troca desses gases entre os pulmões e as células.

Os cálculos no fígado podem prejudicar as funções respiratórias e causam alergias, distúrbios das cavidades nasais, e distúrbios dos brônquios e dos pulmões. Quando os cálculos movem ou machucam os lóbulos (unidades) do fígado, a habilidade de limpeza do sangue do fígado, do intestino delgado, do sistema linfático e do sistema imunológico diminui. Os dejetos tóxicos, normalmente inofensivos quando liberados pelos órgãos e sistemas, agora começam a entrar no coração, nos pulmões, brônquios e em outras passagens respiratórias. A exposição constante a essas substâncias irritantes diminui a resistência do sistema respiratório a elas. A congestão linfática localizada na região abdominal, principalmente na cisterna do quilo e no duto torácico, interfere na drenagem linfática dos órgãos respiratórios. A maioria das doenças respiratórias ocorre porque há um bloqueio linfático.

A pneumonia surge quando as medidas protetoras naturais do corpo não conseguem evitar a inalação dos micróbios trazidos pelo sangue e que acabam chegando aos pulmões. Os cálculos nas vias biliares do fígado abrigam micróbios nocivos, assim como materiais altamente irritantes e tóxicos que podem entrar no sangue por meio de áreas do fígado que são danificadas pela presença dessas pedras. Eles também podem dificultar a habilidade do fígado em filtrar e neutralizar as toxinas. Os cálculos são uma fonte constante de supressão imunológica, o que deixa o corpo e, principalmente, o trato respiratório superior suscetível a fatores que causam doenças internas e externas. Esses fatores incluem os micróbios trazidos pelo sangue e pelo ar (acredita-se que são os causadores da pneumonia), cigarro, álcool, raios x, corticosteroides, alergênicos, antígenos, poluentes do ar, produtos químicos encontrados nos alimentos e na água potável, dejetos tóxicos vindos do trato gastrointestinal e afins.

Podem surgir mais complicações respiratórias quando muitos cálculos acumulados nas vias biliares do fígado levam ao aumento de tamanho do órgão. O fígado, situado na cavidade superior abdominal, se expande quase que por toda a extensão do corpo; suas superfícies superior e anterior são lisas e podem caber abaixo da superfície do diafragma. Quando expandido, o fígado obstrui os movimentos do diafragma e dificulta a extensão dos pulmões em sua capacidade normal durante a inalação.

Em contrapartida, um fígado liso e saudável permite que os pulmões se estendam facilmente na região abdominal, o que pressiona o abdome e aperta os vasos linfáticos e sanguíneos a expelir a linfa e o sangue até o coração. Esse mecanismo de respiração é, em geral, chamado de *barriga respiratória*, e pode ser facilmente observado, principalmente, em bebês saudáveis.

Um fígado aumentado prejudica a completa extensão do diafragma e dos pulmões, o que ocasiona troca reduzida de gases nos pulmões, congestão linfática e retenção de quantidades excessivas de dióxido de carbono nos pulmões. A aceitação restrita de oxigênio afeta negativamente as funções celulares do corpo.

A maioria das pessoas no mundo industrializado possui fígado aumentado, principalmente aquelas com sobrepeso ou obesas. O que os médicos geralmente consideram um fígado de *tamanho normal*, na verdade, é um fígado aumentado. Quando todos os cálculos forem retirados por meio de uma série de limpezas do fígado, o órgão pode gradualmente voltar ao seu tamanho natural.

Quase todas as doenças dos pulmões, brônquios e passagens respiratórias superiores são causadas ou pioradas pelos cálculos no fígado e podem melhorar ou simplesmente desaparecer com a remoção desses cálculos por meio da limpeza.

Distúrbios do sistema urinário

O sistema urinário é um sistema excretor e regulador extremamente importante. Ele consiste de dois rins, que criam e excretam a urina; dois ureteres, que transportam a urina dos rins até a bexiga; uma bexiga, onde a urina se acumula e é temporariamente armazenada; e uma uretra, por onde a urina passa da bexiga para fora do corpo (ver **Figura 12**).

O bom funcionamento do sistema urinário é essencial para a manutenção de um volume apropriado do fluido, regularizando a quantidade de água excretada na urina. Esse sistema está particularmente envolvido na regulação das concentrações de diversas eletrólises[45] nos fluidos do corpo e na manutenção do pH normal (equilíbrio ácido/alcalino) do sangue. Esse sistema também está envolvido na eliminação dos dejetos que resultam da quebra (catabolismo) da proteína celular no fígado, por exemplo.

A maioria das doenças renais e de outras partes do sistema urinário está relacionada ao desequilíbrio do sistema simples de filtração nos rins. Cerca de 98 a 150 litros de fluidos filtrados são gerados todos os dias por

45. Eletrólises são substâncias que se tornam íons em solução e podem conduzir eletricidade. No corpo humano, o equilíbrio dos eletrólitos é essencial para o funcionamento normal das células e dos órgãos. Os eletrólitos mais comuns incluem o sódio, o potássio, o cloreto e o bicarbonato.

ambos os rins. Desses, somente 1 a 1,5 litro é excretado como urina (o resto é absorvido e volta a circular). Com exceção das plaquetas e das proteínas do sangue, todos os demais compostos sanguíneos devem passar pelos rins. O processo de filtração é rompido e enfraquecido quando o sistema digestivo – e, em particular, o fígado – não funciona bem.

Os cálculos no fígado e na vesícula reduzem a quantidade de bílis que o fígado é capaz de produzir. Dessa maneira, a boa digestão torna-se difícil. Muitos alimentos não digeridos começam a se fermentar e

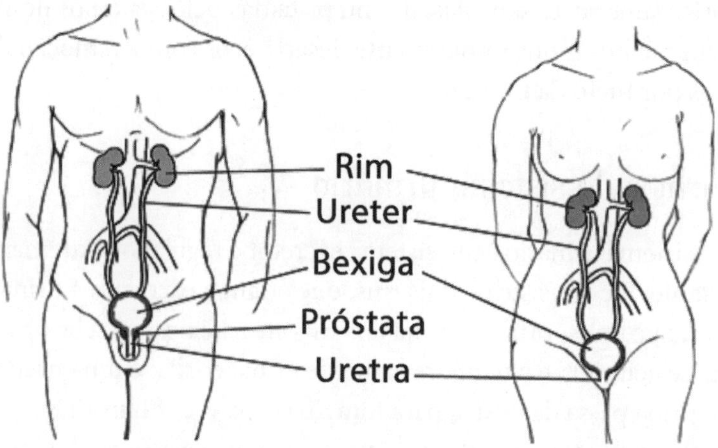

Figura 12: O sistema urinário.

apodrecer, deixando dejetos tóxicos no sangue e na linfa. As excreções normais do corpo, como a urina, o suor, os gases e as fezes geralmente não contêm dejetos que podem causar doenças; ou seja, é claro, enquanto as passagens para eliminação permanecerem limpas e desobstruídas, e esses dejetos serem facilmente eliminados do corpo.

Os agentes causadores de doenças consistem de pequenas moléculas que surgem no sangue e na linfa. Elas são visíveis somente por meio de microscópios poderosos. Essas moléculas têm um efeito de acidificação muito forte no sangue. Para evitar uma doença letal ou coma, o sangue deve se livrar dessas toxinas. Portanto, despeja esses intrusos no tecido conectivo dos órgãos. O tecido conectivo consiste de um fluido de consistência parecida a um gel (linfa) que cerca todas as células. As células são *banhadas* nesse tecido conectivo. Sob circunstâncias normais, o corpo sabe como lidar com dejetos ácidos que são depositados no tecido conectivo. Ele libera um produto alcalino, o bicarbonato de sódio ($NaHCO_3$), no sangue e consegue reparar as toxinas, neutralizá-las e, em seguida, eliminá-las por meio dos órgãos excretores. Apesar disso, esse engenhoso sistema de limpeza começa a falhar quando as toxinas são depositadas mais rapidamente do que ele consegue repará-las e eliminá-las. Nesse caso, o tecido conectivo pode ficar tão grosso quanto uma gelatina. Os nutrientes, a água e o oxigênio já não podem mais passar livremente, e as células dos órgãos começam a sofrer de subnutrição, desidratação e deficiência de oxigênio.

Alguns dos compostos mais ácidos para o corpo humano são as proteínas que vêm da carne. Os cálculos inibem a habilidade de o sistema digestivo digerir adequadamente essas proteínas e quebrá-las até se tornarem aminoácidos úteis. Os aminoácidos devem estar completos e não danificados para poderem ser rapidamente transportados até a membrana digestiva, a fim de que o corpo possa se beneficiar deles.

As proteínas da carne, das aves, do peixe, dos ovos e do queijo quando cozidas, assadas ou fritas têm suas três estruturas dimensionais destruídas e acabam coagulando. Por exemplo, um ovo normalmente líquido se torna duro quando fervido; o calor quebra as ligações das moléculas proteicas. Essa mudança é conhecida como desnaturação proteica.

A desnaturação das proteínas também significa a perda da solubilidade na água e a diluição das soluções salinas. No entanto, a solubilidade é essencial para o uso e o transporte corretos dos aminoácidos até a membrana digestiva e as membranas celulares. As proteínas desnaturadas representam um sério risco para a saúde porque acionam as respostas inflamatórias nos vasos sanguíneos e linfáticos, nas articulações, nos nervos e em outras partes do corpo. Elas podem ser responsabilizadas por numerosas doenças, inclusive câncer, doenças cardiovasculares, artrite, distúrbios do sistema nervoso, entre outras.

O calor não é a causa principal para a coagulação e a desnaturação proteica. No entanto, alguns sais tóxicos, álcool, ferimentos, radiação ionizante (raios x, tomografia computadorizada) e vibrações ultrassônicas (ultrassom) também podem desnaturar a proteína e torná-la insolúvel no corpo.

Devemos nos lembrar de que as proteínas são os elementos essenciais para as células. A radiação médica frequente e a exposição ao ultrassom podem causar sérios e irreversíveis danos aos conjuntos de proteínas que formam nossas células.

Mesmo assim, o corpo tem um programa de resgate pronto que o ajuda a manter muitas dessas proteínas danificadas longe da corrente sanguínea. As proteínas desnaturadas e em excesso são temporariamente armazenadas nos tecidos conectivos e, em seguida, transformadas em fibras de colágeno. A fibra de colágeno é então incluída nas membranas basais das paredes capilares (ver **Figura 9**). As membranas basais podem ficar até dez vezes mais grossas que o normal. Uma situação parecida ocorre nas membranas basais das artérias. À medida que as paredes dos vasos sanguíneos se congestionam, poucas proteínas conseguem escapar da corrente sanguínea. Isso leva ao engrossamento do sangue, fazendo com que seja cada vez mais difícil para os rins o filtrarem. (**Observação**: os rins filtram somente o plasma do sangue, que contém todos os nutrientes, anticorpos, dejetos, hormônios, minerais, vitaminas, etc., mas não plaquetas).

Ao mesmo tempo, as membranas basais dos vasos sanguíneos que mantêm os rins funcionando também se congestionam, tornando-as mais duras e mais rígidas. À medida que os vasos sanguíneos se tornam cada vez mais rígidos, a pressão sanguínea começa a aumentar, e o desempenho dos rins, a cair. Mais e mais dejetos metabólicos excretados pelas células renais, que seriam normalmente eliminados pelos vasos sanguíneos venosos e pelas vias linfáticas, são retidos e afetam cada vez mais o funcionamento dos rins.

Com tudo isso, os rins começam a se sobrecarregar e já não podem mais manter o fluido normal e o equilíbrio eletrolítico do corpo.

Além disso, os compostos urinários, tais como sais e minerais, podem se precipitar e transformar-se em cristais e pedras de vários tipos e tamanhos (ver **Figura 13a**), de uma pedra pequena como um grão de areia até uma grande, do tamanho de uma bola de golfe. Essas pedras renais podem causar dores fortes no abdome, na lateral do corpo e na virilha, além de poderem resultar em sangue na urina. As pedras em forma de cristais (ver **Figura 13b**) são especialmente nocivas, já que podem facilmente romper os vasos sanguíneos e inflamarem o delicado tecido dos rins.

Uma a cada 20 pessoas desenvolve uma pedra nos rins em algum momento da vida, geralmente em virtude da dieta.

O tipo mais comum de pedra se forma quando a concentração de ácido úrico encontrado na urina passa dos 2 a 4 mg. Essa quantidade foi considerada dentro do normal até meados dos anos 1960, quando foi ajustada. O ácido úrico é um subproduto produzido pela quebra da proteína no fígado. Já que o consumo de carne subiu rapidamente naquela década, o nível *dentro do normal* foi ajustado para 7,5 mg. O alto consumo de açúcar (xarope de glucose) presente em refrigerantes também contribuiu bastante para o aumento geral dos níveis de ácido úrico na população em geral.[46] O ajuste para cima, no entanto, não torna os níveis mais baixos de ácido úrico entre 4 mg e 7,5 mg menos perigosos para o corpo. Todas as pedras formadas a partir das altas concentrações de ácido úrico (ver *pedras na bexiga,* na **Figura 13c**) podem levar a obstrução urinária, infecção renal e, eventualmente, insuficiência renal.

Como as células renais sofrem cada vez mais com a falta de nutrientes, principalmente de oxigênio, podem surgir tumores malignos. Além disso, os pequenos cristais de ácido úrico que não são eliminados pelos rins podem se prender às articulações e causar reumatismo, gota e retenção de líquidos.

Os sintomas de problemas renais são, em geral, bastante imperceptíveis em comparação à seriedade potencial das doenças renais. Os sintomas mais comuns observados relativos aos problemas renais são as mudanças anormais no volume, na frequência e na coloração da urina. Essas mudanças vêm geralmente acompanhadas de inchaço nos olhos, no rosto e nos tornozelos, assim como dor nas costas. Se a doença progredir, pode haver a incidência de visão borrada, cansaço, fadiga e náusea. Os seguintes sintomas também podem indicar o mau funcionamento dos rins: pressão alta, pressão baixa, dor que vai da parte superior à inferior do abdome, urina marrom-escura, dor nas costas exatamente acima da cintura, sede em excesso, aumento da urinação (principalmente durante a noite), menos de 500 ml de urina por dia, sensação de bexiga cheia, dor enquanto a urina passa, pele mais seca

46. "Frutose aumenta o risco de doenças cardiovasculares e diabetes em adolescentes", <www.naturalnews.com>.

e mais escura, inchaço nos tornozelos à noite, inchaço nos olhos de manhã, hematomas e hemorragia.

Todas as doenças mais conhecidas do sistema urinário são causadas pela toxicidade encontrada no sangue; em outras palavras, pelo sangue cheio de pequenas moléculas de dejetos e de proteínas

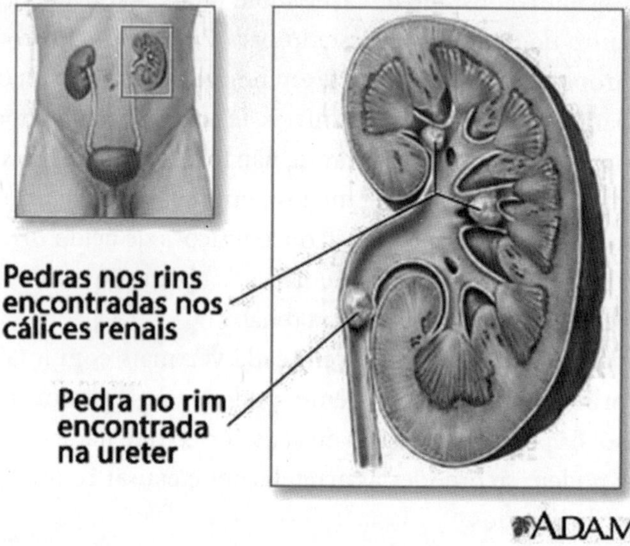

Figura 13a: Pedras encravadas no rim.

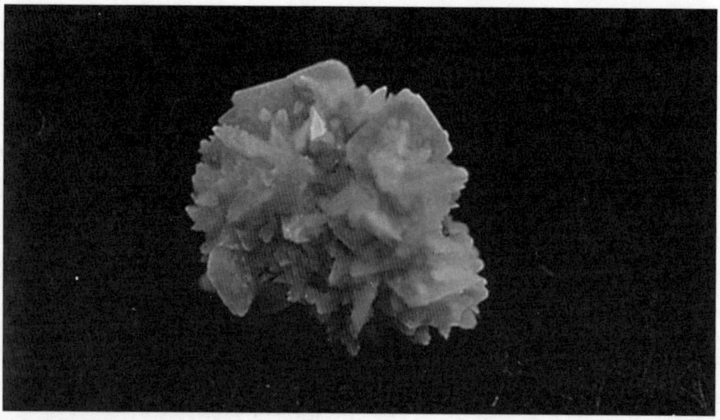

Figura 13b: Pedra renal em forma de cristal.
Fonte da imagem: Flickr / Ken Gantz

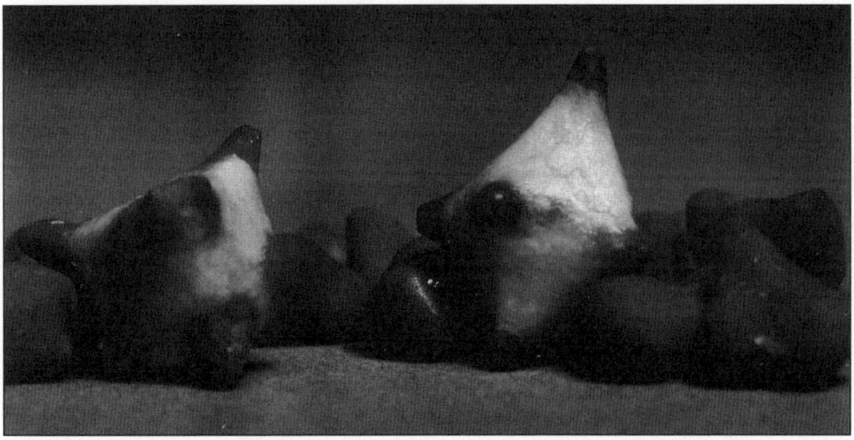

Figura 13c: Pedras encontradas na bexiga.

desnaturadas. Os cálculos no fígado e na vesícula podem prejudicar a digestão, causar congestão no sangue e na linfa, além de desestruturar todo o sistema circulatório, inclusive a circulação dentro do sistema urinário.

Quando os cálculos são removidos, o sistema urinário tem uma chance de se recuperar, de livrar-se das toxinas acumuladas e das pedras, bem como de manter o equilíbrio dos fluidos, além de manter a pressão sanguínea normal. Isso é necessário para que todos os processos do corpo possam funcionar bem.

Recomendações: assegure-se de estar bem hidratado, por meio da ingestão de seis a oito copos de água por dia, e evite o sobrepeso. A desidratação e o ganho de peso são os principais fatores de risco para o desenvolvimento de pedras nos rins, assim como o alto índice de ingestão de proteína animal, uma dieta rica em sal refinado e em comida processada, o consumo excessivo de açúcar e de suplementos de vitamina D. Se você tiver pedras nos rins, pode precisar fazer sua limpeza, além de realizar a limpeza do fígado e da vesícula (ver *Mantenha seus rins limpos*, Capítulo 5).

Distúrbios do sistema nervoso

Nossa *persona*, o modo como lidamos conosco, nossas interações com outras pessoas, nosso humor, desejos, nossos níveis de paciência e tolerância e nossas reações ao que acontece na vida – tudo isso é veementemente influenciado pelo estado de saúde de nosso sistema nervoso. Nesse mundo tão acelerado, estamos expostos a uma variedade de condições estressantes que podem causar um caos em nosso corpo. O cérebro é o centro de controle do corpo e, a menos que receba a quantidade certa de nutrientes e passe por ciclos regulares de descanso e revitalização, podemos facilmente nos sobrecarregar e nos desestabilizar. O nervosismo constante, a ansiedade, a impaciência, a raiva, a irritabilidade, a agressividade, a depressão, etc. são indicadores de que o sistema nervoso está fraco e sobrecarregado.

Os neurônios normalmente são capazes de produzir uma quantidade enorme de neuropeptídios (hormônios do cérebro) de que precisam para realizar as difíceis tarefas incumbidas a eles, dia após dia, ano após ano. No entanto, seu suporte de vida depende do fornecimento contínuo de nutrientes necessário para produzirem esses hormônios. A agricultura moderna quase esgotou o solo agrícola de todos os seus nutrientes básicos (ver *Coma minerais iônicos e essenciais*, Capítulo 5). Retirar os nutrientes do solo, enchê-lo de veneno (pesticidas) e fazer o mesmo com os alimentos por meio do processamento moderno dos alimentos aumentou a incidência de deficiências nutricionais entre a população dos países industrializados. No entanto, a maior parte da incidência de deficiências nutricionais ainda ocorre por conta do baixo desempenho do sistema digestivo e, particularmente, do fígado. A falta desses nutrientes pode prejudicar a habilidade de nosso cérebro em fabricar os hormônios necessários para seu bom funcionamento.

O cérebro pode funcionar, por algum tempo, com baixos níveis de nutrientes, porém o preço a pagar é fadiga, falta de energia, mudanças de humor, depressão, doenças, dores e desconforto geral. Algumas deficiências extremas podem se manifestar na forma de distúrbios mentais, como esquizofrenia, autismo e doença de Alzheimer.

A saúde do sistema nervoso, que inclui o cérebro, a medula espinhal, os nervos espinhal e cranial, e as funções autonômicas, depende, em grande parte, da qualidade de sangue. O sangue é composto de plasma (um fluido transparente) e células. Os compostos do plasma são água, proteínas, sais minerais, hormônios, vitaminas, nutrientes, dejetos orgânicos, anticorpos e gases. Existem três variedades de hemácias: os glóbulos brancos (leucócitos), os glóbulos vermelhos (eritrócitos) e as plaquetas (trombócitos). Qualquer mudança anormal que ocorra no sangue afeta o sistema nervoso, assim como o restante do corpo.

Todos os três tipos de hemácias são formados dentro da medula, que é nutrida e mantida pelos nutrientes fornecidos pelo sistema digestivo. Os cálculos no fígado interferem na digestão e na assimilação dos alimentos, o que enche o plasma do sangue de dejetos e reduz o fornecimento de nutrientes para a medula. Isso desequilibra os componentes das células sanguíneas, rompe os trajetos por onde passam os hormônios e causa respostas anormais no sistema nervoso.

A maioria das doenças que atinge o sistema nervoso surge da má formação do sangue, ocasionada por um fígado disfuncional e provocando um desequilíbrio na população bacteriana do intestino.

Cada uma das várias funções do fígado tem influência direta no sistema nervoso, principalmente no cérebro. As células hepáticas transformam o glicogênio (açúcar complexo) em glicose, que, além do oxigênio e da água, serve como o nutriente mais importante para o sistema nervoso. A glicose cumpre com a maioria dos requisitos de energia do sistema. O cérebro, apesar de constituir somente um quinquagésimo do peso do corpo, detém cerca de um quinto do volume total de sangue no corpo. Ele utiliza grandes quantidades de glicose. Os cálculos no fígado reduzem drasticamente o fornecimento de glicose para o cérebro e para o restante do sistema nervoso. Isso pode afetar o funcionamento dos órgãos, dos sentidos e da mente. Você já se sentiu completamente esvaído de energia, sem nenhum motivo aparente? A razão é a falta temporária de glicose nas células. Nos primeiros sinais de desequilíbrio, você pode desenvolver uma sensação de querer muito comer algo, principalmente doces ou alimentos ricos em amido, e instabilidade de humor ou estresse emocional.

Existem outros problemas ainda mais sérios que resultam dos cálculos no fígado. O fígado forma as proteínas de plasma e muitos dos fatores de coagulação provenientes do reservatório de aminoácidos do corpo. A presença de cálculos nas vias biliares do fígado aumenta a inibição dessa importante função. Quando a produção dos fatores coagulantes cai, a contagem de plaquetas também o faz e, com isso, pode haver um sangramento capilar espontâneo ou o surgimento de alguma doença hemorrágica.

Se ocorrer alguma hemorragia no cérebro, pode levar à destruição do tecido cerebral, paralisia ou morte. A severidade do sangramento pode ser determinada por fatores de risco como a hipertensão e o abuso de álcool. A contagem de plaquetas também cai quando a produção de novas células não acompanha o ritmo de destruição das células danificadas ou desgastadas; isso ocorre quando os cálculos cortam o fornecimento de sangue para as células hepáticas.

A vitamina K é outro elemento essencial para a síntese dos principais fatores de coagulação. É uma vitamina solúvel em gordura armazenada no fígado. Para absorver a gordura nos intestinos, o corpo requer os sais da bílis produzidos por meio das secreções biliares. Os cálculos no fígado e na vesícula obstruem o fluxo da bílis, o que leva à má absorção de gordura e, consequentemente, à falta de vitamina K.

Como já foi discutido antes, os cálculos no fígado podem levar a distúrbios do sistema vascular. Quando o sangue passa por mudanças e se torna muito grosso, os vasos sanguíneos começam a endurecer e a se danificar. Se o coágulo de sangue se formar em uma artéria inflamada/machucada, uma parte desse coágulo (embolia) pode se instalar em uma pequena artéria longe do ferimento e obstruir o fluxo de sangue, causando isquemia e infarto. Se o infarto acontecer em uma artéria cerebral, dá-se o nome de AVC.

Todas as doenças circulatórias afetam o cérebro e o restante do sistema nervoso. A quebra das funções hepáticas afeta principalmente os astrócitos, as células que criam o principal tecido de suporte do sistema nervoso central. Essa doença se caracteriza por apatia, desorientação, delírio, rigidez muscular e coma.

Os dejetos bacterianos nitrogenados absorvidos do cólon, a menos que desintoxicados pelo fígado, podem chegar aos neurônios por meio do sangue. Outros dejetos metabólicos, como a amônia, podem alcançar concentrações tóxicas e mudar a permeabilidade dos vasos sanguíneos no cérebro, reduzindo assim a eficácia da barreira sangue-cérebro. Isso pode permitir que várias substâncias nocivas entrem no cérebro e causem mais estragos.

A atrofia do tecido neural, causa principal da demência ou da doença de Alzheimer, acontece quando um grande número de neurônios já não recebe nutrientes suficientes. Quando certo tipo de neurônio responsável pela produção do hormônio cerebral e neurotransmissor, a dopamina, sofre de desnutrição, o resultado é o Parkinson. A exposição contínua a certo ambiente ou às toxinas produzidas internamente também pode ser responsável.

A esclerose múltipla (EM) ocorre quando as células produtoras de mielina (uma cobertura de material gorduroso que cerca a maior parte do axônio das células nervosas) sofrem de desnutrição e de drenagem pobre da linfa. A cobertura de mielina diminui e o axônio é prejudicado. Os pacientes com EM geralmente sofrem de uma congestão intestinal progressiva, que impede a correta absorção de nutrientes. Limpar os órgãos excretores e melhorar a nutrição das células estão entre as melhores medidas para interromper e, possivelmente, reverter a EM.

O fígado controla a digestão, a absorção e o metabolismo das substâncias gordurosas do corpo. Os cálculos interferem no metabolismo da gordura e afetam os níveis de colesterol no sangue. O colesterol é essencial para todas as células do corpo e desempenha uma importante função no metabolismo celular. Nosso cérebro consiste de mais de 10% de puro colesterol (solúvel em água). O colesterol é importante para o desenvolvimento do cérebro e das funções cerebrais. Ele protege os nervos contra danos e ferimentos.

Um desequilíbrio nas gorduras do sangue e nos níveis de colesterol podem afetar muito o cérebro e o sistema nervoso e, portanto, causar quase qualquer tipo de doença no corpo. Ao retirar os cálculos do fígado e da vesícula, aumenta-se o fornecimento de nutrientes para todas as células, rejuvenesce-se o sistema nervoso e melhoram-se todas as funções do corpo.

Distúrbios ósseos

Apesar de o osso ser o tecido mais duro e mais denso do corpo, é, no entanto, muito vivo. O osso humano consiste de 20% de água, 30% a 40% de material orgânico, como células vivas, e 40% a 50% de material inorgânico, como o cálcio. O tecido ósseo contém muitos vasos sanguíneos e linfáticos, e muitos nervos. As células responsáveis pelo crescimento do osso são os osteoblastos e os osteoclastos. Os osteoblastos são as células que formam o osso, enquanto os osteoclastos são os responsáveis pela reabsorção dos materiais ósseos para que eles mantenham a boa forma. Um terceiro grupo de células, conhecidas como condrócitos, é responsável pela formação da cartilagem. As partes menos densas do osso, chamadas de osso esponjoso, contêm a medula óssea, que produz os glóbulos brancos e os glóbulos vermelhos.

A maioria das doenças ósseas ocorre quando as células já não recebem tanta nutrição. A secreção normal da bílis desempenha uma importante função, por exemplo, na digestão e na absorção dos minerais essenciais, como é o caso do cálcio, magnésio e zinco – importantes para o desenvolvimento de ossos saudáveis.

Ossos saudáveis é o resultado de um bom equilíbrio entre as funções dos osteoblastos e osteoclastos. Esse equilíbrio tão delicado é abalado quando o fornecimento de nutrientes diminui a produção de novos tecidos ósseos pelos osteoblastos. A osteoporose é o resultado da redução da quantidade de tecido ósseo produzido porque o crescimento de um novo osso não acontece com a mesma rapidez que a destruição do antigo. O osso esponjoso é geralmente afetado antes do osso mais duro. O osso mais duro forma a camada externa do osso, o que torna mais difícil o diagnóstico da osteoporose.

Na osteoporose generalizada, o cálcio em excesso é reabsorvido do osso e, portanto, aumenta o nível de cálcio no sangue e na urina. Isso pode predispor a pessoa a formar pedras nos rins e, possivelmente, sofrer de insuficiência renal. O excesso de cálcio no sangue pode também levar à calcificação dos cálculos na vesícula. Os cálculos reduzem bastante a produção da bílis. Já que a bílis é essencial para a absorção do cálcio proveniente do intestino delgado, um círculo vicioso começa a acontecer, e isso leva a mais calcificações e menos produção óssea.

Mesmo se o corpo receber bastante cálcio vindo dos alimentos ou dos suplementos minerais, uma queda na produção da bílis tornaria muitos dos minerais ingeridos inúteis para a produção de ossos e para outros processos metabólicos importantes.

Além disso, a presença de cálculos no fígado evita que a bílis retire as toxinas e os dejetos metabólicos, deixando assim uma quantidade excessiva de ácidos nocivos no sangue. Para evitar uma alteração perigosa no pH do sangue (equilíbrio ácido/alcalino), o sangue lixivia minerais dos ossos e dos dentes. Um princípio similar acontece quando uma pessoa bebe leite de vaca. Para neutralizar a alta concentração de ácido fosfórico que se encontra no leite, o corpo usa não somente o cálcio do leite, mas também o cálcio dos ossos e dos dentes.

Eventualmente, as reservas de cálcio do corpo acabam, diminuindo a densidade e a massa dos ossos. Isso pode levar a fraturas no osso ou no quadril, e até mesmo à morte. Com mais da metade de todas as mulheres de mais de 50 anos de idade já afetadas pela osteoporose (embora somente nos países industrializados), é óbvio que os conselhos médicos atuais sobre a ingestão de hormônios ou suplementos de cálcio e do leite são um tiro no escuro; de maneira alguma se dirigem aos desequilíbrios no fígado e na vesícula causados pela saída reduzida da bílis, que por sua vez foi causada pelos cálculos.

Os remédios prescritos que servem para diminuir a quebra de ossos no corpo vêm falhando muito na redução da incidência da osteoporose. De fato, eles geram efeitos colaterais terríveis que incluem ossos extremamente frágeis, os quais podem se romper em pedaços ao menor dos impactos.

O raquitismo e a osteomalácia são doenças que afetam o processo de calcificação dos ossos. Em ambos os casos, os ossos se tornam frágeis, principalmente aqueles dos membros inferiores, que são curvados pelo peso do corpo. A vitamina D lipossolúvel, o calciferol, é essencial para o equilíbrio do metabolismo do cálcio e do fósforo, e, portanto, para as estruturas saudáveis do osso. A baixa secreção da bílis e o estremecimento do metabolismo do colesterol, ambos causados pelos cálculos no fígado, levam à deficiência de vitamina D. A falta de exposição regular ao sol ou o uso excessivo de protetores solares pode, de fato, causar ou agravar essas doenças.

A infecção dos ossos ou osteomielite pode acontecer quando houver uma longa obstrução linfática, principalmente nos tecidos ósseos ou ao seu redor. Consequentemente, os micróbios ganham acesso total aos ossos. Como já foi dito, os micróbios infecciosos somente atacam os tecidos celulares acidificados, enfraquecidos, instáveis ou danificados. Os micróbios podem ter sua origem em cálculos, em um abcesso dentário ou um furúnculo.

Os tumores malignos podem surgir quando a congestão linfática no corpo e nos ossos já alcançou proporções gigantescas. O sistema imunológico é reprimido, e as partículas do tumor das mamas, pulmões ou da próstata conseguem se espalhar ou se desenvolver nessas regiões dos ossos que têm o tecido mais mole e que são mais propensos à congestão e acidificação, por exemplo o osso esponjoso.

O câncer ósseo e todas as outras doenças do osso indicam a falta de nutrição do tecido ósseo. Essas doenças geralmente não respondem aos tratamentos, a menos que todos os cálculos no fígado sejam removidos e todos os órgãos e sistemas excretores sejam limpos e estejam livres de uma congestão.

Distúrbios das articulações

Nosso corpo possui três tipos de articulações: fibrosa, cartilaginosa ou articulações ligeiramente móveis, e sinovial ou articulações completamente móveis. As mais propensas às doenças são as articulações das mãos, dos pés, joelhos, ombros, cotovelos e quadris. A artrite reumatoide, a osteoartrite e a gota estão entre as doenças mais comuns nas articulações.

A maior parte das pessoas que sofre com a artrite reumatoide tem um longo histórico de problemas intestinais: inchaço, flatulência, azia, arrotos, constipação, diarreia, frieza e inchaço das mãos e pés, aumento da transpiração, fadiga generalizada, perda de apetite, perda de peso, entre outros sintomas. É fácil concluir, portanto, que a artrite reumatoide esteja ligada a um desses sintomas relacionados a esses problemas intestinais e de metabolismo.

Eu tenho uma experiência pessoal com todos esses sintomas mencionados anteriormente porque sofri com ataques de dor por conta de uma artrite reumatoide juvenil durante minha infância. Também sofri com diversos problemas digestivos, inclusive refluxo, constipação, diarreia e má absorção. Meus sintomas relacionados à artrite desapareceram por completo quando recuperei as funções digestivas.

Já que considero a artrite o resultado combinado de muitas doenças e causas específicas, devo elaborar neste importante tópico uma seção relacionada às doenças autoimunes.

Mitos revelados das doenças autoimunes

O trato gastrointestinal é exposto constantemente a um grande número de vírus, bactérias e parasitas. Além desses e outros *antígenos* naturais (materiais estranhos) encontrados em vegetais e na carne, o sistema digestivo também pode ter de lidar com inseticidas químicos, pesticidas, hormônios, resíduos antibióticos, conservantes e corantes encontrados em vários alimentos processados. Além disso, existe o composto plástico orgânico bisfenol A (BPA) – um antioxidante encontrado em garrafas plásticas e embalagens de alimentos – lixiviando o bisfenol A em nossa comida e bebida. Esse ingrediente perigoso também é encontrado nos revestimentos das latas de metal de alimentos e bebidas. Muitas pessoas ainda estão expostas ao elemento químico altamente tóxico, fluoreto, adicionado à água nos Estados Unidos e em outros países.

Algumas grandes moléculas encontradas em medicamentos, como é o caso da penicilina, também agem como toxinas.

Os antígenos naturais podem incluir o pólen das flores e das plantas, os anticorpos das plantas e os inibidores enzimáticos, além dos fungos, mofo e afins.

É dever do sistema imunológico (a maioria localizado no revestimento intestinal) proteger-nos contra todos esses invasores e substâncias potencialmente perigosos. Para conseguir realizar essa tarefa todos os dias, os sistemas digestivo e linfático devem permanecer desobstruídos e em bom funcionamento. Os cálculos no fígado quebram o processo digestivo, que leva a um sobrecarregamento de substâncias tóxicas nos intestinos, sangue e linfa.

A maioria dos médicos considera a artrite uma doença autoimune que afeta a membrana sinovial. A autoimunização é um problema no qual o sistema imunológico desenvolve imunidade contra suas próprias células. Acontece quando o antígeno/anticorpo (*fatores reumatoides*) se forma no sangue.

Naturalmente, os linfócitos B (células imunológicas) encontrados na parede do intestino são estimulados e produzem anticorpos (imunoglobulinas) quando entram em contato com esses antígenos. No entanto, um sistema imunológico normal requer a ativação dessas células B pelas células T (linfócitos especiais que desempenham uma função central na imunidade da célula) antes de a anterior conseguir produzir anticorpos em grande escala.

É importante saber que as células T devem ser acionadas antes de o sistema imunológico poder gerar uma resposta inflamatória nos intestinos ou em qualquer lugar do corpo. Apesar desse fato médico bem estabelecido, a medicina moderna ainda acredita que esse tipo de resposta inflamatória significa que o corpo esteja atacando erroneamente suas próprias células. No entanto, existem muitas falhas nessa teoria, a qual pressupõe que o corpo seja capaz de cometer graves erros. Entretanto, não podemos chegar à conclusão de que o corpo erra ao realizar suas atividades só porque não sabemos o motivo de o corpo se comportar dessa maneira. Nossa falta de visão e compreensão sobre os reais mecanismos das doenças e das curas não deve ser mal interpretada como incompetência em nome do corpo.

Aprendendo com o corpo

As ações que o corpo realiza durante uma resposta autoimune estão longe de serem mal calculadas, acidentais; de fato, elas se baseiam em sua sabedoria inata e são intencionais.

A célula T ativa as células autoimunes que circulam no sangue, e algumas se fixam nas glândulas linfáticas, no baço, nas membranas mucosas das glândulas salivares, no sistema linfático dos brônquios, na vagina ou no útero, nas glândulas produtoras de leite da mamas e nos tecidos capilares das articulações.

Se houver uma exposição contínua aos mesmos tipos de antígenos tóxicos no revestimento do intestino, a produção de anticorpos aumentará de maneira dramática, principalmente em áreas do corpo onde as células imunológicas se fixaram por causa de um encontro prévio com invasores estranhos e potencialmente perigosos. Por isso, o corpo entra em estado de inflamação.

Hoje em dia, existem 101 doenças consideradas autoimunes, inclusive a perturbação autista, o Alzheimer, a esclerose múltipla, a colite ulcerosa, a doença de Crohn, o lúpus, a encefalomielite, a alopecia, o diabetes tipo 1, a epilepsia, a síndrome da fadiga crônica, a doença de Graves, a síndrome de Guillain-Barré, a doença de Parkinson, a psoríase, a tireoidite, a miocardite e a artrite – um termo geral para mais de cem doenças diferentes que afetam as articulações.

Já que todas essas doenças autoimunes apresentam o mesmo mecanismo fundamental, a medicina alopática as trata basicamente da mesma forma, usando IVIG, esteroides, plasmaférese ou outros tratamentos citotóxicos e imunossupressores. Esses tratamentos geralmente resultam em efeitos colaterais muito fortes que incluem insuficiência renal, retenção de líquidos, tumores hepáticos, ataque cardíaco, AVC e morte.

As respostas médicas comuns ignoram o fato de que as doenças imunológicas são, na verdade, desencadeadas por uma proteína encontrada na superfície de um vírus, bactéria, alimento ou em outra substância. As células T somente ativam as células B *após* a ocorrência de uma infecção ou o contato com químicos ou proteínas nocivos em sua comida. Ao evitar a comida ou a substância que provoca o ataque autoimune, essa resposta deixará de acontecer. O truque é descobrir quais proteínas podem servir como desencadeadoras de uma resposta autoimune.

Comer carne cozida cria um excesso de ácido úrico e amônia no corpo, ambas substâncias tóxicas para o corpo. Como resultado do calor, esse alimento rico em proteínas se coagula (endurece) e se desnatura. Outro exemplo é o ovo cozido; o calor faz com que suas propriedades líquidas endureçam. Como resultado, as ligações polipeptídicas não podem ser quebradas e transformadas em aminoácidos. O sistema imunológico trata esses polipeptídios danificados como invasores perigosos e reage acionando as células T; em seguida, produz vários anticorpos que provocam a inflamação. A pasteurização de laticínios, como o leite, o queijo e o iogurte, também provoca danos aos polipeptídios dos alimentos e, portanto, pode levar a respostas autoimunes do corpo. Eu mesmo já testemunhei várias vezes uma recuperação espontânea da doença de Crohn, debilitante e muitas vezes mortal, após ter recomendado que os pacientes parassem de comer laticínios (ou amendoim - responsável por milhões de reações alérgicas graves todo ano). Não foi necessário o uso de nenhum outro tratamento.

A pessoa com maior propensão a desenvolver doenças autoimunes tende a apresentar níveis muito baixos de vitamina D por causa da pouca exposição regular ao sol ou ao uso excessivo de protetores solares. Outra razão é a alta toxicidade que provoca uma infecção bacteriana, viral ou fúngica que faz com que o sistema imunológico reaja desproporcionalmente às toxinas e aos alimentos do ambiente. Um terceiro motivo seria a grande deficiência imunológica da pessoa. A deficiência imunológica não é um problema exclusivo encontrado somente entre os mais velhos; ela está se tornando um problema cada vez maior entre jovens e, agora, até mesmo entre as crianças.

O dilema da vacinação

Além dos baixos níveis de vitamina D, a causa mais comum para a deficiência no sistema imunológico é a vacinação. As vacinas estão cheias de elementos químicos carcinogênicos, metais tóxicos e fragmentos de proteínas de partes de animais, DNA estranho, formol, antibióticos como a neomicina e a estreptomicina, além de adjuvantes conhecidos por causar uma hiperativação anormal do sistema imunológico, que sempre leva ao enfraquecimento ou ao não funcionamento da imunidade natural do corpo. Os adjuvantes mais comuns contêm sal de alumínio (fosfato de alumínio), bem conhecido por ser uma neurotoxina poderosa, ligada à doença de Alzheimer e a outros distúrbios neurológicos.[47] O corpo é feito para criar uma imunidade natural ao

47. Aprile, M.A. e Wardlaw, A.C., 1966. "Compostos de alumínio como adjuvantes para as vacinas e toxoides em pessoas: Uma revisão". Can. J. Public Health 57: p. 343.

utilizar um sistema diferente daquele ativado quando uma vacina é injetada ao corpo. Esse sistema imunológico principal, também conhecido como sistema imunológico IgA, está estrategicamente localizado nas membranas mucosas do corpo onde os patógenos e os antígenos normalmente têm contato com aquele.

As membranas mucosas constituem a primeira linha de defesa do corpo. É aí que os organismos invasores (patógenos) e as toxinas são analisadas da melhor maneira possível, geralmente sem requerer uma ativação do sistema imunológico. Em outras palavras, com raríssimas exceções, como algumas infecções estimuladas pela imunidade (autoimunização) durante a infância, você nem saberia quando seu corpo encontra algum patógeno.

A situação, no entanto, é muito diferente quando um vírus é injetado ao seu corpo por meio de uma vacina, principalmente quando combinado com um adjuvante como o fosfato de alumínio ou o esqualeno. Seu sistema imunológico IgA não é somente ignorado; na verdade, é suprimido, e seu sistema imunológico, forçado a trabalhar com mais energia em resposta aos componentes nocivos da vacina. Quando injetados, o corpo considera os adjuvantes corpos estranhos e, assim sendo, rapidamente começa a obter uma resposta intensa, anormal e duradoura do sistema imunológico.

Os adjuvantes ajudam os fabricantes de vacina a cortarem drasticamente os custos de produção. Eles permitem que esses fabricantes produzam mais ampolas com doses múltiplas *versus* ampolas com dose única, e assim facilitam as grandes quantidades de remessa de vacinas aos consultórios e clínicas médicas. Os adjuvantes também reduzem a quantidade de soro nas vacinas necessário para obter a mesma resposta. No entanto, os adjuvantes encontrados nas vacinas geram muitos riscos à saúde, inclusive doenças autoimunes, coma e morte.

Os adjuvantes são tão perigosos que pode bastar uma única dose da vacina para danificar de maneira permanente o sistema imunológico. De acordo com um estudo feito em 2000, publicado no *American Journal of Pathology*, uma única injeção de esqualeno injetada em ratos desencadeou uma "inflamação autoimune e específica das articulações", também conhecida como artrite reumatoide.

Sabe-se desde os anos 1930 que os adjuvantes podem causar doenças autoimunes. Se os cientistas quiserem induzir uma doença autoimune em um animal de laboratório, simplesmente têm de injetar nele o *adjuvante completo de Freund.* Se injetado em humanos, um adjuvante pode desencadear uma reação muito forte do sistema imunológico que o faz perder sua habilidade de distinguir o que é *estranho* do que é *ele mesmo.* Esse é o ponto crucial de tolerância no qual o sistema imunológico sobrecarregado começa seu ataque indiscriminado a amigos e inimigos – os amigos seriam as próprias células do corpo.[48] Ele se torna um touro sendo poupado em uma tourada espanhola. Em seu desespero, o touro ataca qualquer coisa que se mexer.

Mesmo as substâncias estranhas, porém inofensivas que o sistema imunológico normalmente não atacaria, agora, estão sendo atacadas também. Por isso as alergias são mais comuns em pessoas vacinadas do que nas que ainda não o foram. Em 1992, um estudo realizado pela Sociedade Neozelandesa de Consciência Imunológica (IAS – New Zealand Immunization Awareness Society) descobriu que as crianças vacinadas sofreram cinco vezes mais com asma e quase três vezes mais alergias que as crianças não vacinadas.

Uma alergia é um distúrbio relacionado à hipersensibilidade do sistema imunológico que faz com que o corpo reaja às substâncias inofensivas. Os adjuvantes encontrados nas vacinas estão entre os principais responsáveis por trás da hiperatividade e extrema sensibilidade do sistema imunológico.

É óbvio que adicionar o conservante timerosal, que contém mercúrio, às vacinas e a outros medicamentos, somente sensibilizará mais o sistema imunológico. O timerosal é, agora, o quinto alérgeno mais comum, de acordo com o Grupo de Dermatite de Contato Norte-americano (NACDG – North American Contact Dermatitis Group).[49] A maioria das vacinas contra a gripe dadas a milhões de crianças e

48. "Efeitos colaterais dos adjuvantes nas vacinas", por Viera Scheibner, Ph.D. 2000, <http//www.whale.to/vaccine/adjuvants.html>.

49. Marks J.G., Belsito D.V., DeLeo V.A, *et al.* Resultados do teste de adesivo conduzido pelo Grupo de Dermatite de Contato Norte-Americano, 1998-2000. Am. J. Dermatite de Contato 2003;14: p. 59-62.

adultos todos os anos contém essa neurotoxina e é responsável pelas epidemias alergênicas que atingem a população imunizada.

As vacinas contra a gripe podem fazer muito mais do que somente provocar doenças autoimunes. A vacina pode até mesmo ser de grande risco ao seu sistema cardiovascular. Um estudo realizado em 2007, publicado na *Annals of Medicine*, concluiu: "As anormalidades encontradas na função arterial e na oxidação do LDL podem persistir por pelo menos duas semanas após uma reação inflamatória induzida pela vacina contra a influenza. Isso poderia explicar, em parte, o aumento informado anteriormente sobre os riscos cardiovasculares durante as primeiras semanas após a ocorrência de algum tipo de inflamação aguda". Quantas pessoas morrem de ataque cardíaco após receberem uma vacina contra gripe? Acho que nunca iremos descobrir. No entanto, agora sabemos que os verdadeiros riscos da vacinação têm sido deliberadamente escondidos de nós pelas diversas agências responsáveis pela saúde pública.

CDC pego falsificando dados relacionados à pesquisas sobre vacina

Os Centros de Controle e Prevenção de Doenças (CDC - Centers for Disease Control and Prevention) há anos vêm negando a possível ligação entre o mercúrio presente nas vacinas e a doença do espectro do autismo (ASD). Entretanto, em 21 de outubro de 2011, o CDC foi flagrado falsificando dados para tentar cobrir as evidências dessa ligação relacionada ao mercúrio nas vacinas com a ASD.[50] Para esconder qualquer dado incriminador, o CDC entregou seu enorme banco de dados com os registros sobre a vacina a uma empresa privada. Com isso, deixou que tais informações ficassem fora do alcance de pesquisadores e evitou a disseminação dos dados que seria realizada pela Lei de Liberdade de Informação (FOIA - Freedom of Information Act).

No entanto, isso não deteve a Aliança de Medicamentos Livres de Mercúrio (CoMeD - Coalition for Merury-Free Drugs). Durante um inquérito feito pela FOIA, descobriu-se, como já se suspeitava, que o

50. <http//www.naturalnews.com/034038_vaccines_autism.html>.

mesmo estudo original dinamarquês referido pelo CDC como "evidência definitiva" de que o timerosal não aumentava as chances de uma criança desenvolver a ASD, na verdade revelava exatamente o oposto. A pesquisa dinamarquesa é irrefutavelmente clara sobre suas descobertas: o timerosal usado em vacinas aumenta as chances de uma pessoa desenvolver autismo e outras doenças neurológicas (ver *Vacinas - uma armadilha mortal*, Capítulo 3, para obter mais informações sobre essa fraude que enganou milhões de pais e os fez acreditar que o mercúrio encontrado nas vacinas era seguro para seus filhos).

Nos Estados Unidos, pelo menos uma em cada cem crianças vacinadas sofreu com a ASD, enquanto somente uma em cada 2 mil crianças não vacinadas tem a doença. Nos países europeus como a Islândia, onde as crianças recebem um terço das vacinas, somente um em 30 mil tem ASD. Nos Estados Unidos, agora uma em cada 88 crianças tem ASD, de acordo com uma declaração feita pelo CDC em março de 2012, citando estatísticas de 2008. Nos estados norte-americanos onde as crianças recebem a maioria das vacinas ou a maioria das crianças seja vacinada, por exemplo, em Utah e Nova Jersey, uma em 47 desenvolve o ASD. Em comparação, no estado mais rural, como é o caso de Iowa, onde poucas crianças são vacinadas, uma em 718 são autistas.[51] Se o aumento da tendência geral tiver sido consistente desde 2008, o que parece ser o caso, então uma em cada 63 crianças nos Estados Unidos agora tem ASD (ano de 2012). Não é necessário ser cientista para saber que isso é uma tragédia criada pelo homem.

A FDA não é um espectador inocente nessa conspiração contra a saúde do povo americano. Tanto o CDC quanto a FDA tentaram esconder dos pais o fato de as vacinas ainda conterem mercúrio. Em uma audiência recente, a FDA, sem querer, admitiu que as vacinas contra a gripe agora aplicadas em bebês de até seis meses contêm mercúrio, de acordo com a *Courthouse News Service*, na sexta-feira, 23 de março de 2012.[52] "A Agência de Alimentos e Medicamentos não é responsável pela aprovação de um conservante para vacinas feito à base de mercúrio porque as vaci-

51. Taxas de autismo nos Estados dos Estados Unidos, <http//www.stellamarie.com/>.

52. "FDA admite mercúrio em vacinas contra a gripe dadas a crianças". *Courthouse News Service*. Sexta-feira, 23 de março de 2012.

nas sem essa substância, que são mais caras, estão disponíveis sob encomenda", decidiu um juiz federal. "As vacinas contra gripe preservadas em timerosal são necessárias para assegurar o fornecimento suficiente a um preço razoável", de acordo com o julgamento.

O problema com essa *decisão* questionável que supostamente evita o envenenamento por mercúrio de bebês americanos é que a maioria dos médicos não informa os pais sobre o conteúdo real das vacinas nem recomenda outras opções menos tóxicas. A maioria dos pais ainda confia no pediatra de seus filhos e fazem o que lhes é dito. E por que pagar por uma vacina cara quando há um Capítulo 1 disponível, principalmente quando o médico insiste em dizer que a vacina (a que contém mercúrio) é completamente segura? A FDA não tem a intenção de pendurar um aviso na parede do consultório pediátrico que diga algo como: "Atenção, pais: cuidado, a vacina contra gripe que seu filho pode receber hoje contém mercúrio, substância que afeta o cérebro!".

"Enquanto o uso de conservantes que contêm mercúrio vem diminuindo nos últimos anos com o desenvolvimento de novos produtos formulados com substâncias alternativas ou sem conservantes, o timerosal tem sido usado em alguns preparados de imunoglobulina, antígenos para realizer exames dermatológicos e em produtos oftalmológicos e nasais, além disso, em algumas vacinas", escreve a FDA em sua página da web *Timerosal em vacinas* (www.fda.gov).

O timerosal é um composto à base de mercúrio que a FDA aprovou como conservante de vacina, o que torna completamente legal a injeção dessa neurotoxina em bebês. Além do mais, os médicos e as empresas farmacêuticas já não são responsabilizados por qualquer problema causado pela vacina, inclusive pela possível morte de pacientes. Uma vacina contra gripe tem em média 25 microgramas de mercúrio, e a Agência de Proteção ao Meio Ambiente (EPA – Environmental Protection Agency) estipula um limite de segurança de 5 microgramas. No caso em apreço, as crianças vacinadas contra gripe recebem mais de 500% a mais de mercúrio em um dia do que o valor considerado seguro pela própria agência governamental responsável por nossa segurança com relação às toxinas encontradas no meio ambiente.

O que mais surpreende sobre tudo isso é que a FDA parece estar muito mais preocupada com o mercúrio nos produtos para a pele que chegam de outros países do que com o mercúrio injetado em nosso corpo. Esses produtos são uma ameaça aos lucros das grandes empresas americanas que obviamente querem que a FDA faça algo. Por isso, a FDA anunciou recentemente que o envenenamento por mercúrio foi ligado aos produtos para a pele.[53] Os produtos em questão são principalmente os clareadores e os cremes anti-idade.

"A exposição ao mercúrio pode trazer sérias consequências à saúde", diz Charles Lee, M.D., consultor médico da FDA. "Ele pode prejudicar os rins e o sistema nervoso, além de interferir no desenvolvimento do cérebro em crianças não nascidas e em bebês recém-nascidos".

A declaração a seguir, feita pelo toxicologista da FDA, Mike Bolger, Ph.D. é ainda mais perturbadora: "Você não precisa usar o produto para ser afetado pela intoxicação".

"As pessoas – principalmente as crianças – podem receber o mercúrio por meio da inalação de seus vapores se um membro da família estiver usando um creme que contenha mercúrio. Os bebês e as crianças pequenas podem ingerir mercúrio ao tocarem seus pais se estes estiverem usando esses produtos, por exemplo, podem colocar as mãos e os dedos na boca depois de tocarem alguma parte do corpo dos pais que tenha creme", diz Bolger.

Essas são admissões realmente incríveis, sobretudo vindas de uma agência de saúde que se recusou repetidas vezes a expor os perigos inerentes às amálgamas dentárias e que afirma que o mercúrio encontrado nos preenchimentos dos dentes seja perfeitamente saudável para o corpo. A pesquisa experimental demonstrou claramente que o vapor do mercúrio que sai pelas amálgamas dos dentes[54] pode facilmente entrar nos pulmões e no cérebro. A FDA não deveria dizer aos pais para pararem de beijar seus bebês ou para deixarem de se aproximar deles? Exalar os vapores do mercúrio vindos de seus dentes pode fazer com que estes entrem pela boca do bebê e penetrem na pele e, portanto, seria um perigo para a saúde, não é?

---

53. Envenenamento por mercúrio ligado aos produtos para a pele, Atualização ao Consumidor realizada pela FDA, 6 de março de 2012.

54. Dentes fumacentos = gás venenoso – *YouTube*.

Se o vapor proveniente de cremes para a pele for situação muito perigosa para as crianças, qualquer tipo de vapor vindo do mercúrio e de qualquer fonte deve ser igualmente nocivo. E se o vapor do mercúrio for, de fato, tão perigoso quanto a FDA diz que é, injetar a mínima quantidade dessa toxina na corrente sanguínea de uma criança pequena deve ser, obviamente, ainda mais perigoso para o cérebro, o sistema nervoso e os rins do que pequenas quantidades que possam ser inaladas quando a mãe, que acabou de passar creme nas mãos, toca seu filho. Não é necessário ser um *expert* em ciência para saber disso.

A FDA também evita informar ao público que o fosfato de alumínio adicionado a essas vacinas aumenta muito a toxicidade do mercúrio; deste modo, torna o nível de tolerância mínimo ao mercúrio uma piada – uma que pode provocar danos cerebrais severos em uma criança, além de provocar um grande sofrimento e problemas financeiros aos pais. Após milhões de pais descobrirem que seus filhos haviam se tornado autistas depois de receberem as vacinas, houve um grande aumento de processos contra as empresas farmacêuticas produtoras dessas vacinas, como a Wyeth, a GlaxoSmithKline Plc, a Merck & Co. e a Sanofi-Aventis S.A. Como resultado, os fabricantes de vacinas ameaçaram a administração do presidente Obama com o corte da produção de vacinas, a menos que eles recebessem imunidade completa em casos de problemas de saúde em decorrência de sua aplicação.

Em 2010, a Suprema Corte garantiu aos fabricantes de vacinas um passe livre nos tribunais civis caso a vacina que fabricassem e vendessem nos Estados Unidos provocasse efeitos terríveis ou matasse uma criança ou um adulto. Os pediatras e outros médicos que receitavam as vacinas não precisavam se preocupar também; eles também estavam protegidos pela responsabilidade civil se as vacinas prejudicassem alguém vacinado por eles. Em outras palavras, a Suprema Corte garantiu a esses gigantes farmacêuticos imunidade pelas consequências de seus erros; eles têm a liberdade de introduzir qualquer composto químico nas vacinas que produzem, e ninguém pode fazer nada a respeito.

Ao adicionar compostos tóxicos e carcinogênicos às vacinas, eles produzem um número cada vez maior de novos pacientes que requerem tratamento médico e que são tratados por medicamentos também produzidos por eles.

As informações escondidas pelo CDC e pela FDA fizeram com que os responsáveis pela epidemia de autismo conseguissem se safar, o que começou a acontecer quando o mercúrio e os adjuvantes começaram a ser adicionados às vacinas. Sem essa elaborada conspiração contra as pessoas, os processos abertos pelos resultados desastrosos das vacinas quebrariam vários governos, inclusive o americano e o britânico, e quase toda a indústria farmacêutica. O custo dos cuidados e do tratamento vitalícios de um autista é incrivelmente alto e, em geral, astronômico para qualquer família, mas simplesmente seria inviável para qualquer governo e empresa farmacêutica.

Donald Trump fala

Ainda bem que algumas pessoas influentes e celebridades agora falam sobre a segurança nas vacinas a fim de conscientizar a população, inclusive o magnata Donald Trump. Durante uma entrevista na *Fox News*, em 2 de abril de 2012, data do quinto aniversário do Dia Mundial da Consciência Autista, Trump inesperadamente levantou a questão das vacinas. Ele disse aos telespectadores: "Eu acredito *firmemente* que o autismo esteja ligado às vacinas".[55]

Trump está ativamente engajado na questão das crianças autistas há muitos anos. Durante a entrevista, o magnata explicou que houve uma série de acontecimentos que o levaram a chegar à conclusão de que as vacinas *monstro* causavam autismo.

As afirmações de Trump devem ter caído como uma bomba para os defensores mais agressivos das vacinas, inclusive médicos, empresas farmacêuticas, agências do governo relacionadas à saúde e, é claro, para o defensor mais poderoso das vacinas, Bill Gates. Todos eles negaram a existência da ligação entre a vacina e o autismo referindo-se aos dados da pesquisa fraudados que o CDC tornou público em 2008. Eles tentaram de tudo para encobrir e deslegitimar o trabalho realizado sobre o

55. Trump alerta telespectadores da *Fox News*: Autismo causado por vacinas, 2 de abril de 2012, assistir entrevista no link <www.rawstory.com>.

autismo causado pelas vacinas feito por pesquisadores em várias universidades e, particularmente, pelo dr. Andrew Wakefield. Felizmente, por meio de uma decisão tomada pela Suprema Corte do Reino Unido, o colega e assistente principal do dr. Wakefield, professor John Walker--Smith, recentemente disse ter uma pesquisa falsificada que provaria a ligação entre a vacina e o autismo.[56] Em outras palavras, o trabalho realizado por esses dois cientistas é agora considerado válido e legítimo.

Sobre a controvérsia ao falar sobre as vacinas e sobre o que há por trás de sua distribuição, Trump disse: "Não estou nem aí. Eu já vi pessoas com filhos saudáveis que foram vaciná-los e um mês depois a criança já não era mais uma criança saudável".

"Estou muito familiarizado com o tema", Trump continuou a dizer. "Sabe, eu tenho uma teoria – e é uma teoria levada em consideração por muitas pessoas – sobre as vacinas. Nunca tivemos nada parecido com isso. É uma epidemia. Já faz mais, bem mais de dez anos. Já faz bem mais de dois anos. E, sabe, quando você pega um bebê que pesa cerca de cinco quilos e o leva a um consultório médico, e eles injetam diversas vacinas ao mesmo tempo – eu sou a favor da vacinação, mas eu acho que quando você aplica todas essas vacinas juntas e, dois meses depois, o bebê está diferente, então significa que muitas coisas aconteceram. Eu realmente...Eu soube de casos."

Geralmente, a mídia patrocinada, em grande parte, pelas propagandas pagas por empresas farmacêuticas, tem interesse financeiro em manter esses patrocinadores satisfeitos. Eu pessoalmente gostaria de agradecer Donald Trump por falar a respeito dessa importante questão que preocupa milhões de pessoas e suas famílias. Ele mostrou claramente que não tem medo de surpreender um dos canais de notícia mais importantes do mundo ao expressar sua preocupação.

Todas as vacinas alteram muito o sistema imunológico e, portanto, desempenham uma importante função no desencadeamento de doenças autoimunes e em outros problemas de saúde. Em um estudo epidemiológico realizado em 2005, que levou em consideração 151 estudos conduzidos anteriormente, os pesquisadores do Departamento de

56. Médico do MMR vence apelação da Suprema Corte – ao lado do Dr. Andrew Wakefield, <www.naturalnews.com>.

Saúde e Epidemiologia da University of British Columbia descobriram uma associação inversa entre as infecções agudas e o desenvolvimento do câncer.[57] O estudo descobriu que evitar as infecções infantis com as vacinas aumenta significativamente o risco de desenvolvimento do câncer na vida adulta.

As doenças crônicas eram extremamente raras há cem anos, quando poucas vacinas eram dadas à população. Quanto mais vacinas são administradas, mais o sistema imunológico fica comprometido.[58] A maioria das doenças de antigamente costumava ser infecções agudas que surgiam pela falta de higiene e má alimentação, pela má qualidade da água para beber e pelas cidades superpopulosas.

Até mesmo o CDC admite em seu site que a água limpa é mais eficaz na prevenção de doenças infecciosas do que as vacinas. O único problema com a água limpa utilizada como o melhor remédio é que, diferentemente da vacinação em massa, não se pode ganhar bilhões de dólares por ano instalando dispositivos para purificar a água nas áreas mais pobres ou educando as pessoas sobre a importância de beber água limpa e fazendo-as deixar de acreditar que a água fluorada é a água que deixa o corpo saudável, e o sistema imunológico forte (para mais informações sobre vacinas, leia o Capítulo 3). Para retirar o timerosal e outras substâncias tóxicas encontradas nas vacinas do corpo, recomendo ingerir cristais de enxofre orgânico (leia o Capítulo 5 para mais detalhes). Um colega meu já viu a completa reversão do quadro de autismo em 16 pessoas, simplesmente por meio do uso prolongado dos cristais de enxofre orgânico.

Reações inteligentes do intestino

A ciência está começando a reconhecer que os danos encontrados no revestimento dos intestinos causados por má nutrição, desidratação, uso de produtos fortes estão causando mais doenças do que se pensava. Recentemente, pesquisadores do Centro Médico UT Southwestern, em Dallas,

57. Prevenção contra o Câncer 2006; 30(1): p. 83-93. Epub 21 de fevereiro de 2006.

58. Para mais detalhes, veja meu livro *Vaccine-nation: poisoning the population, one shot at a time.*

Texas, descobriram que uma população celular misteriosa e escondida no revestimento dos intestinos é essencial para prevenir que bactérias normalmente benéficas invadam o tecido mais profundo, onde podem causar doenças como a doença inflamatória intestinal (IBD).[59]

De acordo com essas descobertas, as pessoas que sofrem dessa doença frequentemente têm mais bactérias que se aderem, ou invadem, seus revestimentos intestinais. Quando seu sistema imunológico cria um ataque contra esses invasores, essas bactérias podem desenvolver úlceras dolorosas e diarreia hemorrágica.

Os pesquisadores também descobriram que a célula T, em geral, presente nas superfícies do corpo, como a pele e o trato gastrointestinal, patrulha as fronteiras intestinais, sentindo quando microrganismos invadem as células epiteliais que revestem o intestino. "Quando isso acontece, essas células T entram em ação, produzindo proteínas antibióticas que matam a bactéria nociva e evitam sua entrada nos tecidos mais profundos", afirmou o dr. Hooper, que também é o pesquisador do Instituto Médico Howard Hughes, no UT Southwestern. Essa ação dura várias horas, até que outras células imunológicas possam ser recrutadas como apoio. No entanto, as consequências começam a aparecer quando o trato intestinal se torna um campo de batalha constante.

Um campo de batalha é reconhecido por seu ambiente devastador. A superexposição às toxinas, aos aditivos alimentares, ácidos graxos do tipo trans (encontrados em *fast foods*, como hambúrgueres e batatas fritas), medicamentos, álcool, restos de comida estragados, proteínas desnaturadas e mais podem facilmente ocasionar o que se conhece por *síndrome do intestino com vazamento*, uma doença na qual a bactéria e as toxinas penetram nos tecidos intestinais, no sangue e na linfa. Uma reação imunológica inicialmente limitada e localizada pode então evoluir e se espalhar por outras partes do corpo. As células T supostamente só lidam com invasores estranhos, porém elas precisarão ser ativadas contra os próprios tecidos do corpo quando as toxinas (antígenos) começarem a se acumular lá.

59. Cientistas do UT Southwestern descobrem células misteriosas que funcionam como "agentes de fronteira" nos intestinos, 9 de maio de 2011, em *Health & Medicine*.

O encontro com os antígenos aumenta o nível dos complexos do antígeno/anticorpo no sangue e desestabiliza o frágil equilíbrio que existe entre a reação imunológica e sua supressão. As doenças autoimunes, que indicam um nível extremamente alto de toxicidade no corpo são o resultado direto de um distúrbio desse equilíbrio. Se a produção de anticorpos for continuamente alta nas articulações sinoviais, a inflamação se tornará crônica, levando gradualmente a aumento da deformidade, dor e perda de funções.

O uso excessivo do sistema imunológico leva à autodestruição do corpo. Se esse tipo de autodestruição acontecer, por exemplo, na cobertura da mielina do tecido nervoso, damos o nome de esclerose múltipla. Entretanto, sabemos que o tecido adiposo é capaz de absorver uma grande quantidade de toxinas e metais pesados nocivos; dessa forma, pode-se evitar que danos maiores ocorram.

Naturalmente, as toxinas migram em direção ao tecido adiposo. Um fígado gorduroso é somente uma tentativa de sobrevivência realizada pelo corpo para lidar com a carga de toxinas que o órgão já não pode quebrar e retirar por causa da congestão crônica de suas vias biliares. Ainda assim, sob um ponto de vista diferente, o que aparenta ser a ação do corpo de se autodestruir é, na verdade, uma tentativa final de autopreservação. O corpo somente *ataca* a si mesmo se a toxicidade tiver aumentado a um grau em que poderia causar mais danos do que uma resposta autoimune causaria.

O corpo certamente não tem a intenção de cometer suicídio, apesar de o termo doenças autoimunes querer dizer exatamente isso. Quando as membranas das células do corpo são obstruídas por produtos químicos estranhos e nocivos, por fragmentos de proteínas estranhas e por partículas tóxicas como os ácidos graxos do tipo trans, é absolutamente normal que o sistema imunológico ataque esses contaminadores. A inflamação que surge dessa reação dá a oportunidade de limpar e remover pelo menos algumas das toxinas. Chamar essa resposta de *doença* não faz sentido, não é científico e reflete uma falta de conhecimento sobre a verdadeira natureza do corpo.

Os cálculos inibem a habilidade do corpo em mantê-lo bem nutrido e limpo, o que os torna a principal causa de toxicidade. Eles evitam que o fígado retire de maneira adequada as substâncias tóxicas da corrente sanguínea. Se o fígado não puder filtrar as toxinas do sangue, elas acabam sendo despejadas nos fluidos extracelulares. Quanto mais toxinas se acumulam nesses fluidos, mais as membranas celulares são congestionadas por materiais nocivos. Uma resposta autoimune pode ser necessária para destruir as células mais contaminadas e, dessa forma, salvar o resto do corpo, pelo menos por um tempo. Quando todos os cálculos forem removidos do fígado e da vesícula, o sistema imunológico não terá de tomar essas mesmas medidas de defesa em nível celular.

Uma dieta saudável e balanceada pode, é claro, ajudar o corpo a manter um sistema imunológico balanceado. Por exemplo, os pesquisadores conduziram na Universidade de Cambridge e publicaram na revista *Cell*, em outubro de 2011, um estudo que revelava que os compostos encontrados nos vegetais crucíferos, como brócolis, couve, couve-chinesa e em muitas outras variedades de folhas verdes, agem como sinais químicos necessários para o funcionamento completo do sistema imunológico.[60]

A osteoartrite é uma doença degenerativa e não inflamatória. Ela ocorre quando a renovação da cartilagem articular (uma superfície macia e forte que cobre os ossos em contato com outros ossos) não consegue alcançar o mesmo ritmo com sua remoção. A cartilagem articular se torna cada vez mais fina, até que eventualmente as superfícies articulares ósseas entram em contato e os ossos começam a se degenerar. A reparação anormal do osso e a inflamação crônica podem seguir essa forma de danos.

Como na maioria das doenças, esse sintoma surge a partir de um problema digestivo que ocorre há muito tempo. Já que poucos nutrientes são absorvidos e distribuídos ao longo do tecido, torna-se cada vez mais difícil manter osso e cartilagem articular saudáveis. Os cálculos no fígado dificultam os processos digestivos básicos e, portanto, talvez sejam os principais responsáveis pelo desenvolvimento da osteoartrite.

---

60. Ying Li, Silvia Innocentin, David R. Withers, Natalie A. Roberts, Alec R. Gallagher, Elena F. Grigorieva, Christoph Wilhelm, Marc Veldhoen. Linfócitos Intra-Epiteliais que Mantêm os Estímulos Exógenos via Ativação do Receptor do Hidrocarboneto Arílico. Cell, 13 de outubro de 2011 DOI:10.1016/j.cell.2011.09. Para obter recomendações sobre dietas, veja meu livro *Timeless secrets of health and rejuvenation.*

A gota, outra doença das articulações ligada ao baixo desempenho do fígado, é causada pelos cristais de urato de sódio que se instalam nas articulações e nos tendões. A gota ocorre em algumas pessoas cuja incidência de ácido úrico encontrado no sangue é anormalmente alta. Quando os cálculos no fígado começam a afetar a circulação sanguínea nos rins (ver Capítulo 1, *Distúrbios do sistema urinário*), a excreção do ácido úrico torna-se difícil. Isso também provoca danos e destruição das células no fígado e nos rins, assim como em outras partes do corpo.

O ácido úrico é um dejeto resultante da quebra das purinas no núcleo da célula; ela é produzida em excesso, com alto índice de destruição das células. As purinas fazem parte de todo tecido humano e podem ser encontradas em muitos alimentos. Grandes quantidades dessa substância podem ser causadas por uma superprodução de ácido úrico ou pela falha na eliminação do ácido úrico pelos rins. Fumar, consumir muitas bebidas alcoólicas, usar estimulantes, entre outros aspectos, pode causar a destruição das células, o que liberará grandes quantidades de purinas e romperá as proteínas celulares, liberando-as à corrente sanguínea. Quando o álcool estiver presente no sangue ou permanecer lá por muito tempo porque o fígado não pode quebrá-lo bem ou se alguém beber muito, nem todo o ácido úrico será dissolvido, e o excesso se cristalizará e se instalará nas articulações.

Além disso, a produção de ácido úrico aumenta bruscamente com o consumo elevado de carne, frutos do mar e gema de ovo.[61] Enquanto o excesso de consumo de carne e frutos do mar está associado ao aumento do risco de desenvolver gota, o consumo moderado de vegetais ricos em purina não está associado ao aumento do risco de desenvolver a doença. A frutose, um açúcar encontrado em produtos à base de açúcar e em frutas, além de adicionado aos milhares de alimentos e bebidas processados na forma de xarope de glucose (HFCS), também é uma das principais responsáveis pelo aumento do ácido úrico no corpo. (**Observação**: enquanto as frutas ingeridas com moderação não parecem trazer problemas para o corpo, os sucos de fruta contêm grandes quantidades de frutose e podem facilmente elevar os níveis do ácido úrico no sangue a níveis anormais).

---

61. Para dissolver os cristais de ácido úrico e melhorar o quadro de gota, ver *A limpeza do rim*, no Capítulo 5.

A propósito, todos os alimentos e substâncias anteriormente mencionados podem levar à formação de cálculos no fígado e na vesícula.

"Suspeita-se que os alimentos ricos em frutose e purina, que têm em comum o aumento do ácido úrico, podem ter um papel importante na epidemia de síndromes metabólicas e doenças renais que vem se espalhando pelo mundo", de acordo com o resumo de um estudo conduzido pela Universidade da Flórida, intitulado "Ácido úrico, a síndrome metabólica e doenças renais".[62]

Além de aumentarem o risco de diabetes, pressão alta, doenças cardiovasculares, gota, insuficiência renal e obesidade, os altos níveis de ácido úrico podem piorar quase todos os quadros das doenças.

Distúrbios do sistema reprodutor

Os sistemas reprodutores feminino e masculino dependem, em grande parte, do funcionamento do fígado. Os cálculos no fígado obstruem a passagem da bílis pelas vias biliares, o que prejudica a digestão e desestrutura os lóbulos hepáticos. Isso diminui a produção de albumina sérica e dos fatores de coagulação. A albumina sérica é a proteína mais comum e abundante encontrada no sangue, responsável pela manutenção da pressão osmótica do plasma, cujo nível normal é 25mmHg. Os fatores de coagulação são essenciais para a coagulação do sangue. A pressão osmótica insuficiente corta o fornecimento de nutrientes das células, inclusive aquelas encontradas nos órgãos reprodutores.

A má nutrição das células afeta o metabolismo celular e interfere na drenagem linfática. A má drenagem linfática nos órgãos reprodutores pode ocasionar a retenção de líquidos e edemas cheios de restos celulares e dejetos metabólicos. Tudo isso pode resultar em disfunções sexuais graduais.

A maioria das doenças do sistema reprodutor é resultado da má drenagem linfática. O duto torácico (ver Capítulo 1, *Distúrbios do sistema circulatório*) drena o fluido linfático de todos os órgãos do sistema digestivo, inclusive o fígado, o baço, o pâncreas, o estômago e os intestinos. Esse duto geralmente se congestiona muito quando os cálculos no

62. J. Am. Soc. Nephrol 17: 165-168, 2006.

fígado prejudicam a digestão e a absorção dos alimentos. Essa situação é óbvia, ainda assim é dificilmente reconhecido na medicina tradicional que a congestão no duto torácico está ligada aos efeitos negativos do sistema reprodutivo. Esses órgãos, como a maioria dos órgãos do corpo, precisam liberar milhões de células mortas e dejetos metabólicos até o duto torácico.

A má drenagem linfática da área pélvica feminina é responsável por baixa imunidade, desequilíbrio nos níveis hormonais, problemas menstruais, tensão pré-menstrual (TPM), sintomas relacionados à menopausa, doença inflamatória pélvica (DIP), cervicite, todas as doenças uterinas, distrofia vulvar com o crescimento do tecido fibroso, cistos e tumores ovarianos, destruição das células, queda na libido, infertilidade e mutações genéticas das células que levam ao surgimento do câncer.

O bloqueio torácico pode também levar à congestão linfática no seio esquerdo, deixando para trás toxinas e dejetos que podem causar inflamações, inchaços, formação de caroços, bloqueio dos dutos de produção de leite e tumores cancerígenos. Caso o duto linfático direito, que drena a linfa da metade à direita do tórax, cabeça, pescoço e braço direito se congestione, os dejetos se acumulam no seio direito e causam problemas similares.

Uma restrição contínua na drenagem linfática da área pélvica masculina estimula o aumento da próstata, assim como a inflamação do pênis e da uretra. A impotência também é uma consequência comum nessa situação. O aumento regular dos cálculos no fígado, um fator comum entre os homens de meia-idade que vivem em países ricos, é uma das principais razões pelo bloqueio linfático nessa importante área do corpo.

As doenças venéreas ocorrem quando as áreas afetadas do corpo alcançam um alto nível de toxicidade e estas perdem a habilidade de afastar os micróbios. A infecção microbiana geralmente é precedida de uma grave congestão linfática. A capacidade de colapso do sistema linfático (que inclui o sistema imunológico) em repelir os microrganismos invasores é o real motivo para a maioria das doenças reprodutoras e sexuais.

Quando todos os cálculos do fígado são retirados, e mantém-se uma dieta balanceada e um estilo de vida saudável, a atividade linfática pode voltar ao normal. O tecido reprodutor recebe uma melhor nutrição e se torna mais resistente; as infecções diminuem; os cistos, o tecido fibroso e os tumores são quebrados e expulsos, e as funções sexuais são restauradas. Várias mulheres, que durante anos não podiam conceber uma criança, já informaram que a limpeza do fígado as ajudou a engravidar.

Distúrbios da pele

Quase todas as doenças de pele, como o eczema, a acne e a psoríase, têm um fator em comum: cálculos no fígado. Quase todas as pessoas com problemas de pele também sofrem de problemas intestinais e com impurezas no sangue, principalmente. Um sistema imunológico que reage exageradamente e as alergias também podem ser responsáveis por esses problemas. Tais doenças são causadas principalmente pelos cálculos e pelos efeitos nocivos que eles representam para o corpo como um todo, bem como por culpa de uma dieta não balanceada e por estilo de vida ruim.

Os cálculos podem desencadear diversas reações protetoras em todo o corpo - principalmente nos sistemas digestivo, circulatório e urinário. O que chamamos de doença de pele - uma irritação na melhor das hipóteses - é, na verdade, uma tentativa de o corpo se salvar. Em sua tentativa de remover o que o cólon, os rins, os pulmões, o fígado e o sistema linfático não puderam eliminar ou desintoxicar, as camadas mais internas da pele se inundam e se sobrecarregam com dejetos ácidos. Apesar de a pele ser o maior órgão de eliminação do corpo, ela eventualmente sucumbe ao ataque ácido gerado no corpo.

O material tóxico é depositado primeiramente no tecido conectivo, embaixo da derme. Quando esse resíduo é preenchido, a pele começa a não funcionar direito e se inflama de alguma forma. As células da pele e o sistema imunológico localizado na pele podem reagir de diferentes formas para cada tipo de toxina ou antígeno ao qual forem expostos. Já que no mundo atual existem milhares de diferentes toxinas químicas que entram no corpo por meio das vacinas, do ar poluído que inalamos, dos alimentos processados que ingerimos, das bebidas cheias de flúor às quais estamos expostos e da água clorada que bebemos, o uso de maquiagem e de produtos para os cuidados com a pele, etc. pode haver literalmente milhares de tipos diferentes de problemas dermatológicos.

O sistema imunológico precisa reagir de diferentes formas para cada toxina ou antígeno encontrado, o que significa que o problema de pele de uma pessoa nunca pode ser idêntico ao problema de outra, assim como o câncer ou o diabetes de uma pessoa nunca pode ser igual ao da outra. Em outras palavras, o eczema, a acne ou a dermatite são únicas para a pessoa que sofre com uma delas. Apesar disso, geralmente, quase todas as doenças da pele incluem irritação, inchaço, inflamação e alguma forma de descoloração.

Grandes quantidades de substâncias ácidas e nocivas, restos de células, micróbios de diferentes origens (como os cálculos) e diversos antígenos vindos de alimentos mal digeridos congestionam o sistema linfático e inibem a drenagem linfática de várias camadas vivas da pele. As toxinas e as proteínas em decomposição originadas das células da pele destruídas ou danificadas atraem micróbios e se tornam a fonte de irritação e inflamação constantes da pele. As células da pele começam a sofrer de subnutrição, o que pode reduzir bastante a substituição normal, que acontece a cada quatro a seis semanas, aproximadamente. Isso também pode causar danos extensos aos nervos da pele (ver **Figura 14**, de uma jovem na Alemanha que sofria de neurodermatite e foi completamente curada após somente seis limpezas do fígado e da vesícula).

A dermatite crônica é um distúrbio da pele extremamente difícil de curar e cuja medicina alopática somente pode oferecer um alívio temporário. Essa jovem mencionada me contou que suas primeiras sessões de limpeza eliminaram tantas pedras e toxinas que o problema dermatológico *piorou* antes de melhorar por completo. Essa é uma reação esperada e faz parte do processo de cura de quase todas as doenças crônicas.

Quando pedi sua permissão para publicar essa foto, ela me pediu para incluir a seguinte explicação: "A diferença entre essas duas fotos foi de cinco meses... Eu tirei a primeira foto, e a segunda foi tirada por um fotógrafo profissional e com uma luz melhor. Somente usei rímel, sombra e brilho. Nenhuma outra maquiagem foi usada nessas duas fotografias. Você pode observar que a erupção desapareceu sem deixar cicatrizes, apesar de não ter ainda completado as sessões de limpeza...".

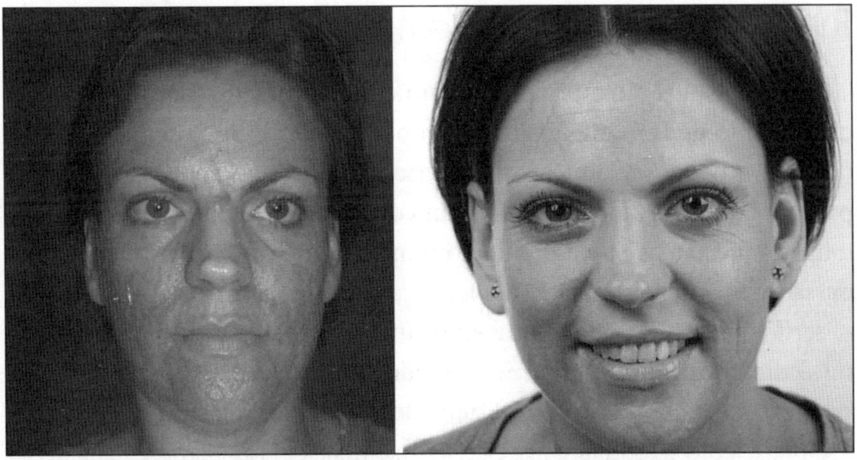

Figura 14: Antes e depois de uma série de seis limpezas do fígado e da vesícula.

Se as glândulas sebáceas, que liberam sua secreção, o sebo, aos folículos do cabelo, deixam de receber nutrientes, o crescimento do cabelo se torna anormal e, em particular, pode haver queda de cabelo. Quando o fornecimento da *melanina* do corpo começa a falhar, o cabelo embranquece prematuramente. A falta de sebo altera a textura saudável do cabelo e o deixa sem brilho e feio. Na pele, o sebo atua naturalmente como um agente bactericida ou fungicida, evitando a invasão de micróbios. Ele também evita o ressecamento e a quebra da pele, principalmente quando exposta ao sol e ao ar quente e seco.

Uma predisposição genética em relação à calvície ou a qualquer doença dermatológica pode desempenhar uma função importante, mas *não* é um fator determinante para a perda do cabelo, como em geral se acredita. As funções saudáveis da pele e o crescimento do cabelo geralmente são restaurados, em especial nas mulheres; tudo volta ao normal quando os cálculos são extraídos e o cólon e os rins/bexiga são limpos.

O hipotireoidismo, que geralmente causa grande incidência de queda de cabelo (alopecia), também responde bem à limpeza desses importantes órgãos excretores.[63]

63. Para mais detalhes sobre a irrigação colônica e a limpeza dos rins, leia meu livro *Timeless secrets of health and rejuvenation.*

Riscos no tratamento de doenças

Os cálculos são a principal causa de doenças. Eles impedem o funcionamento de um dos órgãos mais complexos, ativos e importantes do corpo – o fígado. Ninguém nunca criou um fígado artificial justamente por sua complexidade. Superado em complexidade apenas pelo cérebro, o fígado planeja os processos mais complexos de digestão e metabolismo; dessa forma, afeta a vida e a saúde de cada célula do corpo. Os distúrbios descritos neste capítulo só mostram uma parte dos desequilíbrios direta ou indiretamente relacionados aos cálculos. Existem pelo menos 6 mil doenças raras e mais de 12 mil tipos de doenças listadas no site da OMS – Organização Mundial da Saúde. Os cientistas identificaram mais de 44 mil sintomas de doenças. Na verdade, existem somente alguns tipos de doença, e todos eles compartilham uma ou duas causas: *deficiência* e *toxicidade*.

Nós simplesmente não podemos considerar uma doença ser uma doença individual. Por exemplo, a alta taxa de açúcar no sangue não é a causa do diabetes, mas sim seu efeito. Da mesma forma, a osteoporose não é uma doença relacionada ao baixo nível de cálcio e as doenças cardíacas não são relacionadas aos altos níveis de colesterol. Uma doença não pode ser causada por suas expressões sintomáticas, mas sim por uma alteração dos processos mais básicos do corpo.

As consequências fatais geralmente surgem quando tratamos os sintomas da doença em vez de suas causas. Considere esse exemplo de uma pesquisa recente publicada no *British Medical Journal*.[64] Os pesquisadores descobriram que homens e mulheres com mais de 40 anos que tomam suplementos de cálcio têm o risco de sofrer um ataque cardíaco aumentado em 30% se comparados às pessoas que não tomam esses suplementos.

Até hoje, os médicos especialistas ainda dizem aos seus pacientes que eles devem tomar suplementos de cálcio para evitar a osteoporose. Confiando cegamente em seus médicos, esses pacientes podem causar, inadvertidamente, um ataque cardíaco e ainda assim não estão isentos

64. "Efeito dos suplementos de cálcio relacionado ao risco de infartos do miocárdio e de doenças cardiovasculares: meta-análise", *BMJ 2010;341doi: 10.1136/bmj.c3691* (Publicado em 29 de julho de 2010).

de sofrer fraturas. Os suplementos de cálcio causam calcificações vasculares, pedras nos rins, cálculos, cânceres de mama e diversas outras doenças, enquanto seus benefícios para evitar a osteoporose são ínfimos.

De fato, existe um órgão sólido de pesquisa que indica que a maior densidade óssea, a qual pode ser artificialmente alcançada tomando suplementos de cálcio, pode, na verdade, aumentar o risco de desenvolver câncer de mama em 300% ou mais![65] Deixar seu médico tratar os sintomas da doença, ou o que for considerado uma doença, é mais uma armadilha do que um remédio. Como aponto em meu livro *Timeless secrets of health and rejuvenation*, o tipo de corpo Vata apresenta uma densidade óssea naturalmente baixa, menor que a do corpo tipo Kapha. Dado o falso diagnóstico de *baixa densidade óssea* em uma pessoa Vata, um suplemento de cálcio seria o equivalente a cometer um assassinato.

A fixação neurótica enraizada na mente dos médicos sobre aumentar a densidade óssea com esses suplementos não é só errada, como também responsável pelo aumento do risco de desenvolver câncer e doenças cardiovasculares.[66] De acordo com 11 estudos clínicos, o cálcio, que tem origem em fontes importantes como calcário, cascas de ostras e ossos, representa o maior risco de sofrer um ataque cardíaco.

Obviamente, a medicina dirigida ao sintoma não está interessada em descobrir ou tratar as causas principais dos sintomas das doenças. Pelo contrário, os cientistas que trabalham em benefício das empresas farmacêuticas são especialistas em criar nomes de novas doenças e listas de sintomas todos os dias do ano.

As indústrias farmacêuticas também não possuem a intenção de descobrir a cura de doenças. Elas estão no mercado de criação de um número crescente de novas doenças para gerar um número cada vez maior de vacinas e outras drogas para tratarem o número cada vez maior de efeitos colaterais que seus produtos tóxicos provocam.

A única causa mais comum de morte e danos hoje em dia é o uso de medicamentos prescritos. Nos Estados Unidos, quase 784 mil pessoas

---

65. Alta densidade óssea aumenta em até 300% o risco de desenvolver câncer de mama: <http//www.greenmedinfo.com/anti-therapeutic-action/high-bone-density>.

66. Efeito dos suplementos de cálcio com relação ao risco de infarto do miocárdio e doenças cardiovasculares: meta-análise.BMJ 2010; 341 doi: 10.1136/bmj.c3691.

morrem todo ano como resultado de tratamentos médicos, de acordo com a pesquisa estatística realizada pelo dr. Gary Null *et al.*[67] Quem ganha com as doenças? As grandes empresas que fabricam medicamentos e criam procedimentos médicos que podem acabar com os sintomas da doença, dando a impressão de estarem cumprindo seu papel. Sendo empresas públicas e com fins lucrativos, essas gigantes farmacêuticas são responsáveis somente por seus acionistas, mesmo que eles saibam muito bem que seus produtos matam pessoas.

Por exemplo, embora o Avastin, medicamento que combate o câncer de mama, nunca tenha obtido comprovação de sua eficiência no combate à doença, ele se mantém no mercado há muitos anos a um custo de quase 90 mil dólares por ano de tratamento, apesar de todos os seus efeitos colaterais graves (como aumento de pressão, hemorragia e morte). Apesar de a FDA saber da inutilidade do medicamento há anos e apenas recentemente tê-lo retirado das prateleiras, ele continua a ser vendido para outros tipos de câncer.

Mesmo se o Avastin trouxesse algum benefício (o que parece não ser o caso), e você estivesse tomando esse medicamento para qualquer tipo de câncer, ainda não haveria garantias de que você estaria tomando o medicamento certo ou sua versão falsa. Um artigo de 2012 publicado no *Inquisitr*, intitulado "Fabricante do Avastin Alerta para Versões Falsificadas no Mercado,"[68] revela escândalos envolvendo este e outros medicamentos contra o câncer. O autor do artigo, Kim LaCapria, afirma: "Agora, o fabricante do Avastin, Genentech, alerta sobre casos de fraude que envolvem o medicamento e que foram descobertos em hospitais e centros de cuidados médicos em todo o país – e a origem é desconhecida. O que eles sabem acerca das cópias, bastante lucrativas (Avastin gera um lucro de 6 bilhões de dólares para a Genentech todo ano) é que elas não contêm o composto ativo".

É claro, sem o composto ativo, um medicamento é ineficaz e inútil (a menos que você conte com o possível efeito placebo que pode acabar provocando). No entanto, o principal escândalo não foi o fato de os

---

67. "Morte pelas mãos da Medicina", Dr. Gary Null *et al*: <http//www.webdc.com/pdfs/deathbymedicine.pdf>.

68. "Fabricante do Avastin alerta para versões falsificadas no mercado", *Inquisitr*, Kim LaCapria, Publicado: 15 de fevereiro de 2012.

médicos terem dado um óleo de cobra de 90 mil dólares aos seus pacientes, mas sim de terem continuado a prescrever o óleo mesmo quando notaram que esse medicamento era completamente inútil. Eles prescrevem esse medicamento pelas vastas somas de dinheiro ou por causa de sua confiança cega na medicina química?

Eu já cansei de escrever a respeito da armadilha que representa o uso de medicamentos cancerígenos em meu livro *Cancer is not a disease – it's a healing mechanism*, mas gostaria de mencionar aqui o extensivo uso do tamoxifeno. O tamoxifeno é um exemplo perfeito de como os argumentos a favor da terapia medicamentosa são enganosos e cheios de erros.

Milhões de mulheres do grupo de risco recebem a prescrição de tamoxifeno para evitar o câncer de mama ou a volta da doença, e geralmente esse medicamento deve ser tomado por cinco anos. No entanto, a pesquisa conduzida em Israel descobriu que o tamoxifeno pode causar câncer. De acordo com um estudo realizado em 2008, na edição de março/abril de 2008 da *International Journal of Gynecological Cancer*,[69] o tratamento contra o câncer de mama com o uso do tamoxifeno resulta em um aumento do risco de desenvolvimento de câncer no útero e na mortalidade entre as mulheres que tomavam esse medicamento em comparação às mulheres que não o estavam tomando.

Além disso, de acordo com os pesquisadores do Centro Tenovus para a Pesquisa do Câncer da Universidade Cardiff, enquanto os medicamentos como o tamoxifeno podem ter algum efeito positivo no tratamento do câncer de mama, para uma parcela significativa das pacientes o resultado era nulo ou, após um início promissor, a paciente piorava à medida que o câncer reaparecia ou criava resistência ao medicamento. Em minha opinião, a simples substituição de um câncer por outro não é uma opção de tratamento que deveria ser oferecida aos pacientes. O que é pior, a maioria das mulheres do grupo de risco nunca desenvolverá a doença, mas ao tomarem o tamoxifeno, essa chance aumenta significativamente.

Ou tome como exemplo a fraude do Avandia. Essa é uma citação tirada do comunicado de imprensa da FDA publicado na edição de 23

---

69. "O risco de desenvolver sarcoma uterino após o uso do tamoxifeno", *International Journal of Gynecological Cancer*, 352–356 doi:10.1111/j.1525-1438.2007.01025.x.

de setembro de 2011: "A FDA anuncia que restringirá significativamente o uso do medicamento para o diabetes, Avandia (rosiglitazona), aos pacientes com diabetes tipo 2 que não possam controlar a doença com outros medicamentos. Essas novas restrições ocorrem em resposta aos dados que sugerem um elevado risco de eventos cardiovasculares, como ataque cardíaco e AVC, em pacientes tratados pelo Avandia". Desde que foi apresentado em 1999, esse famoso medicamento para o diabetes já matou cerca de 200 mil pessoas de ataque cardíaco – a mesma doença de que padece a maioria dos diabéticos.

A FDA, é claro, sabe desses riscos há muito tempo, porém, optou por ignorá-los e deixar as pessoas adoecerem ou morrerem sem saber o motivo. A pergunta é: quantas pessoas nos últimos 15 anos morreram de ataque cardíaco relacionado ao diabetes ou ao Avandia?

Está ficando cada dia mais claro que, enquanto os medicamentos sob prescrição forem bem-sucedidos em acabar com alguns sintomas de doenças (o que quase sempre representa a tentativa de o corpo se curar), eles farão tudo isso à custa de possíveis insuficiências renais ou problemas hepáticos, ou então de um ataque cardíaco ou AVC.

A medicina orientada aos sintomas se tornou tão popular entre os médicos e pacientes que a simples ideia de se dirigir às causas subjacentes da doença é considerada estranha ou uma perda de tempo e energia. Ir diretamente à procura da cura rápida parece muito melhor para a maioria. Mais de 90% dos pacientes nunca nem questionou seus médicos acerca dos possíveis efeitos colaterais dos tratamentos recebidos. Tudo o que eles querem é manter "a droga da doença" sob controle.

Apesar de o controle dos sintomas realmente evitar sua cura, os pacientes que são mantidos na ignorância sobre os motivos de suas doenças insistem em sabotar a própria saúde no futuro em troca de ganhar algum alívio temporário. Existem muitos predadores famintos por dinheiro lá fora que obtêm vantagem sob as pessoas e seus medos – induzidos que as fazem relutar a irem em direção à medicina orientada para curar as próprias doenças. Com frequência, a descoberta de um único sintoma de uma doença recém-inventada se torna uma desculpa para a empresa farmacêutica patentear um novo medicamento a ser comercializado como uma panaceia para aquela doença alvo. Por exemplo, a queda repetida do número do que constitui o novo nível *normal* de colesterol nas últimas décadas sempre fez com que milhões de pessoas consideradas saudáveis se tornassem pacientes de risco de um ataque cardíaco ou AVC. De um dia para o outro, todas essas pessoas de repente sofriam de *colesterol alto*, mesmo que os altos níveis de colesterol nunca tenham sido considerados um fator de risco para doenças cardíacas. Por isso, os produtores de estatina não podem afirmar que seu produto possa, de fato, reduzir o risco de doenças cardíacas.

O ponto crucial é que mais de três entre quatro americanos agora possuem um diagnóstico de *doença crônica*, motivo pelo qual a medicina quer que recebam tratamento. Toda semana milhares de pessoas relativamente saudáveis se tornam pacientes de novas doenças que estão sendo inventadas pelas pesquisas *científicas* patrocinadas pelas empresas farmacêuticas.

Na realidade, a toxicidade e a deficiência, que são as principais causas das doenças crônicas, não são doenças. Elas simplesmente requerem uma limpeza e cuidados básicos, como uma nutrição saudável e um estilo de vida equilibrado.

Foi em 1994 que eu comecei a disponibilizar a limpeza do fígado e da vesícula às pessoas ao redor do mundo. Descobri que quando você retira os obstáculos que impedem o fígado de fazer seu trabalho, seu corpo pode voltar ao estado de equilíbrio e vitalidade.

Os cuidados com a saúde não precisam ser uma luta, tampouco caros. Hipócrates, pai da medicina moderna, sabiamente afirmou: “Deixe seu alimento ser o remédio e seu remédio ser o alimento”. Esse processo de limpeza do fígado utiliza alguns alimentos baratos para realizar o que o mais caro dos medicamentos não consegue realizar, ou seja, ajudar o corpo a se curar sozinho.

Capítulo 2

Como Saber se Tenho Cálculos Biliares?

Durante minha pesquisa com milhares de pacientes que sofriam de quase todos os tipos de doenças, inclusive doenças terminais, descobri que cada pessoa tinha grande quantidade de cálculos no fígado e, em muitos casos, também na vesícula. Quando esses indivíduos eliminaram essas pedras por meio da limpeza e tomaram medidas simples e saudáveis para a vida, recuperaram-se das doenças que desafiavam os tratamentos convencionais e alternativos. Apesar de o procedimento não possuir nada para tratar uma doença específica, ele cria a precondição para o corpo se curar sozinho, sem importar qual problema seja.

A seguir, você verá uma descrição de alguns dos marcadores mais comuns que indicam a presença de cálculos no fígado e na vesícula. Se você tiver qualquer um deles, é bem provável que sinta grandes mudanças positivas se fizer a limpeza do fígado e da vesícula.

Em minha prática, descobri que esses indicadores são bastante precisos. Caso não esteja certo de ter pedras, pode ser bom realizar a limpeza do fígado da mesma forma; ela pode melhorar sua saúde significativamente.

Existe um velho ditado: "Não julgue o livro pela capa". A única forma de descobrir se você tem cálculos ou não é fazendo a limpeza do fígado e da vesícula. Você descobrirá que quando retirar todas as pedras que possam existir, os sintomas da doença gradualmente desaparecerão e a saúde voltará ao normal.

No entanto, devo dizer agora que a limpeza desses órgãos não é nenhuma panaceia para todas as doenças. Existem outras causas para os problemas de saúde, como a má alimentação, o sono irregular, a falta de exposição ao sol para absorver a vitamina D, etc. Apesar de a maioria dessas outras causas levar à formação de cálculos no fígado, elas também precisam ser tratadas separadamente; do contrário, a limpeza do fígado será simplesmente um curativo e não melhorará sua saúde (falarei sobre esses tópicos nos Capítulos 3 e 5).

Sinais e marcas

A pele

A principal função da pele é ajustar continuamente nosso corpo interno ao meio ambiente externo e sempre mutável, o que inclui temperatura, umidade, secura e luz. Além disso, a pele cobre o corpo para nos proteger de danos, micróbios e outros agentes nocivos. Além de ter de lidar com esses fatores externos, a pele também se monitora e se adapta de acordo com as mudanças internas que acontecem no corpo.

A pele reflete a condição dos órgãos e dos fluidos do corpo, inclusive o sangue e a linfa. Qualquer funcionamento anormal do corpo em longo prazo inevitavelmente afetará a saúde do sangue e da linfa, e isso se refletirá na pele na forma de manchas, descoloração ou outro tipo de problema, como secura, oleosidade, rugas, linhas de expressão e assim por diante.

Quase todas as doenças dermatológicas têm sua origem no desequilíbrio do fígado. Os cálculos levam às doenças circulatórias, que reduzem o fornecimento de nutrientes para a pele e a eliminação dos dejetos, e prejudicam o desenvolvimento saudável e os ciclos normais de mudança das células. As seguintes mudanças da pele indicam a existência de cálculos no fígado e na vesícula:

- **Pontos pretos e pequenos ou manchas grandes e marrons** que têm as mesmas cores de sardas ou sinais. Geralmente, aparecem ao lado direito ou esquerdo da testa, entre as sobrancelhas ou embaixo dos olhos. Eles também podem aparecer na parte superior do ombro direito ou entre as omoplatas. Os mais proeminentes são as chamadas *manchas hepáticas* ou *manchas da idade*, nas costas das mãos e antebraços, geralmente vistos entre a população de meia-idade e em idosos.

Se os cálculos, espontaneamente excretados pelo fígado e pela vesícula, ficam presos no cólon, esses pontos podem também aparecer na região onde o polegar e o indicador se encontram. Essas manchas hepáticas, em geral, começam a desaparecer após a eliminação da maioria das pedras do fígado, da vesícula e dos intestinos.

As manchas hepáticas ou escuras tendem a aparecer principalmente nos indivíduos cuja pele é muita fina (os tipos de corpo Vata e Pitta)[70] e cujas vias biliares estão congestionadas. Isso pode forçar a bílis a entrar no sangue e a se acumular em certas regiões dos tecidos conectivos, embaixo da pele. A tempo, quantidades cada vez maiores de bílis conseguem entrar nas camadas superiores da pele.

A bílis em refluxo contém toxinas, o que faz com que a melanina a contorne e ajude em sua neutralização, protegendo assim as células da pele. Esse contorno tem a aparência de pontos escuros. Os pigmentos da bílis também contribuem para a descoloração da pele. Em casos extremos, todo o corpo e os olhos ficam amarelos (icterícia). Se a pele ficar cinzenta e escura, isso indica que o fígado possui pouca capacidade de remover as toxinas do sangue.

A maioria das pessoas acredita que as manchas hepáticas se devem aos danos causados pelo sol e ao envelhecimento *normal*. Isso é um mito. As manchas hepáticas, como o nome sugere, vêm do fígado. A exposição ao sol simplesmente traz à superfície da pele qualquer depósito de toxina combinado aos pigmentos da bílis e à melanina. Na verdade, é bem mais

70. Esses são dois dos três tipos de corpos aiurvédicos discutidos em detalhes em meu livro *Timeless secrets of health and rejuvenation*. O tipo Kapha tem a pele mais grossa e raramente desenvolve algum tipo de mancha.

saudável para o corpo mover esses depósitos dos tecidos conectivos subjacentes para as camadas da superfície da pele, e a exposição ao sol torna isso possível.

- **Rugas verticais entre as sobrancelhas:** Pode haver uma linha ou duas, às vezes três linhas nessa área. Essas linhas profundas ou rugas, que não fazem parte do envelhecimento natural, indicam um acúmulo de cálculos no fígado. Elas também mostram que o fígado está maior e mais endurecido. Quanto mais profundas e maiores as rugas, maior a deterioração das funções do fígado. As linhas finas que surgem após os 60 anos se devem mais à perda da elasticidade da pele do que a qualquer ligação com os problemas de congestão do fígado.
  Uma linha profunda perto da sobrancelha direita também indica congestão no baço e aumento de seu tamanho. O baço pode ter dificuldades em remover as hemácias mortas do sangue, bem como seu próprio lixo metabólico.
  Além disso, as linhas verticais profundas representam grande quantidade de frustração reprimida e raiva. A raiva surge quando os cálculos prejudicam o fluxo da bílis. Uma natureza biliosa é aquela que mantém as toxinas presas – que o fígado tenta eliminar através da bílis. Um pouco da bílis tóxica retorna ao sangue, criando assim uma agitação emocional que resulta em raiva. Ao contrário, a raiva pode desencadear a formação de cálculos. A raiva é uma emoção poderosa há muito tempo conhecida por desequilibrar a flora da bílis (população bacteriana na bílis) e mudar o equilíbrio natural dos componentes biliares.
  Se manchas brancas ou amarelas acompanharem as rugas, pode haver a incidência de formação de algum cisto ou tumor no fígado. As espinhas ou o crescimento de pelo entre as sobrancelhas, com ou sem rugas, indicam que o fígado, a vesícula e o baço perderam sua capacidade de remover os restos celulares e seus dejetos.
- **Rugas/linhas horizontais ao longo da ponte do nariz:** Elas são o sinal de doenças pancreáticas desenvolvidas pelo surgimento

de cálculos no fígado. Se uma linha for profunda e pronunciada, pode haver a incidência de pancreatite ou diabetes.

- **Região da têmpora esverdeada ou em tom escuro:** Isso mostra que o fígado, a vesícula, o pâncreas e o baço estão pouco ativos por causa dos depósitos de cálculos tanto no fígado quanto na vesícula. Essa condição pode vir acompanhada de uma coloração esverdeada ou azulada em ambos os lados da ponte do nariz, o que especificamente indica que as funções do baço estão prejudicadas.
- **Pele oleosa na região da testa:** Isso reflete o baixo desempenho do fígado por causa dos cálculos. O mesmo se aplica ao excesso de transpiração nessa região da cabeça. Um tom amarelado na pele do rosto indica desequilíbrio nas funções biliares do fígado e da vesícula, bem como uma fraqueza no pâncreas, rins e órgãos excretores.
- **Perda de cabelo na região central da cabeça:** Isso indica que o fígado, o coração, o intestino delgado, o pâncreas e os órgãos reprodutores estão se congestionando cada vez mais e se sobrecarregando com dejetos tóxicos. Há uma tendência de desenvolver doenças cardiovasculares, problemas digestivos crônicos e a formação de cistos e tumores. O embranquecimento prematuro dos cabelos (antes dos 40 anos) mostra que as funções do fígado e da vesícula estão comprometidas.

O nariz

- **Endurecimento e engrossamento do tecido da ponta do nariz:** Isso indica uma fraqueza crônica do fígado, o que resulta em endurecimento das artérias e acúmulo da gordura ao redor do coração, fígado, baço, rins e próstata. Se o aumento for excessivo e os vasos sanguíneos estiverem visíveis, um ataque cardíaco ou AVC pode ser iminente.
- **O nariz está constantemente vermelho:** Essa condição mostra um problema anormal no coração, com uma tendência à pressão alta (hipertensão). Um nariz roxo indica pressão

baixa. Ambos os problemas se devem, em grande parte, ao desequilíbrio nas funções do fígado, do sistema digestivo e dos rins. Uma dieta rica em proteínas é um fator que contribui bastante também para esses problemas.

- **Fissura no nariz ou denteação da ponta do nariz:** Isso indica batimento cardíaco irregular e sopro. Se uma metade da fissura no nariz for maior que a outra, isso mostra que um lado do coração está anormalmente maior. A arritmia e os ataques de pânico podem acompanhar esse problema. Pode haver uma congestão linfática grave causada por doenças digestivas como constipação, colite, úlcera no estômago e assim por diante. As funções hepáticas estão comprometidas por causa da grande quantidade de cálculos que cortam o fornecimento sanguíneo às células do fígado. As secreções da bílis são insuficientes. (**Observação:** eu mesmo já presenciei o desaparecimento das fissuras no nariz após a realização da limpeza do fígado).
- **O nariz está inclinado para a esquerda:** A menos que por conta de um acidente, essa assimetria sugere que os órgãos à direita do corpo estão pouco ativos. Esses órgãos incluem o fígado, a vesícula, o rim direito, o cólon ascendente, o ovário direito ou o testículo direito e, ainda, o lado direito do cérebro. A principal causa desse problema é o acúmulo de cálculos no fígado e na vesícula. O nariz provavelmente voltará ao seu lugar quando as pedras forem removidas.

Os olhos

- **A cor da pele sob os olhos está em tom amarelado:** Isso indica que o fígado e a vesícula estão superativos. Uma cor escura ou preta na mesma região indica que os rins, a bexiga e os órgãos reprodutores estão sobrecarregados por causa de um distúrbio prolongado no sistema digestivo. Uma cor acinzentada ou pálida ocorre se os rins e, às vezes, os pulmões estiverem funcionando mal por causa da má drenagem realizada pela linfa desses órgãos. Além disso, o sistema endócrino também pode ser afetado.

- **Bolsas de água embaixo das pálpebras:** Elas se formam como resultado da congestão nos órgãos digestivos e excretores, o que proporciona uma má drenagem linfática da área da cabeça. Se esses sacos forem crônicos e tiverem gordura, isto aponta para a presença de uma inflamação, de cristais e, possivelmente, de tumores na bexiga, ovários, trompas de Falópio, útero ou próstata.
- **Uma nuvem branca cobre a pupila do olho:** A nuvem consiste de muco e fragmentos de proteína. Ela indica o desenvolvimento de cataratas decorrentes de uma longa incidência de mau desempenho do fígado e do sistema digestivo.
- **Vermelhidão constante no branco dos olhos:** Esse problema é causado pela saliência dos capilares, indicando o mau funcionamento das funções circulatórias e respiratórias. As manchas de muco esbranquiçadas ou amareladas no branco dos olhos mostram que o corpo está acumulando quantidades anormais de substâncias gordurosas porque o fígado e a vesícula acumularam grandes quantidades de cálculos. Quando isso acontece, o corpo tende a desenvolver cistos e tumores tanto benignos quanto malignos.
- **Descoloração branca e grossa ao redor da região periférica da íris, principalmente na parte inferior:** A cor branca, que cobre a verdadeira cor da íris, indica o acúmulo de grandes quantidades de colesterol em certas regiões do sistema circulatório. O sistema linfático também passa por uma grande congestão e retenção de gordura. (**Observação:** se você quiser entender quais as mudanças estruturais da íris e aquelas relacionadas à cor estão ligadas às mudanças anormais em diferentes regiões do corpo, recomendo que estude a ciência da interpretação do olho, também conhecida como iridologia).
- **Os olhos perderam seu brilho natural:** Esses sinais mostram que tanto o fígado quanto os rins estão congestionados e são incapazes de filtrar o sangue da maneira correta. O sangue *contaminado*, cheio de toxinas e muitos dejetos, está pesado e mais lento que o sangue limpo. O sangue mais grosso diminui

a circulação e reduz o fornecimento de nutrientes e oxigênio às células e aos órgãos, inclusive os olhos. Se esse problema persistir, um número cada vez maior de células se deteriorará e envelhecerá rapidamente e, no final, morrerá.

- **As células do olho e do cérebro são especialmente afetadas por causa do sangue que tem de fluir contra a gravidade para alcançá-las:** A maior parte dos problemas de visão é o resultado direto ou indireto da capacidade reduzida de limpeza do sangue realizada pelo fígado e pelos rins. O sangue rico em nutrientes e limpo pode fluir facilmente e nutrir melhor os tecidos do olho, melhorando assim a maioria dos problemas oculares.

Língua, boca, lábios e dentes

- **Língua amarelada ou esbranquiçada, principalmente atrás:** Isso indica um desequilíbrio na secreção da bílis, uma das principais causas das doenças digestivas. Os resíduos tóxicos dos alimentos não digeridos, fermentados ou apodrecidos permanecem no trato intestinal. Isso bloqueia o fluxo linfático no duto torácico e não permite que as toxinas e os micróbios presentes na garganta e na boca se quebrem e sejam removidos. As bactérias de fermentação, principalmente a *Candida albicans*, evoluem e proliferam nas camadas revestidas das excreções presentes na língua. Pode haver também uma sensação de queimação e o aumento da sensibilidade.
- **Impressões dentárias aos lados da língua, geralmente acompanhadas por uma descarga de muco esbranquiçado:** Isso indica a má digestão e a má absorção de nutrientes do intestino delgado.
- **Espinhas na língua:** Elas são o indicativo de uma flora intestinal comprometida e da presença excessiva de alimentos fermentados e em decomposição nos intestinos delgado e grosso.
- **Rachaduras na língua:** São sinais de problemas intestinais iniciados há muito tempo. Quando os alimentos não são misturados o suficiente com a bílis, eles continuam parcialmente

não digeridos. Os alimentos mal digeridos estão sujeitos à decomposição bacteriana e, assim sendo, se tornam uma fonte de toxicidade. A exposição constante da parede intestinal às toxinas que essas bactérias produzem a irrita e machuca. As lesões resultantes, cicatrizes e endurecimento das paredes intestinais são então expostos por meio das rachaduras na língua. Pode haver pouca ou nenhuma descarga de muco na língua.

- **Descarga repetida de muco na garganta e na boca:** A congestão intestinal pode fazer com que a bílis, as toxinas e as bactérias permaneçam no estômago, irritando seu revestimento protetor e desencadeando a secreção de grandes quantidades de muco. Parte desse material pegajoso pode alcançar a região da boca. Isso pode provocar um gosto ruim (amargo) na boca e aumentar a frequência das tentativas de limpeza da garganta, o que às vezes envolve tossir. A descarga de muco com esse gosto amargo acontece quando a comida não é bem digerida e, por conta isso, são produzidas as toxinas. O muco ajuda a prender e neutralizar algumas dessas toxinas, porém, como efeito colateral, ele pode levar à congestão do peito, da garganta, dos seios paranasais e dos ouvidos; e, possivelmente, a infecções.
- **Mau hálito e arrotos frequentes:** Ambos os problemas apontam para a presença de alimentos não digeridos, em processo de fermentação e putrefação no trato gastrointestinal. As bactérias que agem nos dejetos produzem gases, que podem ser muito tóxicos, portanto o mau odor resultante desse processo emana no hálito. A congestão crônica do trato respiratório superior e a cárie também são fatores importantes no surgimento desses problemas.
- **Formação de crosta nas laterais da boca:** Isso indica a presença de úlceras duodenais, causadas pela regurgitação da bílis para o estômago ou por outras razões discutidas anteriormente. As úlceras encontradas em várias partes da boca ou na língua mostram que a inflamação está ocorrendo na região correspondente do trato gastrointestinal. Por exemplo, uma úlcera na boca encontrada no lado de fora do lábio inferior

aponta a presença de lesões no intestino delgado. A herpes (aftas) no lábio corresponde a uma inflamação mais severa e a uma úlcera na parede do intestino.

- **Pontos escuros ou manchas nos lábios:** Essas marcas ocorrem quando há obstruções no fígado, na vesícula e nos rins, resultando em uma lentidão e estagnação da circulação do sangue e da drenagem linfática pelo corpo. Pode haver uma constrição avançada e anormal dos capilares sanguíneos. Se os lábios estiverem avermelhados (escuros) ou arroxeados, isso indica que as funções cardíacas, pulmonares e respiratórias estão reprimidas.
- **Lábios inchados ou maiores:** Essa condição indica problemas intestinais. Se o lábio inferior estiver inchado, o cólon sofre de constipação, diarreia ou ambos, alternando-se. Os gases tóxicos são formados pelos alimentos mal digeridos, o que aumenta o inchaço e o desconforto abdominal. Lábio superior inchado ou maior indica problemas estomacais, inclusive indigestão, frequentemente acompanhado pela azia.
- Uma boca apertada mostra que a pessoa sofre com problemas de fígado, vesícula e, possivelmente, de rins. Se o lábio inferior estiver seco, descascando e se romper facilmente, pode haver indícios de uma constipação crônica ou diarreia, com grandes quantidades de ácidos tóxicos presentes no cólon. Essa condição vem acompanhada por uma desidratação avançada das células do cólon.
- **Gengivas inchadas, sensíveis ou sangrando:** Qualquer um desses sintomas acontece quando a drenagem linfática da região da boca é ineficaz como resultado de uma congestão linfática intestinal. O sangue libera compostos ácidos em excesso, e o fígado não consegue removê-los; com isso, acabam por ser transportados para os tecidos, inclusive as gengivas.
- **Inflamação profunda na garganta**, com ou sem inchaço das amígdalas, é causada também pelo bloqueio linfático. A amigdalite, que, em geral, tem maior incidência entre crianças, é um sinal de retenção constante de toxinas encontradas dentro dos fluidos linfáticos e do refluxo de dejetos do trato gastroin-

testinal até as amígdalas. As amígdalas agem como importantes filtradores do sangue, e servem para proteger o cérebro e os órgãos sensoriais. O açúcar comercial e outras *junk foods* aumentam bastante o risco de amigdalite.

- **Problemas dentários** são geralmente causados por desequilíbrios alimentares. A má digestão e o excesso de consumo de alimentos refinados, processados e com altos índices de formação de ácidos como o açúcar, o chocolate, a carne, o queijo, o café, a soda e assim por diante, esgota o corpo de vitaminas e minerais. Em geral, os adultos possuem 32 dentes. Cada dente corresponde a uma vértebra da espinha, e cada vértebra está ligada a um órgão ou glândula principal. Se qualquer um dos quatro caninos estiverem cariados, por exemplo, isso indica a presença de cálculos no fígado e na vesícula. A cor amarelada nos dentes, e dos caninos em particular, indica a presença de toxinas nos órgãos localizados no meio da região abdominal: fígado, vesícula, estômago, pâncreas e baço.

  As bactérias *não* são a causa das cáries. Elas somente atacam o tecido do dente, que já tenha um grau de acidez/alcalinidade muito desbalanceado e que contenha grande quantidade de toxinas. A secreção apropriada de saliva também tem um papel importante na proteção do dente.

  Dentes realmente saudáveis duram uma vida inteira e se mantêm saudáveis por meio de um sistema digestivo saudável e uma dieta vegetariana balanceada. Por exemplo, aos 58 anos, eu ainda tenho meus dentes intactos, inclusive todos os dentes do siso, com somente um preenchimento pequeno causado por um dano ocorrido ao morder uma pedra dura escondida em um prato de feijão. Eu também não desenvolvo placa e nunca precisei fazer uma limpeza nos dentes.

Mãos, unhas e pés

- **Pele branca e gorda na ponta dos dedos** é um sinal de sistemas digestivo e linfático desajustados. Além disso, o fígado e os rins podem estar formando cistos e tumores. Uma carga excessiva de gordura pode ocorrer, percebida como oleosidade na pele, principalmente na testa.

- **Unhas da mão vermelho-escuras** apontam para um alto nível de colesterol, ácidos graxos e minerais no sangue. O fígado, a vesícula e o baço estão congestionados e pouco funcionais, além de terem todas as funções excretoras sobrecarregadas por dejetos.
- **Unhas esbranquiçadas** indicam acúmulo de gordura e de muco no e ao redor do coração, fígado, pâncreas, próstata ou ovários. Essa condição vem acompanhada pela baixa circulação do sangue e pelos baixos níveis de hemoglobina (anemia).
- **Elevações verticais nas unhas** geralmente indicam uma baixa absorção de alimentos e o desequilíbrio de importantes funções digestivas, hepáticas e renais. Pode haver a incidência de fadiga geral. As elevações verticais nas unhas do polegar, possivelmente com pontas duplas, mostram que os testículos e a próstata ou os ovários de uma pessoa não estão funcionando bem. Isso acontece pela ineficácia dos sistemas digestivo e circulatório.
- **Denteações horizontais nas unhas** mostram mudanças drásticas e incomuns nos hábitos alimentares. As mudanças podem significar que haja uma correção de um desequilíbrio existente ou a geração de um novo desequilíbrio.
- **Pontos brancos nas unhas** aparecem quando o corpo elimina grandes quantidades de cálcio e/ou zinco em resposta ao consumo em excesso de açúcar ou de alimentos e bebidas que contenham açúcar. O açúcar tem propriedades altamente formadoras de ácidos, e lixivia esses minerais dos ossos e dos dentes. Comer muitas frutas ou beber muitos sucos de fruta pode provocar o mesmo efeito.
- **Uma saliência dura na planta do pé:** Essa condição mostra um endurecimento progressivo dos órgãos localizados na região central do corpo, como, por exemplo: fígado, estômago, pâncreas e baço. Ela aponta um acúmulo de cálculos no fígado e na vesícula.
- **Pé amarelado** indica o acúmulo de muitos cálculos no fígado e na vesícula. Se qualquer parte do pé estiver esverdeada,

significa que as funções do fígado e do baço estão comprometidas. Isso pode levar à formação de cistos e tumores benignos e malignos.

- **Endurecimento da ponta do quarto dedo ou calosidade na região sob o quarto dedo** mostra que as funções da vesícula estão estagnadas. Rigidez geral, curvatura e dor no quarto dedo implicam em um longo histórico de cálculos na vesícula e no fígado.
- **Dedão curvo:** Se o dedão estiver curvo para dentro, em direção ao segundo dedo, isso mostra que as funções do fígado estão comprometidas pela presença de cálculos nas vias biliares do fígado. Ao mesmo tempo, as funções do baço e do sistema linfático estarão muito ativas por causa do acúmulo de resíduos tóxicos vindos dos alimentos não digeridos adequadamente, dos dejetos metabólicos e dos restos celulares.
- **Superfícies esbranquiçadas e fragosas nas unhas do quarto e quinto dedos** indicam um baixo desempenho do fígado e da vesícula, assim como dos rins e da bexiga.

A constituição da matéria fecal

- **As fezes ou matéria fecal emitem um odor forte, azedo ou penetrante:** Isso indica que a comida não está sendo bem digerida ou que o alimento consumido é inadequado para o corpo. A comida fermentada e podre, bem como a presença de grandes quantidades de bactérias *inimigas* nas fezes, aumentam o mau odor e a textura fecal pegajosa.
- As fezes normais vêm cobertas por um revestimento de muco que evita que o ânus se manche. Ter de usar papel higiênico para limpá-lo indica um sistema digestivo ineficiente. Assim como os animais saudáveis presentes na natureza, as pessoas saudáveis não têm a necessidade de usar papel higiênico após defecar.
- **Fezes duras e secas** são um indicativo de constipação, devido principalmente à má secreção da bílis pelo fígado e pela vesícula; caso contrário, as fezes seriam mais úmidas. A diarreia

é outro sinal de baixo desempenho do sistema digestivo e do fígado, em particular.

- **Fezes esbranquiçadas ou acinzentadas:** Esse é outro indício de baixo desempenho do fígado e de uma secreção da bílis insuficiente (os pigmentos na bílis dão às fezes sua cor naturalmente marrom).
- **Fezes que boiam** contêm grandes quantidades de gorduras não digeridas, tornando-as mais leves que a água. Na ausência da bílis, os alimentos gordurosos, oleosos e cheios de proteína (que normalmente contêm gorduras) se tornam indigestos e são excretados nas fezes; essa condição se chama esteatorreia.
- A esteatorreia também é reconhecida pelas fezes espumosas e malcheirosas, e pode levar à má absorção dos ácidos graxos essenciais e das vitaminas lipossolúveis. As gorduras não digeridas dentro do intestino grosso se tornam rançosas, causando assim toxicidade e surgimento de sérios danos às paredes do intestino.

Conclusão

Pode haver muitos outros sinais e sintomas que indiquem a presença de cálculos no fígado e na vesícula além desses listados anteriormente. Dor no ombro direito, cotovelo de tenista, ombro congelado, dormência nas pernas e ciática, por exemplo, podem não ter uma relação óbvia com os cálculos no fígado. No entanto, quando os cálculos são removidos, essas condições geralmente desaparecem.

O corpo é uma rede complexa de informações e comunicações, e cada parte influencia e se comunica com a outra. Marcas na pele, nos olhos ou em algum dedo do pé que parecem ser insignificantes podem ser um prenúncio de alguma doença séria. Quando você reconhece a situação e limpa seu fígado e sua vesícula, em conjunto com a adoção de uma dieta e um estilo de vida saudáveis, sente que os sinais de bem-estar e vitalidade começarão a voltar. Para evitar doenças e tornar a boa saúde uma constante em sua vida, é importante compreender em primeiro lugar o que realmente provoca o surgimento dos cálculos.

Capítulo 3

As Causas Mais Comuns dos Cálculos (e das Doenças)

A bílis consiste de água, muco, pigmentos (como a bilirrubina), sais, gorduras e colesterol, assim como de enzimas e bactérias benéficas. As células hepáticas secretam um fluido verde-escuro ou marrom-amarelado pelos minúsculos canais, conhecidos como canalículos biliares. Os canalículos biliares se unem para formar canais maiores que se conectam às vias hepáticas. Ambas as vias hepáticas se combinam e formam a via biliar comum, que drena a bílis do fígado e fornece à vesícula a quantidade certa de bílis requerida para tornar o processo digestivo eficiente e suave. Além de ajudar na digestão das gorduras, a bílis alcalina também tem a função de neutralizar qualquer excesso de ácido no estômago antes que possa entrar na região final do intestino delgado (íleo). Os sais biliares também atuam como bactericidas naturais, destruindo os micróbios contidos no alimento digerido.

Qualquer mudança anormal na composição da bílis afeta a solubilidade de seus componentes e, assim, causam o aparecimento dos cálculos. Para facilitar, categorizei os cálculos em dois tipos básicos: pedras de colesterol e pedras de pigmento. Existem também pedras mistas, o que significa que possuem diversas composições dos elementos da bílis.

Algumas pedras de colesterol são compostas de, pelo menos, 80% de colesterol e são ovais, com 2 a 3 centímetros de comprimento; em geral, têm um minúsculo ponto central escuro. Elas variam em cor, de amarelo--claro para verde-escuro ou marrom, e são geralmente duras como pedra. A maior parte das pedras com menos colesterol apresenta cor verde mais clara ou bege-esverdeada e é inicialmente muito macia, como uma massa. Se elas surgirem na vesícula, podem eventualmente endurecer e calcificar. Se elas ocorrerem nas vias biliares do fígado, permanecem macias e cerosas.

Algumas pedras podem conter material orgânico e gorduroso.

As pedras de pigmento são marrons, vermelhas ou pretas graças ao alto teor de pigmento colorido que possuem (bilirrubina). A porcentagem de sais de cálcio que apresentam determina seu grau de dureza. Elas contêm menos de 20% de colesterol.

Diferentemente das pedras moles e não calcificadas de colesterol, as pedras de colesterol calcificadas e as pedras de pigmento são radiograficamente (raios x) ou sonograficamente (ultrassom) visíveis. Elas tendem a se desenvolver somente na vesícula.

Uma alteração anormal dos componentes da bílis pode ocorrer de várias formas. A ação de dissolução dos sais da bílis e, é claro, a grande quantidade de água, normalmente mantêm o colesterol em sua forma líquida. Uma quantidade cada vez maior de colesterol na bílis (normalmente, em apenas 0,3%) sobrecarrega a capacidade de dissolução dos sais, assim promovendo a formação de pedras de colesterol. De modo parecido, uma queda na quantidade de sais produzidos no fígado também leva à formação de pedras de colesterol. Além disso, por causa do consumo insuficiente de água, a fluidez da bílis diminui, e muito do colesterol não é bem dissolvido; em vez disso, ele se reconstitui em pequenos pedregulhos de colesterol. Com o passar do tempo, esses pequenos pedregulhos aumentam de tamanho.

As pedras de pigmentos se formam quando o pigmento da bílis, a bilirrubina, um dejeto proveniente da quebra das hemácias, aumenta na bílis. As pessoas com grandes quantidades de pedras moles de colesterol no fígado correm o risco de desenvolver cirrose hepática, anemia falciforme ou outras doenças sanguíneas. Qualquer uma dessas complicações pode produzir grandes concentrações de bilirrubina na bílis. Os níveis anormalmente elevados de bilirrubina levam à formação de pedras de pigmento (ver **Figura 14**) no fígado e na vesícula.

Quando a composição da bílis encontrada no fígado não estiver mais em equilíbrio, pequenos cristais de colesterol começarão a se mesclar aos outros componentes da bílis e formarão minúsculos caroços nas vias biliares do fígado. Esses minúsculos coágulos podem facilmente obstruir até o menor dos canalículos da bílis. Isso diminui a velocidade do fluxo da bílis ainda mais, fazendo com que a bílis cada vez mais se anexe a esses coágulos já existentes. Eventualmente, os coágulos aumentam tanto de tamanho que passam a ser chamados de pedras.

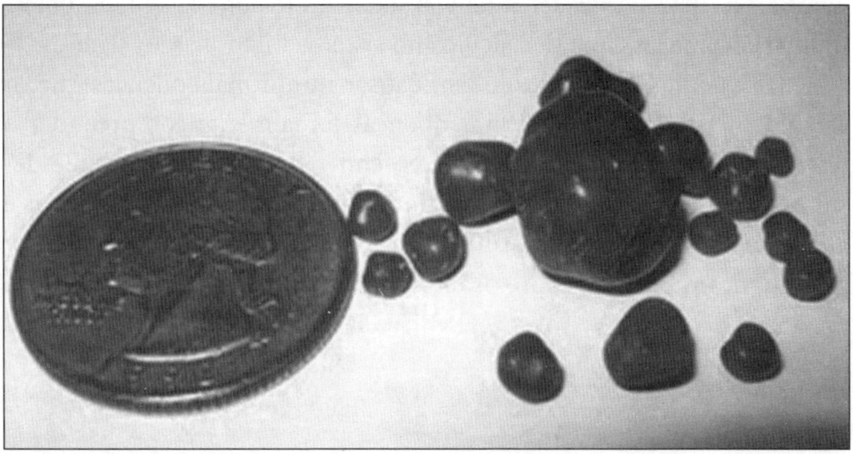

Figura 14: Pedras vermelhas constituídas de bilirrubina.

Algumas dessas pedras podem passar para as vias biliares maiores e agruparem-se a outras pedras. Elas também podem aumentar de tamanho. O resultado é que o fluxo biliar fica cada vez mais obstruído nas vias biliares maiores também. Quando diversas das vias biliares maiores são coaguladas, centenas de vias menores também são afetadas, o que fecha o ciclo.

Eventualmente, as vias biliares ficam tão coaguladas com as pedras intra-hepáticas (aquelas formadas dentro do fígado) que a quantidade de bílis disponível para o processo digestivo cai de maneira drástica. Já que o fígado continua a produzir a bílis, ela é cada vez mais transformada em pedras, enquanto um pouco dela acaba indo para o sangue. Quando a bílis tiver vazado para o sangue, pode levar a toxicidade, descoloração da pele (amarela ou cinza) e manchas, como os pontos hepáticos.

O fluxo lento da bílis no fígado altera ainda mais sua composição, o que, por sua vez, afeta a vesícula. Um pequeno coágulo de bílis na vesícula pode levar oito anos para aumentar de tamanho o suficiente para ser notado e se tornar uma ameaça séria à saúde. Sabe-se que um em cada dez americanos tem cálculos na vesícula. Isso significa que cerca de 31 milhões de sofrem com esse problema. Desses, 500 mil optam pela cirurgia da vesícula todos os anos. Pouquíssimos médicos e pacientes, no entanto, sabem que quase todas as pessoas que sofrem com algum tipo de problema de saúde persistente têm cálculos no fígado. De acordo com minha estimativa, cerca de 95% dos adultos que vivem em países industrializados sofrem de cálculos no sistema biliar de seus fígados.

Os cálculos no fígado podem causar muito mais doenças que os cálculos na vesícula. Para evitar doenças e realmente compreender o tratamento da doença, precisamos entender de forma clara o que desidrata o fluido da bílis, altera sua flora natural, destrói suas enzimas e aumenta os níveis de colesterol e bilirrubina. As próximas quatro categorias lançam uma luz sobre os fatores mais comuns responsáveis pela produção de cálculos.

1. Dieta

Comer em excesso

Os erros na dieta têm um importante papel na produção desequilibrada da composição da bílis e, consequentemente, na produção de cálculos. Entre todos os erros na alimentação, o excesso de comida é o que mais afeta a saúde. Ao comer em excesso regularmente ou ao comer com mais frequência do que seu corpo precisa para se sustentar, os sucos gástricos (inclusive a bílis e o ácido clorídrico) se esgotam cada vez mais. Já que há um limite natural para a quantidade de secreções digestivas que o corpo pode produzir durante alguma refeição, o excesso de comida permite que grandes quantidades de alimentos não sejam digeridas adequadamente.

Os alimentos não digeridos apodrecem e fermentam, tornando-se uma fonte de atividade microbiana nociva. Essa forma diferente de quebrar os alimentos altera o pH (equilíbrio ácido/alcalino) do ambiente intestinal, tornando-o um ambiente favorável ao aumento da fermentação e ao surgimento de parasitas. As bactérias e os parasitas que trabalham na decomposição produzem poderosas toxinas que podem interferir nas funções digestivas e imunológicas.

A limpeza do fígado e do cólon, bem como a alimentação rica em alimentos frescos e alcalinos estão entre as medidas mais eficientes na prevenção e no tratamento de infestações bacterianas e parasitárias; eliminar as bactérias e os parasitas não resolve o problema, já que não ataca sua raiz e pode somente trazer alguns benefícios, se houver algum.

Quanto mais e mais substâncias tóxicas se acumularem ou se prenderem ao trato intestinal, a linfa e o sangue começarão a absorver algumas dessas substâncias nocivas. Isso leva a uma congestão progressiva do sistema linfático e ao engrossamento do sangue. Tudo isso sobrecarrega o fígado e as funções excretoras.

Os distúrbios intestinais podem esgotar bastante os sais biliares no corpo por causa da pouca reabsorção pelas partes inferiores do intestino delgado. Os baixos níveis de sais levam à formação de cálculos, e estes resultam em baixos níveis de sais na bílis. Essa ligação recíproca é demonstrada de maneira clara pelo risco cada vez maior de formação de cálculos entre os pacientes que sofrem com a doença de Crohn e com outras formas de síndrome do intestino irritável, e aqueles que têm cálculos apresentam um risco maior de desenvolver distúrbios intestinais.

O excesso de alimentação é a principal causa da entrada de toxinas bacterianas no sangue e na linfa. Quando o sangue e a linfa estão em desequilíbrio, resulta na diminuição do fluxo sanguíneo nos lóbulos hepáticos, alterando assim o equilíbrio normal dos compostos da bílis e provocando a formação de cálculos. Os cálculos no fígado congestionam ainda mais o sangue e a linfa, o que desestabiliza o metabolismo básico do corpo.

Quanto mais comemos, menos nutrientes são absorvidos pelas células do corpo. De fato, o constante excesso de alimentação leva à fome das células, o que provoca um forte impulso por comer com mais frequência do que o corpo é capaz de processar, sem sofrer de congestão e de uma toxicidade crescente. A vontade repetitiva de "beliscar", conhecida como desejo de comer, é um sinal de má nutrição e desequilíbrio metabólico.

Além disso, indica uma atividade hepática desequilibrada e a presença de cálculos. Pessoas saudáveis não têm desejos de beliscar, a menos que realmente tenham fome. Elas também só desejam alimentos que seu corpo pode, de fato, digerir e usar.

Comer até o ponto em que se sinta completamente cheio ou que já não pode comer mais nada é um claro sinal de que seu estômago alcançou o ponto do mau funcionamento. Os sucos digestivos no estômago só conseguem se associar aos alimentos ingeridos enquanto o estômago estiver, pelo menos, um quarto vazio. Dois punhados de comida (use as suas próprias mãos para medir) equivalem a cerca de três quartos do tamanho de seu estômago. Essa é a quantidade máxima de comida que seu estômago pode processar de uma só vez. Portanto, é melhor parar de comer quando chegar ao ponto em que sentir que ainda poderia comer um pouco mais. Deixar a mesa de jantar com um pouquinho de fome melhora as funções digestivas e previne o surgimento de cálculos e doenças.

Comer entre as refeições

A Ayurveda, uma das ciências da saúde mais antigas do mundo, considera comer antes de a refeição anterior ter sido digerida uma das principais causas de doenças. Os seguintes fatores estão entre as razões mais comuns pelas quais as pessoas comem entre as refeições:

- Um estilo de vida estressante e apressado;
- A tentação gerada pela grande variedade de alimentos processados, refinados e atrativamente embalados disponível;
- A conveniência do *fast food* (baixo valor nutricional) disponível a qualquer hora do dia ou da noite;
- Falta de satisfação e nutrição dos alimentos ingeridos; portanto, o desejo de comer aumenta; consequentemente, aumenta também o desejo de comer pipoca ou *junk food* enquanto assiste a um filme;
- Alimentação emocional para sentir conforto e evitar ter de lidar com o medo ou com as inseguranças.

Qualquer um desses fatores ou todos eles podem contribuir para os hábitos de alimentação irregulares que prevalecem na grande porcentagem da população mundial nos dias atuais. Como regra, quanto mais os alimentos forem processados e alterados, menos nutrientes e menos energia vital (*chi*) eles terão. Como o valor nutricional desses alimentos é muito baixo, precisamos comer mais para conseguir satisfazer as exigências diárias do corpo.

(**Observação**: tomar suplementos não pode substituir a comida real nem fazer com que obtenha a satisfação que se sente ao comer, o que o corpo requer para digerir e processar os nutrientes adequadamente).

Os hábitos irregulares de alimentação, que incluem comer entre as refeições e "beliscar" no meio da noite prejudicam os ritmos biológicos do corpo.[71] A maior parte das secreções hormonais importantes do corpo depende dos ciclos regulares de alimentação, sono e despertar. Por exemplo, a produção de bílis, secreções gástricas e outros sucos digestivos, necessários à quebra dos alimentos para sua transformação em compostos nutricionais, naturalmente aumenta durante o meio do dia. Isso sugere que a maior refeição é mais bem digerida durante esse período do dia.

Em contraste, a capacidade digestiva do corpo é consideravelmente menor durante a manhã e as primeiras horas da noite. Se, todos os dias, o almoço consistir de pequenas porções, a vesícula não poderá espremer todo o seu conteúdo e levá-lo aos intestinos, assim, deixará para trás bílis suficiente para formar os cálculos. Note que a vesícula está naturalmente programada para liberar o máximo de bílis no período do meio-dia. Se você não usar o que o corpo produz naturalmente, isso pode se voltar contra você.

Além disso, comer alimentos não nutritivos na hora do almoço provoca deficiências nutricionais, que se manifestam como um desejo frequente por comidas e bebidas que prometem um rápido aumento da energia. Esses alimentos incluem doces, bolos, pães e massa feitas com farinha branca (o amido age como o açúcar branco), chocolate, café, chá preto, refrigerante, bebidas energéticas, sucos de fruta, entre outros. Para cada lanche ingerido, a vesícula libera uma pequena quantidade de bílis. No entanto, a secreção de um pouco de bílis não é suficiente para esvaziar por completo a vesícula, o que aumenta o risco de formação de cálculos.

---

71. Veja mais detalhes sobre os ritmos biológicos em meu livro *Timeless secrets of health and rejuvenation*.

Ter desejo constante de comer algo entre as refeições sugere um grande desequilíbrio nas funções digestivas e metabólicas. Se você comer algo uma ou duas horas após uma refeição, por exemplo, o estômago é forçado a abandonar a refeição já ingerida, deixá-la meio digerida e atender ao novo alimento ingerido. O alimento antigo começará a fermentar e a apodrecer; desse modo, ele se tornará fonte de toxinas no trato digestivo. Comer entre as refeições não somente aumenta o tempo de esvaziamento do estômago, como também atrasa o relógio intestinal, resultando em constipação.

O alimento recém-ingerido, em contrapartida, recebe quantidades erradas de sucos digestivos, deixando-os também meio digeridos. Enquanto o corpo está no processo de digestão da refeição, simplesmente não consegue produzir e fornecer as quantidades certas de bílis e outros sucos digestivos para trabalhar com outra refeição ao mesmo tempo. Se esse processo de *parada e início* se repete muitas vezes, gera quantidades cada vez maiores de toxinas, enquanto as células do corpo recebem uma quantidade cada vez menor de nutrientes.

Ambas as situações provocam a redução dos sais da bílis (a má digestão diminui a reabsorção destes) e um aumento na produção de colesterol pelo fígado em resposta à má digestão de gorduras. O corpo não tem outra escolha a não ser produzir cálculos.

Para fugir desse círculo vicioso, permita-se passar pelas primeiras fases do desejo de comer com mais força de vontade. Sinta o que seu corpo está lhe *dizendo* quando demonstra desconforto. Pergunte-se o que ele *realmente* quer. Se você deseja comer algo doce, tente comer um pedaço de fruta em vez de um chocolate ou de um pedaço de bolo.

Em muitas pessoas, o desejo de comer é, na verdade, um sinal de desidratação, e tudo o que o corpo quer é água. Pelo fato de os sinais da fome e da sede serem idênticos, a fome ou o desconforto pode ser sanado quando se bebe um ou dois copos de água. Ao mesmo tempo, assegure-se de ter uma refeição saudável e nutritiva na hora do almoço.

Em tempo, após realizar uma limpeza completa do fígado, seu corpo receberá nutrientes suficientes oferecidos por sua refeição principal na hora do almoço que satisfarão quase todas as exigências nutricionais diárias. Isso fará com que os desejos de comer cessem, assim como o de comer entre as refeições.

Consumir comidas pesadas à noite

Um distúrbio alimentar parecido ocorre quando a principal refeição do dia é consumida à noite. As secreções da bílis e das enzimas digestivas estão naturalmente reduzidas no final da tarde, principalmente após as 18 horas. À noite, a capacidade digestiva pode ser de apenas 20%. Por esse motivo, uma refeição que consiste de comidas pesadas como carne, frango, peixe, queijo ou ovos não consegue ser bem digerida muito tarde. As comidas oleosas ou fritas em manteiga ou óleo também são muito difíceis de serem digeridas pelo corpo à noite. Em vez disso, essa refeição acaba se tornando uma matéria de dejetos tóxicos dentro dos intestinos.

Os alimentos não digeridos sempre acabam por congestionar o corpo, primeiramente no trato intestinal e, depois, na linfa e no sangue. Isso afeta bastante a qualidade da digestão durante as refeições diárias também. Gradualmente o poder digestivo, determinado pelas secreções equilibradas de ácido clorídrico, bílis e enzimas digestivas, se reprime, provocando efeitos colaterais similares aos causados pelo excesso de comida. Dito isso, fazer uma grande refeição à noite é um fator determinante no desenvolvimento de cálculos no fígado.

Comer antes de dormir também prejudica as funções digestivas, por razões similares. O ideal é que houvesse uma diferença de três horas entre a refeição e a hora de dormir. A hora ideal para as refeições noturnas é por volta das 18 horas, e a hora ideal de ir deitar é antes das 22 horas.

Comer proteína em excesso

Como mencionado anteriormente, o consumo excessivo de proteína leva ao engrossamento e à congestão das membranas basais dos vasos sanguíneos (capilares e artérias), inclusive as sinusoidais do fígado.[72] Os depósitos de proteína nas sinusoidais do sangue impedem o colesterol sérico de sair da corrente sanguínea. Portanto, as células hepáticas *supõem* que deva haver uma escassez de colesterol no corpo. Essa *escassez* perce-

72. Meu livro *Timeless secrets of health and rejuvenation* explica em detalhes como o excesso de consumo de alimentos ricos em proteína (de qualquer origem) afeta as sinusoidais e outras partes do sistema circulatório, e como a redução dessa dieta limpa a placa arterial que obstruía o fluxo de sangue do fígado, coração, rins, cérebro e outros órgãos do corpo.

bida estimula as células hepáticas a aumentar a produção de colesterol a níveis anormalmente altos (apesar de a maior parte dele ser usado para reparar, curar e proteger partes danificadas das artérias). Esse colesterol extra entra nas vias biliares do fígado a fim de ser entregue ao intestino delgado para absorção. No entanto, como as membranas e aberturas das sinusoidais estão obstruídas pela fibra de proteína acumulada (colágeno), a maior parte desse colesterol nunca chega lá e, em vez disso, fica presa às vias biliares. Qualquer excesso de colesterol (sem estar combinado aos sais da bílis) forma pequenos torrões de cristal que se combinam com outros componentes da bílis no fígado e na vesícula. É dessa forma que as pedras de colesterol são formadas. É interessante o fato de os asiáticos geralmente terem uma dieta pobre em proteína, mas rica em gordura, e raramente apresentarem pedras de colesterol em suas vesículas. Por outro lado, as pedras de colesterol na vesícula são muito comuns entre os americanos, cuja dieta é rica em carne e leite.

As dietas ricas em gordura têm uma função secundária, quase insignificante, no aumento dos níveis de colesterol no sangue. As células hepáticas produzem a maior parte do colesterol que o corpo requer diariamente para a realização dos processos metabólicos normais. A principal razão para a necessidade de gordura em nossa dieta não é tanto por nossa necessidade de colesterol, mas para ajudar a digerir e absorver outros alimentos e originar as vitaminas lipossolúveis. O fígado aumenta a produção de colesterol a níveis anormais somente quando as membranas basais das sinusoidais são protegidas pelos depósitos de proteína.

Outros fatores que geram grandes quantidades de proteína no sangue incluem o estresse, o cigarro, o excesso de consumo de álcool e as bebidas cafeínadas. O cigarro, por exemplo, faz com que o monóxido de carbono inalado destrua as hemácias, liberando assim grande quantidade de partículas de proteína na corrente sanguínea. Quando uma quantidade suficiente dessas proteínas desnaturadas for depositada nas paredes dos vasos sanguíneos, quantidades adequadas de colesterol podem não alcançar as células do corpo. Para atender às necessidades de mais colesterol, as células do fígado automaticamente aumentam a produção de colesterol. O efeito colateral dessa resposta é a formação de cálculos biliares. Os fumantes correm um risco muito alto de desenvolverem cálculos.

Se você não for vegetariano, é melhor cortar a carne vermelha, os ovos e o queijo primeiramente, e manter outros tipos de proteína animal, como frango e peixe. De acordo com os resultados do Nurses' Health Study (novembro/2006), uma das pesquisas com maior perspectiva em relação aos fatores de risco para as principais doenças crônicas em mulheres, estas dobram o risco de câncer de mama com receptores hormonais positivos ao comerem mais de duas porções de carne bovina, cordeiro ou porco todos os dias. Uma porção equivale, mais ou menos, a um único hambúrguer ou cachorro-quente. Se uma pequena porção de carne pode causar câncer, também pode ocasionar muitos outros problemas de saúde, inclusive cálculos biliares.

Apesar de toda proteína animal ter um efeito gerador de cálculos, a carne branca, inclusive de frango, peru e coelho, causa menos danos ao fígado porque é um tipo não muito consumido; consome-se de uma a duas vezes por semana. No entanto, por favor, lembre-se de que a carne de aves contém a maior concentração de parasitas e ovos de parasitas entre os produtos de origem animal. Por exemplo, mais de 80% de toda carne de ave nos Estados Unidos está infectada pela salmonela. A carne vermelha, a carne branca e o peixe estão naturalmente sujeitos à infestação parasitária.

Quando seu gosto pela carne ou por outra proteína animal começar a diminuir (o que geralmente acontece quando o fígado fica mais limpo), você poderá, de maneira gradual, começar uma dieta vegana/vegetariana balanceada.

É melhor evitar frituras, como batatas fritas, já que esse tipo de alimento agrava os problemas na vesícula e no fígado. Esses alimentos também estão carregados de gordura trans, uma das principais causas do câncer. A gordura trans é tão perigosa à saúde que a cidade de Nova York recentemente a baniu dos restaurantes.

Grande parte da população mundial é vegetariana (essas pessoas ingerem algum laticínio) ou vegana (não ingerem nada que seja de origem animal) e, portanto, consomem pequenas porções de proteína animal ou nem isso. Esses grupos populacionais quase não mostram sinais de doenças degenerativas como doenças cardíacas, câncer, osteoporose, artrite, diabetes, obesidade, EM, entre outras.

Nosso corpo – uma fábrica de proteína

As exigências de proteína do corpo são, na verdade, muito pequenas e, certamente, não tão grandes quanto as indústrias de alimentos e remédios fizeram você acreditar. Em primeiro lugar, cerca de 95% da proteína do corpo é reciclada. Em segundo lugar, o fígado sintetiza novas proteínas vindas dos aminoácidos que não são necessariamente derivadas dos alimentos que você ingere. De fato, cada célula do corpo produz proteína.

O núcleo de cada célula está constantemente comprometido com a produção de proteína. Os neurônios produzem proteínas, conhecidas como neuropeptídios, responsáveis por todos os pensamentos ou sensações que você tem. Os neuropeptídios, também conhecidos como neurotransmissores, são o idioma molecular o qual permite que a mente, o corpo e as emoções se comuniquem. O corpo produz milhares de enzimas diferentes, e todas elas consistem de proteínas. Não consumir alimentos ricos em proteína não diminui a habilidade de o corpo produzi-la. Pelo contrário, o excesso de ingestão de proteínas pode congestionar severamente o sangue e a linfa, bem como pode sufocar as células, diminuindo, assim, sua habilidade em fabricar proteínas. De fato, a maior parte das deficiências de proteína resulta do consumo de muita proteína.

Todas as proteínas são produzidas a partir de várias cadeias de aminoácidos, e estes consistem de moléculas de nitrogênio, carbono, hidrogênio e oxigênio. Esses átomos são absorvidos pelo corpo durante a inalação do ar, o consumo de água ou a ingestão de alimentos. Os átomos de carbono, oxigênio e hidrogênio se unem para formar o que chamamos de carboidratos. Se for adicionado o nitrogênio à mistura, formam-se as proteínas. Já que todas essas moléculas rapidamente entram no sangue de uma forma ou de outra, são disponibilizadas quase de imediato a todas as células do corpo.

A análise do corpo humano revelou que ele consiste de 65% de oxigênio, 18% de carbono, 10% de hidrogênio e 3% de nitrogênio. Cerca de 4% da massa corporal consiste de 37 minerais traço, todos presentes no sal marinho ou em uma variedade grande de alimentos.

Eu afirmo que respirar é uma das formas mais eficientes para os neurônios e outras células no corpo serem autossuficientes com respeito às necessidades de produção de proteínas. Apesar de nenhum cientista ter conduzido alguma pesquisa que comprovasse que o corpo pode produzir proteínas diretamente dessas moléculas, também não há nenhuma pesquisa que mostre o contrário.

Será que ainda podemos confiar na ciência?

Espera-se que sempre confiemos cegamente que a ciência, embora sem que ela nos ofereça qualquer evidência científica, esteja correta sobre alguns dos fenômenos mais básicos que controlam a vida na Terra. Por exemplo, toda criança aprende na escola que por intermédio de um processo chamado fotossíntese as plantas absorvem o dióxido de carbono do meio ambiente e o transformam em oxigênio. Porém, só porque os livros de biologia afirmam tudo isso, e quase todo mundo concorda, não significa que seja verdade.

Qualquer um pode conduzir algumas experiências simples (como as de D. Enger)[73] as quais provam que as plantas, as flores e as árvores não produzem oxigênio, e que também *não* absorvem dióxido de carbono (CO_2), como a biologia afirma. Em vez disso, essas experiências podem mostrar que a fotossíntese ocorre porque as plantas assumem o azoto nítrico. O argumento "você deve estar louco" cai por terra, é claro, quando você conduz as experiências verdadeiras.

A experiência científica original, sobre a qual a fotossíntese, uma das descobertas biológicas mais incríveis da biologia, se baseou, consistiu em cortar o caule de uma planta e medir a quantidade de oxigênio que escapava. Após realizar essa experiência, os cientistas concluíram que as plantas e as árvores deviam estar produzindo oxigênio, apesar de não ter existido nenhuma evidência que apoiasse essa teoria. Desde então, qualquer um que tivesse uma mente racional entenderia que, para produzir oxigênio, as árvores e outras plantas requereriam CO_2 para sobreviver. Ao absorver CO_2, as plantas naturalmente liberam oxigênio para que as pessoas e os animais respirem; por que alguém duvidaria disso?

73. Experiências de D. Enger, <http//translate.googleusercontent.com/translate_c?hl=de&ie=UTF8&langpair=de percent7Cen&oe=UTF8&prev=/language_tools&rurl=translate.google.com&twu=1&u=<http//www.cts- systems.de/fehler/videos.php&usg=ALkJrhjSSUgvxhPS0jPu3eDwNYBNRBUTuA>.

Cortar uma artéria humana e, em seguida, declarar que o corpo humano é capaz de produzir oxigênio por causa do oxigênio encontrado no sangue é obviamente ridículo, porém, essa afirmação está baseada na experiência biológica original.

Para provar se as plantas realmente produzem oxigênio, como os cientistas querem nos fazer acreditar, precisaremos alterar a experiência. Em vez de medir o oxigênio contido na seiva da planta, faz muito mais sentido medir o oxigênio e o dióxido de carbono do ar que circula ao redor delas. Se as plantas realmente liberassem oxigênio e assumissem o dióxido de carbono, como se afirma, nós encontraríamos uma alta concentração de oxigênio e uma baixa concentração de CO_2 no ar que cerca as plantas, certo? Isso seria tão fácil de provar ou refutar, e você nem precisa ser cientista para fazê-lo.

1. Coloque um pequeno vaso com bastante água em um estojo de violoncelo resselável que não permite que o ar entre nem saia.

2. Coloque um analisador digital que meça os níveis de oxigênio dentro do estojo e feche-o.

3. Aponte duas lâmpadas de 150 watts para o estojo (todas as plantas precisam de luz para realizar a fotossíntese).

Ao invés de aumentar, nos primeiros seis minutos da experiência, o oxigênio do ar dentro do estojo, na verdade, cai 0,2%. Após três dias, a porcentagem de oxigênio no ar terá ido de 20,9 para 15,4, e se você também tiver medido o CO_2, o dióxido de carbono terá aumentado de 0,00% para 6,4%. Nesse momento, a planta estará morta devido à falta de oxigênio, e sufocada pelo dióxido de carbono.

Você pode repetir essa experiência milhares de vezes e obterá sempre o mesmo resultado: o oxigênio presente no ar do sistema fechado se esgota, e os níveis de dióxido de carbono se tornam altamente concentrados. É um fato inegável que as plantas usam o oxigênio e liberam dióxido de carbono, assim como os animais e as pessoas.

A teoria de que os gases do efeito estufa são os responsáveis pelas mudanças climáticas se baseia na ideia não comprovada de que os motores de combustão, os animais e as pessoas liberam grandes quantidades de dióxido de carbono no meio ambiente. No entanto, isso também não é verdade. Pegue seu dispositivo que mede as emissões de CO_2 e segure-o no ar, perto de uma estrada movimentada; você descobrirá que o nível de CO_2 será zero.

Ou, se preferir, coloque seu analisador de CO_2 em um saco plástico vazio; em seguida, respire fundo e sopre dentro dele. Você descobrirá um nível de CO_2 zero dentro do saco, mas também notará que o oxigênio aumentou de 17% para os 21% normalmente encontrados no ar ao seu redor. Esse resultado é bastante inesperado e não explicado pela ciência.

Ambas as experiências mostram que o CO_2 se quebra em carbono e oxigênio no momento em que é liberado. As plantas absorvem o oxigênio e produzem o dióxido de carbono, como nós. O dióxido de carbono liberado se quebra em carbono e oxigênio. Isso faz com que as plantas, as pessoas e os animais sejam responsáveis indiretos pela geração de oxigênio no planeta.

A invenção da teoria do gás de efeito estufa beneficia somente uma indústria multibilionária, mas não se baseia na ciência.

Podemos continuar confiando na ciência criada pelo homem, tão cheia de falhas e corrupta que sequer admite alguns dos piores erros já cometidos na história da vida humana na Terra? Sobre quais outras importantes questões a ciência já errou com a raça humana?

Consumir proteína é essencial?

Nós sabemos que um bom número de indivíduos, cujos corpos se ajustaram para viver somente de água ou ar (respiratorianistas), não sofre de nenhuma deficiência proteica. Quando eu era criança (entre 8 e 14 anos), todo o verão eu deixava de comer durante seis semanas por razões de saúde, e somente bebia chá de ervas e água enquanto desintoxicava o corpo por meio de limpezas intestinais, banhos de sol, exercícios e banhos de lama. Embora os três primeiros dias do jejum sempre fossem muito incômodos, a completa falta de consumo de proteína não levou, de maneira alguma, à deficiência de proteína ou à estagnação do crescimento de meu corpo.

Além disso, nos últimos 40 anos, com exceção de manteiga, só me alimento de comida vegana. A menos que você considere os vegetais, abacates e algumas nozes como fontes de proteína, de acordo com as teorias médicas conservadoras, eu deveria ter morrido há 40 anos. Ainda assim, aos 58 (em 2012), me sinto mais saudável do que nunca.

Eu pessoalmente conheço pessoas que não consomem alimento algum há muitos anos, e são extremamente saudáveis também. Claramente, deve haver um mecanismo no corpo que permite que esses indivíduos produzam todos os dias bilhões de proteínas necessárias para manter todos os processos básicos responsáveis pela manutenção da fisiologia. No entanto, as teorias médicas atuais não conseguem explicar esse fenômeno.

Se houver um mecanismo de trabalho em alguns indivíduos que os permita ingerir um grande número de átomos (carbono, oxigênio, hidrogênio e nitrogênio) vindos do ar e transformá-los em nutrientes, como as plantas fazem, devemos levá-lo a sério e não desmistificá-lo como pseudociência. Apesar de sermos todos respiratorianistas até certo ponto, eu não recomendo a ninguém se tornar um respiratorianista completo (pessoa que vive sem comida) a essa altura da história humana, já que existem muitos riscos envolvidos quando o corpo está tóxico e não se apresenta em plenas condições de saúde.

Se você ainda estiver preocupado com o fato de não consumir proteína o suficiente em sua dieta, sabia que metade de uma xícara de feijão contém tanta proteína quanto 1,3 grama de bife? Além dos feijões, nozes e sementes, o repolho-verde, a couve e o abacate também são ricos em proteína. A couve-flor e o brócolis consistem de 40% de proteína. Outros vegetais comuns contêm não menos que 30%. Os grãos, como o trigo, a cevada, a aveia e o arroz, também são ricos em proteína. A quinoa, na verdade, contém certas proteínas completas. O mesmo se aplica a sementes de sálvia. Mesmo as frutas têm cerca de 5% de proteína.

De fato, todos os alimentos vegetais contêm proteínas. É a proteína que lhes dá a estrutura celular. As proteínas das plantas contêm os mesmos 22 aminoácidos que as proteínas animais e são de relativa fácil digestão. Apesar de a maioria dos alimentos vegetais como os legumes, as nozes, as sementes, os grãos, os vegetais e as frutas não terem proteínas completas produzidas por si sós, o corpo produz um grupo de aminoácidos a partir dos diferentes tipos de alimentos vegetais consumidos ao longo do dia. Em outras palavras, quando um vegano consome uma variedade de alimentos no café da manhã, almoço e jantar, o corpo pode facilmente combinar esses aminoácidos para completar uma proteína.

Riscos à saúde provenientes do consumo de carne

Além de provocar a formação de cálculos, o consumo de proteína animal pode ter outras consequências mais sérias. É extremamente complicado, ineficiente e trabalhoso para o corpo converter as proteínas degeneradas de animais mortos em proteínas úteis e completas. O cozimento de peixe, ovos, carne bovina e aves quase destrói por completo (coagula e desnatura) essas proteínas, tornando difícil para as células humanas utilizá-las. Se qualquer um desses fragmentos de proteínas nocivas entrar na corrente sanguínea, o que é bem provável que aconteça, eles inflamam os vasos sanguíneos. Isso pode trazer graves consequências para o coração, o cérebro e os rins e todas as demais partes do corpo.

Diferentemente dos animais carnívoros, como gatos, cachorros e lobos, as pessoas simplesmente não têm a fisiologia certa necessária para o consumo de carne sem correr o risco de ser prejudicadas. A concentração de ácido clorídrico (HCl) produzido no estômago de uma pessoa jovem mal consegue digerir até 20% de um bife de 170 gramas. Pelo menos 80% da carne consumida está sujeita à putrefação e, portanto, pode ser uma fonte de intoxicação. Os nitratos no estômago podem reagir junto às proteínas dos alimentos para formar os nitroderivados (nitrosaminas carcinogênicas); esses derivados altamente tóxicos também podem ser produzidos quando a carne que contenha nitratos ou nitritos for aquecida.

A concentração de suco gástrico é o determinante óbvio de uma dieta natural de uma dada espécie. Nenhum animal selvagem é propenso a comer alimentos que não poderá digerir bem. O único motivo pelo qual os gatos selvagens podem comer carne sem problemas é porque as secreções de seu estômago contêm HCl, e o pepsinogênio da enzima que corta a proteína possui concentrações 1100% maiores que o produzido por pessoas, o suficiente para dissolver até o mais duro dos ossos.

Esses sucos extremamente ácidos também servem para evitar a putrefação quando a carne passa pelo processo de digestão. Em contrapartida, a pequena quantidade e a concentração fraca de ácido secretado pelo estômago humano não permitem uma digestão completa da carne, tampouco restringem a decomposição bacteriana da carne.

Para que a carne não cause danos aos carnívoros, ela deve deixar o estômago rapidamente. No entanto, o estômago humano é oblongo e consiste de uma série de dobras expansíveis, chamadas rugas, que servem para reter os alimentos por longos períodos.

Em geral, o alimento pré-digerido no estômago estimula quimicamente a liberação da gastrina das células G localizadas na última parte do estômago. A gastrina é um hormônio peptídeo que estimula a secreção do HCl pelas células do estômago e auxilia na motilidade gástrica.

Entretanto, a carne vermelha, as aves e o peixe podem até mesmo nem se combinar ao HCl após sua ingestão. Em alguns casos, esses alimentos devem permanecer lá de seis a oito horas antes de ser liberados até o trato intestinal. Consequentemente, esses alimentos começam a apodrecer enquanto ainda estão no estômago. Em contrapartida, a maior parte dos alimentos vegetarianos deixa o estômago em menos de três horas. A maioria das frutas passa pelo estômago em 20 minutos.

Esses não são os únicos problemas que acontecem nas pessoas que comem carne. Enquanto a carne passa rapidamente pelo trato digestivo relativamente pequeno dos carnívoros e é expelida com rapidez, no longo intestino pouco fibroso das pessoas, os alimentos como a carne vermelha, as aves, os ovos, o peixe e os laticínios se movem muito devagar. Inevitavelmente, esses alimentos de origem animal diminuem a motilidade do intestino humano, resultando em putrefação e liberação de toxinas carcinogênicas poderosas, como as nitrosaminas, putrescinas e cadaverinas. Isso também explica a alta incidência de câncer no cólon entre aqueles que comem carne.

O consumo regular de proteína animal também danifica os rins e o fígado. O tamanho do fígado e dos rins em carnívoros é bem maior se comparado ao nosso fígado e aos nossos rins. O rim de um leão, por exemplo, não é muito menor que o rim de um elefante. O leão precisa de um rim grande para poder lidar com as grandes quantidades de dejetos nitrogenados resultantes da digestão da carne.

Nossos rins relativamente pequenos não foram feitos para processar todos os dejetos nitrogenados gerados pela digestão da carne, inclusive a amônia, que requer muita água para ser expelida do corpo. O ácido úrico é menos tóxico, mas também necessita de muita água para expulsá-lo; do contrário, poderão se formar pedras nos rins. Em todo o caso, os que comem carne quase não bebem a quantidade necessária de água para evitar o acúmulo de dejetos nos rins, no sangue e nos tecidos (de dois a três litros de água por dia).

Diversos estudos têm mostrado que uma dieta rica em proteína pode levar a ou piorar a hipertrofia da massa renal, perda óssea, pedras nos rins, nefropatia diabética, hipercalciúria idiopática, nefrolitíase cálcica e redução da desobstrução da creatinina.[74] Os altos níveis de creatinina tendem a provocar mau funcionamento dos rins ou insuficiência destes.

Além disso, podem aumentar o tamanho dos rins e prejudicá-los. O consumo regular de carne também pode deixar o fígado e a vesícula com peso excessivo, prejudicando as funções desses órgãos por um longo período. O fígado de um leão é enorme e tem a capacidade de quebrar grandes quantidades de proteína, bem como remover grandes quantidades de dejeto nitrogenado do sangue; sua vesícula produz três vezes mais bílis que a vesícula humana, o suficiente para digerir todas as proteínas e gorduras contidas na carne.

O fígado humano não foi projetado para fazer o trabalho de um animal carnívoro e não consegue se desintoxicar por completo dos elementos venenosos inerentes aos alimentos de origem animal, como a amônia e o ácido úrico. O excesso de ácido úrico no sangue é responsável pelos danos aos vasos sanguíneos do corpo, uma das causas principais para o surgimento das doenças degenerativas.

Se o corpo humano dependesse de uma dieta rica em proteínas diariamente, a maioria das pessoas que vive em países em desenvolvimento e que não ingere esses alimentos estaria muito doente ou morta agora. No entanto, isso não acontece. Pelo contrário, em países como a Maurícia, onde o aumento da riqueza na população substituiu sua dieta tradicional à base de vegetais pela dieta à base de carne, a saúde cardíaca decaiu rapidamente. As estatísticas fornecidas pela Organização Mundial da Saúde (OMS) mostram que nos anos 1940 somente 2% da população do país morreu de doenças cardíacas. Já nos anos 1980, esse número aumentou para incríveis 45%.

74. "Estudos sobre as doenças renais", <http//ecologos.org/kidney.htm>.

Apoiado por diversos estudos científicos, um relatório detalhado escrito em 1991, publicado pela OMS, afirmava que uma dieta rica em produtos animais *promove* doenças cardíacas, câncer e diversas outras. O relatório ligado às dietas ricas em açúcar, carne e outros produtos animais, gordura saturada e colesterol aumentou a incidência de doenças crônicas e fez esta previsão assustadora: "Se essa tendência continuar, o final deste século verá as doenças cardiovasculares e o câncer como os principais problemas de saúde no mundo". Como sabemos agora, suas previsões se tornaram realidade.

Em 1995, o Comitê Médico para uma Medicina Responsável (CMMR) – um grupo de 5 mil médicos altamente respeitável – confirmou as menores taxas de doenças entre os vegetarianos e pediu ao governo que incentivasse uma dieta vegetariana entre seus cidadãos. Antes disso, o Guia Americano de Dietas nunca havia comentado sobre a importância do vegetarianismo na boa saúde. No entanto, em 1996, o CMMR publicou a seguinte declaração: "...os vegetarianos gozam de excelente saúde. As dietas vegetarianas são consistentes com o Guia de Dietas e podem atender às Recomendações Diárias de nutrientes que o corpo deve receber. A proteína não está banida nas dietas vegetarianas ..."

O relatório do CMMR revisou mais de cem textos de pesquisas publicadas e, em seguida, publicou claras recomendações acerca do que deveríamos comer: "A literatura científica apoia o consumo de vegetais, frutas, legumes (ervilha, feijão, grão-de-bico) e grãos como ingredientes para uma dieta saudável. A carne, os laticínios e os óleos vegetais deveriam ser considerados opcionais". Enquanto a ciência incrivelmente apoia uma dieta vegetariana balanceada, ela considera as proteínas animais não essenciais para as pessoas.

A menos que as pessoas estejam cronicamente desidratadas ou sofram de subnutrição por causa da fome, dificilmente você encontrará alguém, em países desenvolvidos, que apresente deficiência proteica. Pelo contrário, as pessoas menos saudáveis do planeta vivem nos Estados Unidos e em outros países industrializados onde a proteína é considerada um alimento *necessário*.

Os problemas de saúde diretamente ligados ao excesso de consumo de proteína incluem refluxo, obesidade, edema linfático, gota e artrite, excesso de lixiviação de cálcio dos ossos, osteoporose, placa bacteriana nas artérias, pressão alta, aumento do risco de AVC, colesterol alto, danos aos rins, pedras nos rins, diabetes, câncer, principalmente de cólon e, é claro, cálculos biliares, o que pode levar a outras doenças.

A ideia comum de que você precisa comer alimentos ricos em proteína diariamente não é apenas enganosa, mas também não científica e potencialmente perigosa. As pessoas que têm uma alimentação vegetariana balanceada raramente sofrem de doenças crônicas. Um estudo recente mostrou que uma dieta vegana pode até mesmo reverter o diabetes. Por outro lado, comer carne regularmente aumenta o risco de morrer de várias doenças, inclusive diabetes, doenças do coração, câncer e osteoporose.

Um estudo nacional realizado pelo Instituto Nacional do Câncer pesquisou registros de mais de 500 homens e mulheres com idades entre 50 a 71 anos, seguindo suas dietas e outros hábitos por dez anos. Entre 1995 e 2005, 47.976 homens e 23.276 mulheres morreram. O estudo foi apresentado no *Archives of Internal Medicine*, de 24 de março de 2009.[75]

Os pesquisadores dividiram os voluntários em cinco grupos ou *quintis*. Todos os demais fatores foram levados em consideração - consumo de frutas frescas e vegetais, cigarro, exercícios, obesidade, etc. As pessoas que ingeriam mais carne consumiam cerca de 160 gramas de carne vermelha ou processada por dia.

As mulheres que ingeriam grandes quantidades de carne vermelha corriam 20% mais risco de morrer de câncer e 50% de morrer de doenças cardíacas do que as mulheres que comiam menos carne. Os homens corriam 22% mais risco de morrer de câncer e 27% de morrer de doenças cardíacas, se comparados aos que ingeriam menos carne vermelha, somente 25 gramas por dia - aproximadamente uma pequena fatia fina de bacon.

O estudo também incluiu dados sobre a carne branca e descobriu que uma maior ingestão estava associada a um risco reduzido de morte no mesmo período. No entanto, o alto consumo de carne branca ainda corresponde ao principal risco de morte. Se o consumo de carne pode matar tantas pessoas, pode-se acreditar, com segurança, que pode adoecer muitas pessoas.

75. "Ingestão de carne e mortalidade". Rashmi Sinha *et al*, *Arch Intern Med*. 2009; 169(6):562-571.

A ex-médica da Sociedade Americana de Câncer e cirurgiã nacionalmente conhecida, escritora e palestrante, Christine Horner, M.D., admitiu ter sofrido uma limpeza cerebral durante os dez anos em que trabalhou nessa poderosa organização. A dra. Horner encabeçou a legislação nos anos 1990 que tornou obrigatório o pagamento pela reconstrução da mama após uma mastectomia pelas empresas seguradoras. Ela diz que era orientada a dizer às pacientes: "Nós não sabemos a causa do câncer de mama, não temos nenhuma cura conhecida, portanto, a melhor coisa que uma mulher pode fazer é realizar a mamografia e outros exames em um esforço para detectá-lo precocemente e salvar vidas". É claro, agora ela sabe exatamente o que causa o câncer de mama, e viaja pelo país e pelo mundo para falar a respeito.

Por exemplo, existem diversos estudos epidemiológicos que mostram que as taxas de câncer de mama são muito maiores em mulheres americanas do que em mulheres asiáticas; e as mulheres asiáticas que se mudam para os Estados Unidos passam por um aumento drástico no risco de desenvolver a doença. De fato, de acordo com uma pesquisa científica, mulheres que consomem a maior taxa de carne vermelha têm 400% mais chance de desenvolver o câncer de mama! Mesmo no Japão, mulheres ricas que consomem carne diariamente possuem incríveis 850% mais chance de desenvolver câncer de mama do que as mulheres mais pobres que raramente ou nunca consomem carne.[76]

Além disso, estudos maiores realizados na Inglaterra e Alemanha mostraram que os vegetarianos têm cerca de 40% menos chance de desenvolver o câncer comparados àqueles que comem carne.[77]

Em uma análise prospectiva realizada por pesquisadores de Harvard com 90.655 mulheres na pré-menopausa, com idades entre 26 a 46 anos, mostrou que a ingestão de gordura animal, principalmente de carne vermelha e de laticínios extremamente gordurosos, durante os

76. Hirayama T. "Epidemiologia do câncer de mama com referência especial ao papel da dieta". Prev. Med. 1978; 7: p.173-195.

77. 1. Thorogood M, Mann J, Appleby P, McPherson K. "Risco de morte do câncer e das doenças cardíacas isquêmicas em pessoas que comem carne e em pessoas que não comem carne". Br. Med. J. 1994; 308: p.1667-1670.
2.Chang-Claude J, Frentzel-Beyme R, Eilber U. "Padrões de mortalidade dos vegetarianos alemães após 11 anos de seguimento". Epidemiologia 1992; 3: p. 395-401.
3. Chang-Claude J, Frentzel-Beyme R. "Dieta e estilo de vida determinantes para a mortalidade entre vegetarianos alemães". Int. J. Epidemiol. 1993; p. 22: 228-236.

anos anteriores à menopausa, está associada ao alto risco de câncer de mama.[78] As gorduras vegetais não aumentam esse risco.

Em um Estudo sobre Dieta e Saúde realizado pelos Institutos Nacionais de Saúde (INS)-AARP, os pesquisadores Genkinger e Koushik, do Instituto Nacional do Câncer, examinaram os dados sobre a saúde de 494 mil participantes. Nesse estudo que durou oito anos,[79] os pesquisadores compararam a taxa de incidência da doença entre 20% dos participantes que consumiam mais carne vermelha e processada[80] com os dados de 20% daqueles que consumiam pouca carne.

Os resultados do estudo foram dramáticos. Os participantes que consumiam mais carne vermelha tiveram 25% mais chance de desenvolver câncer colorretal em comparação àqueles que consumiam o mínimo de carne vermelha, e 20% mais chance de desenvolverem câncer de fígado.[81] O risco de câncer esofágico e hepático aumentou entre 20% e 60%. O alto índice de consumo de carne também está correlacionado ao aumento do risco de câncer pancreático em homens. Em uma meta-análise recente sobre o câncer colorretal que incluiu estudos publicados até 2005, os resultados indicaram que a ingestão de carne vermelha foi associada ao aumento de 28% a 35% do risco, enquanto as carnes processadas foram associadas ao aumento de 20% a 49% desse risco.

Os pesquisadores indicaram que um em dez casos de câncer de pulmão e câncer colorretal poderiam ser evitados com a limitação do consumo de carne vermelha. De acordo com um estudo chinês e outra pesquisa sobre a doença considerados durante os últimos 60 anos, o câncer poderia, na verdade, se tornar uma doença rara se as proteínas animais fossem evitadas totalmente.

Outros estudos descobriram associações entre a ingestão de carne e o risco de câncer de bexiga, de mama, cervical, endometrial, esofágico, glioma, renal, hepático, de pulmão, de boca, ovariano, pancreático e de

---

78. Cho E, Spiegelman D, Hunter D. J. *et al.* "Ingestão de gordura antes da menopausa e o risco de câncer de mama". J. Natl. Ins. do Câncer 2003; p.95:1079-1085.

79. Publicado em *PLoS Med.* 2007. Dezembro; 4(12): e 345, e online 11 de dezembro de 2007 doi:10.1371/journal.pmed.0040345.

80. Carne de mamífero, bife, cordeiro, porco e vitela; e carnes preservadas em sal, fumo ou curada.

81. Câncer de pulmão e colorretal são as duas principais causas de morte por câncer, respectivamente.

próstata. Por outro lado, existem diversos estudos que apontam para os efeitos de prevenção de câncer que uma dieta rica em frutas e vegetais proporcionam,[82] inclusive estudos recentes publicados em 2007 no *American Journal of Epidemiology* e no *Archives of Internal Medicine.*[83]

É mais do que óbvio que a Sociedade Americana de Câncer esteja descaradamente mentindo à população desavisada quando afirma: "Nós não sabemos a causa do câncer". Existem, literalmente, milhares de estudos e referências científicos que apontam para as várias causas do câncer.

Dito isso, acima e além de correrem menos riscos de desenvolver o câncer, os veganos há muito tempo apresentam também uma incidência muito baixa de desenvolvimento de cálculos biliares e doenças cardíacas.[84]

Além dos riscos de câncer, existem riscos adicionais que surgem da ingestão de carne contaminada. Uma revisão da *The Current And Active Recalls* publicada no Site do Serviço de Inspeção e Segurança na Comida (FSIS) do Departamento de Agricultura Americano (USDA) mostra que mais de quase 1 milhão e 800 mil quilos de carne bovina, porco, frango e peru foram revisados em 2011 por contaminação com listeria, E. coli e salmonela - um total de quase 2 milhões de quilos.[85]

A intoxicação alimentar ocorrida pela ingestão de carne contaminada é a principal causa do surgimento de doenças debilitantes e de morte. A carne (cadáver) está naturalmente predisposta à infestação bacteriana e, mesmo com as melhores medidas de precaução, não há garantia de segurança. Cerca de uma em cada quatro pessoas nos Estados Unidos adoece por causa de intoxicação alimentar, todos os anos, de acordo com os Centros de Controle e Prevenção de Doenças (CDC). Isso representa 76 milhões de casos de doenças relacionadas à alimentação ou à intoxicação alimentar por ano.

---

82. Para informações mais detalhadas, leia meu livro *Cancer is not a disease - it's a healing mechanism.*

83. *American Journal of Epidemiology*, em 15 de julho de 2007; 166(2): p.170-180. Epub 7 de maio de 2007 e Archives of Internal Medicine 10 de dezembro de 2007; 167(22): p. 2461-2468.

84. Para saber mais sobre o vegetarianismo e sobre uma dieta vegetariana de acordo com o biotipo (Aiurvédica), leia meu livro *Timeless secrets of health and rejuvenation.*

85. *Recalls* atuais e ativos de carne: <http//www.fsis.usda.gov/FSIS_Recalls/Open_Federal_Cases/index.asp>.

Os sintomas mais comuns de intoxicação por E. coli incluem dores estomacais fortes, diarreia hemorrágica, febre e vômito. Algumas infecções podem levar à síndrome hemolítico-urêmica, que provoca insuficiência renal. Mais de 325 mil pessoas são internadas e 5 mil morrem nos Estados Unidos todos os anos; soma-se a isso as muitas mortes desnecessárias provocadas pelo consumo regular de carne que nem contaminada está.

Frutos do mar – um assassino acima de qualquer suspeita

Os frutos do mar naturalmente possuem um alto número de parasitas, alguns deles com um grande impacto na saúde das pessoas. Engolir uma solitária viva pode provocar uma infestação de solitárias. As solitárias podem viver no trato intestinal humano por muitos anos. Os sintomas podem incluir dor abdominal, fraqueza, perda de peso e anemia. Comer peixe cru é particularmente arriscado, dado o enorme risco de infecção parasitária.

Os frutos do mar geralmente estão muito contaminados de mercúrio e alumínio, por exemplo, porque o peixe consegue absorvê-los facilmente, porém não eliminá-los. A cavala-verdadeira, o peixe-batata, o peixe-espada e o tubarão estão entre os animais marinhos mais contaminados. Os frutos do mar podem provocar uma intoxicação alimentar grave. O pargo, a cavala, a barracuda e a garoupa podem provocar intoxicação por ciguatera, caracterizada por batimento cardíaco baixo, pressão baixa e dor nas articulações e nos músculos. Os peixes de cultura geralmente são tratados com antibióticos, produtos químicos e corantes para parecerem saudáveis. Por exemplo, um salmão de cultura acinzentado e com aparência doente é tratado para parecer fresco e rosado. Os pesquisadores da Clínica Mayo afirmam que os antibióticos e outros produtos químicos usados na criação de peixes de cultura podem ter efeitos nocivos nas pessoas que se alimentam deles.

Em relação aos supostos benefícios do peixe ou do óleo de peixe na prevenção da arteriosclerose, a evidência sobre esse efeito não é conclusiva. Por outro lado, um estudo realizado por Michael R. Zimmerman, M.D., Ph.D., professor-assistente de Patologia da Escola de Medicina da

Universidade da Pensilvânia, forneceu a evidência mais antiga (1.600 anos, para ser exato) de que a dieta à base de peixe pode, na verdade, provocar arteriosclerose.

Os resultados de uma autópsia completa realizada no corpo congelado de um esquimó morto há mais de 1.600 anos encontraram diversas placas arteroscleróticas que afetaram as artérias coronárias. A autópsia também encontrou traços de osteoporose em seus ossos, apesar da rica dieta à base de cálcio adotada. Hoje, sabemos, é claro, que o consumo excessivo de proteína animal faz com que o cálcio a ser lixiviado dos ossos neutralize a forte acidez da proteína animal.

A população Inuit mantinha uma dieta marinha tradicional e apresentava uma expectativa de vida de aproximadamente (sem contar a mortalidade infantil) 43,5 anos. A maioria das mortes ocorria entre os 25 e 45 anos, de acordo com uma tabela de mortalidade feita pelos registros de uma missão russa no Alasca que registrou as idades da morte de uma população Inuit durante os anos de 1822 a 1836 (registros compilados por Veniaminov, extraídos do livro *Cancer, disease of civilization*).[86] O sistema imunológico dessa população era particularmente frágil, e a principal causa de mortes era a infecção.

Deficiência de vitamina B_{12}

Se ingerir proteína animal corresponde a risco enorme de incidência de várias doenças e até mesmo de morte, é bem provável que as pessoas que comem carne sejam mais propensas à anemia por causa da deficiência de vitamina B_{12} do que os veganos/vegetarianos.

De fato, vejo muito mais casos de carnívoros anêmicos do que de veganos/vegetarianos. Eu pessoalmente sofri durante anos de minha infância com anemia, quando ainda ingeria proteínas, mas me recuperei completamente após diversas semanas sob uma dieta vegana.

Os alimentos ricos em proteína não contêm fibras; os alimentos com pouca fibra tendem a diminuir as funções intestinais, e, com isso, levam à congestão intestinal crônica. Os dejetos acumulados ou presos

86. Mortality and lifespan of inuit: <http//wholehealthsource.blogspot.com/2008/07/mortality-and- lifespan-of-inuit.html>.

no intestino grosso podem consistir de fezes impactadas, muco endurecido, tecidos celulares mortos, cálculos liberados da vesícula, bactérias vivas e mortas, parasitas, vermes,[87] metais e outras substâncias tóxicas. A congestão intestinal prejudica muito a importante função do cólon na absorção de minerais e algumas bactérias produtoras de vitaminas essenciais, inclusive a mais importante de todas: a vitamina B_{12}. Parte desses dejetos pode entrar nos sistemas linfático e sanguíneo, o que pode fazer a pessoa se sentir cansada, letárgica ou doente.

Afirmar que as cobalaminas ou a vitamina B12 são apenas encontradas em alimentos de origem animal, como carne vermelha, peixe, ovos, queijo, etc., é um equívoco. A vitamina B12 é encontrada em verduras fermentadas e algas, e, claro, na boca e no trato digestivo saudáveis. A falta dessa vitamina pode provocar anemia perniciosa e degeneração das fibras nervosas da medula espinhal responsáveis pelas neuropatias e pela demência.

O argumento de que as pessoas que não consomem qualquer tipo de alimento de origem animal devem sofrer com a deficiência de B_{12} e, assim, pôr em perigo sua saúde não é científico, é infundado e totalmente equivocado. Além de produzirem as vitaminas K, B_1 e B_2, assim como os ácidos graxos de cadeia curta que fornecem energia, os bilhões de bactérias benéficas que residem em nossos intestinos e boca podem produzir mais que o suficiente de vitamina B_{12} para garantir uma boa saúde – e você não precisa de grandes quantidades. A quantidade de vitamina B_{12} que uma pessoa saudável precisará ao longo de sua vida equivale à metade de uma unha de seu dedo mindinho.

Além disso, o fígado pode armazenar B_{12} por muitos anos e sabe reciclar essa vitamina. Isso pode explicar os motivos pelos quais os *veganos* (aquelas pessoas que não consomem nenhum tipo de alimento de origem animal) que seguem uma dieta balanceada quase nunca sofrem de deficiência de B_{12} (contrariando a opinião pública).

Se o corpo, por alguma razão, necessitar mais dessa vitamina, irá instintivamente desejar alimentos específicos (não é uma ânsia) que atendam a essa exigência. No entanto, se o fígado e os intestinos

87. Todas as pessoas que comem carne têm um número relativamente alto de vermes e parasitas em seus tratos intestinais.

estiverem congestionados, e o instinto natural for reprimido, pode surgir uma deficiência de vitamina B_{12}, não importa se a pessoa é carnívora, vegetariana ou vegana.

Para disponibilizar a vitamina B_{12} para o corpo, o estômago deve realizar um fator intrínseco suficiente contido no suco gástrico. Sem esse fator intrínseco suficiente, a B_{12} não consegue ser absorvida corretamente no intestino delgado. Uma falta de ácido no estômago não é somente um grande fator de desenvolvimento da DRGE (doença do refluxo gastresofágico), mas também a principal razão para a deficiência de vitamina B_{12}.

A secreção balanceada de suco gástrico normalmente mantém o esfíncter do esôfago fechado. A combinação de proteínas da carne com alimentos à base de amido (como batatas, arroz ou pão) na mesma refeição torna inútil o suco gástrico. Isso pode fazer com que o esfíncter do esôfago permaneça aberto, o que permite que o conteúdo ácido do estômago volte para o esôfago. Já que a maioria dos carnívoros também ingere batata ou arroz com as proteínas animais, eles têm muito mais propensão a sofrer de refluxo e de deficiência de B_{12} que os veganos.

A cirurgia bariátrica é outra razão para a deficiência de B_{12} e o desenvolvimento de anemia perniciosa. Outros fatores de risco que contribuem com esses problemas de saúde incluem consumo excessivo de álcool, tumores de estômago, úlceras gástricas, doença de Crohn, infecção por solitária como resultado de ingestão de frutos do mar, cirurgia que remove a parte do intestino delgado, onde a vitamina B_{12} é absorvida, e as doenças relacionadas a má absorção intestinal. A causa mais comum de má digestão e má absorção é a falta de secreção da bílis como resultado dos cálculos nas vias biliares do fígado e da vesícula. É também responsável pela queda nas secreções gástricas, principalmente entre as pessoas mais velhas.

Além disso, os medicamentos, como antiácidos e a metformina (utilizados para o tratamento do diabetes), interferem na secreção gástrica e, portanto, na absorção da vitamina B_{12}. Tomar antibióticos destrói rapidamente as bactérias benéficas, o que inevitavelmente leva a um aumento excessivo do número de bactérias ruins em partes do intestino delgado e na boca. Uma flora intestinal desequilibrada é a causa mais comum da deficiência de B_{12}. Muitos medicamentos interferem nas secreções gástricas e podem, portanto, ser responsáveis pela deficiência de B_{12}.

Somente a vitamina D em níveis baixos, por causa da falta de exposição ao sol, pode reduzir as secreções gástricas e, com isso, contribuir para a deficiência de B_{12}. De acordo com uma pesquisa britânica, por meio da limpeza de vegetais cultivados organicamente e fertilizados naturalmente, essa deficiência de vitamina também pode acontecer. Os alimentos fertilizados com estrume de vaca, por exemplo, deixam muita vitamina B_{12} nas cascas das frutas e dos vegetais.

Então, antes de chegar à conclusão de que a dieta vegana deve estar por trás da deficiência de B_{12}, você tem que olhar mais de perto essas outras razões mais prováveis. Lembre-se, uma única dose de antibióticos pode reduzir dramaticamente a habilidade de o fígado armazenar e liberar a vitamina B_{12}, enquanto destrói também a bactéria intestinal que produz a B_{12} a vida inteira!

Pessoas com baixa resistência à proteína

O fato *científico* geralmente citado de que precisamos combinar certos alimentos (como o arroz e o feijão) para obtermos todas as proteínas necessárias está totalmente equivocado também. O corpo não depende das proteínas dos alimentos para produzir as proteínas que ele requer para ser saudável.

Os animais mais fortes, como o elefante, o cavalo selvagem, o orangotango e o touro, também não precisam ingerir proteína animal. Como nós, seus alimentos veganos, o ar que respiram, a luz do sol a que são expostos e a água que bebem lhes fornece as moléculas necessárias para produzirem suas próprias proteínas e desenvolverem músculos fortes. Ao dar-lhes alimentos à base de proteína animal, eles adoecem ou morrem, assim como muitas pessoas (conforme já confirmado na pesquisa mencionada).

Algumas pessoas argumentam que os chimpanzés, cuja carga genética é quase idêntica aos dos humanos, comem carne, por exemplo, alimentos à base de carne, e, portanto, deve estar em *nossos* genes comer carne também. No entanto, os chimpanzés não comem outros animais. A quantidade de *proteína animal* que eles podem comer equivale à metade de uma ervilha por dia e consiste de pequenos insetos, não animais. As mãos e as unhas, os dentes e o trato digestivo de um chimpanzé são os mesmos de animais predominantemente veganos ou frugivoristas, não são parecidos aos das bestas carnívoras que caçam, rasgam e devoram outros animais.

O principal determinante para saber se um animal precisa ingerir alimentos com alto teor de proteína é a composição do leite de sua mãe. O leite produzido pelos primatas, parecido com o da espécie humana, é pobre em proteína. Entre todos os primatas, o leite produzido pelos humanos tem a menor taxa de proteína, de 0,8 a 0,9%. Ele também contém 4,5% de gordura, 7,1% de carboidrato e 0,2% de minerais.[88] Tudo isso ainda mantém a taxa de proteína inferior a 1 g/100 ml, enquanto o leite de vaca possui 3,5 g/100 ml.

O leite materno dos primatas como chimpanzés, babuínos, macacos *rhesus* e gorilas tem uma taxa de proteína de somente 0,85 a 1,2%.

Agora, compare a ínfima porcentagem presente no leite humano e no de outros primatas com a alta porcentagem de proteína no leite de um animal carnívoro, como a chita. Os nutrientes do leite da chita correspondem a 99,6 gramas de proteína, 64,8 gramas de gordura e 40,21 gramas de lactose por quilograma de leite.[89] Isso corresponde a 9,96% de proteína, mais de dez vezes a quantidade encontrada no leite humano. Além disso, alguém pode explicar por que nossa necessidade proteica mudaria tão drasticamente de 5% durante a infância para 10% a 20% na idade adulta?

O leite humano é o alimento mais importante e balanceado de uma criança recém-nascida. Para as células de um recém-nascido se dividirem e multiplicarem e para que seu corpo cresça, é necessária muita proteína, ou assim parece ser o caso. Ainda assim, desde o início da vida, o bebê quando está crescendo é naturalmente afastado dos alimentos ricos em proteína. É aí que a ciência falha em explicar como realmente o corpo humano funciona.

Na verdade, não há necessidade de ingerir alimentos ricos em proteína, já que o bebê recebe do leite de sua mãe, do ar e da luz do sol tudo o que precisa para iniciar a síntese da proteína pelas células e triplicar o peso de seu corpo nos primeiros 16 meses de vida. Quando o maior impulso de crescimento na vida de uma criança ocorre, ela tem ainda

88. Belitz, H Food Chemistry, 4ª edição, p. 501, tabela 10.5.

89. Comp. Biochem. Physiol. B. Biochem. Mol. Biol. 2006, nov-dez; 145(3-4): p. 265-269. Epub 5 de outubro de 2006.

uma menor necessidade de consumir alimentos ricos em proteína do que durante os primeiros 16 meses. De fato, após se alimentar do seio materno por um ano, a taxa de proteína do leite da mãe cai ainda mais. Esse simples fato desafia o princípio da *ciência nutricional*, o qual afirma que precisamos ingerir grandes quantidades de proteína todos os dias para podermos sobreviver.

Quando o corpo alcança a idade adulta e deixa de crescer, ingerir esses alimentos pode não somente ser desnecessário, mas, na verdade, pode interferir em suas funções mais importantes. Não faz sentido algum que precisemos de menos de 1% de proteína em nossa comida quando crescemos mais, porém, precisemos de 10% a 20% (recomendação dos nutricionistas) quando deixamos de crescer.

As altas concentrações de carboidratos e gorduras presentes no leite materno nos dão uma pista sobre como deveria ser nossa dieta na idade adulta. Frutas, vegetais, grãos, etc. são ricos em carboidratos. Além de comer azeitonas, nozes e abacate, podemos facilmente utilizar esses óleos, como o azeite de oliva e o de coco, para satisfazer às nossas altas demandas por gordura.

Além de limpar o fígado e a vesícula, recomendo que você cheque sua saúde e veja se há algum indício de doença provocada por uma dieta rica em proteína. Às vezes, evitar esses alimentos por alguns dias já pode lhe trazer o alívio desejado.

Comidas e bebidas que causam ataque de cálculo biliar

Ovos, porco, alimentos gordurosos, cebola, aves, leite pasteurizado, sorvete, café, chocolate, frutas cítricas, milho, feijão e nozes - nessa ordem - são alimentos conhecidos por desencadear ataques na vesícula em pacientes que sofrem com os cálculos biliares.

Em um estudo realizado em 1968, um grupo inteiro de pacientes com cálculos na vesícula ficou livre dos sintomas enquanto seguiam uma dieta que excluía todos esses alimentos. Ao comerem ovo, os ataques na vesícula voltaram em 93% dos pacientes.

Um ataque de vesícula pode ser reconhecido pelos seguintes sintomas:

- Dor no lado direito do peito, em geral, embaixo da caixa torácica;
- Náusea ou enjoo;
- Vômito, gases e, possivelmente, diarreia;
- Arroto constante;
- Região do fígado/vesícula muito sensível ao toque;
- Impossibilidade de andar sem se arquear;
- Dificuldade de respirar causada por dor aguda (desencadeada por espasmos);
- Dor que irradia pela omoplata direita;
- Dor entre as omoplatas.

As dores podem ser agudas, insuportáveis ou fracas. Elas podem ser mais latentes à noite, e você pode não conseguir encontrar uma posição confortável para dormir. No meu caso, antes de limpar meu fígado e minha vesícula, eu já havia suportado cerca de 40 ataques que haviam durado até três dias e três noites ou mais.

Na maioria dos casos, a dor acontece por causa de uma pedra que passa pelo duto cístico ou que se desloca para o duto comum da bílis. Uma vesícula infectada que se inflama (colecistite) também pode provocar dores fortes. Apesar disso, em alguns casos, a dor aparece por causa da bílis alojada na vesícula, o que faz com que o órgão aumente muito de tamanho.

Apesar de alguns ataques serem desencadeados pelo levantamento de objetos pesados ou por muito estresse, evitar alimentos que podem provocar esses ataques é uma boa ideia. Os mesmos alimentos que desencadeiam ataques na vesícula podem também ser responsáveis pela produção de cálculos que provocam a maioria desses ataques.

Alguns pesquisadores acreditam que a ingestão de substâncias causadoras de alergias faz com que as vias biliares se inchem, o que impede a descarga de bílis da vesícula – o principal motivo para o desenvolvimento dos cálculos na vesícula. Essa suposição, no entanto, é parcialmente verdade. Do ponto de vista da Ayurveda, a formação de cálculos é um distúrbio de Pitta, que afeta o tipo de corpo com o mesmo nome, apesar de qualquer tipo de corpo poder sofrer desse distúrbio e produzir cálculos.

No antigo idioma sânscrito, Pitta significa, literalmente, bílis. As pessoas com esse tipo de corpo secretam naturalmente a bílis em grandes quantidades. No entanto, as secreções da bílis se tornam erráticas, excessivas ou irregulares quando o tipo Pitta ingere alimentos que aumentam a taxa de Pitta em grandes quantidades ou com frequência. Os compostos da bílis se desequilibram, o que a predispõe ao endurecimento. Isso não significa, no entanto, que os tipos Pitta sejam naturalmente predispostos a doenças na vesícula; ao contrário, significa que o sistema digestivo desses indivíduos não foi feito para digerir alimentos específicos que não ajudam seu corpo a crescer e a se manter.

O tipo de corpo Pitta é conhecido por ter uma habilidade limitada para digerir, absorver e utilizar certos alimentos e bebidas, que podem ser, principalmente, laticínios, inclusive queijo, iogurte e nata ácida; gema de ovo; manteiga com sal; todas as nozes, exceto uma pequena quantidade de amêndoas, nozes-pecã e nozes; condimentos fortes, assim como *ketchup*, mostarda, picles e sal refinado ou processado; tomates cozidos; molhos de salada que contenham vinagre; condimentos picantes (molhos); frutas e sucos cítricos; todas as frutas azedas e verdes; açúcar mascavo; grãos completos (não triturados), como aqueles presentes em muitos pães integrais; arroz integral; lentilhas; álcool excessivo; cigarro; excesso de café e chá; refrigerantes; adoçantes artificiais, conservantes e corantes; a maior parte dos medicamentos e narcóticos; chocolate (a menos que seja amargo e não processado); restos de comida, congelados e comidas feitas para micro-ondas; todas as bebidas geladas.

Apesar de o tipo Pitta ser o mais propenso a desenvolver cálculos, outros tipos de corpo também correm esse risco se houver uma ingestão regular de alimentos que não correspondem aos alimentos necessários para seu tipo corporal.[90] Por exemplo, o tipo Vata, o mais propenso a sofrer de constipação quando não consome gordura/óleo, sal e alimentos ácidos suficientes, também está propenso a desenvolver cálculos biliares.

90. Para mais informações sobre as dietas de acordo com os tipos de corpo, leia meu livro *Timeless secrets of health and rejuvenation*.

Os médicos sabem há muito tempo que o trânsito lento dos intestinos contribui para a formação de cálculos em mulheres com peso médio. Além disso, os alimentos e as bebidas fabricados e conservados atrapalham as funções do fígado em qualquer tipo de corpo.

Um estudo realizado no Hospital Universitário de Riade, Arábia Saudita, mostrou que a incidência de cirurgias na vesícula aumentou lá em até 600% porque a população substituiu um estilo de vida mais nômade e uma dieta tradicional por um estilo de vida mais sedentário que incluía *fast foods* e *junk foods* geralmente consumidas em países do hemisfério ocidental.

Adoçantes artificiais

Doces tentações – recompensas amargas

Os alimentos que contêm adoçantes, como aspartame, neotame, Splenda ou sacarina, comprometem o fígado, a vesícula e o pâncreas e aumentam drasticamente a chance de uma pessoa sofrer AVC ou ataque cardíaco.

No início de 2011, de acordo com uma pesquisa apresentada na Conferência Internacional sobre AVCs da Associação Americana de Derrame, as pessoas que bebiam refrigerantes *diet* diariamente tinham 61% mais chance de sofrer de algum tipo de doença cardiovascular em comparação com aquelas que não bebiam, mesmo quando não havia incidência de cigarro ou de atividade física, contando o consumo de álcool e as calorias consumidas por dia.[91]

De acordo com o porta-voz nacional do ASA, dr. Larry Goldstein (Centro de AVC da Duke University, Durham, NC), os estudos anteriores sugeriram uma ligação entre o consumo de refrigerante e o risco de desenvolver doenças metabólicas e o diabetes. Os autores do novo estudo concluíram: "Este estudo sugere que o refrigerante *diet* não é um bom substituto para os demais refrigerantes e pode estar associado a um maior risco de AVC, infarto do miocárdio ou morte vascular do que o refrigerante normal".

91. Conferência Internacional sobre AVC da Associação Americana de AVC. Resumo # P55. Notícias sobre a conferência: 9 de fevereiro de 2011.

Além disso, os adoçantes artificiais e os corantes alimentícios também estão ligados aos danos cerebrais. O mais recente adoçante artificial da Monsanto, o neotame, é potencialmente mais perigoso para o cérebro do que até mesmo o aspartame. A Monsanto teve de produzir um adoçante sintético diferente porque sua patente sobre o aspartame já não existe.

Assim como o aspartame, o neotame está ligado a danos neurotóxicos e imunotóxicos graves porque ele se metaboliza em formaldeído tóxico e em outras substâncias igualmente tóxicas. A FDA aprovou o neotame, um medicamento sintético doce, sem muitos problema; precisou somente de um estudo independente e conclusivo que provasse sua segurança para o consumo humano. O que é pior, o neotame não tem rótulo. Os fabricantes de alimentos podem adicioná-lo a qualquer alimento ou bebida, e o consumidor consciente não saberá se o que está comendo ou bebendo contém neotame ou não. Lembre-se, você está sozinho quando se trata de proteger sua saúde e a de sua família. Para permanecer seguro, recomendo veementemente evitar a maioria dos alimentos e bebidas processados, inclusive chicletes, adoçantes de mesa, águas saborizadas, alimentos e bebidas sem açúcar, refrigerantes *diet*, bebidas aromatizadas, molhos para preparos culinários, remédios infantis, iogurtes e cereais.

Um estudo dinamarquês recente descobriu que os refrigerantes *diet* engordam seus órgãos, o que os deixaria disfuncionais. Os pesquisadores descobriram que essa bebida doce aumenta as gorduras mais perigosas e ocultas, encontradas no fígado e até mesmo no esqueleto. As pessoas que bebem refrigerantes também experimentam um aumento de 11% no colesterol comparado a outros grupos.

Em mulheres grávidas, os adoçantes artificiais interferem no desenvolvimento do bebê, podendo provocar abortos ou malformações. Eles podem prejudicar seriamente o DNA, que pode afetar a saúde das futuras gerações também. Uma pesquisa independente confirmou que o aspartame está ligado à incidência de autismo, a problemas neurológicos, aos defeitos de nascimento, aos problemas gastrointestinais e à obesidade, entre outros problemas sérios de saúde.[92]

---

92. "Aspartame provoca enxaqueca, perda de memória, depressão, convulsões, obesidade, dor, infertilidade, etc.", – 92 Sintomas listados pela FDA incluem a morte., <http//www.dorway.com>.

Meu livro *Timeless secrets of health and rejuvenation* discute em detalhes como os adoçantes artificiais provocam sérios danos ao sistema cardiovascular, ao pâncreas, ao fígado, aos rins e ao cérebro.

Ingerir muito álcool (mais de uma bebida por dia) tem um efeito desidratante em longo prazo tanto na bílis quanto no sangue, criando depósitos de gordura no sangue. Consumir alimentos que contenham muito açúcar tem o mesmo efeito, principalmente refrigerantes e sucos de fruta processados, que estão sobrecarregados de açúcar.

Enquanto no ano 1700 a pessoa comum consumia quase dois quilos de açúcar por ano, em 2009, mais de 50% de todos os americanos consumiram incríveis quase 82 quilos de açúcar por ano. A maior parte do açúcar está escondida nos refrigerantes, sucos de fruta, energéticos e em quase todos os alimentos processados, inclusive cereais, sorvetes, pudins, pães, pastéis, molhos e comidas em conserva. Hoje em dia, até a mamadeira contém açúcar equivalente a uma lata de refrigerante. O açúcar somente é adicionado às comidas dos bebês para viciar as crianças e fazê-las consumidores fiéis de *junk food* e de refrigerantes.

Mais de 117 estudos científicos mostraram que o açúcar processado e refinado, quando consumido regularmente, pode provocar pelo menos 76 doenças diferentes.[93] As doenças do coração são ainda a principal causa de morte, e, de acordo com um novo estudo publicado na revista médica *Circulation*, beber somente um refrigerante por dia pode provocar ataque cardíaco.

Um refrigerante de 355 ml contém nada menos que dez colheres de chá de açúcar. Essas altas concentrações de açúcar "parecem ser um fator de risco independente para as doenças cardíacas", diz o autor do estudo, Frank Hu, M.D., professor de Nutrição e Epidemiologia da Escola de Saúde Pública de Harvard (HSPH), em Boston. O estudo, que analisou 42.833 homens por mais de 22 anos, descobriu que os homens que bebiam uma única dose de refrigerante de 355 ml por dia aumentavam o risco de sofrer um ataque cardíaco em incríveis 20%. Duas doses de refrigerante aumentavam o risco em até 42%, e três doses, em até 69%! Como comparação, as pessoas que fumam um maço de cigarros

93. <http//articles.mercola.com/sites/articles/archive/2010/04/20/sugar-dangers.aspx>.

por dia têm chance mais que dobrada de sofrerem um ataque cardíaco do que os não fumantes.

"Ao sujeitarmos continuamente nosso corpo a grandes quantidades de glicose e a elevados níveis de açúcar no sangue que desencadeiam grandes quantidades de secreção de insulina, isso faz com que haja um estresse em nosso sistema que, em longo prazo, nos expõe a um maior risco de sofrermos doenças cardíacas e diabetes", disse o coautor do estudo, dr. Walter Willett, à CBS News.[94]

Com exceção dos adoçantes artificiais, não há provavelmente outro alimento fabricado que possa causar tantas doenças quanto o açúcar. Os açúcares de beterraba, de cana ou de milho adicionados a milhares de diferentes alimentos podem ser altamente tóxicos, assim como os produtos processados, refinados e artificiais[95] que alteram a bioquímica e o metabolismo do corpo.

A seguir, encontra-se uma breve compilação de algumas das mais sérias consequências do consumo de açúcar:

O açúcar pode reprimir o sistema imunológico; causar deficiências minerais; levar a um rápido aumento nos níveis de adrenalina, hiperatividade, ansiedade, dificuldade de concentração e mau humor em crianças; um aumento significativo dos triglicérides e do colesterol LDL, e um nível mais baixo de colesterol HDL; alimentar as células cancerígenas e, principalmente, aumentar o risco de desenvolver câncer de mama, ovário, próstata, reto, pâncreas, trato biliar, pulmão, vesícula e estômago; provocar arterosclerose e doenças cardiovasculares; enfraquecer a visão; tornar o trato digestivo ácido, provocar indigestão e aumentar o risco do surgimento de doença de Crohn e colite ulcerativa; levar ao alcoolismo; provocar cáries e doenças periodentais; causar doenças autoimunes como artrite, asma e esclerose múltipla; levar ao aumento excessivo da cândida e a infecções genitais; causar hemorroidas e outros tipos de varizes; danificar a estrutura do DNA e alterar o modo como as proteínas atuam no corpo; interferir na absorção das proteínas nos alimentos; provocar alergias alimentares; contribuir para o eczema em crianças; causar toxemia durante a

94. "Consumo diário de refrigerante pode levar a ataques cardíacos em homens", *CBS News.com*, 12 de março de 2012.

95. <http//sweetscam.com/how-its-made/>.

gravidez; provocar doenças cardíacas; mudar a estrutura do colágeno, causar perda de elasticidade e brilho; provocar catarata e miopia; aumentar o tamanho dos rins e contribuir para o surgimento de pedras nos rins e de doenças renais; levar ao enfisema e a outras doenças pulmonares; danificar seu pâncreas; interferir no funcionamento do intestino; provocar dores de cabeça ou enxaquecas; aumentar o risco de desenvolver a doença de Alzheimer; provocar intoxicação e vício em álcool; causar convulsões; induzir a morte de células e matar uma pessoa; aumentar o tamanho de seu fígado, fazendo com que suas células se dividam de forma anormal; e aumentar a quantidade de gordura em seu fígado, levando à esteato-hepatite.

Por último, o consumo de açúcar comprovou também provocar o surgimento de cálculos.[96] O alto consumo de açúcar por crianças, hoje em dia, pode explicar o motivo pelo qual uma alta porcentagem de jovens já sofre com cálculos no fígado. As crianças normalmente não desenvolvem cálculos tão precocemente. Eu conheci pessoalmente muitas crianças doentes que realizaram limpezas no fígado e liberaram centenas de cálculos e, depois, recuperaram a saúde. Crianças entre 10 e 16 anos podem realizar as limpezas de fígado, porém utilizando somente a metade da dose dada aos adultos (ver Capítulo 4 para mais detalhes).

As crianças raramente produzem cálculos se tiverem uma dieta balanceada e vegetariana, dieta rica em vegetais, frutas e carboidratos complexos.

Os perigos dos alimentos geneticamente modificados

Uma vez que eu já escrevi a respeito desse tema tão importante em meu livro *Timeless secrets of health and rejuvenation*, agora somente listarei alguns pontos.

Com o aumento do uso de plantas geneticamente manipuladas, enfrentaremos os seguintes cenários globais:

1. Perda de milhares de espécies de plantas.
2. Todos os pequenos produtores terão de abandonar a agricultura.
3. Criação de alimentos Frankenstein que nossos corpos não saberão como processar.

---

96. Heaton, K. *The Sweet Road to Gallstones*. *British Medical Journal*. 14 de abril de 1984; 288:00:00 1103_1104. Misciagna, G., *et al.* American Journal of Clinical Nutrition. 1999;69: p.120-126.

4. Superervas daninhas resistentes a todos os herbicidas.
5. Plantas resistentes aos pesticidas.
6. Danos permanentes à capacidade reprodutiva da raça humana.
7. Novos vírus e novas doenças para as quais não haverá cura.

Hoje em dia, 60% dos alimentos processados contêm pelo menos um item geneticamente modificado. Milhões de pessoas agora consomem salgadinhos com o gene do vaga-lume, batatas fritas com o gene do frango ou um molho de tomate com o gene do linguado. O creme de brócolis pode conter o gene de uma bactéria, e um molho de salada provavelmente será feito com óleo de canola, óleo vegetal ou óleo de soja (todos geneticamente manipulados). O gene do tabaco agora é usado na alface e nos pepinos, e o gene da petúnia é usado na soja e nas cenouras. Se você sofrer com a doença celíaca, pode precisar evitar as nozes porque elas podem conter o gene da cevada. Até mesmo os morangos não são mais saudáveis; eles agora podem conter genes não revelados; portanto, você nunca saberá o que mais está ingerindo quando se delicia com essa fruta saborosa. O queijo contém restos de bactéria geneticamente manipulados. Muitas marcas de suco de maçã contêm o gene do bicho-da-seda, e as uvas podem conter o gene de um vírus. A truta, o salmão, o peixe-gato, o robalo e até mesmo o camarão também são geneticamente *enriquecidos*.

Os efeitos colaterais mais perigosos do consumo desses alimentos geneticamente modificados (GM), principalmente o milho e a soja, foram ligados à infertilidade, em uma série de estudos. Isso se deve, principalmente, às grandes concentrações de herbicida glifosato (o componente ativo do Roundup, o herbicida mais usado no mundo, um produto fabricado pela Monsanto).

Eu recomendo que você se alimente exclusivamente de alimentos não processados e que venham de fontes locais; o ideal seria que fossem alimentos cultivados organicamente.

Perigos desconhecidos do sal refinado

Os sais marinhos naturais ou cristais/pedras de sal são os principais suplementos minerais. O sal natural contém pelo menos 72 elementos minerais, enquanto o sal refinado (com aditivos tóxicos) contém somente dois elementos básicos, o sódio (Na) e o cloro (Cl).

Dos 84 elementos minerais encontrados no corpo, 72 precisam ser fornecidos por meio de uma dieta natural. O sal não refinado contém esses 72 elementos minerais em proporções perfeitas e na forma iônica. Os minerais iônicos são facilmente digeridos e absorvidos, e podem rapidamente ser usados pelo corpo para ajudarem a conduzir ou a apoiar centenas de processos essenciais.

Quando as células sofrem com uma deficiência na dieta de oligoelementos, podem perder a habilidade de controlar seus íons. Isso traz consequências terríveis para o corpo humano. Mesmo se houver um desequilíbrio de um só minuto nos íons, as células do corpo começam a explodir. Isso pode levar a doenças nervosas, danos cerebrais ou espasmos musculares, assim como a uma quebra no processo regenerativo das células.

Quando o sal marinho natural é ingerido (água do mar reconstituída), permite que os líquidos se movam livremente pelas membranas do corpo, pelas paredes dos vasos sanguíneos e pelos glomérulos (unidades de filtro) dos rins. Sempre que a concentração de sal natural aumentar no sangue, o sal rapidamente se combinará aos fluidos encontrados nos tecidos próximos. Isso permite que as células obtenham mais nutrição dos fluidos intracelulares enriquecidos. Além disso, os rins saudáveis conseguem remover esses fluidos salinos naturais, sem problemas. Essa atividade é essencial para manter a concentração de fluido no corpo equilibrada.

O sal refinado, por outro lado, também chamado de sal de mesa, pode prejudicar esse trânsito livre dos líquidos e minerais (ver os motivos a seguir), assim fazendo com que os fluidos se acumulem e fiquem estagnados nas articulações, nas vias linfáticas, nos gânglios linfáticos e nos rins. Dessa maneira, o sal refinado pode não ser rapidamente removido do corpo e, assim, causar inchaço, edema e celulite. Somente 30 mililitros de sal acumulado mantêm 2,8 litros ou 3 quilos de água e fluidos em excesso no corpo. A retenção de fluidos no corpo gera congestão e leva à desidratação de órgãos e tecidos.

O efeito da desidratação do sal comercial pode levar à formação de cálculos, pedras nos rins, ganho de peso, pressão alta e outros problemas de saúde. No entanto, não há evidência científica até hoje que mostre que o cloreto de sódio possa provocar o aumento da pressão, mesmo quando a maioria dos médicos recomenda uma dieta pobre em sódio para seus pacientes hipertensos e obesos. Esse *conselho* pode, de fato, trazer sérias consequências.

De fato, se o corpo não conseguir obter sódio o suficiente por meio da dieta, deve retê-lo. Para manter a concentração normal de sódio no sangue, o corpo reterá mais água nos vasos sanguíneos. Isso aumenta a pressão e causa hipertensão. Em outras palavras, leve em consideração o conselho de seu médico e corte o sódio por *um grão de sal* (trocadilho intencional).

O corpo também requer sal para digerir os carboidratos de maneira correta. Na presença do sal natural, a saliva e as secreções gástricas podem quebrar as partes fibrosas dos alimentos ricos em carboidrato. Em sua forma dissolvida e ionizada, o sal facilita o processo digestivo e limpa o trato gastrointestinal.

O sal de cozinha produzido comercialmente tem o efeito contrário. Para fazer com que o sal resista à reabsorção da umidade e, portanto, ser mais saudável para o consumidor, os fabricantes adicionam produtos químicos como os dessecantes, assim como diferentes branqueadores, à fórmula final. Os aditivos podem incluir hidróxido de alumínio, ferrocianeto de sódio, fosfato de cálcio, ácido esteárico, entre outros. A depender do grau de sensibilidade ao produto químico apresentado por uma pessoa, alguns desses elementos podem ou não agir como toxinas no corpo. A maior parte do sal de cozinha também possui iodo, o que, a menos que seja desintoxicado, pode prejudicar a tireoide.

De qualquer forma, após passar pelo processo, o sal de cozinha já não pode se misturar corretamente aos fluidos do corpo. Isso invariavelmente enfraquece os processos químicos e metabólicos básicos do corpo. Os aditivos químicos combinados ao cloreto de sódio podem até mesmo evitar que sódio suficiente chegue às células.

O sal refinado ainda é adicionado a milhares de diferentes alimentos produzidos. Quase metade da população americana sofre de retenção de líquidos (causa principal do ganho de peso e da obesidade). O consumo de muito sal refinado é o principal culpado disso.

Antes de o sal ser comercialmente produzido, em contraste ao naturalmente colhido, foi considerado a mercadoria mais preciosa da Terra, mais preciosa até que o ouro. Durante a era céltica, o sal era usado para tratar das doenças físicas e mentais mais comuns, queimaduras graves e outras moléstias. A pesquisa mostrou que a água do mar tem efeito positivo no desequilíbrio hidroeletrolítico, um distúrbio que causa perda da resposta imunológica, alergias e numerosos problemas de saúde (para mais detalhes, veja a seção *Coma sal não refinado,* no Capítulo 5).

Recentemente, o sal ganhou uma má reputação, e as pessoas aprenderam a temê-lo, da mesma forma que temem o colesterol e os raios solares. Muitos médicos alertam seus pacientes para se afastarem do sódio e dos alimentos ricos em sódio. Apesar de seus avisos serem realmente corretos com relação ao sal de cozinha (principalmente por causa dos efeitos antiaglomerantes de certos químicos aditivos), uma dieta pobre em sódio e livre de sal significa que você pode sofrer maior risco de desenvolver deficiência de minerais e de minerais traços. Enquanto a deficiência em minerais pode contribuir para o surgimento de diversas doenças, inclusive maior risco de sofrer um ataque cardíaco ou um AVC, não possuir as doses certas de sódio pode representar um alto risco para a saúde.

A pesquisa conduzida na Universidade McMaster, em Hamilton, Ontário, revisou os dados sobre o consumo de sódio em 30 mil pessoas que já haviam sofrido de doenças do coração ou diabetes. Os pesquisadores descobriram que ingerir pouco sal faz mais mal do que bem. Esses pacientes que consumiam entre 4 mil e 6 mil miligramas de sódio por dia – mais que o dobro das recomendações atuais – corriam menos risco de sofrerem um AVC, um ataque cardíaco, bem como outras internações e mortes.

Uma análise feita em 2011, com base em estudos já realizados, publicada no *Journal of the American Medical Association,*[97] claramente mostra que as recomendações americanas atuais relacionadas à ingestão segura de sal são bastante perigosas e aumentam significativamente o risco de internação e morte. Elas recomendam que devemos consumir menos de 2.300 miligramas de sódio por dia, e menos que 1.500 miligramas se tivermos maior risco de pressão alta ou doenças cardíacas. Por mais difícil que possa parecer, a menor ingestão de sódio (entre 2 mil e 3 mil miligramas por dia)

97. "Resultados fatais e não fatais, hipertensão e mudanças na pressão quanto à excreção do sódio na urina", *Journal of the American Medical Association*, 2011: 305(17); p. 1777-1785, Katarzyna Stolarz-Skrzypek, MD, *et al.*

aumenta o risco de mortes relacionadas a doenças cardiovasculares, assim como de internações por causa da congestão cardíaca, em 20%!

Uma meta-análise realizada pela *Cochrane Review* envolvendo um total de 6.250 pessoas não revelou que o corte na ingestão de sal reduz o risco de ataques cardíacos, AVCs ou morte.[98] Ao contrário, um estudo publicado no ano passado descobriu que quanto menor for o consumo de sal, maior o risco de morte por doenças cardíacas.

Enquanto consumir muito sal (em média 8 mil miligramas de sódio ou mais por dia) pode ser tão perigoso ou mais que comer pouco, deveríamos deixar que o corpo decidisse quanto sal quer ingerir. A menos que você tenha uma dieta artificial que consista de alimentos altamente processados (nos quais o sabor salgado é mascarado pelos adoçantes), é realmente impossível sofrer de overdose de sódio sem se sentir mal. Isso é especialmente verdadeiro para o sal não refinado, que tem pelo menos 50% menos sódio que o sal de cozinha.

Ingerir sal não refinado supre as necessidades do corpo por cloreto de sódio e outros minerais, sem interferir no equilíbrio hidroeletrolítico (dos eletrólitos). Se sua dieta consistir de uma quantidade razoável de potássio na forma natural, você não deve se preocupar quanto a qualquer problema de saúde que possa estar relacionado à pequena quantidade de sódio no sal não refinado.

Os alimentos que contêm uma maior dose de potássio são as bananas, os damascos, os abacates, a beterraba, o coco, a água de coco, as sementes de abóbora, os feijões-lima, as batatas, a abóbora-de-inverno, o espinafre e muitos outros vegetais. No entanto, se os níveis de potássio no corpo caírem abaixo do normal, o sódio (mesmo no sal natural) pode se tornar uma fonte de desequilíbrio.

Para ter certeza quanto à manutenção dos níveis saudáveis de potássio, eu recomendo evitar ou reduzir a ingestão de alimentos que esgotem o potássio. Esses alimentos incluem o açúcar, a glucose de milho, a batata e os vegetais fritos, lanches de queijo, *pretzels*, comida enlatada, alimentos que contenham glutamato de monossódio (MSG),

98. "Diminuição do sal na dieta para a prevenção de doenças cardiovasculares: uma meta-análise de testes controlados aleatórios (Cochrane Review)", *American Journal of Hypertension*, 11 de agosto de 2011: 24(8); p. 843-53, R. S. Taylor, *et al.*

refrigerantes, mais de uma xícara de café ou chá por dia (a cafeína pode esgotar o potássio por meio da micção frequente) e o uso excessivo do álcool (dados os seus efeitos diuréticos poderosos).

O sal do mar céltico (acinzentado) é excelente para a alimentação porque é naturalmente extraído por meio do calor do sol. No entanto, assegure-se de que ele esteja livre de metais e elementos químicos tóxicos (a água do mar pode estar poluída). Outros sais excelentes são vendidos em lojas de produtos naturais ou em cooperativas. Alguns sais são multicoloridos, como o sal da marca "Real Salt"; outros são rosa. O Sal do Himalaia é considerado o melhor sal e o mais nutritivo de todos.

A medicina ayuvédica recomenda o sal preto porque ele suaviza a azia, a constipação e os gases intestinais. Ele também ajuda na digestão. Seu baixo índice de sódio o torna mais adequado àquelas pessoas com sensibilidade sódica.

Se consumido dissolvido ou adicionado à água no qual os alimentos serão cozidos, esses sais têm efeitos positivos em nível celular. Eles também ajudam a limpar e desintoxicar o trato gastrointestinal e a manter as doenças afastadas.

Observação: o Salamargo não contém cloreto de sódio. Ele consiste de sulfato de magnésio, que pode, na verdade, baixar a pressão, uma ação do magnésio. As pessoas que têm hipertensão e consomem medicamentos para a doença precisam tomar cuidado com o magnésio porque ele pode agir como um remédio que diminui a pressão. Por outro lado, o magnésio é necessário para manter a pressão sanguínea em níveis normais (veja *Informações sobre produtos – magnésio*).

Desidratação

Muitas pessoas sofrem de desidratação sem saberem disso. A desidratação é uma condição na qual as células do corpo não recebem água suficiente para realizar os processos metabólicos básicos. As células podem se secar por qualquer um destes motivos:

- Falta de ingestão de água (qualquer coisa menos que seis copos de água pura por dia);

- Consumo regular ou excessivo de bebidas que tenham efeitos diuréticos, como café, chá (preto), a maioria dos refrigerantes e álcool, inclusive cerveja e vinho. (Chás de erva, como chá-verde, chá de hortelã e outros parecidos, não têm efeitos diuréticos; café e chá descafeinados são extremamente ácidos e são mais nocivos que os cafeinados);
- Consumo regular de alimentos ou substâncias estimulantes, como carne, temperos fortes, comidas muito salgadas, chocolate (exceto em pequenas quantidades de chocolate amargo), açúcar, nicotina, narcóticos, refrigerantes, bebidas energéticas e adoçantes artificiais;
- Estresse;
- Maioria dos medicamentos;
- Exercício em excesso;
- Alimentação em excesso e ganho de peso;
- Assistir televisão durante muitas horas seguidas;
- Sentar durante muitas horas em um único local sem se levantar e se mexer ocasionalmente.

Qualquer um desses fatores tem um efeito posterior de engrossamento do sangue e, portanto, força as células a desistirem da água. A água da célula é usada para restabelecer a finura do sangue. No entanto, para evitar a autodestruição, as células têm de começar a armazenar água. Elas fazem isso aumentando a espessura de suas membranas.

O colesterol, que é uma substância acinzentada, se gruda às paredes da célula, e assim evita-se a perda da água na célula. Apesar de essa medida emergencial possivelmente preservar a água e salvar a célula, ela também reduz sua habilidade de absorver nova água, assim como os nutrientes necessários.

A água e os nutrientes não absorvidos se acumulam nos tecidos conectivos que cercam as células, causando inchaço no corpo e retenção de líquidos nos pés, coxas, abdome, rins, rosto, queixo, olhos e braços. Isso pode levar a um ganho de peso considerável. Ao mesmo tempo, o plasma do sangue e os fluidos linfáticos engrossam e começam a congestionar os vasos linfáticos e os gânglios linfáticos. A desidratação também afeta a fluidez natural da bílis e, portanto, promove a formação de cálculos.

Chá, café e a maioria dos refrigerantes compartilham a mesma toxina nervosa (estimulante), a cafeína. Se tomada em excesso, a cafeína, que é rapidamente liberada na corrente sanguínea, desencadeia uma resposta imunológica poderosa que ajuda o corpo a neutralizar e eliminar esse estimulante. O estimulante tóxico estimula a glândula adrenal a secretar os hormônios do estresse e o cortisol na corrente sanguínea.

O aumento repentino de energia refere-se comumente à resposta de *luta ou fuga,* que permite que o corpo lute em uma situação de ameaça ou fuja dela. Se o consumo de estimulantes continuar regularmente, no entanto, essa defesa natural ou de sobrevivência do corpo se torna superusada e ineficaz. A quase constante secreção dos hormônios do estresse, que possuem compostos altamente tóxicos, altera a química do sangue e provoca danos aos sistemas imunológico, endócrino e nervoso. As respostas de defesa futuras estão enfraquecidas, e o corpo fica extremamente suscetível a infecções e outras doenças.

O aumento da energia sentida após a ingestão de uma forte xícara de café não é o resultado direto da cafeína que a bebida tem, mas da tentativa de o sistema imunológico se livrar da cafeína. Um sistema imunológico agitado e reprimido não consegue fornecer a adrenalina e o aumento de cortisol necessários para livrar o corpo da toxina ácida nervosa, a cafeína. A essa altura, as pessoas dizem que estão acostumadas a estimulantes, como o café.

Então elas tendem a aumentar o consumo para sentir os benefícios. A expressão que sempre se ouve "Estou morrendo por um café" reflete o verdadeiro perfil dessa situação.

Já que as células do corpo têm de sacrificar parte de seu estoque de água para expulsar a cafeína, o consumo regular de café, chá ou refrigerantes provoca sua desidratação. Para cada xícara de chá ou de café que você bebe, o corpo tem de mobilizar dois ou três copos d´água somente para eliminar os estimulantes, algo a que não pode se dar ao luxo de fazer. Nos países mediterrâneos, como Grécia, Turquia e Chipre, as cafeterias tradicionalmente servem um copo d´água junto com a xícara de café, para ajudar a evitar os efeitos da desidratação que o café provoca. Se você gosta de apreciar uma boa xícara de café, eu recomendo que também beba bastante água antes ou depois.

Isso se aplica também a refrigerantes, medicamentos ou qualquer outro estimulante, inclusive assistir à TV durante muitas horas (ver a seção *Causas diversas*, neste capítulo). Como regra geral, todos os estimulantes têm um efeito forte e desidratante nas secreções da bílis, do sangue e do sistema digestivo.

Dito isso, a cafeína é realmente tóxica somente quando o fígado não consegue realizar a desintoxicação corretamente. Isso geralmente acontece quando o fígado está congestionado ou quando há muita cafeína entrando de uma só vez. Por exemplo, em meu livro *Timeless secrets of heatlh and rejuvenation*, descrevo os grandes benefícios do chá-verde e o comparo ao chá-preto. O chá-verde contém muita fibra de chá, que, quando digerida, libera a cafeína por um período de seis a oito horas. Porém, quando o chá é fermentado, torna-se chá-preto, que libera toda a cafeína de uma só vez. Ela estimula demais o corpo, eleva a pressão sanguínea e os níveis de açúcar no sangue, além de aumentar as secreções do hormônio do estresse. Beber muito chá ou muito café dentro de um curto período de tempo pode causar esses e outros efeitos colaterais.

Além disso, se alguém ingerir cafeína quando estiver cansado, ela pode ser prejudicial; mas ingerida quando o corpo já está energizado ou energético, quase não faz mal ou não faz mal algum. Por exemplo, quando uma pessoa cansada bebe café como um "me acorda", a cafeína estimula demais o corpo e usa mais de suas reservas de energia já esgotadas; porém, quando uma pessoa se sente acordada e forte e bebe uma xícara de café, o efeito de falta de energia não é sentido. O fígado limpo e energizado é capaz de lidar com a cafeína.

Contaminação por metais pesados

O fígado pode ser facilmente sobrecarregado por meio da superexposição a metais tóxicos, inclusive o alumínio, o arsênico, o bário, o berílio, o cádmio, o chumbo e o mercúrio. A poluição externa e interna, os preenchimentos dos dentes com metal, os frutos do mar, os aditivos presentes nos alimentos, as minas de carvão, os produtos químicos que liberam grandes quantidades de óxido de alumínio e bário no solo e na água potável, etc., são só alguns exemplos de fontes em comum de contaminações por metal.

Para saber se você acumulou grandes quantidades de metais pesados, deve realizar uma análise de seu cabelo em um laboratório especializado nessa área. No entanto, enquanto esse exame pode facilmente determinar se seu corpo foi exposto a esses metais e se está realmente eliminando-os pelo cabelo em certa medida, ele não consegue atestar quanto metal você tem em seus tecidos.

(**Observação**: uma análise do cabelo pode não ser o meio mais confiável de determinar uma real deficiência mineral. Se na análise do cabelo aparecer um excesso de minerais, isso pode não ter acontecido por conta de uma deficiência mineral, mas também pode ser o resultado de quando o corpo tem um excesso de minerais que precisa ser removido. Durante o estresse, também pode haver uma descarga temporária de minerais, seguida por uma calmaria quando a reação do estresse acaba). Em outras palavras, existe um fator de imprevisibilidade envolvido na tentativa de saber se houve uma contaminação por metais pesados ou uma deficiência de minerais.

Ao realizar uma série de limpezas no fígado e na vesícula, você poderá eliminar muitos metais, aumentando naturalmente a habilidade de o fígado removê-los do sangue.[99] A quelação pode ser útil na remoção dos minerais metálicos, porém não aumenta a habilidade de o fígado evitar novas acumulações. Portanto, a menos que você limpe seu fígado e evite toda a exposição a metais pesados o quanto possível, a quelação pode ser necessária mais de uma vez. Eu já vi muitos pacientes que continuaram a realizar a quelação sem alcançar qualquer melhora em longo prazo, mas que abandonaram esse procedimento invasivo após ter limpado seu fígado?

Caso o acúmulo de metais pesados seja um problema para você, além da limpeza do fígado, eu recomendo o uso do zeólito, um tipo especial de composto mineral vulcânico.[100] O zeólito ajuda a quebrar e remover os metais pesados e os produtos químicos tóxicos.

---

99. Ver <http//www.agirsante.fr/profits.html> para o estudo do caso.

100. Zeólito puro em forma de pó: <http//www.ener-chi.com/wellness-products/zeolite>/

Os zeólitos são minerais vulcânicos naturais explorados em certas partes do mundo. Quando os vulcões entram em erupção, a lava fundida e as cinzas são liberadas. Como muitos vulcões estão localizados em ilhas ou perto do mar, essa lava e essas cinzas geralmente caem no mar. Graças à reação química entre as cinzas do vulcão e o sal do mar, formam-se minerais incríveis como os zeólitos na lava endurecida durante milhares de anos.

O que torna os zeólitos tão incríveis é o fato de que eles não apenas são um dos poucos minerais com carga elétrica negativa encontrados na natureza, mas também terem estruturas únicas. Os zeólitos possuem grandes espaços vazios (ou gaiolas) que apresentam espaços para íons grandes e positivos a ser atraídos por eles e, então, presos e eliminados do corpo.

Graças à sua estrutura parecida com uma colmeia, um zeólito trabalha em nível celular para prender alérgenos, metais pesados e toxinas nocivas. De fato, por ser um dos poucos minerais com carga elétrica negativa na natureza, um zeólito age como um ímã, trazendo as toxinas para perto dele, capturando-as em sua gaiola e removendo-as em segurança e, naturalmente, do corpo. Essa habilidade única de remover toxinas perigosas está bem documentada; ela foi utilizada pelo governo russo para absorver os produtos químicos radioativos e outras toxinas nocivas após o desastre de Chernobyl. Ela também foi usada por muitas pessoas para remover a contaminação que ocorreu após o desastre nuclear mais recente, ocorrido dessa vez no Japão.

Durante séculos, as formas em pó de zeólitos específicos foram usadas como remédio na Ásia para melhorar a saúde e promover o bem-estar. Eu descobri que o zeólito em pó é, de longe, bem mais eficaz na remoção de metais tóxicos e de químicos do que sua forma líquida.

A remoção de metais pesados do corpo sempre estimula o sistema imunológico, o que pode trazer enormes benefícios para a saúde.

Perda rápida de peso

As pessoas com sobrepeso correm maior risco de desenvolver cálculos do que as pessoas com peso médio. É fato incontestável que a boa saúde é alcançada quando se perdem os quilos em excesso. A perda de peso, por exemplo, pode normalizar a pressão, o açúcar no sangue e os níveis de colesterol.

No entanto, chegar ao peso ideal por meio de dietas que aconselham a ingerir pouquíssimas calorias diárias aumenta o risco de a pessoa desenvolver cálculos tanto no fígado quanto na vesícula. As dietas de baixa caloria não contêm gordura suficiente para permitir que a vesícula se contraia o bastante para esvaziar sua bílis. Uma refeição ou um lanche que contenha aproximadamente dez gramas de gordura é necessário para que a vesícula se contraia normalmente. Se isso não acontece, a vesícula retém um pouco de bílis, o que leva à formação de pedras.

A obesidade está associada ao aumento da secreção do colesterol nas vias biliares, o que eleva o risco de desenvolver pedras de colesterol. Quando as pessoas obesas se submetem a uma rápida ou grande perda de peso por meio de uma dieta não balanceada ou ingestão de remédios para emagrecer, o corpo congestionado e, portanto, mal nutrido procura utilizar os nutrientes e os compostos de gordura encontrados nos depósitos de reserva. Essa situação rapidamente aumenta a gordura no sangue e, com isso, o risco da formação de cálculos. A súbita formação de cálculos entre as pessoas que seguem uma dieta de perda de peso rápida parece ser o resultado de um aumento no colesterol e uma queda nos sais da bílis na bílis.

Os cálculos também são comuns entre pacientes obesos que perdem peso rapidamente após uma cirurgia de *by-pass* gástrico. Nessa cirurgia, o tamanho do estômago é reduzido para que a pessoa não possa comer em excesso. Um estudo descobriu que mais de 71% dos pacientes que fizeram a cirurgia de *by-pass* gástrico desenvolveram cálculos cerca de três meses após o procedimento.[101]

Como os cálculos são uma complicação comum da perda rápida de peso após a cirurgia de diminuição do estômago, alguns médicos agora também removem a vesícula por *precaução*. No entanto, nem a cirurgia bariátrica nem a remoção da vesícula trazem benefícios em longo prazo, no entanto podem levar ao surgimento de diversos problemas de saúde mais sérios do que a obesidade.

---

101. "Seguimento dos problemas nutricionais e metabólicos após a cirurgia bariátrica", DIABETES CARE, *Journal of the American Diabetes Association*, 12 de janeiro de 2012, 35 (1), <http//care.diabetesjournals.org/content/28/2/481.full>.

As pessoas que passaram pela cirurgia de *by-pass* gástrico ou por qualquer outra cirurgia bariátrica também correm um risco bastante alto de ter ossos mais frágeis.[102] Uma análise completa, publicada na revista *Endocrine Society*, em junho de 2011, mostrou que os pacientes submetidos a uma cirurgia bariátrica têm 2,3 vezes mais chance de sofrer fraturas se comparados à população em geral; esse risco, antes da cirurgia, teria sido de 1,8.

Outros problemas causados pelo procedimento cirúrgico são perda severa de cabelo, insuficiência renal, doenças hepáticas, deficiências nutricionais relacionadas às vitaminas B_{12}, K, A, D e E e ao ferro (levando a úlceras), assim como odores corporais diferentes. Os pacientes também terão de passar pelas inconveniências de ter movimentos intestinais frequentes (mais de dez vezes por dia) e fezes muito malcheirosas, que a má absorção de gorduras provoca.

A desidratação crônica, um dos problemas mais sérios de saúde que provoca centenas de doenças, também é muito comum entre os pacientes bariátricos. Isso se deve ao fato de que uma bolsa gástrica cirurgicamente criada tenha menos de 50 mililitros de capacidade e que os pacientes já não possam mais engolir tanta água de uma só vez. A menos que sejam quantidades de água ínfimas ao longo do dia (e da noite), seu corpo fica severamente desidratado.

Eu gostaria de dizer que as descobertas anteriormente mencionadas, que se referem a um aumento do risco de desenvolver cálculos após a cirurgia bariátrica, somente estão relacionadas aos cálculos na vesícula. Os danos causados ao fígado por meio desse procedimento podem ser maiores do que os efeitos negativos que o órgão sofre como resultado de vários cálculos encontrados na vesícula. Os danos ao fígado trazem efeitos colaterais terríveis que podem levar a câncer, doenças cardíacas, diabetes ou morte prematura.

Se uma perda significativa ou rápida de peso aumenta o risco de desenvolver cálculos, a forma mais óbvia de reduzir esse risco é perder peso com segurança e de maneira mais gradual. De fato, esse problema se resolve quando os dejetos tóxicos, inclusive os cálculos no fígado e na vesícula, são removidos do corpo e aplica-se uma dieta apropriada e um

102. The Endocrine Society (4 de junho de 2011). "Cirurgia bariátrica ligada ao aumento do risco de fraturas". *Science Daily*. 30 de dezembro de 2011.

estilo de vida balanceado.[103] Nesse caso, a perda de peso não *aumenta* o risco de desenvolver cálculos, mas, sim, o *reduz*.

Ao eliminar as pedras do fígado e da vesícula e manter os intestinos limpos, uma pessoa obesa pode melhorar drasticamente suas funções digestivas e ganhar uma renovação da vitalidade. Essa abordagem corta os efeitos colaterais nocivos que podem estar associados à rápida perda de peso e à maioria das cirurgias desnecessárias, como é o caso do *by-pass* bariátrico e a remoção da vesícula.

Falhas dos alimentos magros

A promoção de uma dieta pobre em gordura como a *dieta mais saudável* pode ser a responsável pelo aumento contínuo das doenças hepáticas e da vesícula entre a população de países desenvolvidos. Enquanto os alimentos ricos em proteína ainda sejam conhecidos como cruciais para o desenvolvimento da força física e da vitalidade, a gordura foi marcada como a grande vilã por provocar muitas doenças crônicas atuais, inclusive doenças cardíacas.

No início do século XX, os ataques cardíacos eram extremamente raros em qualquer lugar do mundo. Desde aquela época, o consumo de gordura, per capita, permaneceu igual. Ainda assim, desde a Segunda Guerra, o consumo de proteína aumentou drasticamente entre a população mais rica do mundo.

O consumo excessivo de alimentos ricos em proteína em países industrializados provocou um número sem precedentes de doenças circulatórias, assim como das fatalidades que resultam dos ataques cardíacos.

Em comparação, esses problemas de saúde ocorrem muito raramente entre grupos étnicos que consomem mais comida vegetariana. De fato, um relatório publicado pela Associação Médica Americana afirmou que uma dieta vegetariana pode evitar 97% de todos os casos de trombose, que provoca ataques cardíacos.

Embora uma dieta vegetariana balanceada possa conter grande quantidade de gordura, ela não parece ter efeitos negativos no sistema

---

103. Para mais detalhes, veja meus livros *Timeless secrets of health and rejuvenation* e *Feel great, lose weight.*

circulatório (a menos que, é claro, esteja contaminada por ácidos graxos nocivos). Em contraste, o excesso de ingestão de proteína de origem animal congestiona os vasos sanguíneos do fígado (sinusoidais), o que leva à formação de cálculos nas vias biliares (ver *Comer proteína em excesso*, neste capítulo).

A presença de cálculos nas vias biliares do fígado reduz a produção de bílis nesse órgão. A diminuição na secreção da bílis debilita a habilidade de o corpo digerir gorduras. Por conta da indigestão subsequente, do possível ganho de peso e por outros desconfortos que surgem a partir desse problema, os médicos dizem aos seus pacientes que devem cortar a gordura da dieta. Porém, esse conselho bem-intencionado somente aumenta as restrições da vesícula em tentar esvaziar seu conteúdo biliar. Isso leva à formação de cálculos na vesícula e, consequentemente, ao aumento dos problemas na digestão de gorduras. Eventualmente, o corpo utilizará gorduras essenciais e vitaminas solúveis em gordura. Isso incita o fígado a aumentar a produção de colesterol, provocando ainda mais o aumento de cálculos.

Quanto menos gordura o corpo receber com os alimentos, pior se torna a situação. No entanto, já que as gorduras não podem ser mais digeridas corretamente, as funções básicas do corpo passam por um círculo vicioso, que, na maioria dos casos, só cessa pela remoção de todos os cálculos do fígado e da vesícula e pelo aumento gradual da ingestão de gorduras em níveis normais.

Mentiras sobre a gordura do leite

O leite desnatado é um dos responsáveis pelo início desse círculo vicioso. Em seu estado natural, o leite integral contém a quantidade certa de gordura requerida para digerir as proteínas do leite. Sem a gordura, a proteína do leite é indigesta. Quando se retira muita gordura do leite, a vesícula não é estimulada o suficiente para liberar a quantidade certa de bílis necessária para ajudar a digestão das proteínas do leite e das gorduras remanescentes deste. Portanto, as proteínas do leite e as gorduras remanescentes passam pelo trato gastrointestinal sem serem digeridas corretamente. Muito da proteína apodrece, e as gorduras ficam rançosas.

Tudo isso leva a uma congestão grave do sistema linfático, o que é frequentemente visto em estômagos inchados de bebês que usam mamadeira.[104] Os bebês sofrem de cólicas intestinais. Em vez de magrinhos, os bebês têm o rosto em forma de lua, e seus bracinhos, perninhas e estômago são inchados. Esses bebês são suscetíveis a gripes e outras infecções, têm problemas para dormir e tendem a chorar muito. O leite de vaca que não é digerido ou a mamadeira podem ser os responsáveis pelo desenvolvimento de cálculos no fígado de crianças pequenas. Até mesmo o leite integral oferecido em restaurantes hoje em dia tem um índice de gordura reduzido, tornando o leite indigesto para a maioria das pessoas.[105]

Pensou no leite? Pense duas vezes! Existem outras preocupações que você precisa saber, caso ainda considere o leite um alimento saudável.

Primeiramente, de acordo com um artigo escrito por Jonathan Shaw (maio-junho de 2007) na *Harvard Magazine*[106] o leite atual pode já não ser o alimento perfeito da natureza. O artigo intitulado "Leite moderno" discute as implicações da pesquisa conduzida por Ganmaa Davaasambuu, M.D., Ph.D., médico, cientista e pesquisador da Escola Pública de Saúde de Harvard.

"Em um estudo sobre câncer e dietas realizado em 42 países, Ganmaa e seus colegas descobriram que os países com os maiores índices de consumo de laticínios sofriam as maiores incidências de câncer de próstata e de testículos. Um estudo similar realizado por Ganmaa em 2005 mostrou praticamente os mesmos resultados para os cânceres de mama, de ovário e de útero", escreve Shaw. Os estrógenos e outros fatores de crescimento estão relacionados ao desenvolvimento desses cânceres de origem hormonal.

Ganmaa descobriu que, enquanto os níveis de hormônios encontrados no leite de vaca produzido comercialmente podem ser nocivos à saúde humana, no leite de vaca produzido naturalmente os níveis hormonais estão muito baixos e teriam o mesmo efeito. Aparentemente, a ordenha

---

104. Essa congestão é observada também em mulheres que pensam precisar beber leite para manter seus ossos fortes.

105. Para mais detalhes a respeito dos perigos envolvidos nos alimentos pouco gordurosos ou *lights*, assim como o leite, ver meu livro *Timeless secrets of health and rejuvenation*.

106. Modern Milk: <http//harvardmagazine.com/2007/05/modern-milk.html>.

sazonal ainda é utilizada na Mongólia e em alguns países em desenvolvimento – o mesmo tipo de ordenha utilizado em países ocidentalizados até a década de 1920. Esse tipo de ordenha assegura que "as vacas produzam leite durante os primeiros três meses de sua nova gestação, quando os níveis hormonais estão baixos", escreve Shaw. Por exemplo, o leite cru contém somente um décimo da progesterona que Ganmaa e seus colegas descobriram no leite produzido comercialmente no Japão.

Ganmaa afirma que as vacas modernas dão leite durante toda a gestação, o que é o principal motivo para que o leite contenha níveis mais altos de hormônios biologicamente ativos. É claro, as fazendas modernas tentam obter o máximo de leite de suas vacas por tanto tempo quanto possível, e não se importam com o que essa prática possa significar para a saúde das vacas ou dos consumidores de seus produtos.

Se você preferir não ingerir um coquetel de medicamentos prescritos quando beber um copo de leite produzido comercialmente, é melhor manter esse produto longe de você e de sua família. Em um estudo recente publicado no *Journal of Agricultural and Food Chemistry*,[107] os pesquisadores informaram que um único copo de leite pode conter cerca de 20% de antibióticos, reguladores de lipídios, betabloqueadores, antiepilépticos, analgésicos e hormônios.

De acordo com os pesquisadores do estudo, esses resíduos farmacêuticos, encontrados agora no leite das vacas, das cabras e do ser humano, têm origem em uma variedade de medicamentos usados para tratar as doenças dos animais e das pessoas.

Uma pesquisa anterior mostrou que o leite também contém diversos herbicidas, pesticidas, até 200 vezes superior aos níveis recomendados considerados seguros de dioxina, sangue, pus, fezes e diversos vírus e bactérias infecciosas.

A dioxina, em especial, é uma das substâncias mais tóxicas conhecidas pelo homem, e a OMS reconhece que aproximadamente 90% da dioxina que entra no corpo humano vem dos laticínios, da carne, do peixe e das ostras. A dioxina causa sérios problemas de reprodução e de

107. "Determinação simultânea de 20 substâncias farmacologicamente ativas no leite da vaca, da cabra e do ser humano por meio da espectrometria de massa cromatográfica de gás". *J. Agric. Food Chem.*, 2011, 59 (9), p. 5.125-5.132.

desenvolvimento, danos ao sistema imunológico, além de interferir nos hormônios e provocar o câncer.

Apesar do mal que a dioxina presente nos alimentos provou fazer ao corpo humano, você já ouviu alguma agência de saúde reguladora, como a FDA ou a CDC, alertar os pais a respeito da alimentação das crianças com relação aos produtos químicos que provocam câncer encontrados no leite colocado no cereal, no queijo de seu sanduíche, no *bacon* e nos ovos ou no hambúrguer do jantar?

Já que os lobistas todo-poderosos da indústria da carne e laticínios ainda controlam as políticas de controle do governo, você está sozinho no que se refere a proteger seus filhos dessa atitude de *forçar drogas legalizadas* realizada pela indústria de alimentos. Eles sabem o que há nos alimentos e odeiam quando você descobre que seus produtos podem deixá-lo doente.

Felizmente, alguns dos membros mais instruídos de nossa sociedade estão começando a nos defender. "Eu esperava que o USDA [Ministério de Agricultura dos Estados Unidos] pudesse dar aos americanos informações claras sobre os alimentos que ingerem", afirmou o dr. Walter Willett - professor de Epidemiologia e Nutrição da Fredrick John Stare e presidente do Departamento de Nutrição da Escola de Saúde Pública de Harvard. "No entanto, a constante barreira que se encontra para ressaltar a importância de cortar a carne vermelha e os laticínios da dieta sugere que o 'Poderoso Bife' e o 'Poderoso Laticínio' contam com fortes influências dentro desse departamento".

O dr. Willet corretamente fez a seguinte pergunta retórica: "Já não está na hora de o USDA se abster nesses casos por conflito de interesses e deixar a consultoria sobre dietas?". Os funcionários do USDA foram (supostamente) influenciados pelos "poderosos grupos da indústria de alimentos – A Associação dos Comerciantes de Mercearias, a Associação do Açúcar, A Federação Nacional de Produtores de Leite e a Associação Nacional de Pecuaristas – entre outros", de acordo com Dr. Willet.

Em setembro de 2011, a Escola de Saúde Pública de Harvard enviou uma forte mensagem ao USDA e ao povo dos Estados Unidos com a liberação de seu guia alimentar "Prato Saudável". A universidade respondia ao novo guia MeuPrato do USDA para alimentação saudável, o qual substituiu a pirâmide de alimentos já ultrapassada e equivocada.

Os especialistas em nutrição de Harvard declararam que o guia de alimentação da universidade se baseou na pesquisa de nutrição saudável, e, ao contrário do guia MeuPrato, não foi influenciado pelos lobistas da indústria. O guia de alimentação de Harvard mostra uma ausência de laticínios baseada na avaliação de Harvard de que "...a alta taxa de ingestão pode aumentar o risco de câncer de próstata e, possivelmente, de câncer no ovário".[108]

2. Medicamentos

Em primeiro lugar, não existem medicamentos sintéticos seguros. Todos os medicamentos são fabricados para manipular (suprimir ou estimular) algumas funções naturais ou processos naturais do corpo e, portanto, provocarão efeitos colaterais em curto ou longo prazos.

Por exemplo, antitérmicos como o acetaminofeno (Tylenol, Tempra) ou o ibuprofeno (Motrin, Advil) interferem no sistema de cura natural do corpo (sistema imunológico), que consiste na produção de células imunológicas especializadas e anticorpos para neutralizar uma toxina ou patógeno específico.

Não permitir que o corpo complete seu próprio processo de cura, que pode envolver uma infecção ou inflamação, a febre para produzir mais células imunológicas, excesso de transpiração, perda de apetite e resistência para armazenar energia e dirigi-la à cura, etc., pode trazer sérias consequências, como danos ao fígado e morte. Já que esses medicamentos estão disponíveis em diversas dosagens e os médicos nunca sabem exatamente qual a dosagem certa para o paciente, erros relacionados a isso podem acontecer. Simplesmente não é possível alguém determinar a rapidez e a eficiência com que o corpo do paciente absorve, metaboliza ou responde aos componentes ativos de um medicamento em particular. Por isso, os erros nas dosagens são a principal causa de morte.

Em segundo lugar, quase todos os medicamentos objetivam somente os sintomas de uma doença, não a doença em si. Suprimir ou aliviar os sintomas da doença permite que as causas subjacentes permaneçam

108. "Harvard declara que os laticínios NÃO são parte de uma dieta saudável", <http//www.care2.com>.

intactas, o que leva a pessoa, mais tarde, a desenvolver uma doença crônica e uma dependência daquele medicamento, e, possivelmente, de outras drogas também para conseguir neutralizar os efeitos colaterais gerados pelo medicamento original.

A magnitude desse dilema ascendente pode ser enorme, mas também é imprevisível. Cada pessoa responde de uma maneira diferente. Uma pessoa com uma constituição forte pode não notar o aumento dos incômodos no corpo, enquanto uma pessoa com constituição mais fraca ou com um histórico de saúde frágil pode não se sentir bem e sucumbir ao impacto da interferência induzido pelo medicamento.

Independentemente da força do corpo ou da falta dela, todos os medicamentos sintéticos devem ser quebrados e desintoxicados pelo fígado. No entanto, o fígado não foi feito para lidar com os produtos químicos criados pelo homem. Quando exposto a eles regularmente, sofrerá as consequências de seus efeitos tóxicos. O fígado somente pode expulsar substâncias nocivas por meio de suas vias biliares, mas isso altera a flora e o equilíbrio dos componentes da bílis. Isso torna os medicamentos sintéticos a principal razão para o desenvolvimento de cálculos na árvore biliar do fígado e da vesícula.

Os poderosos Tylenol e Advil são ótimos somente com relação ao bloqueio da dor, parte importante da tentativa de cura do corpo, porém eles também são conhecidos por sua habilidade de destruir um dos órgãos mais poderosos do corpo. Esses dois medicamentos podem lhe trazer a bênção de um alívio temporário da dor, mas lhe darão de brinde fraqueza, doenças permanentes e, possivelmente, a morte.

Protocolos de segurança para os medicamentos

Existe outro grande problema com os medicamentos. Apesar de repetidas garantias dadas pela FDA, a qual afirma ter protocolos regulatórios estritos que asseguram que os medicamentos dos Estados Unidos estejam entre os mais seguros do mundo, isso não é verdade. É fato que 80% dos medicamentos americanos é produzido com componentes estrangeiros, quase metade dos quais em instalações estrangeiras e nunca inspecionadas pela FDA.

De acordo com um relatório publicado em 2009 pelo *The New York Times*, intitulado "Produção de medicamentos realizada no exterior causa preocupação", a maioria dos componentes usados para a fabricação de medicamentos, como os antibióticos, alergênicos, medicamentos para o tratamento do diabetes e da pressão alta, vem quase que exclusivamente da China ou da Índia.[109] "A falta de regulamentações quanto à terceirização é um ponto morto que abre espaço para o fornecimento de medicamentos falsos, interrupções no fornecimento da mercadoria e até mesmo para o bioterrorismo", afirmou o Senador Sherrod Brown, do Partido Democrata de Ohio.

De acordo com a reportagem do *New York Times*, "das 1.154 plantas farmacêuticas mencionadas nas aplicações de medicamentos genéricos à FDA em 2007, somente 13% estavam nos Estados Unidos, 43% na China e 39% na Índia". Já que metade dos americanos toma um remédio prescrito todos os dias, o número de danos causados por um possível medicamento falso, vencido ou de outra forma alterado é simplesmente inimaginável. Eu duvido que a extensão dos danos causados por medicamentos vencidos possa algum dia ser medida, por causa do alto índice de efeitos colaterais até mesmo dos medicamentos *seguros* que ocorrem normalmente no corpo humano.

O que é mais grave a respeito dessa tendência é que pouquíssimo está sendo feito para resolver o problema. Em 2008, por exemplo, pelo menos 81 pessoas nos Estados Unidos morreram em decorrência de um medicamento vencido, a heparina (bastante comum para o afinamento do sangue), fabricado na Índia. O medicamento continha um componente ativo produzido na China. Nesse momento, está cada vez mais difícil rastrear os componentes de um medicamento à sua fonte. Já que até mesmo a versão *segura* da heparina pode provocar efeitos colaterais debilitantes como hemorragia e morte, danos ao fígado, neuropatias e osteoporose, imagine o que uma heparina *menos que segura* pode fazer com um paciente!

A corrupta FDA protege a indústria farmacêutica a qualquer custo e prefere usar seus recursos financeiros para fechar empresas que vendem suplementos alimentares inofensivos (fabricados nos Estados

109. "Produção de medicamentos realizada no exterior causa preocupação", *The New York Times*, 19 de janeiro de 2009.

Unidos) ou importunar e processar fazendeiros que vendem leite cru aos membros de clubes de comida crua.

O artigo do *The New York Times* observou: "Uma base de dados federal lista quase 3 mil plantas medicinais estrangeiras exportadas aos Estados Unidos; a outra lista 6.800 plantas. Ninguém sabe qual delas está correta". De acordo com esse artigo, "os rótulos dos medicamentos geralmente sustentam que as pílulas são fabricadas nos Estados Unidos, mas as plantas listadas estão geralmente nos locais onde os pós do remédio produzidos no exterior são colocados dentro das pílulas e embalados".

Em outras palavras, a regulamentação de segurança do medicamento está entre o desconhecimento total e o minimamente conhecido. Se você estiver tomando um medicamento, pode estar brincando de roleta-russa com sua vida. Você não consegue sequer determinar se os danos provocados pelo medicamento sejam por causa da toxicidade normal do remédio ou porque ele esteja contaminado por mofo, metais tóxicos, vírus, alergênicos ou outras substâncias nocivas.

Pesadelos sobre o vício em remédios

Apesar do fato de que as principais causas para a morte estejam agora em queda (devido à melhora na higiene e nas condições sanitárias, na consciência sobre a saúde, no aumento da prática de exercícios, no seguimento de uma dieta balanceada, etc.), as mortes ocorridas pelo uso de medicamentos prescritos estão aumentando exponencialmente. Isso foi revelado na análise realizada pelo *Los Angeles Times* de alguns dados recentemente liberados pelos Centros Americanos de Controle e Prevenção (CDC).

Os medicamentos agora estão matando muito mais pessoas que as drogas ilícitas ou os acidentes de trânsito, de acordo com a análise do *Los Angeles Times* realizada a partir das estatísticas de morte de 2009. Naquele ano, 37.485 pessoas morreram em decorrência de medicamentos prescritos e 36.284 em acidentes automobilísticos. Aparentemente, é mais perigoso tomar um remédio do que dirigir.

Além disso, o abuso de medicamentos prescritos populares como Xanax, Vicodin, OxiContin e Soma é responsável por mais mortes do que o abuso de heroína e cocaína juntas.

O que surpreende mais nessa análise não é apenas a morte entre pessoas de 40 anos, mas também o fato de adolescentes e pessoas mais velhas serem afetados por essa nova crise de saúde pública. Em 10 de abril de 2010, foi publicado um artigo sobre esse assunto no *Baltimore Sun*, escrito pela dra. Nancy Rosen-Cohenin: "O abuso silencioso de medicamentos prescritos destrói milhões de vidas". Ela escreveu: "Os perigos encontrados no abuso de medicamentos prescritos estão aumentando exponencialmente. Entre 1992 e 2002, o número de prescrições aumentou em 61%, porém o número de prescrições escritas para opiatos aumentou em quase 400%. Os opiatos representam três quartos de todos os medicamentos prescritos. O ator Heath Ledger tinha Vicodin (hidrocodona), OxiContin (oxicodona), Valium (diazepam) e Xanax (alprazolam) na corrente sanguínea quando morreu. Todos esses remédios eram opiatos legais".

Essa tendência perturbadora foi confirmada em dados recentemente publicados pelos CDC, os quais mostraram que as internações por intoxicação de opiatos, sedativos e calmantes aumentaram 65% de 1999 a 2006. De acordo com o relatório, um terço desses novos viciados admite que sua primeira experiência com drogas foi com um medicamento prescrito.

Quando o tratamento médico está fazendo mais mal do que bem, estamos sendo desafiados a nos responsabilizar por nossa própria saúde.

Tratar os sintomas de uma doença por meio de balas mágicas (medicamentos) e não levar em consideração a resposta natural do corpo são a raiz de uma catástrofe médica que se desdobra bem diante de nossos olhos. Eu não conheço nenhuma pessoa que não conheça alguém em seu círculo de parentes e amigos que não sofra com algum tipo de doença debilitante e que não tenha tomado um medicamento prescrito. Hoje em dia é quase considerado *normal* sofrer de alguma doença.

Tratar os sintomas de uma doença e desconsiderar suas causas é tentador, porém o alívio temporário que se alcança com essa atitude pode provocar também um vício incurável em remédios. Já que todos os medicamentos alteram a bioquímica do corpo, inclusive do cérebro, o vício em remédios pode, na verdade, começar já no primeiro dia de vida.

As vacinas infantis contêm um coquetel de até 63 produtos químicos tóxicos, conservantes e medicamentos, como formaldeído carcinogênico, antibióticos, metais, agentes anticongelantes,[110] etc. Quando essas crianças se tornarem adolescentes, muitas delas se sentirão cansadas, confusas ou desorientadas. Os centros de prazer de seu cérebro já não conseguirão secretar as quantidades certas de neurotransmissores responsáveis pelo prazer ou dor/tensão (como a dopamina, a serotonina e a endorfina, etc.), portanto elas desejarão sentir a felicidade e a paz. Essa situação pode aumentar durante um tempo por meio da ação de drogas externas, como a heroína e a cocaína, ou das drogas sintéticas que contenham as mesmas substâncias viciantes ou similares.

Todos os analgésicos, antidepressivos, antipsicóticos, ansiolíticos, antieméticos e os remédios contra enxaqueca, assim como as drogas psicodélicas e os empatogênicos, rompem os sistemas reguladores normalmente bem equilibrados do cérebro humano. Um estudo recente publicado no *British Medical Journal* descobriu que os antipsicóticos são os responsáveis pela morte de pelo menos 1.800 pacientes com demência em casas de repouso americanas por ano. Os antipsicóticos não são frequentemente administrados em pacientes com demência, mas um número elevado de médicos e enfermeiros agora os receitam para essa doença também.

"Para uma minoria da população que sofre de demência, os antipsicóticos devem ser usados, porém somente por até 12 semanas e sob as circunstâncias corretas", afirmou a dra. Anne Corbett, gestora de pesquisa da Sociedade de Alzheimer, ao comentar sobre a pesquisa. "Para a maioria (dos pacientes), esses medicamentos fazem mais mal do que bem". É claro, o estudo somente observou os pacientes que sofrem de demência. Os antipsicóticos diferentes são dados a milhões de pessoas, a maioria com esquizofrenia, e servem como uma máquina de matar para nos vermos livres de milhares de membros *inúteis* da sociedade, ou pelo menos para torná-los mais doentes e obtermos benefícios financeiros à custa dos efeitos colaterais horrorosos que essas drogas provocam. Muitos antipsicóticos não funcionam, provocam outras doenças e aumentam os custos com a saúde, de acordo com um estudo realizado em 2011 pela Escola de Medicina da Universidade Stanford e pela Universidade

110. Para mais detalhes, veja meu livro *Vaccine-nation: poisoning the population, one shot at a time.*

de Chicago.[111] Os pesquisadores mostraram que, em 2008, quase 17 milhões de americanos receberam um tratamento à base de antipsicóticos, ao custo impressionante de 10 bilhões de dólares. É inimaginável pensar que centenas de milhares de pessoas morrem ou adoecem seriamente por causa desse abuso. Esse genocídio de membros da nossa sociedade psico ou mentalmente doentes sancionado pela FDA me remonta à abordagem de Hitler para exterminar os *parasitas indesejáveis* da Alemanha nazista.

Tome de exemplo as drogas que alteram nossa mente, como os antipsicóticos Abilify e Zyprexa, e os antidepressivos como Prozac, os quais não somente colocam em perigo a própria vida de quem os consome, como também a de outras pessoas. Já que cada pessoa é única, é impossível prever quais mudanças de comportamento podem ocorrer em alguém cuja química cerebral e traços de personalidade são alterados pelo uso de medicamentos tóxicos.

Um estudo publicado em 2010 na prestigiada revista médica *PLoS ONE,* intitulado "Medicamentos prescritos associados a relatos de violência para com outros", descobriu que os atos de violência contra as pessoas fazem parte do efeito colateral associado ao uso de antidepressivos com efeitos serotonérgicos e de outros remédios que aumentam os níveis de dopamina.[112] Os medicamentos mais perigosos associados às taxas de suicídio e homicídio, por exemplo, em tiroteios em escolas, incluem: vareniclina (Chantix), fluoxetina (Prozac), paroxetina (Paxil), anfetaminas (várias), mefoquina (Lariam), atomoxetina (Strattera), triazolam (Halcion), fluvoxamina (Luvox), venlafaxina (Effexor) e desvenlafaxina (Pristiq).

Em geral, uma pessoa que toma um alucinógeno ou um medicamento prescrito se sente motivada ou tentada a fazê-lo porque quer sentir mais prazer ou aliviar uma depressão ou estresse. O uso repetido de medicamentos desequilibra a química cerebral a ponto de a motivação verdadeira por trás de sua ingestão ser substituída por um desejo enorme de voltar a tomar aquele remédio. A recompensa por ingerir o remédio está no surgimento

111. "Falta de evidência de bons resultados pelo amplo uso de antipsicóticos, afirma a pesquisadora", Escola de Medicina da Universidade de Stanford, 7 de janeiro de 2011.

112. "Medicamentos prescritos associados aos relatos de violência para com outros", Moore TJ, Glenmullen J, Furberg CD (2010). PLoS ONE 5(12): e15337. doi:10.1371/journal.pone.0015337.

do prazer que resulta da secreção da dopamina, o principal hormônio do prazer. A pessoa lembra-se da sensação de prazer e quer repeti-la. Logo, a única coisa que importa é a ânsia de buscar e usar a droga, o que, é óbvio, pode trazer consequências devastadoras na vida da pessoa e afetar seu trabalho, sua família e seus relacionamentos.

As primeiras vezes em que a pessoa usa uma dessas drogas passa por explosões muito fortes de dopamina (euforia). No entanto, como o cérebro responde a esse desequilíbrio com a redução da atividade normal da dopamina, esses períodos de euforia logo são substituídos por um sentimento de vazio e depressão.

Todo uso repetido da droga leva à redução da atividade da dopamina. Porém, já que nossa habilidade de experimentar o prazer depende de nossa habilidade cerebral de produzir e liberar a dopamina, o sistema de dopamina do cérebro (que agora diminui a dopamina quando desencadeada pela droga) já não permite que o viciado sinta qualquer prazer, mesmo se ele aumentar a dose ou a frequência de uso.

O dilema do medicamento prescrito é amplo. O dr. Rosen-Cohenin diz: "De acordo com a Política de Controle Nacional de Drogas da Casa Branca, os medicamentos prescritos vêm logo depois da maconha na escolha das drogas dos adolescentes. De fato, sete das dez drogas mais usadas pelos adolescentes foram os medicamentos prescritos. Mais de 40% deles afirmaram que os analgésicos são *relativamente* ou *muito* fáceis de conseguir. Eles também informaram que, se fossem pegos, haveria menos vergonha com o fato de estarem usando medicamentos do que outras drogas. Isso engana a percepção dos pais, que, quando questionados, disseram imaginar que os medicamentos seriam uma alternativa mais segura que as drogas geralmente vendidas por traficantes".

Os antidepressivos recentemente entraram também no fogo cruzado, pois um estudo de Harvard mostrou que os placebos funcionam tão bem para a depressão quanto os antidepressivos, porém sem a companhia horrorosa dos efeitos colaterais. Um segmento da CBS que foi ao ar em 19 de fevereiro de 2012 no *60 Minutes Overtime*, intitulado "Tratando a depressão: existe um efeito placebo?", revelou um esquema entre a Big Pharma e a FDA, as quais colocaram em perigo milhões de pessoas ao utilizarem antidepressivos fortíssimos no lugar de placebos que trariam exatamente os mesmos resultados.

Eu recomendo, de verdade, que as pessoas que tomam antidepressivos ou que conheçam alguém que tome, assistam a esse vídeo curto.[113] De acordo com a pesquisa de Harvard, não são os medicamentos usados para tratar a depressão que fazem as pessoas se sentirem melhor, é o efeito do placebo.

Medicina moderna – a maior máquina assassina da humanidade

Em geral, mais de 20 milhões de americanos experimentaram medicamentos por razões aquém às medicinais. Porém, o uso de medicamentos prescritos que provocam o vício não é o único problema gerado pelo alto índice de uso de fármacos. As reações adversas são responsáveis por 106 mil mortes todo ano somente em hospitais nos Estados Unidos, e o número total de pessoas internadas por conta dessas reações todo ano é de mais de 2,2 milhões, de acordo com um estudo realizado em 2003 que levou em consideração os dados da pesquisa.[114] O estudo descobriu que o número médio de mortes iatrogênicas (provocadas pelo médico) anual é de 783.936. O custo total das reações adversas para a sociedade é de mais de 136 bilhões de dólares por ano - muito maior que o custo total com os cuidados com doenças cardíacas e diabetes.

Em 1998, o *Journal of the American Medical Association* publicou seu próprio estudo e admitiu na conclusão desse estudo: "O número de mortes em decorrência das reações adversas provocadas por medicamentos nos hospitais americanos foi considerado extremamente alto".[115] Ainda assim, nada mudou muito desde que essa situação foi oficialmente reconhecida e estudada. De acordo com uma análise mais recente realizada em 2010 pela *New England Journal of Medicine*,[116] os

113. "Tratando a depressão: existe um efeito placebo?". CBS 60 Minutes; para assistir, acesse a < www.cbsnews.com> e copie/cole este link na janela de busca.

114. "Morte pelas mãos da medicina", <http//articles.mercola.com/sites/articles/archive/2003/11/26/death-by-medicine-part-one.aspx>.

115. "Incidência de reações adversas em pacientes internados: uma meta-análise dos futuros estudos", *JAMA*. 15 de abril de 1998; 279(15): p.1200-5.

116. "Taxas de ferimentos e danos provocados por médicos". N. Engl. J. Med. 25 de novembro de 2010; 363(22): p. 2124-2134.

pesquisadores descobriram que, apesar dos esforços em melhorar a segurança dos pacientes nos últimos anos, o sistema de saúde ainda é extremamente precário.

Nenhum dos dados mencionados realmente inclui os números de reações adversas e mortes informados pelos médicos. Além disso, a FDA admite que os médicos somente informam entre 1% e 10% de todas as reações adversas. Os verdadeiros números de doenças iatrogênicas e de mortes podem, portanto, ser muito maiores que aqueles registrados.

De acordo com o Departamento de Censo dos Estados Unidos, cerca de 2,5 milhões de pessoas morrem anualmente no país de todas as causas, inclusive por acidentes, tratamentos médicos e velhice. O sistema médico, no entanto, é claramente o único que lidera as causas de ferimentos e morte.

Todo ano, um número cada vez maior de pessoas adoece por causa das reações adversas de medicamentos em curto e longo prazos, principalmente as crianças. Um estudo abrangente publicado no *Journal of Pediatrics* (16 de setembro de 2011), intitulado "O impacto crescente da intoxicação farmacêutica em crianças", apontou a seriedade dessa situação médica complicada.

Os autores desse estudo avaliaram 453.559 crianças que ingeriram um único medicamento. Os pesquisadores descobriram que a autoexposição da criança (ao medicamento) era a responsável por 95% das visitas ao hospital. Essa exposição aos medicamentos prescritos teve um impacto gigante na saúde com 248.023 visitas (55%), 41.847 internações (76%) e 18.191 problemas mais sérios (71%). De acordo com os resultados apresentados, o principal uso e morbidade dos recursos seguiram a autoingestão de medicamentos prescritos, principalmente opioides, sedativos hipnóticos e agentes cardiovasculares. Os autores concluíram que os esforços de prevenção provaram ser inúteis em face do aumento da disponibilidade de medicamentos prescritos, em especial os mais perigosos.

De acordo com o Instituto Nacional de Abuso de Drogas (NIDA – National Institute of Drug Abuse), em 2009, houve cerca de 4,6 milhões de idas ao pronto-socorro relacionadas ao uso de drogas no país todo.[117]

---

117. Destaques de 2009: Visitas ao pronto-socorro relacionadas às drogas, <http//www.nida.nih.gov/infofacts/hospitalvisits.html>.

Quase metade dessas idas foi atribuída às reações adversas de medicamentos consumidos.

Em um artigo revelador intitulado "O problema da medicina: nós não sabemos se a maior parte dela funciona,"[118] publicado *on-line* na *Discover Magazine* (11 de fevereiro de 2011), as autoras Jeanne Lenzer e Shannon Brownlee acertadamente descrevem as mentiras médicas atuais:

> "Em uma pesquisa recente conduzida pela Campanha de Cuidados Efetivos aos Pacientes, um grupo de defesa sem fins lucrativos com sede na Califórnia, 65% dos 800 eleitores californianos entrevistados afirmou considerar a maior parte ou quase todos os cuidados com a saúde que recebiam baseada em evidências científicas. A realidade, provavelmente, os chocaria. Um conselho de especialistas convocado em 2007 pelo prestigiado Instituto de Medicina estimou que bem abaixo da metade dos procedimentos são realizados pelos médicos e que as decisões tomadas em relação a cirurgias, drogas e testes foram corretamente investigadas e se demonstraram eficientes. O restante se baseia em uma combinação de suposições, teoria e tradição, com uma alta dose de marketing de empresas farmacêuticas e de equipamentos. Os médicos geralmente estão tão perdidos quanto seus pacientes ao implementar novos equipamentos... realizar cirurgias ou prescrever uma receita... Muitos dos mais prestigiados equipamentos, cirurgias, testes e medicamentos também se baseiam em dados científicos muito frágeis..."

"... De acordo com um relatório publicado pela Agência para a Pesquisa e Qualidade dos Cuidados com a Saúde em 2001,[119] mais de 770 mil americanos tiveram complicações ou morreram por causa do uso de medicamentos, inclusive efeitos colaterais inesperados; alguns deles poderiam ter sido evitados se alguém tivesse conduzido uma pesquisa melhor", escrevem Lenzer e Brownlee.

---

118. "O problema da medicina: nós não sabemos se a maior parte dela funciona", edição de novembro de 2010; publicada on-line, 11 de fevereiro de 2011 (www.discovermagazine.com).

119. Reduzir e prevenir reações adversas para diminuir custos de hospitais. Pesquisa em ação, edição 1. AHRQ. Publicação número 01-0020, março 2001.

Acredite se quiser, você pode encontrar esse relatório no site do Departamento de Saúde & de Serviços Humanos dos Estados Unidos. Nem toda agência de saúde está disposta a esconder os graves perigos à vida causados pela medicina moderna.

A lição que podemos aprender de tudo isso é que não existe uma garantia da ciência de que um medicamento que você possa estar tomando não lhe fará mal ou até mesmo não irá matá-lo – apesar das garantias de segurança que seu médico possa lhe dar. Quando milhões de pessoas acabam no pronto-socorro após tomar uma aspirina, um antibiótico, glicose ou um analgésico, está claro que não existe uma ciência objetiva real por trás dos benefícios anunciados dos medicamentos. Cada pessoa responde à supressão química dos sintomas de uma doença de forma diferente e de maneiras imprevisíveis. Ao que tudo indica, evitar ou bloquear os mecanismos naturais de cura do corpo pode ser arriscado.

Remédios contra o câncer tornam os tumores mais mortais

Nos últimos 20 anos, tenho feito o chamado apelo *escandaloso* de que os tratamentos mais comuns contra o câncer, inclusive quimioterapia, radioterapia e inibidores de angiogênese, usados para diminuir o tamanho dos tumores cancerígenos, são altamente responsáveis pela produção e desenvolvimento de outros tumores mais agressivos em outras partes do corpo (erroneamente chamados de *metástases*) também.[120] Ao longo dos anos, já recebi diversos comentários ridículos e difamatórios, bem como ameaças de morte explícitas por publicar minha posição implacável sobre o tema.

O Instituto Nacional do Câncer afirma em seu site: "Os inibidores de angiogênese são agentes eficazes na luta contra o câncer porque tendem a inibir o aumento de tamanho dos vasos sanguíneos em vez do tamanho das células cancerígenas. Em alguns tipos de câncer, esses inibidores são mais eficazes quando combinados com outros tratamentos, principalmente a quimioterapia". No entanto, um estudo realizado em 2012, apoiado pelos Institutos Nacionais de Saúde (NIH – National

120. Para mais detalhes, ver meu livro *Cancer is not a disease – it's healing mechanism.*

Institutes of Heatlh), lançou uma nova luz sobre o motivo pelo qual a *eficácia* desses medicamentos é, na verdade, tão curta e pode levar a um cenário assustador com consequências possivelmente fatais. A nova pesquisa mostra que o tratamento agressivo (usado para diminuir de tamanho ou fazer desaparecer tumores inofensivos, relativamente pequenos, encapsulados e que crescem devagar) pode criar uma situação na qual todo o corpo seja infestado por cânceres altamente agressivos.

Esse estudo, publicado em 17 de janeiro de 2012 pela *Cancer Cell*,[121] descobriu que um grupo de células pouco exploradas que fazem parte de todo tumor cancerígeno pode servir como um importante guardião contra o progresso do câncer e a metástase. Um grupo relativamente novo de medicamentos anticancerígenos – inibidores angiogênicos – diminui ou destrói essas células, chamadas pericitos, cortando o fornecimento de sangue dos tumores.

Os cientistas e oncologistas de todo o mundo chegaram à conclusão muito arrogante de que ao cortar o sistema de vida do tumor, que consiste de seus vasos sanguíneos, conseguiriam fazê-lo regredir com sucesso e de forma permanente. Mal sabiam eles que isso abriria a caixa de Pandora e criaria um pesadelo cancerígeno.

Sabedoria do câncer em ação

Observando a partir de um ponto de vista holístico e verdadeiramente científico, a suposição acima é cheia de erros. Eu sempre argumentei que o câncer é, na verdade, a última tentativa do corpo de retomar seu equilíbrio (homeostase), e essa nova pesquisa claramente mostra que o câncer representa um dos mais desenvolvidos e sofisticados mecanismos de proteção do corpo.

O estudo descobriu que as terapias – as quais diminuem o tamanho do câncer cortando o fornecimento de sangue dos tumores – podem estar, na verdade, tornando-os mais agressivos e com uma maior tendência a se espalhar. Dito de outro modo, para evitar que o câncer

121. "Diminuição do pericito provoca transição de epitelial para mesenquimal associada a hipoxia e metástases intermediadas pela via de sinalização". *Cancer Cell*, volume 21, edição 1, p. 66-81, 17 de janeiro de 2012 (<http//www.cell.com/cancer-cell/retrieve/pii/S1535610811004478>).

saia de controle e invada outras partes do corpo, o corpo tenazmente e de propósito aumenta o número de vasos sanguíneos. "Por que o corpo faria algo assim?", você pode se perguntar.

Bem, todas as células cancerígenas são células normais que se tornaram anaeróbicas, o que significa que perderam o ar (devido a uma falta de oxigênio provocada por uma congestão) e precisam sofrer uma mutação para conseguir sobreviver e gerar energia sem a ajuda de oxigênio. Para aumentar o fornecimento de oxigênio dessas células congestionadas e, assim, apoiar a ação realizada pelos pericitos e evitar a progressão do câncer e a metástase, o corpo *precisa* gerar novos vasos sanguíneos. A abordagem médica atualmente aplicada de destruir esses vasos sanguíneos é, portanto, contraproducente e deve ser considerada perigosa. Ela destrói justamente o sistema que o corpo utiliza para se assegurar de que um tumor cancerígeno permaneça isolado e tratável e não se espalhe incontrolavelmente, perpetuando, assim, a doença.

Para explicar melhor, os medicamentos cancerígenos não destroem somente as células cancerígenas, mas também as células que protegem o corpo do câncer e os vasos sanguíneos que transportam o oxigênio tanto para as células cancerígenas quanto para as normais. A radiação ionizante e os medicamentos já são carcinogênicos, e, dessa forma, podem fazer com que novas células cancerígenas se desenvolvam quase que em qualquer lugar do corpo. Com mais de 450 diferentes tipos de medicamentos no mercado (a maioria é campeã de vendas), todos eles são extremamente tóxicos ao corpo humano, você pode imaginar a grande quantidade de novos cânceres que eles podem estar provocando.

O controle de crescimento do tumor espalha o câncer

Não há dúvida de que os medicamentos quimioterápicos, angiogênicos ou a radioterapia podem ter sucesso na regressão de um tumor, porém, não sem pagar o preço de produzir um enorme número de novos cânceres. Além dos bilhões de corpos de células cancerígenas e pericitos mortos que esse genocídio biológico deixa para trás, existem também bilhões de células e vasos sanguíneos inflamados ou debilitados que aumentam a chance de desenvolver um número sem fim de novos cânceres agressivos e mortais.

A maior parte desses cânceres é muito pequena para ser detectada tão rapidamente por instrumentos de diagnóstico, e os médicos podem se safar dizendo orgulhosamente: "Tiramos tudo", pelo menos por um tempo. Porém, um ano ou dois anos depois, esses cânceres voltam a crescer, e ainda maiores. Portanto, são detectados, e os mesmos médicos dizem aos seus pacientes: "Infelizmente, seu câncer voltou e agora está espalhado por todo o corpo".

O estudo anterior nos forneceu uma descoberta inesperada que pode, na verdade, provar que os tratamentos atuais contra o câncer, inclusive a quimioterapia, a terapia angiogênica e a radioterapia, são os maiores responsáveis pelo desenvolvimento de cânceres mais agressivos, terminais e com menos chance de sobrevivência para o paciente.

Nesse estudo, o autor Raghu Kalluri, M.D., Ph.D., chefe da Divisão da Biologia Matriz do Centro Médico Diaconisa Beth Israel (BIDMC) e professor de Medicina da Escola de Medicina de Harvard (HMS), pretendia, na verdade, descobrir se, focando nos pericitos, haveria uma chance de inibir o crescimento de tumores da mesma forma que outros medicamentos inibidores do crescimento de vasos sanguíneos o fazem. Afinal, os pericitos são uma parte importante do tecido vascular,[122] cobrindo os vasos e promovendo seu crescimento. O que Kalluri e sua equipe encontraram, no entanto, foi ao mesmo tempo surpreendente e perturbador.

Em um artigo intitulado: "Estudo mostra como um grupo de células tumorais evita que o câncer se espalhe – descoberta paradoxal diz que células pericitais ajudam a evitar a metástase",[123] Bonnie Prescott, do Centro Médico Diaconisa Beth Israel e da Escola de Medicina de Harvard, descreveu as terríveis implicações do estudo em detalhes.

Quando aplicado ao câncer de mama, "Kalluri e seus colegas descobriram que esgotando o número de pericitos em 60% nos tumores da

---

122. Os vasos e o tecido que carregam ou circulam os fluidos como o sangue ou a linfa através do corpo.

123. "Estudo mostra como um grupo de células tumorais evitam que o câncer se espalhe" (<http//www.bidmc.org/News/InResearch/2012/January/Kalluri_Cancer.aspx)>.

mama havia uma queda de 30% nos volumes do tumor 25 dias depois", escreve Prescott.

Já que a diminuição significativa de tamanho do tumor evitará ou diminuirá o crescimento do alvo, a sabedoria médica convencional diz que este seria um efeito favorável, e os oncologistas saúdam essa abordagem e a consideram um marco no tratamento contra o câncer. No entanto, os pesquisadores também descobriram que, ao destruírem os pericitos em 60% ou 70%, o número de tumores secundários no pulmão aumentaria três vezes, indicando que os tumores teriam se espalhado.

"Se você somente observasse o crescimento de um tumor, os resultados seriam bons", diz Kalluri, "mas quando você enxerga todo o cenário, percebe que os vasos que inibem os tumores não estão controlando a progressão da doença. O câncer, na verdade, está se espalhando".

"Nós mostramos que um tumor grande que tenha um bom pericito que o proteja se espalhará menos que um tumor menor do mesmo tipo e com menos pericito que o proteja", diz Kalluri, que corroborou essas descobertas sobre diversos tipos de câncer repetindo as mesmas experiências com tumores de carcinoma e melanoma implantados nas células renais, escreve Prescott.

Tudo isso questiona o próprio argumento dado aos pacientes de câncer de que a regressão do tumor provocada pelo tratamento seja, de fato, um objetivo que se deseja alcançar. Imagine ser diagnosticado com um tumor cancerígeno e que seu médico lhe diga que o tratamento proposto poderia reduzir o tamanho de seu tumor em até 30%, porém, ao mesmo tempo, esse tratamento aumentaria suas chances de desenvolver tumores secundários em incríveis 300%!

Cuidado com os tratamentos convencionais contra o câncer

A história das terapias convencionais contra o câncer está repleta de casos em que o tratamento acabou se tornando bem mais devastador do que a doença em si. Essa única pesquisa nos fornece uma compreensão de que o corpo não está sendo irresponsável ou descuidado quando cria novos vasos sanguíneos que dão suporte para o crescimento do tumor. Pelo contrário, ele é bastante sábio e procura descobrir as melhores formas de sobrevivência, sem importar circunstâncias como toxicidade, congestão e estresse emocional.

O ataque feito às células tumorais do corpo ainda assim é um ataque ao corpo agravado quando o médico e o paciente enxergam as células cancerígenas como monstros que devem ser destruídos a qualquer custo. O diagnóstico e o tratamento são extremamente estressantes, um ato de violência contra o corpo que evoca uma resposta poderosa de luta ou fuga e afeta cada parte do corpo. O medo da morte libera uma quantidade gigantesca de hormônios de estresse à corrente sanguínea – poderosa o suficiente para fechar o sistema digestivo e imunológico e apertar importantes vasos sanguíneos, inclusive aqueles que dão apoio aos pericitos que protegem o câncer.

Como esse novo estudo demonstrou, a destruição dos pericitos está de mãos dadas com o grande aumento no número de tumores secundários em outras partes do corpo. O corpo não é uma máquina, mas sim um ser vivo, e responde com emoções e mudanças bioquímicas a tudo o que você pensa, sente e ao que se expõe. Ao ameaçar seu corpo, também o fara às suas habilidades de cura.

O câncer tem um significado ou propósito profundos, o qual elaborei em meu livro *Cancer is not a disease – it's a healing mechanism.*

A ignorância a respeito de seu verdadeiro propósito é a raiz para esses tratamentos mal direcionados. O corpo usa seus próprios sistemas de sobrevivência e cura para manter o câncer sob controle e deixá-lo (o câncer) fazer seu trabalho de limpar as toxinas acumuladas e de não se espalhar ou aparecer em outras partes do corpo.

Após examinarem 130 amostras de tumores de câncer de mama de diferentes estágios e tamanhos e compararem os níveis de pericito com o prognóstico, os cientistas descobriram que as amostras com um número reduzido de pericitos nos tumores relacionados aos cânceres mais profundamente invasivos, à metástase e às taxas de sobrevivência de cinco a dez anos tiveram uma queda de 20%.

Para compreender o mecanismo por trás do alto risco de metástase que o tratamento com medicamentos promove, eu recomendo que você dê uma olhada nesse estudo, o qual considero um dos mais importantes sobre a pesquisa de câncer já realizado. Certamente não sou o único a acreditar nisso.

"Esses resultados são bastante provocativos e influenciarão os programas clínicos realizados sobre a angiogênese dos tumores", diz Ronald A. DePinho, presidente da Universidade do Texas MD Anderson Cancer Center. E para Kalluri e sua equipe, as novas descobertas sugerem que certas suposições acerca do câncer devem ser revistas. "Devemos voltar e rever o tumor e descobrir quais são as células que protegem *versus* aquelas que promovem o crescimento e a agressão", diz Kalluri. "Nem tudo é preto no branco. Existem células dentro do tumor que são, na verdade, boas em certos casos".

Um dos medicamentos mais agressivos usados para destruir os vasos sanguíneos que alimentam o tumor é o Avastin, comprovadamente inútil e potencialmente mortal ao paciente. Como dito anteriormente, esse é o mesmo medicamento caro para o qual existe uma versão falsa cujo componente ativo é desconhecido.

Lições que o câncer nos ensina

Para mim, não faz sentido algum tomar medicamentos que provocam o câncer e passar pelo tratamento com radiação ionizante para diminuir o tamanho dos tumores malignos em curto prazo se esses meios provocam a piora em cânceres já existentes, além de causar o surgimento de novos tumores em outras partes do corpo distantes do lugar onde ele surgiu originalmente.

Com relação aos medicamentos quimioterápicos, os cientistas do Centro Nacional de Câncer da Universidade do Alabama, em Birmingham (UAB), e do Departamento de Química da UAB estão investigando atualmente (em 2012) a possibilidade de as células cancerígenas mortas deixadas para trás após a quimioterapia desencadearem a propagação da doença para outras partes do corpo (metástase). "E, se ao matar as células cancerígenas com a quimioterapia, inadvertidamente induzíssemos as estruturas do DNA a deixarem as células cancerígenas sobreviventes mais invasivas? A ideia dá frio na barriga", disse Katri Selander, M.D.,

Ph.D., professora assistente na Divisão de Hematologia e Oncologia da UAB, copesquisadora e diretora, em uma declaração à mídia.

As células mortas do câncer, já se sabe, ativam um trajeto no corpo por meio de uma proteína chamada *receptor-padrão 9* ou TLR9, presente no sistema imunológico e em muitos tipos de câncer.

"Se a TLR9 estimular a metástase, então os pesquisadores terão de trabalhar para descobrir terapias que bloqueiem ou regulem esse trajeto molecular", afirma a dra. Selander. Enquanto a terapia angiogênica já foi responsabilizada como uma das causas da metástase, a quimioterapia está indo pelo mesmo caminho e pelas mesmas razões.

Alguns anos atrás, um famoso oncologista dos Estados Unidos entrou em contato comigo e me perguntou se as limpezas do fígado poderiam ajudar sua esposa, que sofria de câncer de pulmão terminal. Ele me disse que durante seis anos havia tentado todos os medicamentos quimioterápicos mais avançados para salvá-la, porém não havia conseguido resultando algum. Após cada ciclo de quimioterapia, mais e mais tumores malignos se desenvolveram nos pulmões e haviam chegado ao fígado e aos ossos (agora sabemos o porquê). Eu lhe disse que, em estágio avançado, ela não tinha nada a perder e, sim, poderia livrar o fígado, o sangue e os tecidos de toxinas acumuladas. Isso tornaria o crescimento do tumor desnecessário.

O oncologista monitorou pessoalmente e registrou os resultados da primeira limpeza de fígado de sua esposa. Ele voltou a entrar em contato para me dizer que ela havia liberado uma quantidade incrível de cálculos, pelo menos 2.500, que continuou a ser liberada durante três dias (algo totalmente inusitado).

Quatro semanas mais tarde, esse oncologista me informou que os tumores no fígado e nos ossos de sua esposa tinham desaparecido e que havia somente um pequeno tumor no pulmão esquerdo. Eu recomendei que ela continuasse a fazer as limpezas do fígado até que todas as pedras fossem embora. Ele também me disse que a esposa havia se tornado outra pessoa. Um problema longo de constipação havia ido embora, sua pele parecia mais jovem e ela já não estava mais pálida. Ele disse que ela havia recuperado a energia que tinha há 20 anos e superado uma depressão profunda de que sofria desde que havia sido diagnosticada com câncer.

Reposição hormonal e contraceptivos

O risco de desenvolver cálculos é quatro vezes maior entre as mulheres. É especialmente maior entre mulheres que já tomaram ou tomam pílulas anticoncepcionais e que passam pela terapia de reposição hormonal. De acordo com uma pesquisa publicada no *American Journal of Obstetrics & Gynecology*, os contraceptivos orais e outros estrogênios duplicam a chance de a mulher desenvolver cálculos biliares.[124] O hormônio feminino, estrogênio, presente nas pílulas anticoncepcionais e nas substituições hormonais, aumenta o colesterol da bílis e diminui a contração da vesícula. Dessa forma, esse efeito do estrogênio pode ser responsável não só pela formação de cálculos no fígado e na vesícula, mas também pelo surgimento de outras doenças que aparecem a partir da queda das funções do fígado e da vesícula.

Diversos outros estudos demonstraram que a reposição hormonal duplica ou triplica o risco de surgimento de cálculos ou de cirurgia na vesícula. Um estudo do *Journal of the American Medical Association* de 2005 descobriu que, enquanto todos os tipos de HRT aumentam as chances, só o estrogênio gera mais riscos que a terapia de estrogênio e de progesterona juntos. O excesso de estrogênio pode prejudicar as funções do fígado e aumentar os níveis de triglicérides, um ácido graxo que eleva o risco de formação de pedras de colesterol.

Estudos recentes sobre a reposição hormonal divulgaram que os efeitos nocivos ao coração e os altos riscos de desenvolvimento de câncer de mama também estão tornando essa opção menos atraente para a maioria das mulheres na menopausa. Uma antiga pesquisa médica também acusou as progesteronas como o acetato de medroxiprogesterona (MPA, Depo Provera) contidas nos medicamentos usados na reposição hormonal de provocarem o desenvolvimento de cálculos.[125]

Os contraceptivos que contenham drospirenona são potencialmente perigosos. Após completar sua revisão de dois estudos realizados em 2011 que avaliaram o risco de surgimento de coágulos (tromboem-

124. "Contraceptivos orais e outros estrogênios", *American Journal of Obstetrics & Gynecology* (Ob Gyn, 1994; 83: p. 5-11).

125. "Acetato de medroxiprogesterona (MPA, Depo Provera) provoca o desenvolvimento de cálculos biliares". Res. Comm. in *Chem Path & Pharm*, 1992; 75 [1]: p. 69-84.

bolismo venoso) em mulheres que tomaram pílulas anticoncepcionais com drospirenona, a FDA recentemente publicou este alerta em seu site: "Mulheres atualmente tomando pílulas anticoncepcionais que contenham drospirenona devem ser informadas sobre o possível risco de formação de coágulos".[126] É claro que coágulos podem matar.

Apesar das evidências de as mulheres que tomam esse tipo de contraceptivo terem 150% a mais de chance de desenvolver coágulos do que aquelas que não fazem uso dessas pílulas, muitos médicos convencionais continuam a prescrever esse tipo de pílulas.

A drospirenona sintética é uma imitação da progesterona encontrada nos medicamentos Yasmin, Safyral, Yaz, Angeliq e Beyaz, todos da Bayer. Estes demonstraram ser extremamente perigosos pelo risco de elevar os níveis de potássio no sangue (hipercalemia); de formar coágulos nas pernas, indicados por cãibras nas pernas, inchaço nas pernas e nos pés; de formar coágulos nos pulmões, indicados pela falta de ar, dores agudas no peito e tosse com sangue; dor e peso no peito, que podem indicar um ataque cardíaco; perda de visão repentina ou mudanças na visão por causa de um coágulo no olho; AVC indicado por modificações na visão ou na fala, fraqueza ou dormência no braço ou na perna ou, ainda, enxaqueca; danos ao fígado indicados por icterícia, urina escura e dor abdominal do lado direito superior; outros efeitos colaterais incluem depressão, nódulos e dor nas mamas, sangramento vaginal atípico, pressão alta, acne, alergia e transtornos endócrinos.

Apesar de conhecer todos esses riscos, há muitos anos a FDA decidiu não torná-los públicos. Tragicamente, esses medicamentos estão matando as mulheres que os tomam. Porém, não podemos esperar outra atitude de uma agência federal que possui vínculos com os fabricantes de medicamentos e é bancada por estes para proteger as pessoas de medicamentos perigosos, tudo isso de acordo com alguns dos cientistas que trabalham para a FDA.

126. Podcast de segurança de medicamentos da FDA para os profissionais da saúde: Atualização da revisão de segurança sobre o possível aumento do risco de coágulos com o uso de anticoncepcionais que contenham drospirenona, Administração Federal de Medicamentos, <http//www.fda.gov>.

Em 23 de novembro de 2004, no PBS Online News, o dr. David Graham, diretor associado para Ciência e Medicina do Gabinete de Segurança Farmacêutica da FDA, fez a seguinte declaração surpreendente: "Eu poderia argumentar e dizer que a FDA atualmente é incapaz de proteger os Estados Unidos de outro Vioxx. Dito de maneira simples, a FDA e o Centro para Pesquisas de Avaliação Farmacêutica (CDER) estão quebrados". Para mais detalhes sobre uma entrevista mais recente com o dr. Graham, veja o artigo no site NaturalNews.com, intitulado: "A FDA exposta: uma entrevista com o dr. David Graham, o delator do Vioxx".[127]

Todos os medicamentos de reposição hormonal (tanto para a terapia de reposição hormonal quanto as pílulas contraceptivas) provocam cálculos na vesícula e prejudicam as funções hepáticas. Se você tiver tomado qualquer um desses tipos de medicamento, recomendo veementemente que limpe seu fígado e sua vesícula.

Além disso, as mulheres que passam pela menopausa podem encontrar um grande alívio dos sintomas ao realizarem uma série de limpezas do fígado. Um melhor desempenho do fígado e um aumento na produção da bílis, em particular, podem evitar e reverter o quadro de osteoporose e outras doenças das articulações/dos ossos, esses resultados são alcançados por meio de uma dieta balanceada e um estilo de vida saudável.

Outros medicamentos

Comprimidos para dormir

Se não quiser aumentar as chances de morrer em pelo menos 35%, você deve ficar longe dos comprimidos para dormir, mesmo se disser que toma 18 desses ou menos por ano. Esse é um recado importante que todos devemos levar para a cama, dado a partir de um estudo recente e cuidadosamente controlado publicado na *British Medical Journal Open*.[128] Os pesquisadores do Centro de Sono da Família

127. "A FDA exposta: uma entrevista com o dr. David Graham, o delator do Vioxx", incrível entrevista com o dr. David Graham, Diretor Associado para a Ciência e a Medicina do Gabinete de Segurança Farmacêutica da FDA (NaturalNews.com).

128. "Associação dos hipnóticos com a mortalidade ou com o câncer: um estudo de coorte combinado", *BMJ Open* 2012; 2: e 000850 doi:10.1136/bmjopen-2012-000850.

Daniel Kripke Viterbi, do Instituto Scripps, em San Diego, Estados Unidos, descobriram que os medicamentos para dormir aumentam em quatro vezes o risco de morte e em 3,5 vezes o risco de câncer. E mais, as pessoas que tomam mais de 132 comprimidos para dormir ao ano são cinco vezes mais propensas a morrerem do que aquelas que não tomam nenhum hipnótico. De acordo com a estimativa do estudo, esses medicamentos podem ser responsáveis por mais 320 mil a 507 mil mortes nos Estados Unidos em 2010.

Os sujeitos (idade média 54 anos) ao estudo foram 10.529 pacientes que receberam prescrições hipnóticas e 23.676 que receberam controles pareados sem prescrições hipnóticas, durante uma média de 2,5 anos entre janeiro de 2002 e janeiro de 2007. Todas as demais doenças e fatores de risco foram excluídos do estudo.

As doenças do coração, o câncer e, possivelmente, os acidentes, estiveram entre os efeitos colaterais mais graves. Nos Estados Unidos, entre 6% e 10% da população adulta toma remédios para dormir, e, em alguns lugares da Europa, esse percentual é ainda maior.

A grande surpresa desse estudo foi que, mesmo uma ingestão em curto prazo, com baixa dosagem, pode trazer sérias consequências para a saúde. Os pesquisadores alertam que nenhuma dosagem pode ser considerada segura. Os hipnóticos examinados incluíram zolpidem, temazepam, eszopiclona, zaleplon, outras benzodiazepinas, barbitúricos e anti-histamínicos sedativos.

A maioria das pessoas está mais familiarizada com os nomes dos medicamentos: Ambien, Intermezzo, Lunesta e Sonata.

"Não temos certeza, mas parece que os comprimidos para dormir poderiam ser mais perigosos que o cigarro", disse o autor do estudo, dr. Daniel F. Kripke, professor de psiquiatria da Universidade da Califórnia, San Diego, à WebMD.

O problema com os estudos como o anteriormente mostrado é que dificilmente alguém toma conhecimento deles. A maioria dos médicos continua a receitar remédios para dormir aos seus pacientes, que insistem em tomar um medicamento hipnótico eficaz, mesmo que este possa matá-lo ou provocar-lhe câncer.

Evite consumir esses medicamentos perigosos

Alguns dos remédios mais vendidos também são os mais perigosos e os que mais deveriam ser evitados. Enquanto deixam as causas principais intactas, eles simplesmente substituem um problema de saúde relativamente pequeno por um potencialmente arriscado. Por exemplo, os inibidores da bomba de prótons como o Nexium e o Prilosec, para tratamento do refluxo, agora são suspeitos de aumentarem o risco de fraturas em cerca de 30%, de acordo com um estudo recente intitulado "Uso de supressor de ácido e o risco de fratura: uma meta-análise dos estudos observacionais". As fraturas não são consideradas problemas menores, principalmente se acontecem na terceira idade. De fato, elas são as principais causas de morte entre essa faixa etária. É claro, a maioria das pessoas que toma esse tipo de medicamento não tem ideia de seus riscos.

Os medicamentos prescritos usados para diminuir os níveis de gordura (lipídios) no sangue, inclusive o clofibrato (Atromid-S) ou medicamentos para diminuir os níveis de colesterol, na verdade aumentam sua concentração na bílis e, portanto, levam a um aumento da incidência de cálculos biliares. Esses medicamentos diminuem a gordura no sangue, o que estão programados para fazer. No entanto, ter um alto índice de gordura no sangue implica, na verdade, falta de gordura. As gorduras ficam presas no sangue quando não conseguem passar pelas membranas capilares e, portanto, não chegam às células. Ao diminuir o índice de gordura no sangue com os medicamentos, as células do corpo ficam com fome de gordura. Isso pode levar a uma séria deterioração das células.

A octreotida faz parte da nova geração de estatinas e evita que a vesícula se esvazie após uma refeição gordurosa, deixando uma grande quantidade de bílis para trás e, assim, facilitando a formação de pedras. O perigo envolto nesse tipo de intervenção médica é óbvio; ele é certamente mais sério do que ter altos níveis de gordura no sangue (ao contrário do que se acredita, não há evidência científica, até hoje, que mostre que os altos índices de gordura no sangue sejam os responsáveis pelas doenças cardíacas).

De acordo com diversos estudos publicados em várias revistas médicas,[129] como a *Lancet*,[130] certos antibióticos também provocam cálculos biliares. Um deles é o ceftriaxona, usado para o tratamento das infecções no trato respiratório, na pele e no trato urinário, inflamações pélvicas e infecções nos ossos e nas articulações, assim como pneumonia e meningite. As crianças estão mais propensas a desenvolver cálculos e a ter a vesícula retirada, e os antibióticos - aqueles dados para tratarem uma infecção e completarem as vacinas - são os responsáveis por essa tendência perturbadora.

Enquanto as doenças na vesícula ainda são relativamente raras entre as crianças, com 1,3 caso a cada mil casos entre adultos, os pacientes pediátricos sofrem 4% de todas as cirurgias na vesícula (colecistectomias). As doenças na vesícula afetam cerca de 25 milhões de adultos nos Estados Unidos, resultando entre 500 mil a 700 mil colecistectomias por ano.

Os medicamentos que combatem a rejeição, ou imunossupressores, como a ciclosporina, dados aos pacientes que sofreram transplantes de rim e coração, também aumentam a probabilidade da formação de cálculos biliares.[131]

As tiazidas, medicamentos à base de água usados para controlar a pressão alta, também podem provocar problemas na vesícula em pacientes com cálculos.[132]

Como mencionado anteriormente, o clofibrato e outros medicamentos que diminuem os índices de colesterol, como a octreotida, também provocam o surgimento de cálculos.

Além disso, as crianças que tomam furosemida (Lasix), usada para tratar hipertensão e edema, estão mais propensas a desenvolver cálculos, de acordo com uma pesquisa publicada no *Journal of Perinatology*.[133] O Edecrin e a Indapamida têm efeitos colaterais semelhantes.

---

129. i: 165; Monatsschrift Kinderheilkunde, 1992; 140 [8]: p. 488-489; Schweizerische Rundschau fur Medizin Praxis, 1992; 81 [33]: p. 966-967). <http//synapse.koreamed.org/Synapse/Data/PDFData/5037JKSS/jkss-81-423.pdf>.

130. "Antibióticos que provocam cálculos biliares", *Lancet*, 1988; ii: 1411-3 e 1989; i: p.165.

131. "Medicamentos contra a rejeição que provocam cálculos biliares", *J. of Ped.* Surg, 1995; 30 [1]: p. 61-64.

132. "Tiazidas aumentam o risco de colecistite aguda", *BMJ*, 1984; 289: p. 654-655.

133. Furosemida (*J. of Perinatology*, junho 1992; 12 [2]: p.107-111.

As prostaglandinas, usadas para tratar a pressão alta, também provocam cálculos.[134]

Existe uma grande quantidade de medicamentos que aumenta o colesterol e, consequentemente, o risco de formação de cálculos. Eles incluem os glicocorticoides, como a prednisona usada para suprimir a dor e a inflamação; os betabloqueadores como a amiodarona, usada para tratar as arritmias ventriculares e a fibrilação atrial; os esteroides anabólicos como a testosterona; os inibidores de protease usados para combater o vírus da imunodeficiência humana (HIV).

Um estudo criado pelo laboratório farmacêutico Boehringer Ingelheim afirmou que o medicamento Pradaxa reduziu o risco de AVC em 35%, mais que o afinador de sangue varfarina em pacientes com fibrilação atrial. Isso parece ser uma boa notícia, mas o mesmo estudo também descobriu que esse medicamento *milagroso* aumenta muito o risco de ataques cardíacos praticamente na mesma porcentagem quando comparado com a varfarina. A propósito, a varfarina também é usada como veneno de rato.

Apesar de não ter apresentado um impacto real nas taxas de mortalidade entre esses pacientes, esse medicamento tem sido considerado um grande avanço na medicina. Porém, tudo o que o medicamento realmente faz é provocar um ataque cardíaco nas pessoas em vez de um AVC. É claro, apesar da ausência de qualquer benefício real na ingestão desse medicamento, os pesquisadores do estudo o recomendaram da mesma forma, assim como a FDA.

A FDA já registrou mais de 50 casos de pessoas que sangraram até a morte após tomar o Pradaxa (o número real está entre 500 e 5 mil, dado que somente entre 1% a 10% das mortes relacionadas ao medicamento são realmente informadas à FDA). Existem diversos efeitos colaterais originados da ingestão desse medicamento que provoca ataques cardíacos, como sangramento das gengivas, sangramento nasal frequente, sangramento menstrual ou vaginal mais intenso que o normal, hemorragia severa ou incontrolável, urina rosa ou marrom, fezes vermelhas ou pretas que parecem piche, hematomas inexplicáveis ou maiores do que o normal, tosse com sangue ou que expele coágulos, vômito com sangue parecido a grãos de café.

---

134. Prostaglandinas (Vet & Hum Tox, Dez., 1994; 36 [6]: p.514-6).

É claro que era de se esperar esse tipo de efeito colateral horroroso de um medicamento que serve também como veneno para ratos. Se você estiver sangrando até morrer após tomar esse veneno, não pode acusar seu médico de matá-lo. Os médicos são legalmente obrigados a administrar os melhores medicamentos disponíveis, mesmo se isso significar que estes sejam tão tóxicos que possam custar sua vida. Porém, a vida humana é bem dispensável e os negócios devem continuar.

Embora seja bem difícil manipular o sangue para entrar em equilíbrio com o corpo, sob o risco de causar vômitos com sangue ou morte, é bastante fácil alcançar esse objetivo natural e permanentemente por meio de uma dieta baseada em vegetais e algumas limpezas do fígado e da vesícula.

Os analgésicos como a aspirina e o Tylenol foram recentemente expostos como os causadores de um aumento de 34% na pressão, prejudicando, assim, o fígado e outros órgãos. "As pessoas com pressão alta não sabem os perigos que existem nos analgésicos", diz Nieca Goldberg, M.D., cardiologista e porta-voz da Associação Americana do Coração. "As pessoas acreditam que tudo o que você pode comprar na farmácia é seguro. Porém, esses medicamentos são produtos químicos que podem provocar efeitos colaterais."

As mulheres que tomam Tylenol extraforte diariamente têm duas vezes mais chance de desenvolver pressão alta do que aquelas que não o fazem, sugere um antigo estudo realizado em 2005.[135]

Os analgésicos podem aumentar a pressão sanguínea tanto em homens quanto em mulheres, sugerem as novas descobertas de Gary C. Curhan, M.D., ScD, e de seus colegas do Hospital Feminino de Brigham e da Escola de Medicina de Harvard, Boston.[136] Comparado aos homens que não tomaram analgésicos, o risco de desenvolver pressão alta aumentou 38% em homens que tomaram medicamentos anti-inflamatórios sem esteroides (NSAIDs) durante seis ou sete dias por semana, 34% em homens que tomaram acetaminofeno durante seis ou sete dias por semana e 26% em homens que tomaram aspirina durante seis ou sete dias por semana.

135. "Tylenol aumenta a pressão em mulheres": <http//www.msnbc.msn.com/id/8961817/ns/health- womens_health/t/tylenol-linked-high-blood-pressure-women/#.Twm37rKs_-J>.

136. "Frequência no uso dos analgésicos e risco de hipertensão entre os homens", Forman, J.P. *Archives of Internal Medicine*, 26 de fevereiro de 2007; vol 167: p. 394-399.

É claro, durante décadas, a aspirina foi vendida para a população como um remédio seguro que podia evitar ataques cardíacos. Agora sabemos que a aspirina pode aumentar significativamente o risco de uma pessoa sofrer um ataque cardíaco fatal ao aumentar a pressão sanguínea. A pressão alta afeta cerca de um em cada três adultos americanos - cerca de 68 milhões, de acordo com o CDC; então eu pergunto: "Quantos desses casos se devem realmente ao *consumo* diário de aspirina (muitas pessoas consomem esse medicamento como se fosse um suplemento alimentar)?".

Bem, os americanos consomem mais de 50 bilhões de tabletes de aspirina e seus compostos por ano. Faça as contas. De acordo com os resultados do estudo anterior, isso é o suficiente para provocar milhões de novos casos de pressão alta todo ano, muitos dos quais se tornam casos de doenças cardíacas. Eu diria mais, a venda de tantos tabletes de aspirina é boa para os negócios, mas não para a saúde das pessoas.

No entanto, além de limpar o fígado e a vesícula e de fazer ajustes na dieta, como recomendado neste livro, existem alternativas naturais que você pode usar para retomar o equilíbrio da pressão sanguínea. Por exemplo, considere esse novo estudo realizado por Barts, pela Escola de Medicina de Londres e pela Escola de Medicina da Península, anunciado pela BBC News *on-line.*[137] Ele sugere uma nova forma de baixo custo para tratar a hipertensão. Beber 500 ml de suco de beterraba por dia pode reduzir significativamente a pressão sanguínea, de acordo com o estudo.

A hipertensão tem sido a responsável pela causa de cerca de 50% de doenças coronárias e aproximadamente 75% de AVCs. Já que mais de 25% da população adulta mundial é hipertensa, uma forma tão natural e acessível como beber suco de beterraba é, com certeza, uma melhor opção do que tomar um medicamento potencialmente mortal.

Outros efeitos colaterais sérios e possivelmente fatais da aspirina incluem úlceras gastrointestinais, hemorragia estomacal e tinido, principalmente em doses maiores. Em crianças e adolescentes, a aspirina pode provocar a síndrome de Reye, uma doença potencialmente fatal que causa danos cerebrais e hepáticos, bem como queda de açúcar no sangue.

Recentemente, os meios de comunicação em massa ficaram em polvorosa com os novos relatórios que diziam que o uso diário da

137. <http//news.bbc.co.uk/2/hi/7228420.stm>.

aspirina ajudava a evitar o câncer. No entanto, essa notícia se baseou em um estudo errado que provavelmente foi uma tentativa de fraude realizada pela indústria médico-farmacêutica para resgatar as vendas desse medicamento tão famoso de uma queda ainda maior em sua popularidade já em baixa (por causa de seus efeitos colaterais perigosos).

Em 2002, o professor Peter Rothwell, da Unidade de Pesquisa de Prevenção ao Derrame da Universidade de Oxford, sugeriu que tomar uma aspirina por dia reduz o risco de desenvolver o câncer dez anos após o início da terapia. Agora, em dois novos estudos, o dr. Rothwell afirma que os efeitos benéficos seriam vistos após três anos do início da ingestão do medicamento uma vez por dia.

No entanto, as novas afirmações não se baseiam realmente em nenhuma nova pesquisa, mas em uma reanálise de cerca de 90 estudos anteriormente publicados. O erro principal nessa nova análise é que, por algum motivo inexplicável, o dr. Rothwell excluiu diversos testes importantes que acompanharam pelo menos 61 mil homens e mulheres durante 10-12 anos e não mostraram qualquer benefício relacionado ao uso da aspirina.[138]

Além de ter selecionado as informações mais vantajosas dos 90 estudos anteriores, enquanto ignorou a evidência que contradizia todos esses benefícios alardeados, a dose média de aspirina dada aos sujeitos acompanhados nesses estudos excedeu muito a dose *segura* recomendada de 75-81 mg/dia. Já que nenhum médico prescreveria aos seus pacientes uma dose diária maior (pelo alto risco de provocar hemorragia severa ou derrame), o dr. Rothwell disse: "Em termos de prevenção, qualquer pessoa com algum histórico familiar (de câncer) pensaria duas vezes antes de tomar aspirina", isso simplesmente é perigoso e irresponsável.

Se a recomendação do dr. Rothwell fosse seguida por outros médicos, milhões de pessoas tomariam a dose segura de aspirina (que ainda pode provocar efeitos colaterais sérios), apesar de essa dose não ser forte o suficiente para se obter qualquer benefício com relação ao câncer. Até hoje, isso não aconteceu com relação à dose diária recomendada de 75 miligramas. E mesmo se houvesse algum efeito benéfico com relação ao

138. *JAMA*. 6 de julho de 2005; 294(1): p. 47-55. <http//www.ncbi.nlm.nih.gov/pubmed/15998890.1>.

câncer, precisaríamos nos perguntar: o alto risco de morte decorrente de uma hemorragia gastrointestinal ou a um AVC hemorrágico vale a pena?

Muitos médicos receitam aspirina logo após a pessoa sofrer um ataque cardíaco. Ao longo das décadas, tive a sorte de ajudar muitas pessoas a se recuperarem de ataques cardíacos em dois ou três minutos simplesmente apertando forte a lateral de seus dedos mínimos (onde os meridianos do coração e do intestino delgado terminam), durante um ou dois minutos. Essas pessoas foram embora afirmando que há anos não se sentiam tão bem. Esse método quase que instantâneo alivia toda a pressão do peito e não há registros de danos aos músculos do coração. Outra boa opção é dar uma colher de chá de pimenta caiena em uma xícara de água, se a pessoa estiver em condições de beber. Eu nunca vi os mesmos resultados instantâneos com a aspirina.

Uma vez viciado em aspirina, é difícil deixar de usá-la sem arriscar a vida de alguém. Um estudo realizado em 2011 publicado no *British Journal of Medicine*[139] mostrou que a descontinuação de uma baixa dose de aspirina aumenta o risco de um enfarte do miocárdio não fatal em pacientes com um histórico de isquemia. Em outras palavras, se você tiver sofrido um ataque cardíaco e tomar aspirina, ao deixar de tomá-la mesmo que por um dia ou dois, correrá um grande risco de sofrer outro ataque.

É óbvio que a aspirina não cura nada; ela só o mantém preso a esse medicamento para sempre, enquanto lhe provoca cada vez mais efeitos colaterais. Esse é o preço que pagamos por continuar a tentar tratar os sintomas de uma doença em vez de dirigirmos nossos esforços às causas dessas doenças.

Recentemente, a FDA aprovou um medicamento cancerígeno novo e caro, o Voraxaze (glucarpidase), para ajudar a tratar os efeitos colaterais mortais provocados pelo quimioterápico altamente tóxico, metotrexato. O Voraxaze foi criado para expulsar o metotrexato do corpo, mas não sem provocar uma série de outros efeitos colaterais.

O metotrexato prejudica fatalmente o fígado, os rins e os intestinos. O medicamento tende a permanecer no corpo porque prejudica esses órgãos tão severamente que já não conseguem eliminá-lo mais. É

139. "Descontinuação do uso da aspirina e o risco de infarto do miocárdio", *BMJ* 2011; 343: d4094.

claro, quando a pessoa morre, a certidão de óbito dirá que ele morreu em decorrência do câncer, não de intoxicação.

Todos os remédios são tóxicos por natureza e requerem um processo de desintoxicação pelo fígado. Ainda assim, quando esse órgão não funciona bem, todos esses químicos acabam entrando na bílis. Isso altera o equilíbrio natural de seus componentes e leva ao desenvolvimento de cálculos no fígado e na vesícula. Vale a pena dizer que as descobertas anteriores se referem somente aos cálculos na vesícula e não revelam a severidade dos danos que esses medicamentos podem provocar ao próprio fígado.

Se os medicamentos são capazes de produzir alguns cálculos na vesícula, podemos presumir que também podem produzir centenas, senão milhares, de pedras nas vias biliares do fígado. Eu sempre observo que as pessoas que tomaram remédios no passado possuem uma quantidade de cálculos consideravelmente maior que aquelas que nunca o fizeram ou fazem.

Tratar os sintomas de uma doença (e não suas causas) sempre tem um preço a ser pago, ou seja, função hepática comprometida. É muito mais fácil e muito melhor para o corpo se retirarmos todos os cálculos, restaurarmos os índices normais de sangue e melhorarmos a digestão e as funções de eliminação de dejetos do que se tentarmos suprimir os sintomas de uma doença.

Os sintomas não são a doença; eles somente indicam que o corpo está tentando se salvar e proteger. Eles sinalizam a necessidade por atenção, suporte e cuidados do corpo. Tratar a doença como se ela fosse uma inimiga, quando na verdade ela demonstra uma tentativa de sobrevivência ou cura, acaba sabotando a habilidade de o corpo se curar e semeia as sementes para a geração de novas doenças.

Intoxicação por flúor

O ácido fluorosilícico, comumente chamado de flúor, é um subproduto líquido da indústria de fertilizantes. É um produto químico altamente tóxico e corrosivo que destrói todos, muitas vezes de forma irreversível, os sistemas do corpo. Já que o fígado é incapaz de quebrar o flúor, ele tenta transportar esse produto químico perigoso pelas vias biliares (a única alternativa para que o fígado possa lidar com essa toxina). Essa substância rapidamente altera a flora biliar e provoca uma congestão nas vias biliares e diversas outras doenças.

O flúor, presente em 60% da água potável distribuída nos Estados Unidos e em outros países, supostamente ajuda a evitar a cárie (apesar de não haver pesquisas que corroborem essa teoria). Os fabricantes de fertilizantes, desesperados por se verem livres desse dejeto perigoso, o vendem para ser adicionado a uma enorme quantidade de produtos, inclusive os alimentos à base de soja, pastas de dente, tabletes de flúor, balas de flúor, chicletes de flúor, chá, vacinas, produtos domésticos, sal fluorado ou leite fluorado, anestesias, colchões que emitem gases de flúor, Teflon e antibióticos. Ele também é encontrado na água subterrânea e no ar poluído.

Por conta de sua alta toxicidade comprovada, em agosto de 2002, a Bélgica se tornou o primeiro país no mundo a proibir os suplementos à base de flúor. Diversas cidades nos Estados Unidos também já baniram o flúor na água potável.

A "fluoração... é a maior fraude já perpetrada e tem sido perpetuada mais que qualquer outro tipo de fraude", disse o professor Albert Schatz, Ph.D. (Microbiologia), vencedor do Prêmio Nobel e descobridor da estreptomicina. Felizmente, grande parte da Europa Ocidental rejeita a fluoração da água. Estão incluídos nessa lista países como Áustria, Bélgica, Dinamarca, Finlândia, França, Alemanha, Itália, Luxemburgo e Holanda, além da Noruega e Suécia.

Uma pesquisa exaustiva mostrou que os tumores em animais de laboratório eram o resultado direto da ingestão de flúor. Outros estudos realizados em animais descobriram que o flúor se acumula na glândula pineal e interfere com sua produção de melatonina, um hormônio que ajuda a regular o início da puberdade, as funções da tireoide e de diversos outros processos fisiológicos.

Nas pessoas, o flúor provoca danos genéticos, manchas e destruição dos dentes, artrite, osteoporose, fraturas no quadril, câncer, infertilidade, doença de Alzheimer, deficiência no sistema imunológico e danos cerebrais.

Até os anos 1950, os médicos europeus utilizavam o flúor para tratar o hipertireoidismo (tireoide hiperativa), devido à sua habilidade de bloquear a aceitação do iodo pela tireoide. A dose diária de flúor que as pessoas recebem agora em comunidades fluoradas excede muito a dose de flúor que debilita a glândula tireoide. Por conta de sua fluoração, milhões de pessoas sofrem de deficiência severa de iodo, o que provoca o hipotireoidismo (tireoide pouco ativa).

A falta de iodo reduz ou corta a produção da tiroxina, hormônio da tireoide, que regula o metabolismo e importantes mecanismos do corpo. A deficiência de iodo pode levar ao aumento do risco de desenvolvimento do câncer de mama,[140] de tireoide, de ovário e de próstata. A propósito, o óleo vegetal bromado (BVO), adicionado a alguns refrigerantes americanos, como o Mountain Dew, e alguns refrigerantes cítricos, também provoca a deficiência de iodo. Se você morar na Europa ou no Japão, está seguro. Esse produto químico, inicialmente patenteado por empresas químicas como um retardador de chamas, está banido nesses lugares, e por uma boa razão.

O hipotireoidismo é atualmente um dos problemas médicos mais comuns nos Estados Unidos. Estima-se que 21,6 milhões de americanos tenham a doença, de acordo com as estatísticas realizadas pela Associação Americana de Endocrinologistas Clínicos (AACE - American Association of Clinical Endrocrinologists) e outras organizações médicas, porém essa doença pode ser grosseiramente mal diagnosticada. Alguns especialistas dizem que entre 10% e 40% dos americanos sofrem com o baixo desempenho das funções da tireoide.

Hoje em dia, mais de 150 sintomas podem ser identificados no hipotireoidismo, quase todos eles relacionados aos sintomas conhecidos de intoxicação por flúor. Os sintomas de hipotireoidismo incluem depressão, tontura, fadiga, intolerância ao frio, ganho de peso, dor muscular e nas articulações, queda de cabelo, pele seca e envelhecida, dores de cabeça, enxaquecas, falta de ar, problemas gastrointestinais, problemas menstruais, pressão sanguínea desequilibrada, colesterol alto, doenças da vesícula e congestão hepática, alergias, insônia, ataques de pânico e mau humor, irritabilidade, perda de memória, batimentos cardíacos irregulares, insuficiência cardíaca congestiva, câncer, diabetes e perda

---

140. "O Iodo e o Câncer de Mama", Adv. Exp. Med. Biol. 1977; 91: p. 293-304.

de libido. Basicamente, todos os órgãos e sistemas do corpo diminuem o ritmo de funcionamento, inclusive o cérebro.

Um grande número de crianças e adultos na Índia e em outros países em desenvolvimento são incapacitados, e seus dentes são destruídos por conta da intoxicação por flúor que vem da poluição industrial.

Para evitar ter de dispor desse dejeto perigoso presente na indústria química a custos enormes, é mais fácil se livrar dele jogando-o na água potável e adicionando-o aos alimentos. O efeito colateral de causar o hipotireoidismo em milhões de homens e mulheres americanos aumenta o número de medicamentos prescritos para esse problema de saúde, o que é bom para os negócios; consequentemente, há uma relutância das agências de saúde em falar contra esse produto químico.

Quando diagnosticado com hipotireoidismo, considere-se um candidato a tomar medicamentos para esse problema para o resto da vida. Certamente não podemos esperar que a indústria médica nos ajude a ficar mais saudáveis ou a nos proteger dos perigos à saúde como o flúor.

Para ajudar o corpo a lidar com as doenças provocadas pelo flúor, inclusive hipotireoidismo, é importante limpar as vias biliares do fígado, evitar consumir produtos que contenham flúor e usar um sistema de filtro de água que retire o flúor (se este ainda for encontrado na sua água potável). A destilação e um bom sistema de osmose reversa são eficazes na remoção da maior parte do flúor (junto com outros contaminantes), mas também removem os minerais benéficos da água. Para mais processos de filtragem, você pode precisar entrar em contato com seu revendedor local de filtros de água. Peça um sistema de filtragem que utilize um redutor médio de flúor/arsênico especial chamado alumina ativada.

O zeólito e o enxofre removem o flúor do corpo (ver *Informações sobre produtos*). O boro tem demonstrado fazer o mesmo. Comer coentro em sua salada todos os dias ajuda a removê-lo ou a mantê-lo inativo. Uma dieta descongestionante de acordo com o tipo de corpo,[141] bom sono e uma alimentação saudável, além de viver uma vida livre do estresse, são condições essenciais para a recuperação da saúde.

---

141. Ver meu livro *Timeless secrets of health and rejuvenation*, para mais detalhes sobre a determinação de seu tipo de corpo e a escolha dos alimentos correspondentes.

O tipo de flúor que faz bem a você

Deve-se notar que somente a forma de flúor (ácido fluorosilícico) intencionalmente adicionada à água potável, pastas de dente e outros produtos fazem mal à fisiologia humana. Por alguma razão, muitas pessoas contrárias ao flúor acreditam que haja somente um tipo de flúor e que ele seja perigoso para a saúde. No entanto, existem outros tipos de flúor que, na verdade, são muito importantes para a tireoide, para os dentes e para o resto do corpo.

O flúor constitui 0,03% da crosta terrestre. O flúor mais natural encontra-se na forma de minerais criolita (fluoreto de sódio) e espato-flúor (fluoreto de cálcio). Esses minerais são encontrados em pequenas quantidades em muitos alimentos e fornecimentos não tratados de água. Eles também são encontrados no sal não refinado, como os cristais de sal himalaico e no sal marinho. As quantidades de flúor presentes no sal himalaico e no sal marinho são determinadas pela natureza para ajudar a vida, não destruí-la. A natureza certamente não cometeu erros quando depositou o flúor na água, nos alimentos e no sal, sem o qual as pessoas e os animais não poderiam sobreviver.

Medicamentos pediátricos revestidos de produtos químicos nocivos ao cérebro

Se você mora nos Estados Unidos, evite dar aos seus filhos remédios que contenham corantes à base de alumínio; saiba que eles contêm quantidades perigosas de alumínio e petroquímicos sintéticos nocivos à saúde. Esses aditivos são cancerígenos e contêm petróleo, agentes anticoagulantes e amônia, e cada um deles provoca uma grande variedade de reações adversas.

A intoxicação por alumínio pode levar à perda de memória, autismo, epilepsia, retardo mental e demência, assim como um aumento na fragilidade dos ossos e nos casos de câncer de rins, bexiga, tireoide e glândulas adrenais. O alumínio também compromete o sistema imunológico.

Você está errado se acredita que a FDA está protegendo seu filho de ser intoxicado pelo alumínio ou por outros produtos químicos adicionados aos remédios ou alimentos infantis. O *Processo Regulador e as Perspectivas Históricas* da FDA contêm esta declaração reveladora: "Os corantes são componentes importantes para muitos produtos, para torná-los atraentes, saborosos e instrutivos. A cor adicionada serve como um tipo de código que nos permite identificar os produtos, como os sabores de doces e a dosagem dos remédios".

Pelo fato de os corantes serem tão *saborosos* e *atraentes*, os fabricantes estão adicionando quase 7 mil toneladas de tintas tóxicas aos alimentos, bebidas, doces e medicamentos americanos todo ano – uma prática banida na Europa. Em média, as crianças americanas consumirão mais de 1 quilo de tinta embalada em alumínio antes dos 12 anos de idade, conforme a pesquisa. Isso faz pensar sobre o porquê das altas taxas de autismo entre as crianças.

As tintas e os corantes são adicionados aos xaropes para a tosse, ao NyQuil, Tylenol, medicamentos, vitaminas, produtos de panificação, misturas para bebidas em pó, bebidas fabricadas, doces, cereais, salgadinhos industrializados, confeitos, comidas para animais de estimação, produtos de higiene pessoal, cosméticos, gelatina, cereja marrasquino, molhos, refrigerantes, chicletes e dúzias de outros alimentos.

As empresas americanas que exportam seus produtos à Europa devem trocar seus aditivos químicos baratos para produtos naturais mais caros e, assim, estarem de acordo com as estritas regulações estabelecidas pela União Europeia.

Gelatina em medicamentos, vacinas e alimentos processados

As doenças podem surgir a partir de uma fonte improvável e insuspeita, a gelatina. A gelatina é uma mistura de peptídeos e proteínas produzida por uma hidrólise parcial de colágeno extraído da pele, de ossos cozidos e amassados, de tecidos conectivos, de órgãos e intestinos de alguns animais como gado, galinha e porcos. A maior parte dos animais de fazenda de produção em massa está doente e cheia de hormônios do crescimento que causam o câncer, de aditivos químicos e de antibióticos.

Não é de surpreender que mais de 40% das pessoas tenha alergia à gelatina, que é a parte animal mais comumente usada, ainda que desconhecida, em medicamentos, suplementos e vacinas. Milhões de pessoas desenvolvem alergias graves todos os anos simplesmente por causa de medicamentos e vacinas que recebem ou dos suplementos vitamínicos que ingerem. Nas vacinas, a gelatina age como um agente de suspensão e de estabilizador de temperatura.

As reações alérgicas incluem dificuldade em respirar, dores abdominais, cólicas e anafilaxia (que pode incluir coceira, erupção da pele, inchaço na garganta, queda de pressão e até mesmo a morte).

A gelatina também é usada para a clarificação dos sucos, como o de maçã, e o vinagre. A ictiocola é extraída da bexiga natatória do peixe e ainda usada como um agente clareador para o vinho e a cerveja.

Os exemplos comuns de alimentos que contêm gelatina são sobremesas, *marshmallows*, doces e confeitos como balas de goma e balas de gelatina. A gelatina é mais usada como estabilizador, espessante ou texturizador em alimentos como geleias, iogurtes, requeijões e margarinas.

3. Vacinas – uma armadilha mortal

Os efeitos nocivos das vacinas

Durante muitas décadas, todos fomos levados a acreditar que as vacinas, medicamentos poderosos, erradicaram as piores doenças infecciosas, inclusive a poliomielite, porém, agora, não há evidências científicas reais que suportem essa teoria. Até hoje, as agências nacionais de saúde, como os CDC e a FDA, ainda se recusam a conduzir estudos de controle cegos de longo prazo para provarem que as vacinas são, de fato, seguras e funcionam melhor que o efeito placebo.

Por outro lado, existem centenas de estudos que provam os efeitos nocivos e, às vezes, letais, das vacinas em crianças. Um artigo publicado em 2012 na revista médica *Lupus*[142] levou em consideração a evidência experimental disponível dos danos provocados pelas vacinas, fazendo com que seus autores, os pesquisadores mundialmente renomados Lucija Tomljenovic, Ph.D., e Christopher Shaw, Ph.D., publicassem o seguinte

142. "Mecanismos de toxicidade do adjuvante de alumínio e autoimunidade na população infantil". *Lupus*. 2012; 21(2): p. 223-230. PMID: 22235057.

alerta: "Os desafios do sistema imunológico durante o desenvolvimento inicial incluem os desafios induzidos pelas vacinas, que podem levar a alterações nocivas e permanentes do cérebro e das funções imunológicas". Tomljenovic e Shaw estão com o Grupo de Pesquisas Dinâmicas Neurais da Universidade da Colúmbia Britânica, em Vancouver, Canadá.

O documento chamado "Mecanismos de toxicidade do adjuvante de alumínio e autoimunidade na população infantil" aponta: "A evidência experimental também mostra que a administração simultânea de pequenos adjuvantes imunológicos já consegue dominar a resistência genética à autoimunidade. Em alguns países desenvolvidos (Estados Unidos), quando as crianças têm entre 4 anos a 6 anos de idade, terão recebido um total de 126 compostos antigênicos com grandes quantidades de adjuvantes de alumínio (Al) ao longo de toda a rotina de vacinação".

Os autores claramente culpam a FDA referindo-se ao seu argumento inconsistente publicado: "As avaliações de segurança para as vacinas geralmente não incluem os estudos sobre toxicidade porque as vacinas nunca foram vistas como tóxicas." Em minha opinião, essa avaliação realizada pela FDA é extremamente irresponsável, já que está cientificamente documentado que o alumínio é uma neurotoxina poderosa que pode provocar até mesmo a doença de Alzheimer.

Após revisar os fatos científicos sobre como os adjuvantes de alumínio interferem grosseiramente no desenvolvimento natural do sistema imunológico humano, os autores do estudo alertam que "essas observações provocam preocupações plausíveis acerca da segurança geral dos programas atuais de vacinação infantil".

"Em suma, a evidência encontrada na pesquisa mostra que as preocupações cada vez mais crescentes sobre as vacinações atuais podem ter razão de ser. Pelo fato de as crianças poderem correr um grande risco de sofrer complicações provocadas pelas vacinas, uma avaliação rigorosa dos impactos adversos na saúde relacionados às vacinas na população infantil é urgentemente necessária", escrevem Tomljenovic e Shaw.

Quase todos os dias, eu recebo perguntas de pais ansiosos que, por motivos não menos importantes quanto os anteriormente citados, estão preocupados com a saúde de seus filhos já vacinados. Muitos deles compartilham suas experiências negativas com as vacinas e relatam todos os efeitos colaterais listados nos sites dos fabricantes de vacinas e no site dos Centros de Controle e Prevenção de Doenças (CDC).

Por exemplo, os CDC admitem que os diversos problemas sérios já foram informados logo após a vacina MMR (tríplice viral) ter sido aplicada e podem também acontecer após a aplicação da MMRV (sarampo, rubéola, caxumba e varicela). Esses problemas incluem reações alérgicas graves e problemas como surdez, convulsões, coma, desmaios e danos permanentes ao cérebro. No entanto, os CDC são rápidos em afirmar: "Como esses problemas são raros, não temos certeza de que sejam provocados pelas vacinas".

O problema com tudo isso é que esses danos provocados pelas vacinas não são tão raros quanto os CDC querem que os pais acreditem. De fato, eles são extremamente comuns. A (FDA), a OMS e outras agências de saúde sempre repetem as mesmas afirmações de que os efeitos colaterais das vacinas são grosseiramente deixados de lado. De acordo com a FDA, os médicos informam somente entre 1% a 10% dos efeitos colaterais mais sérios.

O que é pior, muitos efeitos colaterais das vacinas não acontecem antes de um ou vários meses após a vacinação. Então, quando uma criança desenvolve a asma, tem convulsões constantes ou desenvolve uma alergia severa, o médico irá tratar todos esses sintomas como doenças separadas e não irá listá-las como relacionadas às vacinas. A conclusão comum (não é um fato comprovado) é de que os efeitos colaterais das vacinas ocorrem somente durante os primeiros dias após a vacinação. Acredita-se não haver efeitos colaterais em longo prazo. Essa é só uma suposição porque os estudos realizados sobre a segurança duradoura das vacinas não conseguiram provar ou refutá-la.

Isso é o que confunde a questão ainda mais: apesar de a taxa de síndrome da morte súbita (SMS) ser a maior em países onde as crianças recebem mais vacinas, a indústria médica afirma que a SMS é inexplicável. A SMS é a principal causa de morte em bebês de 1 mês a 1 ano de idade, e a linha oficial é: "A causa da morte não pode ser explicada". No campo da lei, existe algo chamado prova circunstancial, e se aplica ao campo da medicina também. Crianças saudáveis não morrem simplesmente sem uma razão.

A indústria fármacomédica nega que as vacinas sejam as maiores assassinas de bebês. No entanto, simplesmente negar esse fenômeno não diminui a prova circunstancial que o cerca. Por um lado, a SMS quase nunca acontece em crianças não vacinadas. E por que as crianças vacinadas têm 120% mais asma, 317% mais transtorno do déficit de atenção com hiperatividade, 185% mais distúrbios neurológicos e 146% mais autismo que aquelas que não foram vacinadas?

"A análise de regressão linear da média não ponderada de mortalidade infantil (IMRs) mostrou uma alta correlação estatisticamente significativa entre o aumento no número de doses de vacinas e o aumento nas taxas de mortalidade de bebês", de acordo com um estudo recente publicado no *Journal of Human & Experimental Toxicology,* em 4 de setembro de 2011,[143] intitulado "Taxa de mortalidade de bebês diminuiu contra o número de doses de vacinas rotineiramente aplicadas: existe uma toxicidade bioquímica ou sinergística?"

O coautor desse estudo, Neil Z. Miller, escreveu em março de 2011, antes da publicação da pesquisa, que nos Estados Unidos mais de 2 mil bebês morreram após receber as vacinas pneumocócicas e contra o Hib (Haemophilus influenzae tipo b), e, ainda assim, nada foi feito. Ele notou que, enquanto essas vacinas estavam suspensas no Japão após somente quatro mortes (logo depois do desastre de Fukushima), as notícias de mais de 2 mil mortes nos Estados Unidos quase não foram transmitidas.

Quantas provas circunstanciais mais precisamos para, pelo menos, levantar esta importante questão: qual é a principal diferença entre uma criança de 1 ano vacinada e outra da mesma idade não vacinada?

Bem, nos Estados Unidos, uma criança recebe 36 vacinas antes dos 5 anos, e 1 em 91 crianças desenvolve autismo. O mais incrível é que somente uma em 2 mil crianças não vacinadas desenvolve a doença. Oito mortes em mil crianças abaixo dos 5 anos de idade se devem às vacinas. Em comparação, na Islândia, uma criança recebe 11 vacinas, enquanto somente uma em 11 mil desenvolve autismo e somente quatro crianças em mil morrem como resultado da vacinação.

143. "Taxa de mortalidade de bebês diminuiu contra o número de doses de vacinas rotineiramente aplicadas: existe uma toxicidade bioquímica ou sinergística?". *Hum Exp Toxicol,* setembro de 2011, vol. 30 n. 9, p. 1420-1428.

É claro, o número de mortes ligadas à vacina anteriormente mencionado não inclui o número de mortes por SMS, que é a causa mais comum entre bebês. Se oito de mil crianças vacinadas morressem por choque anafilático (anafilaxia) logo após receberem uma vacina, seria tão exagerado presumir que bebês poderiam sucumbir aos efeitos nocivos ao sistema imunológico dos produtos químicos da vacina um mês ou até um ano depois, principalmente se as vacinas adicionais fossem administradas entre sua primeira e última dose?

Até pouco tempo atrás, os efeitos colaterais em longo prazo das vacinas eram desconhecidos, porém uma nova análise de 151 estudos científicos mais antigos demonstraram que suprimir a primeira resposta do sistema imunológico por meio da vacina durante a infância aumenta significativamente o risco de desenvolver câncer na vida adulta (ver também o Capítulo 1). Então, se a vacinação na infância pode levar ao câncer 30 anos depois, o que mais pode fazer que ainda não tenha sido estudado?

As agências de saúde do governo afirmam que os efeitos colaterais nocivos das vacinas são muito raros de acontecer, mas como eles sabem disso, quando, por questões éticas, proibiram qualquer estudo de controle para comparar as crianças vacinadas com as não vacinadas? Por incrível que pareça, desde aquela época até hoje, não há estudos sobre a segurança das vacinas. Então como os CDC podem afirmar que as vacinas sejam seguras quando eles nunca as submeteram a testes de segurança? Ou será que nem querem saber?

Como um médico consciente determina que um bebê que recebe sua primeira dose de vacinas no dia de seu nascimento (Hep B) e morre um mês depois sem motivo aparente não morreu por conta dos efeitos colaterais em longo prazo da vacina? O médico não pode sequer supor algo assim porque o governo desautorizou a realização de estudos clínicos de segurança. De acordo com os CDC, a vacina não poderia matar uma criança tantos dias após a inoculação porque as *vacinas são seguras* (e não há nenhuma pesquisa para realmente comprovar essa afirmação).

Os CDC vão ainda além. Dez pesquisadores dos Centros Nacionais de Imunização de Doenças Respiratórias (NCIRD) dos CDC recentemente publicaram um documento intitulado "Efeito inibidor do leite materno na infecciosidade das vacinas orais do rotavírus", o que sugere que as mulheres devem parar de amamentar seus bebês e dar-lhes a mamadeira para melhorar a eficácia das vacinas!

Aparentemente, os efeitos estimulantes do sistema imunológico do leite materno interferem na *eficácia* das vacinas. O sistema imunológico forte encontrado em bebês que foram amamentados naturalmente rejeita e destrói os vírus nocivos, inclusive aqueles contidos nas vacinas.

Em vez de evitarem o perigo, no caso as vacinas tóxicas, e deixarem o leite materno fazer seu trabalho natural de estabelecer por completo o sistema imunológico natural, os pesquisadores recomendam às mulheres deixar de amamentar para permitir que as vacinas façam seu trabalho.

É claro que a *eficácia* da vacina não tem nada a ver com a *eficiência* da vacina – à medida que mostra se a vacina traz benefícios ou não. Na essência, a eficácia da vacina é definida pela habilidade de aumentar a concentração de anticorpos no sangue. Uma pessoa pode ter a quantidade perfeita de anticorpos para todo tipo de patogenia que exista e, ainda assim, infectar-se por cada uma delas.

No mundo real, a luta do sistema imunológico contra os patógenos pode acontecer somente se os anticorpos do corpo tiverem uma afinidade com o patógeno pretendido, chamada afinidade entre o antígeno e o anticorpo. O número de anticorpos não tem importância no estabelecimento dessa afinidade. É por isso que uma alta concentração de anticorpos nunca demonstrou conferir uma proteção de verdade.

A FDA não obriga os produtores de vacinas a demonstrarem sua eficiência. Eles só precisam mostrar que seu produto tem uma alta taxa de eficácia determinada pelos altos níveis de anticorpo, facilmente alcançado ao provocar uma hiper-reação do sistema imunológico por meio dos adjuvantes da vacina como o alumínio, o óleo mineral, o formol, o detergente estabilizado em esqualeno em água, a pertactina, o DNA viral, o fosfato, etc. Uma afinidade boa entre o antígeno e o anticorpo, por outro lado, pode somente ser gerada após permitir que o sistema imunológico primário, também chamado de sistema imunológico celular, passe por uma infecção evidente (forte) ou não (fraca).

As respostas imunológicas mediadas pela célula não envolvem os anticorpos, porém incluem a ativação macrófagos, células assassinas por natureza (NK), linfócitos T citotóxicos específicos do antígeno e a liberação de várias citosinas em resposta a um antígeno. A imunidade mediada pela célula está direcionada principalmente aos micróbios e é mais eficaz na remoção das células infectadas pelo vírus, porém também participa da defesa contra cânceres, fungos, amebas e outros protozoários, além de bactérias intracelulares.

Mesmo se os anticorpos pudessem conceder imunidade, o nosso estilo de vida moderno torna quase impossível receber algum benefício do aumento dos anticorpos induzido pela vacina. A alta exposição das crianças aos compostos perfluorados, amplamente usados na fabricação de alimentos e nas embalagens, recentemente foi associada às baixas respostas do anticorpo às imunizações infantis rotineiras, de acordo com um estudo realizado em 25 de janeiro de 2012, em uma edição do *Journal of The American Medical Association (JAMA)*.[144]

Os autores do estudo admitiram que as panelas e os compostos de flúor fazem com que as vacinas não produzam efeito. "Os compostos perfluorados (PFCs) são altamente persistentes e causam a contaminação da água potável, dos alimentos e das cadeias alimentares", afirmam os autores. "Se as associações forem casuais, a importância clínica de nossas descobertas será, portanto, que a exposição aos PFCs pode aumentar o risco de as crianças não estarem protegidas contra a difteria e o tétano, apesar de toda a agenda de vacinações".

Apesar de o estudo do *JAMA* somente ter se focado nas concentrações de soro do anticorpo contra os toxoides do tétano e da difteria em crianças de 5 a 7 anos, pode-se dizer que essas descobertas se aplicam a todos os complexos de anticorpos induzidos pela vacina. Essa sugestão é apoiada pela evidência científica de que os PFCs provocam a supressão do sistema imunológico apesar do tipo de anticorpos envolvidos.

A admissão dos cientistas de que houve uma falha na vacina induzida quimicamente deve necessariamente aumentar as dúvidas a respeito da validade de toda a teoria sobre as vacinas. Um estudo realizado pelo governo americano em 2004 descobriu esses químicos em 98% das

144. "Concentrações de soro do anticorpo da vacina em crianças expostas aos compostos perfluorados". *JAMA*. 2012; 307[4]: p. 391-397.

amostras de sangue de um grande número de americanos.[145] Já que, de acordo com esse estudo recente, esses produtos químicos inativam o potencial da vacina desabilitando os anticorpos, as vacinas se tornam praticamente inúteis para a maioria dos americanos.

Se as vacinas fossem verdadeiramente seguras como se alega, a contaminação do sangue de quase todo mundo teria deixado a maioria das pessoas desprotegida e, portanto, à mercê de doenças infecciosas. Porém, isso não aconteceu. O estudo, de fato, provou que não existe uma ameaça real de epidemias, principalmente por conta dos altos níveis de higiene, de saneamento básico e das medidas nutricionais existentes nas sociedades modernas.

De acordo com a teoria atual sobre as vacinas, a *eficiência* da vacina é determinada por certo nível de concentração de antibióticos encontrado no sangue. Mesmo uma contagem minimamente baixa de anticorpos pode tornar a vacina ineficaz. Mesmo sem a interferência química, os anticorpos da vacina tendem a cair, portanto há a necessidade de outras doses.

No entanto, já que 98% das pessoas, pelo menos os habitantes dos Estados Unidos, estão expostas aos PFCs quase em tempo integral, podemos concluir com segurança que as vacinas não são somente ineficazes, mas também desnecessárias. Elas só são úteis no sentido que provocam efeitos colaterais nocivos os quais necessitam de mais intervenção médica, o que gera mais benefícios para a indústria médica que se baseia no lucro.

Pelo fato de as vacinas somente em raras ocasiões desencadearem o funcionamento do sistema imunológico primário do corpo, elas nunca pareceram oferecer qualquer proteção significativa em longo prazo contra qualquer doença infecciosa. Pelo contrário, ao evitarem o funcionamento do sistema imunológico celular do corpo e interferirem em seus mecanismos naturais de imunidade, o corpo humano tem pouquíssimas chances de se proteger de cânceres, toxinas e patógenos.

O que se conclui é que a vacinação não representa uma imunização, mas uma desestabilização do sistema imunológico que o torna

145. "Implicações da menopausa prematura em mulheres expostas aos perfluorocarbonetos". *Journal of Clinical Endocrinology & Metabolism*, online, 16 de março de 2011.

suscetível aos próprios agentes infecciosos dos quais supostamente deveriam nos proteger. As consequências desse erro médico estão se tornando cada vez mais aparentes.

Recentemente, os diversos vírus derivados das vacinas, também conhecidos como iatrogênicos (induzidos pela vacina), provocaram quase todo novo caso de poliomielite e surto da doença.

Já foi publicado na *Lancet* que a incidência de paralisia flácida (PFA), principalmente a PFA que não é poliomielite, chamada NPAFP, aumentou exponencialmente na Índia após a introdução de uma vacina potente contra a poliomielite.[146] Um documento publicado no *Indian Journal of Medical Ethics* (*IJME*) explica que, clinicamente, a NPAFP não pode ser distinguida da poliomielite. No entanto, de acordo com o *Gabinete da Justiça Científica & Médica* (*OMSJ*), a NPAFP é duas vezes mais mortal que a poliomielite. Antes da implementação das campanhas de vacinação, a NPAFP não era sequer um problema na Índia.

A pesquisa mostra que as taxas de PFA não poliomielite aumentam na mesma proporção do número das doses da vacina recebido em cada área. Nacionalmente, a taxa dessa PFA é, agora, 12 vezes mais alta que o esperado. "Nos estados de Uttar Pradesh (UP) e Bihar, que têm ciclos de vacinação quase todos os meses, a taxa de PFA não poliomielite é de 25 a 35 vezes mais alta que as normas internacionais", concluíram os pesquisadores do estudo.

Brincar com vírus sintéticos e dá-los a centenas de milhões de pessoas, como tem acontecido na Índia, traz sérias consequências para a saúde e a economia de todo um país, como é o caso da Índia. "O governo da Índia finalmente teve de custear esse programa caríssimo, que custa ao país 100 vezes mais que o valor do ganho inicial", dizem os autores. Eles continuam: "Os 2,5 bilhões de dólares gastos pela Índia devem ser vistos contra os 2 bilhões de dólares gastos pelos Estados Unidos para a erradicação mundial da poliomielite, o 1,3 bilhão de dólares gastos por Bill Gates e o 0,8 bilhão de dólares arrecadado pela principal voz a favor da erradicação da doença – o Rotary International – nos últimos 20 anos".

---

146. Puliyel J, Sathyamala C, Banerji D. "Eficácia protetora da vacina monovalente oral do tipo 1 contra a poliomielite". *Lancet*. 2007;370: p. 129-130.

Destruir a saúde das pessoas em países em desenvolvimento sob o disfarce de *ajuda humanitária* e ganhar muito dinheiro com isso é algo que não deveria deixar nenhum desses *patrocinadores* orgulhoso. Interferir na natureza quase sempre acaba provocando problemas mais sérios do que os originais.

As vacinas contra rotavírus, a MMR e outras também não têm um registro de seguimento correto. De fato, os dados estatísticos publicamente disponíveis revelaram que a incidência de infecção em todos os grandes surtos de doenças registrados caiu dramaticamente com a implementação de uma melhor higiene, de saneamento básico e de uma boa alimentação, mas caiu drasticamente de novo com o ataque de uma inoculação em massa.[147]

Qualquer leigo entenderia que injetar os componentes de uma vacina, como alumínio, mercúrio, formol, agentes anticongelantes, removedor de esmalte, fragmentos de DNA de animais, antibióticos e dúzias de outros produtos químicos igualmente tóxicos e carcinogênicos, no corpo de um bebê poderia realmente envenená-lo e prejudicá-lo permanentemente ou destruir seu sistema imunológico, assim como os sistemas digestivo e nervoso, em especial se a criança for prematura, tiver nascido por cesariana ou não tiver amamentado (todos fatores que enfraquecem o sistema imunológico).

Envenenando o corpo de crianças inocentes

Trinta vacinas esquisitas nos primeiros 18 meses de vida! Esse é o número médio de vacinas que os bebês americanos recebem. As crianças do Reino Unido estão um pouco melhor. Elas são vacinadas somente 25 vezes nessa idade. E para ter certeza de que está tudo bem com as vacinas, é obrigatório para os bebês terem nove ou mais antígenos (substâncias causadoras de doenças) lançados em seus sistemas imunológicos imaturos quase que imediatamente após o nascimento, alguns deles coquetéis de mais de uma vacina.

A melhor parte para as grandes companhias farmacêuticas é que a maioria dessas vacinações é apoiada pela lei. As crianças que não são

147. Ver meu livro *Vaccine-nation: poisoning the population, one shot at a time.*

vacinadas de acordo com a agenda estipulada pelos CDCs não podem entrar ou permanecer no sistema de educação formal. Como se essa pressão não fosse suficiente, uma população inteira em diversas partes do mundo sofreu uma limpeza cerebral para acreditar que ela e seus filhos contrairão doenças mortais se não forem vacinados. E não queremos sempre o melhor para os nossos filhos?

Por muitas décadas, os principais cientistas e médicos veementemente promoveram a ideia de que a imunização de crianças era necessária para protegê-las de contraírem doenças como difteria, varíola, poliomielite, cólera, tifo e malária. Porém, as evidências mostram que a imunização pode não ser somente desnecessária como até nociva. Jogar produtos químicos mortais em um lago não o torna imune aos poluentes. Da mesma forma, injetar venenos vivos contidos nas vacinas na corrente sanguínea de crianças dificilmente tornará as gerações futuras mais saudáveis.

Mentiras e falhas

Desde que Louis Pasteur propôs sua teoria equivocada sobre os germes, o sistema científico ligou uma variedade de bactérias, vírus e outros patógenos às doenças mortais contra as quais as empresas farmacêuticas criaram uma armadura de proteção em seus pequenos frascos.

O problema é que, apesar de afirmarem seu sucesso, algumas vacinas têm sido constantemente ligadas a sintomas e síndromes específicos, alguns dos quais continuam a intrigar os cientistas e os médicos até hoje. Entre as várias doenças que têm sido relacionadas às vacinas estão fadiga crônica, distúrbios do sistema imunológico, dificuldades de aprendizado, encefalite, inibição do crescimento, distúrbios comportamentais e hiperatividade.

Alguns desses problemas, como a dificuldade de aprendizado, foram considerados problemas de crescimento. Os pesquisadores médicos agora os reconhecem como formas de encefalite (doença inflamatória do cérebro). Aqui vai uma estatística chocante: mais de 20% das crianças americanas (1 em 5) sofre dessas doenças ou de doenças relacionadas a essas.

Existe um número cada vez maior de pesquisas científicas que mostram que as doenças crônicas como a encefalite, a artrite reumatoide, a esclerose múltipla, a leucemia e outras formas de câncer, e até mesmo o HIV, podem ser provocadas pelas vacinas administradas na infância.

Por exemplo, a artrite reumatoide é uma doença inflamatória das articulações, antigamente considerada uma doença de velhos. Hoje, essa doença debilitante surge cada vez mais em pessoas mais novas e tem sido constantemente associada às vacinas contra o sarampo e a rubéola.

A síndrome de Guillain-Barré, uma doença séria que leva à paralisia, é outra síndrome que tem sido constantemente associada às vacinas contra o sarampo, a difteria, a gripe, o tétano e a poliomielite. Não é de surpreender quando consideramos a alta toxicidade das vacinas. É de conhecimento geral que as crianças cujos sistemas imunológicos são considerados fracos passem por uma experiência mais séria do que aquelas que têm um sistema imunológico mais forte.

Agora, podemos também adicionar as doenças renais à lista de efeitos colaterais sérios das vacinas. Em junho de 2011, o prestigiado *New England Journal of Medicine* publicou um estudo importante intitulado "Nefropatia membranosa em crianças devido à albumina de soro bovino catiônico".[148] A nefropatia membranosa é uma condição na qual os rins vazam grandes quantidades de proteína na urina. Quando ingerida ou injetada, a proteína estranha (invasora) da albumina de soro bovino (BSA) naturalmente se anexa ao anticorpo, formando um complexo de anticorpos. Esse complexo pode facilmente se depositar na membrana do rim, onde pode inflamar e romper a barreira da membrana do filtro. Quando estão saudáveis, os rins usam um processo de filtração seletivo para segurar as proteínas corporais, inclusive os fatores coagulantes e as globulinas imunológicas; os rins com esses rasgos permitem que tais proteínas vazem para a urina.

Essa é uma condição muito séria, semelhante à hemorragia incontrolável, que pode fazer com que crianças e adultos precisem de diálise e/ou transplante de rim e requererá a ingestão permanente de medica-

148. Debiec, H. et al., 2011, "Nefropatia membranosa em crianças devido à albumina de soro bovino catiônico". NEJM. Jun 2;364(22): p. 2101-2110.

mentos imunossupressores. Além disso, podem ocorrer complicações potencialmente letais.

A albumina de soro bovino (BSA) não é encontrada somente no leite da vaca, mas é adicionada a quase toda vacina infantil, inclusive:

- MMRV, para sarampo, caxumba, rubéola, catapora;
- Pneumocócica (Pneumovax), para a pneumonia;
- Raiva (Rab vert), para a raiva;
- Rotavírus (Rota Teq), para o rotavírus;
- Td (Decavac), para o tétano e a difteria;
- Tdap (Boostrix), para o tétano, a difteria e a coqueluche;
- Varicela (Varivax), para a catapora;
- Zóster (Zostavax), para a herpes-zóster.

Enquanto as crianças que bebem leite de vaca não processado podem ter uma boa chance de defenderem-se sozinhas contra a BSA, essa habilidade muitas vezes é reduzida quando a BSA for diretamente injetada na corrente sanguínea com as vacinas. Quando injetado com a BSA, o corpo é deixado sem escolha, exceto a produção de uma inflamação que provoque os complexos do anticorpo que, mais cedo ou mais tarde, podem provocar uma bagunça nos rins e em outras partes do corpo.

Então, se você decidir dar ao seu filho laticínios para ele ingerir e vaciná-lo, e ele sofrer de danos aos rins ou de uma insuficiência renal completa, pelo menos agora a ciência pode explicar a síndrome nefrótica, uma doença renal misteriosa que intriga os médicos e os pais há muitas décadas. Embora os pesquisadores recomendassem que as crianças deveriam evitar o leite de vaca e fossem alimentadas com leite materno, eles admitiram que a BSA também está presente nas vacinas. No entanto, eles não avisaram os pais sobre a vacinação de seus filhos. Afinal de contas, a imunização moderna é o Santo Graal da medicina convencional.

Acreditando em mitos perigosos

É quase impossível estimar os perigos e o sofrimento que foram gerados e que ocorrerão no futuro como resultado de uma informação errada com respeito aos perigos dos programas de imunização modernos. Os pais querem fazer o que é melhor para os filhos e carregam o peso da responsabilidade para mantê-los saudáveis e seguros. A falta de informação pode criar um conflito considerável nos pais porque eles não querem negligenciar a saúde de seus filhos ou provocar-lhes algum mal.

Os defensores das vacinas argumentam que suas fórmulas químicas não somente salvam vidas, mas também previnem epidemias e varrem algumas das doenças mais mortais da face da Terra! Por favor, note que isso é só mito. A verdade é que quatro das doenças infantis mais mortais – escarlatina, coqueluche ou tosse comprida, difteria e sarampo – já diminuíram a incidência em mais de 90% antes de as vacinas contra essas doenças serem introduzidas! As razões que justificam o desaparecimento dessas doenças são as condições de vida como higiene, o saneamento básico e os padrões de vida que melhoraram significativamente, bem como o acesso das pessoas a uma boa alimentação. De acordo com o site dos CDCs, a água potável é mais eficaz na prevenção de doenças infecciosas do que as vacinas.

Normalmente, não dou crédito às agências de saúde que servem a indústria farmacêutica mais do que às pessoas, porém, nesse caso, sua avaliação está correta. Porém, em vez de ajudar os países em desenvolvimento a procurarem meios de purificação de água básicos e mais baratos, os CDCs preferem organizar caras campanhas de vacinação. É muito notória a posição dos CDCs com relação à prevenção de doenças.

Não foi de surpreender que os CDCs foram pegos recentemente por uma organização sem fins lucrativos manipulando deliberadamente e escondendo dados científicos que mostravam uma clara e inquestionável ligação entre as vacinas que continham mercúrio e o autismo.[149]

Como mencionado anteriormente, após ter ganhado acesso legal aos arquivos secretos dos CDCs por meio da Lei da Liberdade de Informação (FOIA), a Coalizão para Medicamentos Livres de Mercúrio (CoMeD) descobriu a manipulação fraudulenta dos resultados de um importante estudo que mostra que o mercúrio em vacinas aumenta significativamente o risco de desenvolvimento do autismo.

149. Expostos: "CDCs deliberadamente manipularam, esconderam dados científicos que mostravam a ligação entre as vacinas que continham mercúrio e o autismo" (NaturalNews.com e Mercury-FreeDrugs.com).

Em 2003, a revista *Pedriatics* publicou um estudo dinamarquês que registrou uma queda substancial nas taxas de autismo seguindo a remoção do timerosal do país, um composto altamente tóxico baseado no mercúrio, das vacinas. No entanto, por ser uma agência importante e promotora da indústria das vacinas, antes de publicar o estudo na *Pediatrics*, fez com que os CDCs aparentemente retirassem grandes quantidades de dados do estudo que mostravam uma queda nas taxas de autismo a partir da remoção do timerosal.

De acordo com os documentos descobertos, os autores do estudo original entraram em contato com os representantes dos CDCs para saber se a agência havia interpretado erroneamente os dados. Eles disseram aos CDCs que seus números e conclusões eram falsos, e era necessário fazer as correções.

Desconsiderando os pedidos dos autores de realizar as correções necessárias, os CDCs continuaram com o processo de publicação da versão corrompida do estudo na *Pediatrics* com o pedido para revisão e publicação enviado. A *Pediatrics* foi forçada a publicar o estudo o qual afirmava que a remoção do timerosal das vacinas havia, na verdade, feito o oposto e aumentado as taxas de autismo!

Isso deixou milhões de pais preocupados imaginando que o autismo havia aumentado muito desde que o mercúrio havia sido adicionado às vacinas. Ainda assim, todos os dias, muitos pais veem seus filhos desenvolvendo a doença pouco ou imediatamente após receber as doses da vacina.

Em 1999, a agência disse que "apesar da falta de evidências de danos significativos no uso do timerosal nas vacinas, a remoção desse preservativo aumentaria a confiança do público na segurança das vacinas". Uma manobra puramente política, devo dizer. O timerosal, é claro, ainda é adicionado às vacinas contra gripe e tétano, e a todas as vacinas exportadas aos países em desenvolvimento, algo que os CDCs realmente não querem que os pais saibam.

Os CDCs recomendam veementemente a vacina da gripe sazonal para bebês de sete meses ou mais. A vacina contra o tétano é dada às seis semanas, três meses e cinco meses de vida, com ciclos de revacinação aos 4 anos e 11 anos de idade. Em outras palavras, ainda existe a incidência de mercúrio nas vacinas, que pode provocar danos cerebrais.

Vários países, inclusive Austrália, Finlândia e Suécia, já baniram as vacinas contra a gripe em bebês após morte, mutilação ou outro tipo de problema ter atingido centenas de milhares de bebês. "As vacinas parecem provocar um padrão de distúrbios neurológicos que afetam crianças e adolescentes em todo o mundo", disse um relatório publicado na *Bharat Chronicle* da Índia. Um dos efeitos colaterais mais comuns informados por uma das agências de saúde menos corrupta do mundo é que as crianças vacinadas desenvolvem diversos sintomas de gripe.

Os CDCs baniram os estudos clínicos que poderiam, de uma vez por todas, provar ou refutar uma conexão entre as vacinas e o autismo ou outras reações adversas, citando *razões éticas*. O argumento de que "é antiético não vacinar algumas crianças..." é nada mais do que uma desculpa esfarrapada que evita que cheguemos ao centro do problema que se tornaram os altos índices de surgimento do autismo. Evitar estudos comparativos não é uma desculpa inteligente, uma vez que muitos pais já não participam de alguns, senão de nenhum, ciclo de vacinação. Portanto, existem muitas crianças disponíveis para esse tipo de pesquisa e que desejariam participar dela.

Apesar de os CDCs terem removido qualquer referência ao estudo dinamarquês de seu site, a agência continua a afirmar que a comunidade científica não apoia uma associação entre as vacinas e o autismo. É claro, graças à persistência da CoMeD, agora sabemos o motivo de os CDCs terem tentado acobertar seus rastros e negarem tão veementemente que as vacinas podem provocar o autismo. Felizmente para os pais, um trabalho realizado pelo *Institute of Medicine*[150] (IOM)[151] sobre mais de mil estudos de vacinas descobriram evidências convincentes de 14 efeitos colaterais perigosos que podem ser causados pelas vacinas comumente administradas. Essas situações adversas foram associadas às vacinas contra sarampo, caxumba e rubéola (MMR); varicela (catapora); gripe; hepatite A; hepatite B; HPV; difteria, tétano, coqueluche acelular (DTaP); e meningocócica.

150. O Institute of Medicine (IOM) é uma organização americana não governamental e sem fins lucrativos muito prestigiada, fundada em 1970, com a aprovação do congresso da Academia Nacional de Ciências. O IOM faz parte das Academias Nacionais dos Estados Unidos.

151. Institute of Medicine, "Efeitos adversos das vacinas: evidência e causalidade", 25 de agosto de 2011.

Os efeitos colaterais estão ligados às vacinas varicela, zóster, contra pneumonia, encefalite, meningite, hepatite, sarampo, convulsões febris, dores nas articulações (artralgia) em crianças e mulheres, anafilaxia (reação alérgica severa), bursite deltoide ou inflamação no ombro, desmaios (síncope) e síndrome oculorrespiratória caracterizada por conjuntivite, inchaço facial e sintomas de falta de ar.

É claro, a inflamação cerebral é uma condição que sabemos ter forte ligação com o autismo. As agências de saúde não podem jogar dos dois lados. Por um lado, elas admitem que as vacinas possam provocar encefalite e meningite, e, por outro, negam que as vacinas podem provocar o autismo. Sua posição irracional deve, portanto, ser considerada intencionalmente enganosa.

Um estudo publicado em 2009 na *Pediatrics & Child Health*[152] revelou outro efeito colateral perturbador das vacinas não listado entre os efeitos mencionados anteriormente: uma doença sanguínea potencialmente fatal chamada púrpura trombocitopênica idiopática ou ITP. Os sintomas dessa doença incluem sangramento nasal dias ou semanas após a aplicação da vacina. Essa doença ocorre quando a vacina faz com que o sistema imunológico exagere e destrua as plaquetas do sangue, que são responsáveis pela coagulação do sangue. Isso resulta em uma hemorragia incontrolável sob a pele e até mesmo no cérebro.

Os pesquisadores afirmaram no resumo do estudo: "A trombocitopenia é um efeito adverso raro, porém extremamente importante que ocorre após a vacinação". A vacina MMR pode desencadear essa doença perigosa em bebês e crianças pequenas; em crianças maiores, pode ser provocada pelas vacinas contra hepatite A e pela vacina Tdap (tétano, difteria e coqueluche acelular). Para qualquer criança afetada e seus pais, pode ser bastante estressante.

Em seu relatório, o IOM reconheceu claramente que há uma falta de compreensão científica adequada acerca do modo como as vacinas atuam no corpo humano, inclusive como, onde, por que e para quem elas são nocivas. Em outras palavras, não existe uma ciência real por trás do conceito de imunização por meio das vacinas. Uma ciência que lida com a segurança

152. "As vacinas infantis causam trombocitopenia?". *Paediatrics and Child Health*. 14 de janeiro de 2009 (1): p. 31-32.

nas vacinas também é algo que falta para melhorar as condições de vacinação. Então, como é possível que bilhões de vacinas placebo sejam administradas a uma população inocente em todo o mundo em nome da ciência e da medicina, quando até mesmo as agências que promovem as vacinas não têm ideia de como, por que e se as vacinas realmente funcionam?

O que é pior, mesmo que as vacinas fossem um pouco eficazes por algum motivo inexplicável, os programas de imunização são diretamente responsáveis pela disseminação da doença e morte de milhões de pessoas ao ano, de acordo com a admissão da própria OMS. Até 2003, a OMS, o UNICEF e a UNFPA recomendavam que todas as imunizações fossem realizadas em todos os países com o uso de seringas autodescartáveis porque a falta de cuidado com a segurança provocava, todo ano, 21 milhões de novos casos de hepatite B, 2 milhões de hepatite C, 250 mil casos de HIV, e estima-se, 1,3 milhão de mortes.[153]

No entanto, a prática insegura de aplicação de injeções nunca mudou em países pobres, e os massacres do progresso médico continuam sem parar.

Em 2006, a OMS publicou uma declaração revisada, intitulada "Segurança nas injeções: uso impróprio e uso excessivo das injeções no mundo todo". Esse documento afirma que todo ano as injeções aplicadas de forma errada provocam cerca de 1,3 milhão de mortes prematuras, uma perda de 26 milhões de anos de vida e uma despesa anual de 535 milhões de dólares em custos médicos diretos.

Além disso, em países subdesenvolvidos, o armazenamento das vacinas se torna um problema por causa do atraso no transporte e à falta de refrigeração adequada. Com o fornecimento de energia elétrica ininterrupta nem sempre disponível, acabam por haver casos de vacinas estragadas, tornando-se ineficazes e um perigo para a saúde.

Cientistas falam sobre as mentiras relacionadas às vacinas

Felizmente para os pais e as crianças, até a elite da comunidade científica está começando a questionar a ética e a ciência por trás dos programas de vacinação.

153. <http//www.unicef.org/immunization/23245_safety.html>.

Em 12 de janeiro de 2012, a revista *Annals of Medicine* publicou um documento inovador revisado por colegas, intitulado "Política de vacinação do vírus do papiloma humano (HPV) e medicina baseada em evidências: elas estão em conflito?"[154]

O documento, escrito pelos renomados pesquisadores Lucija Tomljenovic, Ph.D,. e Christopher Shaw, Ph.D., em parceria com o Grupo de Pesquisa Dinâmico Neural e a Universidade da Colúmbia Britânica, em Vancouver, revela a completa falta de evidência científica que demonstraria a segurança e a eficácia do Gardasil, a vacina para o vírus do papiloma humano (HPV) (produzida pela Merck & Co) e do Cervarix, uma vacina contra o câncer cervical (produzida pela GlaxoSmithKline), antes de serem lançadas sobre pais inocentes de adolescentes e diretamente aos adolescentes, na Califórnia.

Como acabou acontecendo, os testes clínicos realizados pela Merck tiveram muitas falhas porque os pesquisadores usaram um adjuvante de alumínio como placebo, que provoca sérios efeitos colaterais. Como um comparativo para as reações adversas não graves, eles escolheram salino, que geralmente não provoca efeitos adversos. Para mascarar os reais números de reações graves, esses cientistas juntaram os resultados do grupo placebo do salino com o grupo placebo do alumínio e, dessa forma, afirmaram que somente havia efeitos colaterais leves. Ainda assim, na vida real, existe uma discrepância enorme entre os efeitos colaterais leves da Merck e aqueles efeitos severos e geralmente mortais sentidos pelos adolescentes do mundo todo.

Os autores do relatório declaram: "O que é mais desconcertante que as estratégias agressivas de marketing empregadas pelos fabricantes de vacinas é que a prática com a qual os médicos apresentam as informações parciais para o público é terrorista e gera medo; dessa forma, conseguem promover a aplicação da vacina. Parece que até hoje as entidades médicas e reguladoras mundiais continuam transmitindo informações imprecisas com relação ao risco de câncer cervical e à real utilidade das vacinas contra o HPV; desse modo, acabam criando um consenso com relação à vacinação impossível de alcançar".

154. "Política de vacinação do vírus do papiloma humano (HPV) e medicina baseada em evidências: elas estão em conflito?". Ann. Med., 22 de dezembro de 2011.

No resumo do trabalho, Tomljenovic e Shaw relembram alguns profissionais da saúde que "ao contrário do que se diz sobre o câncer cervical ser o segundo tipo mais comum em mulheres no mundo todo, os dados existentes mostram que essa informação só vale para os países em desenvolvimento". Além disso, dizem: "No Ocidente, o câncer cervical é uma doença rara com taxas de mortalidade muito abaixo das taxas relacionadas às reações adversas graves (inclusive mortes) relacionadas à vacinação contra o HPV. As futuras políticas de vacinação deveriam aderir mais rigorosamente à medicina baseada nas evidências e nas diretrizes éticas para obter o consentimento informado".

Eles apontam para o fato de que a eficácia das vacinas contra o HPV na prevenção do câncer cervical não foi demonstrada, enquanto os riscos da vacina já foram completamente avaliados. "As práticas atuais de imunização mundial contra o HPV com qualquer uma das suas vacinas parecem não ser justificadas por nenhum tipo de benefício em longo prazo nem economicamente viáveis, tampouco há qualquer evidência de que a vacina contra o HPV (mesmo se provada a eficácia contra o câncer cervical) reduziria a taxa de incidência desse tipo de câncer além do que o Papanicolau já alcançou", disseram Tomljenovic e Shaw.

Os pesquisadores explicam que, cumulativamente, a lista de reações adversas graves relacionadas à vacinação contra o HPV inclui mortes, convulsões, parestesia, paralisia, Síndrome de Guillain-Barré (GBS), mielite transversa, paralisia facial, fadiga crônica, anafilaxia, distúrbios do sistema imunológico, trombose venosa profunda, embolia pulmonar e câncer cervical. Além disso, eles nos oferecem um conselho lógico e sensato que nenhuma empresa farmacêutica gosta de ouvir: "Essa quase que exclusiva confiança nesses estudos patrocinados por fabricantes, em geral, de qualidade questionável, como base para a criação da política das vacinas, deveria parar".

O efeito que a vacina terá em outros tipos de HPV que causam câncer agora está se tornando aparente. Gardasil confere uma suposta imunidade a somente dois dos 15 tipos de HPV associados ao câncer cervical. Os resultados dos testes clínicos claramente demonstram que as mulheres vacinadas mostram um aumento no número de lesões pré-cancerígenas causadas pelos tipos de HPV diferentes do HPV-16 e HPV-18. Esse não é um novo fenômeno, e deveria ter sido previsto pelo produtor da vacina e pela FDA. Porém, nenhum deles está interessado na prevenção da doença; essa situação é semelhante a cometer um genocídio médico relacionado ao câncer. O *negócio* do câncer deve continuar a render, independentemente de qualquer coisa.

Sob a pretensão de prevenir o câncer cervical, que mata 300 mil pessoas por ano somente nos Estados Unidos, milhões de garotas, e agora até mesmo garotos, estão recebendo uma das vacinas mais perigosas jamais produzidas; portanto, essas agências podem fazer com que esse raro tipo de câncer se espalhe como um incêndio incontrolável. Lembre-se, cada paciente de câncer rende milhões de dólares à indústria médica, sem mencionar os custos que envolvem o tratamento de todos os efeitos colaterais debilitantes que a vacina provoca. A Merck já faturou bilhões com as mulheres, e isso é só o início.

Não é incrível que uma vacina com o propósito de *prevenir* o câncer cervical, na verdade, o provoque? Não está na hora de começarmos a nos proteger e a saúde de nossa família daqueles que desejam nos ver doentes para lucrarem com nossos tratamentos para as muitas doenças que sua chamada *medicina preventiva* estão causando? Parece que só podemos fazer isso cuidando nós mesmos de nossa saúde.

Essa recomendação é reforçada ainda mais por um relatório recente de 72 páginas feito pela GBI Research, publicado em 14 de março de 2012, o qual mostra que os "*recalls* para as vacinas e imunoglobulinas foram maiores que os de outros tipos de medicamento". A análise cobriu *recalls* anuais, entre os anos de 2007 a 2010. Apesar de ser ótimo ter uma análise assim, esse relatório não está disponível em termos de custo àqueles que mais precisam lê-lo: os médicos e seus pacientes. Pouquíssimas pessoas estão dispostas a pagar 3.500 dólares para ler estudos de caso de produtos biológicos revisados e sobre mudanças na fabricação e nas embalagens desses mesmos produtos.

Ainda assim, pela segurança de sua vida e da vida de sua família, é muito importante que você saiba se um medicamento, como é o caso da vacina, está sendo recolhido para uma nova análise porque pode estar contaminado ou ser inseguro de qualquer outra forma para seu filho, ou totalmente inutilizável. A maior parte dos *recalls* de vacinas acontece pela descoberta de que sua potência ou força é muito baixa (após testar os anticorpos do sangue depois de uma injeção). A baixa potência não consegue produzir a resposta imunológica necessária para a imunização correta de um agente infeccioso específico (patógeno).

Por exemplo, em 2009, os fabricantes da Sanofi Pasteur recolheram 800 mil doses pediátricas da vacina contra o H1N1 exatamente por esse motivo. Independentemente disso, os CDCs disseram aos pais e aos médicos para não vacinarem novamente as crianças que já haviam sido vacinadas, dando assim a (falsa) impressão de que a vacina recolhida ainda era potente. Se a vacina fosse realmente potente, por que não a deixaram no mercado então? Se ela não era boa o suficiente, por que essas crianças não podem receber a proteção adequada? As práticas médicas atuais não somente sofrem com diversas contradições, elas constituem práticas criminosas e corruptas que afetam milhões de crianças e custam aos contribuintes enormes somas de dinheiro.

Uma das piores fraudes relacionadas às vacinas já cometidas por um grande produtor foi reportada por Mike Adams, do *Natural News*, em um artigo intitulado "Fraude da Merck exposta por dois virologistas da empresa; empresa frauda resultados sobre eficácia da vacina contra a caxumba por mais de uma década, diz o processo."[155] O artigo apareceu na NauralNews.com em 27 de junho de 2012. "De acordo com dois cientistas que trabalhavam na Merck e que forjaram uma queixa em 2010[156] – uma queixa que agora foi divulgada – sobre a falsificação dos dados do teste da vacina contra a caxumba realizada supostamente pela Merck, amostras de sangue com anticorpos animais foram vendidas como uma vacina, mas na verdade *promoviam* surtos de caxumba e sarampo e saqueavam os governos e os consumidores que compravam a vacina pensando que era 95% eficaz", escreve Mike Adams. Mais detalhes acerca da ação coletiva antitruste federal contra a Merck podem ser encontrados no site do Courthouse da News Service.[157]

O que é pior, apesar de o governo americano saber da fraude realizada pela Merck que já ocorria desde o final dos anos 1990, decidiu ignorá-la.

155. Fraude da Merck exposta..., Mike Adams, Natural News.com, 27 de junho de 2012.
156. <www.naturalnews.com/gallery/documents/Merck-False-Claims-Act.pdf>.
157. <http//www.courthousenews.com/2012/06/27/47851.htm>.

Nesse meio-tempo, milhões de crianças eram conscientemente expostas a uma vacina sabidamente pouco útil ou totalmente inútil na prevenção da caxumba.

A mera suposição de que as vacinas pudessem funcionar ou funcionar melhor que a falta delas tem se tornado, de certa forma, evidência apoiada pela ciência a que os médicos sempre se referem quando tentam nos persuadir dizendo que precisamos de todas as vacinas para estarmos protegidos contra as piores infecções existentes no mundo, inclusive a gripe sazonal.

Vacinas contra a gripe são 98,5% ineficazes

A maioria das pessoas ainda acredita que as vacinas da gripe protegem contra a gripe, já que é isso o que seu médico lhe diz, o que a mídia lhe diz e o que as agências de proteção à saúde lhe dizem.[158]

É claro, ninguém nos diz que a vacina para a gripe só protege contra a gripe 1,5 a cada cem adultos que a recebem, de acordo com uma grande meta-análise de 5.707 artigos e 31 estudos qualificados, publicada na *Lancet* em 26 de outubro de 2011. Enquanto a eficiência da vacina contra a gripe é estatisticamente insignificante (oferecendo quase nenhuma proteção), ela geralmente provoca sintomas parecidos com os sintomas da gripe nas pessoas que a tomam.

Infelizmente, os pesquisadores chamados para novas vacinas com uma eficácia e eficiência clínicas melhores precisaram reduzir ainda mais a morbidez e a mortalidade relacionadas à gripe. Não é nenhuma surpresa, já que as vacinas atualmente utilizadas são tão ineficazes que chegam a ser praticamente inúteis.

"As vacinas contra gripe podem fornecer alguma proteção contra a gripe virologicamente confirmada, mas essa proteção é bastante reduzida ou ausente em algumas estações", concluem os pesquisadores na interpretação do estudo. Inquestionavelmente, é imprevisível saber em qual estação essa proteção moderada estaria presente ou não. É um chute, não ciência. Em outras palavras, milhões de pessoas

158. "As doenças infecciosas, eficácia e eficiência das vacinas contra a gripe: uma revisão sistemática e uma meta-análise". Publicada Online: 26 Out., 2011, doi:10.1016/S1473-3099(11)70295-X.

podem estar recebendo a vacina nesta estação, mas sem garantias de que estarão protegidas.

O que é ainda pior: "A evidência de proteção em adultos com 65 anos ou mais é mínima", admitiram os pesquisadores. A população mais velha é o principal alvo das vacinas de gripe sazonal, sem um pingo de evidência de que as injeções oferecerão pelo menos mais que 0,00001% de proteção contra a doença. Você pode chamar essa forma de proteção de medicina *preventiva*, que é a principal prática do charlatanismo. O resultado óbvio desse estudo é que, em geral, as vacinas contra gripe não têm o menor efeito em 98,5% dos adultos.

A pergunta que não quer calar é se vale a pena injetar em cem pessoas dejetos tóxicos cancerígenos, restos de produtos químicos imunossupressores e vírus para proteger somente 1,5 pessoa contra uma gripe geralmente inofensiva? Não há dúvidas de que vale muito dinheiro para a indústria multibilionária da vacina.

Para uma análise mais profunda sobre os resultados do estudo, veja essa excelente exposição publicada pela *Natural News*.[159]

A maioria dos médicos também não lhe contará a respeito da mais recente admissão dos CDCs de que o efeito protetor das vacinas contra a gripe (se houver) desaparece após algumas semanas ou meses da aplicação e que os mais velhos precisam três vezes a dose regular para que ela surta algum efeito (o que o estudo da *Lancet* já confirmou). Eu não ficaria surpreso se o efeito placebo chegasse a ser até dez vezes mais eficaz que a própria vacina. Afinal de contas, existe uma boa pesquisa que mostra que as pessoas felizes têm menos chance de pegarem gripe do que as tristes.

E o que acontece quando uma vacina perigosa para a gripe inócua envolve bebês e crianças? Tanto a FDA quanto os CDCs recentemente admitiram o número de relatórios entregues ao VAERS sobre as convulsões febris relatadas após a vacinação com Fluzone. O Fluzone (fabricado pela Sanofi Pasteur, Inc.) é a principal vacina contra a gripe recomendada para o uso em bebês e crianças de 6 meses a 23 meses de idade. A maior parte dessas convulsões febris ocorre em crianças menores de 2 anos.

159. "Estudo chocante revela que as vacinas contra a gripe somente têm efeito em 1,5 de cem adultos (não 60%, como foi lhe dito)", por Mike Adams, jornalista & editor, NaturalNews.com.

O argumento geralmente mais usado para imunizar a população contra a gripe é o de salvar vidas, mas até agora não há nenhuma pesquisa que mostre que isso aconteça. Pelo contrário, há evidência circunstancial de que não o faz. Quando houve escassez do soro da vacina ou quando as vacinas não combinam com o tipo dominante, o número de mortes por gripe sazonal se mantém constante. Obviamente, se a vacina contra a gripe estivesse salvando milhões de pessoas imunizadas o resto do tempo, haveria um aumento no número de mortes durante a época em que as vacinas não estivessem disponíveis (como em 2011). Além disso, o número de pessoas que morrem durante os meses de inverno de infecções respiratórias, como é o caso da pneumonia (provocada por uma bactéria, não vírus), também permanece constante mesmo na ausência da vacina. Muitos médicos argumentam que principalmente os pacientes que sofrem de doenças respiratórias já existentes precisam ser vacinados contra a gripe, do contrário a doença poderá matá-los, porém isso é só uma teoria e não está cientificamente comprovada.

Em suas análises de 50 estudos (inclusive 40 testes clínicos) sobre a vacina contra a gripe, os pesquisadores do Cochrane Collaboration descobriram que não há uma redução na taxa de complicações como internações e pneumonia, e que não há nenhuma evidência de que a vacina diminua a abrangência da doença. "A revisão mostrou que a evidência confiável sobre a vacina contra a gripe é ínfima, mas existe uma evidência de manipulação geral das conclusões e de uma falsa notoriedade dos estudos", escreveram os pesquisadores. Eles também afirmaram que os estudos não patrocinados pelas empresas farmacêuticas haviam sido "significativamente menos favoráveis com relação às conclusões sobre as vacinas".

Talvez a descoberta mais chocante com relação ao surto da gripe H1N1 ocorrido em 2009 foi feita pelos cientistas que conduziram dois estudos separados publicados na revista *Public Library of Science ONE.* Os pesquisadores descobriram que a Pandemrix, uma vacina contra a gripe H1N1 produzida pela GlaxoSmithKline (GSK), foi a responsável pelo aumento dos casos de narcolepsia entre crianças e adolescentes menores de 17 anos.[160]

---

160. "Vacina contra a gripe suína provoca aumento nos casos de narcolepsia, descobrem cientistas". NaturalNews.com, 8 de abril de 2012.

A narcolepsia, que afeta cerca de uma em 2 mil pessoas, caracteriza-se pela sonolência diurna, pelo sono irregular à noite e pela narcolepsia, uma perda repentina do tônus muscular e da força. Os narcolépticos não possuem os neurônios que produzem a hipocretina, um hormônio que promove a vigília. Muitos narcolépticos só conseguem permanecer acordados uma hora por dia. Os cientistas suspeitam que a vacina possa contribuir para um efeito autoimune ligado à narcolepsia.

As famílias que têm um filho narcoléptico ficam, em geral, devastadas porque a criança precisa de supervisão e cuidados diários. O enorme peso emocional e financeiro é geralmente insuportável para os pais que viram seu filho saudável, de repente, se tornar uma pessoa que dorme 23 horas por dia, pelo resto de sua vida. Eu sempre alertei os pais dizendo-lhes que estavam sozinhos no que se refere a protegerem seus filhos. Todos os medicamentos, inclusive as vacinas, são potencialmente perigosos, e é impossível prever como uma criança irá reagir a eles. Alguns sobreviverão ao ataque químico, outros não. Em minha opinião, é muito irresponsável brincar de roleta-russa com suas vidas.

Apesar de todas as evidências que mostram que as vacinas não somente são ineficazes, como também, na verdade, são as maiores responsáveis por essa doença traumática e geralmente irreversível, a indústria médica extremamente bem organizada inventou um plano inteligente para forçar os pais a submeterem seus filhos a todas as vacinas. Muitos médicos abertamente informam os pais que não tratarão seus filhos, a menos que sejam vacinados. Nos Estados Unidos, quando os pais de uma criança não vacinada não conseguem encontrar um médico que cuide dela, os Serviços de Proteção à Criança podem tirar as crianças de seus pais por *abuso* e *negligência*.

Enquanto em 2001 e 2006 somente 6% dos médicos admitiram que dispensavam diariamente famílias que se recusavam a vacinar seus filhos, esse número aumentou em até 30%, de acordo com algumas pesquisas realizadas entre os médicos, em 2011. Essa franqueza médica nos faz lembrar a discriminação racial que acontecia até bem pouco tempo atrás, quando os negros não conseguiam obter cuidados médicos adequados porque os médicos brancos os consideravam cidadãos de segunda classe.

O argumento principal dos médicos por trás desse perfil médico é que as crianças não vacinadas representam um risco para as crianças vacinadas. É claro, não há ciência real ou lógica que sustente esse argumento. Se as vacinas fossem realmente eficazes na imunização de doenças infecciosas, por que haveria algum problema com as crianças não vacinadas? Das duas, uma: ou as vacinas protegem ou não. Não pode haver dúvidas.

A evidência científica disponível incrivelmente apoia o último argumento. Além disso, muitos dos surtos de doenças cujos responsáveis iniciais foram as pessoas não vacinadas, isso de acordo com os CDCs e os principais meios de comunicação, na verdade, tiveram maior incidência entre as pessoas vacinadas. Por exemplo, no surto de coqueluche de 2010 ocorrido na Califórnia, as crianças imunizadas entre 8 anos e 12 anos tinham mais chance de se contaminarem pela doença na forma bacteriana do que as crianças de outras idades, sugerindo que a vacina infantil se esgota à medida que as crianças ficam mais velhas. Um estudo recente mostrou que a eficácia da vacina era de somente 41% entre crianças de 2 anos a 7 anos de idade e desanimadores 24% entre crianças de 8 anos a 12 anos. O irônico é que as crianças mais protegidas eram aquelas que nunca haviam sido vacinadas contra coqueluche.

Em uma admissão chocante feita pelos pesquisadores que descobriram a baixa eficácia da vacina contra a coqueluche, a doença ocorre na maior parte das vezes em crianças vacinadas. Essa história foi contada primeiramente pela Reuters Health, em 3 de abril de 2012. "Nós realmente acreditamos que a durabilidade (da vacina) não é a que imaginávamos", disse o dr. David Witt, especialista em doenças infecciosas do Centro Médico Kaiser Permanente, em San Rafael, Califórnia, e autor principal do estudo.[161]

Witt e sua equipe esperavam descobrir que a doença estivesse mais presente entre as crianças não vacinadas, presumindo que elas estivessem mais vulneráveis à doença que as vacinadas. "Começamos dissecando os dados. O surpreendente foi que a maioria dos casos foi encontrada em crianças vacinadas. Isso foi o que começou a nos chamar a atenção". Entre as crianças testadas, 81% estavam em dia com a vacina contra a

161. Vacina contra a coqueluche falha em pré-adolescentes: estudo, *Reuters*, 3 de abril de 2012.

coqueluche, 11% haviam recebido pelo menos uma dose da vacina, mas não a série recomendada, e meros de 8% nunca havia sido vacinada. Esse resultado deveria nos dizer muito sobre a falta de eficácia da vacina e os danos provocados ao sistema imunológico da população vacinada.

Para mim, a admissão mais incrível nesse lamentável ocorrido foi: "A GSK (GlaxoSmithKline, fabricante da vacina) nunca estudou a duração da proteção da vacina após aplicá-la em uma criança de 4 anos a 6 anos de idade", de acordo com o porta-voz da empresa.

O dr. Joel Ward, do Instituto de Pesquisas Biomédicas de Los Angeles, disse em resposta à descoberta: "Ainda é importante para os pais imunizarem seus filhos, mesmo que a vacina não ofereça uma proteção duradoura contra a coqueluche".

Deixe-me resumir essa situação um tanto quanto estranha: a coqueluche ataca a maior parte das crianças vacinadas porque as vacinas comprometeram seu sistema imunológico ou porque provocaram a doença por meio da infecção. Para resolver esse dilema, os pais recebem instruções para continuarem a imunizar seus filhos contra a doença, apesar de já ter sido provado que a não vacinação os mantêm praticamente seguros. Além disso, os pais devem dar aos seus filhos uma vacina cuja eficácia ainda não foi testada, porém, sabidamente engatilhadora de efeitos colaterais graves, inclusive a própria coqueluche.

Além disso, os pais e os responsáveis recebem instruções para serem imunizados também e, assim, evitarem passar a bactéria à criança com quem entram em contato, mesmo que a pesquisa tenha demonstrado claramente que essa medida seja inútil. Um estudo canadense publicado em 2011 na revista *Clinical Infectious Diseases*[162] descobriu que o número necessário para a imunização dos pais (NNV) era de pelo menos 1 milhão para prevenir uma morte infantil. Dado o alto número de problemas causados pela vacina em adultos e crianças,[163] é extremamente antiético e irresponsável promover um maior alcance das campanhas de vacinação já existentes para a população adulta.

---

162. "O número necessário de vacinações para prevenir a internação e a morte em decorrência da tosse comprida por meio da imunização dos pais". Doenças Clínicas Infecciosas, 2011: Danuta M. Skowronski, *et al.*

163. Vaccine-Memorial, Centro de Informação Nacional sobre as Vacinas, www.nivic.org.

Milhões de crianças já se tornaram cobaias de experiências com vacinas ainda não testadas, o que as torna mais suscetíveis à própria doença contra a qual a vacina supostamente deve protegê-las. Assim como qualquer doença infantil, a *Bordetella pertussis* (coqueluche) é uma doença cíclica e tende a aumentar sua incidência a cada quatro ou cinco anos. Essas doenças não existem para prejudicar a população, mas sim ajudá-la a desenvolver um sistema imunológico forte naqueles que a contraem. Esse estudo claramente demonstra que não importa a taxa de vacinação entre a população, como acontece no caso da coqueluche, essa doença cíclica continuará a atacar, principalmente a população imunologicamente mais frágil – indivíduos vacinados.

A conclusão é que as vacinas, na verdade, *provocam* os surtos de doenças e *matam* crianças, como já aconteceu no surto de coqueluche na Califórnia. Além disso, os adultos mais novos e mais velhos vacinados que não recebem a revacinação a cada três ou quatro anos se tornam portadores passivos e disseminadores ativos da bactéria *Bordetella pertussis*, que está por trás da infecção. As crianças não vacinadas que naturalmente pegam coqueluche, em geral, muito suave em crianças cujo sistema imunológico e dieta sejam saudáveis, mantêm a imunidade para sempre e não passam a bactéria para ninguém.

O que se aplica na vacina contra a coqueluche se aplica a todas as vacinas. A maior parte dos surtos modernos de doenças, a não ser que o surto se deva à falta de higiene, saneamento básico, boa alimentação e água potável, foi desencadeada e se espalhou por causa de pessoas que haviam sido superficialmente imunizadas. Os dados estatísticos disponíveis ao público sobre os surtos de uma doença infecciosa dos últimos cem anos estão repletos de evidências que corroboram essas afirmações.

Cada vacina contra gripe ou contra catapora suprime o sistema imunológico e aumenta a suscetibilidade às toxinas e aos patógenos do meio ambiente. Portanto, já que a vacinação em massa tem se tornado comum ao longo das últimas décadas, a maioria das doenças que enfrentamos agora foi criada pelo homem.

A natureza não se destrói, mas se autopreserva. Os animais selvagens na África, Ásia ou América do Sul não morrem de câncer, ataque cardíaco, AVC, diabetes, sarampo ou coqueluche. Eles não precisam de vacinação em massa para garantir sua sobrevivência como espécies. Eles se tornam imunizados naturalmente por meio do contato regular com os germes. O ser humano não é exceção ao processo de imunização da natureza. Uma infecção ocorre somente quando o corpo precisa se livrar das toxinas, ou inflamar e remover as células fracas ou danificadas do corpo.

Além disso, a gripe, que é, na verdade, um mecanismo de limpeza eficaz que surge quando o corpo já acumulou muitas toxinas, é, em geral, mais comum entre as pessoas que recebem a vacina contra gripe regularmente; isto não é nenhuma surpresa, em vista dos danos gerados ao sistema imunológico causados pelos componentes altamente tóxicos encontrados na vacina, como o formol, o timerosal, o mercúrio, os agentes anticongelantes, entre outros muitos químicos não conhecidos que destroem o sistema imunológico. Para ver a lista completa dos componentes encontrados nas diferentes vacinas contra a gripe, veja a página sobre a vacinação no site healthscents4u.com.[164] Para remover essas toxinas do corpo, eu recomendo ingerir cristais orgânicos de enxofre (ver Capítulo 5 para mais detalhes).

Recentemente, uma amiga enfermeira que trabalha em uma casa de repouso me disse que, por conta de uma nova regra na casa, todos os seus moradores tinham de receber a nova dose tripla da vacina contra a gripe. Pouco tempo depois, quase todos os seus residentes haviam contraído gripe. O médico que teve a sorte de cuidar desses pacientes acredita que a vacina contra a gripe não funcionou porque o tipo da doença mudou após o desenvolvimento da vacina. Bem, essa notícia é antiga. Os produtores de vacinas podem nunca produzir uma vacina que combine exatamente com o tipo viral da próxima estação. Além do mais, pesquisas já mostraram que as vacinas contra gripe não trazem benefício algum aos mais velhos. No entanto, isso não impede que os administradores da casa de repouso implementem a regra no ano que vem novamente. "Somos obrigados a seguir a ordem do médico de qualquer maneira", disse minha amiga enfermeira.

---

164. <http//www.healthscents4u.com/Pages/FluVaccineIngredients.aspx>.

Ajuda inesperada da mãe natureza

É claro, a vitamina D produzida pelo corpo em resposta à exposição regular aos raios solares ou à lâmpada de vitamina D oferece quase 100% de proteção. Apesar de o vírus da gripe ter tanta força no verão quanto no inverno, não existe uma estação da gripe no verão em que a maioria das pessoas já reabasteceu suas reservas de vitamina D do corpo. Há 45 anos eu não tenho gripe porque me certifico de me expor aos raios solares ou a uma lâmpada de UV (sem filtro solar nem óculos de sol, que bloqueiam a capacidade de o corpo absorver a vitamina D).

A exposição regular à luz UV não só previne a gripe, mas também outras infecções. Ela pode, inclusive, ajudar a impedir a propagação da catapora, de acordo com a nova pesquisa. Uma revisão de 25 estudos realizada por pesquisadores da Universidade de Londres sobre o vírus varicela-zóster - um dos oito vírus humanos do herpes que provoca a catapora e a herpes - revelou uma clara ligação entre os níveis de UV e a prevalência da catapora e do herpes.

Esse estudo publicado na *Virology Journal*[165] em 23 de abril de 2011 mostrou que a incidência de catapora é bem menos comum nos trópicos, onde a população está exposta à luz do sol o ano todo. Essa ligação é mais apoiada pelo fato de que, nas regiões temperadas, a catapora tende a voltar a surgir mais frequentemente nos meses de inverno, quando a luz do sol é mais fraca.

Os pesquisadores afirmaram: "A catapora é sazonal em áreas temperadas, com maiores incidências no inverno e na primavera. Uma explicação para essa sazonalidade seria os níveis significativamente altos de radiação ultravioleta (UVR) encontrados no verão em áreas temperadas, que poderiam neutralizar o vírus [ligado à catapora] tanto nas lesões vesiculosas quanto após suas rupturas".

É claro, a luz solar é capaz de neutralizar ou destruir muitos patógenos diretamente, dados os fortes benefícios antivirais, antibactericidas, antifúngicos da vitamina D. Antes do surgimento dos antibióticos,

165. "Radiação ultravioleta responsável pelas diferenças na epidemiologia global da catapora e evolução do vírus varicela zóster quando o homem saiu da África", *Virology Journal* 2011, 8:189 doi:10.1186/1743-422X-8-189.

cerca de 70 anos atrás, a terapia de luz solar era o único tratamento eficaz contra as diversas infecções, inclusive a tuberculose.[166]

Voltando 60 anos no tempo, você descobrirá evidências de que a luz do sol é útil na prevenção da propagação de doenças infecciosas. Um estudo realizado em 1949 pelo Departamento de Saúde de Nova York, Labany, N.Y., intitulado "Efeito da irradiação ultravioleta em salas de aula para a prevenção da caxumba e da catapora em escolas rurais" mostrou que as lâmpadas de UV instaladas em todas as salas de aula e corredores das escolas ajudaram a reduzir a incidência de doenças entre as crianças.[167]

A média de tempo que o americano passa em um lugar fechado é de 22 horas, a maior parte embaixo ou ao redor de luzes artificiais.

As crianças também estão passando cada vez menos tempo fora, junto à natureza, e mais tempo dentro de lugares fechados, como a escola, a casa, em frente ao computador e à televisão. As crianças e os estudantes universitários estão, portanto, particularmente vulneráveis a uma deficiência de vitamina D, e são os grupos que mais propagam doenças infecciosas. Mesmo se passarem algum tempo fora depois da escola ou após fazerem as tarefas, isso pode acontecer entre as 15 horas ou mais tarde, quando o sol já não está tão forte para desencadear a produção suficiente de vitamina D no corpo.

Com a ameaça crescente de infecções mortais provocadas pelos organismos resistentes aos antibióticos e o fracasso das vacinas na prevenção de surtos de doenças infecciosas, o reemprego dos dons de cura da natureza está sendo uma alternativa para recuperar a saúde, mais uma vez. A vacinação em massa põe em perigo milhões de vidas porque as vacinas contêm antibióticos que contribuem diretamente para o surgimento dessas superbactérias, vírus, etc. e com o enfraquecimento do sistema imunológico. Mais de 50% de todas as infecções adquiridas em hospitais agora envolvem germes resistentes ao tratamento com antibióticos.

Os antibióticos usados em medicamentos e nas vacinas, e aqueles dados diariamente aos animais das fazendas, produzem bactérias tão

166. "Estudos bacteriológicos sobre a desinfecção do ar em escolas Rurais.I. Irradiação ultravioleta". Am. J. Public. Health Nations Health. 1949. Outubro; 39(10): p.1321-1330.

167. Para mais detalhes veja meu livro *Heal yourself with sunlight*.

resistentes aos antibióticos comuns que o fenômeno ocasionará o "final da medicina moderna como a conhecemos", alerta Margaret Chan, diretora-geral da OMS.[168] "Coisas comuns como faringite estreptocócica ou um joelho ralado poderiam matar novamente", disse Chang. "A resistência antimicrobiótica está aumentando na Europa e em várias partes do mundo. Estamos perdendo nossa primeira linha antimicrobiótica."

Em outras palavras, qualquer pessoa que opte pela cura rápida em vez da cura natural, que tenha seus filhos vacinados ou que escolha comer carne de animais tratados com antibióticos, contribui diretamente para a queda da medicina moderna. Estamos em um momento crucial desse mau uso dos recursos, no qual cada dose de antibiótico dada a alguém aumenta muito o risco de infecções mortais, onde mesmo uma simples operação em algum hospital se tornará extremamente arriscada. De acordo com Chang, cada antibiótico já desenvolvido está correndo um risco de se tornar inútil, tornando operações rotineiras impossíveis.

É claro, o que se aplica para o irresponsável uso em excesso dos antibióticos também se aplica ao uso excessivo das vacinas, pelas mesmas razões. Agora, temos patógenos resistentes à vacina e que colocam nossos filhos em risco, de acordo com um número cada vez maior de estudos realizados. Ao promover a vacinação em massa contra doenças infecciosas, estamos enfrentando invasores mutantes perigosos que nunca haviam existido na face da Terra e para os quais as vacinas são totalmente inúteis. Esses invasores mutantes consistem de vírus e bactérias microscópicos que, assim como as bactérias resistentes aos antibióticos, estão enganando as vacinas.

Isso se demonstra pelo fato de que antigamente havia um grande número de surtos divulgados de doenças infecciosas, inclusive o surto de coqueluche ou tosse comprida de 2010 que atacou os californianos e os surtos mais recentes de sarampo que ocorrem nos Estados Unidos e no Canadá. A incidência de meningite também está aumentando ao redor do mundo, inclusive nos Estados Unidos.

Como dito anteriormente, as crianças vacinadas não estão imunes a essas doenças. Muitos dos surtos ocorreram entre a população imunizada.

---

168. Resistência a antibióticos poderia trazer "o final da medicina moderna como a conhecemos", afirma a OMS. 16 mar 2012, *The Telegraph*.

Enquanto isso, até hoje, ainda não existe uma prova científica de que as vacinas ofereçam qualquer proteção contra as infecções (de acordo com uma pesquisa publicada na revista médica dos CDCs), porém agora existe evidência de que os patógenos comuns não estejam somente se tornando resistentes às vacinas, mas também estejam mais mortais. Um estudo de 2010, publicado no *Journal of Emerging Infectious Diseases* (EID),[169] por exemplo, mostra que o número cada vez maior de casos de coqueluche pode se dever, em parte, ao uso difundido de vacinas que contêm a tosse comprida acelular, resultando em tipos modificados da doença. Em um estudo anterior publicado em 2009, os dados epidemiológicos descobriram uma associação entre esses novos tipos da doença e uma taxa de mortalidade infantil maior.[170]

O que é mais surpreendente em tudo isso é a admissão dos CDCs de que os adultos e as crianças vacinados podem, na verdade, estar colocando em perigo seus entes queridos. Os pesquisadores de um estudo de 2000 publicado pela revista *EID*[171] dos CDCs afirmam isto na conclusão: "Nós também observamos que a vacina DPT não protege totalmente as crianças contra o nível de doenças clínicas definido pela OMS. Nossos resultados indicam que as crianças entre 5 anos e 6 anos de idade, e possivelmente as mais novas, entre 2 anos e 3 anos, tenham o papel de reservatórios silenciosos na transmissão da tosse comprida na comunidade!".

"Os efeitos da vacina de célula inteira contra a tosse comprida diminuem após 5 anos a 10 anos, e a infecção em uma pessoa vacinada provoca sintomas não específicos. Os adolescentes e os adultos vacinados podem servir como reservatórios para uma infecção silenciosa e se tornarem possíveis transmissores aos bebês desprotegidos. A vacina de célula inteira contra tosse comprida protege somente contra doenças clínicas, *não* contra infecções. Portanto, mesmo as crianças mais novas e recentemente vacinadas podem servir de reservatórios e possíveis transmissoras de infecções."

---

169. Clones da *Bordetela pertussis* identificados pela análise multilocus de número variável, *Journal of Emerging Infectious Diseases*, <http//wwwnc.cdc.gov>.

170. Tipos de *Bordetela pertussis* com maior produção de toxinas associada ao reaparecimento da tosse comprida. *Journal of Emerging Infectious Diseases*, <http//wwwnc.cdc.gov>.

171. Tosse comprida em crianças vacinadas em hospitais, Israel, *Journal of Emerging Infectious Diseases*, <http//wwwnc.cdc.gov>.

O caso concreto, a verdadeira causa não evitável dos surtos de doenças são as crianças e os adultos vacinados, de acordo com essa pesquisa. As crianças e os adultos vacinados são bombas-relógio que podem explodir a qualquer momento, em qualquer lugar, e até mesmo alterar o material da bomba infecciosa por meio da mutação imprevisível do tipo de doença.

Espalhar doenças em nome da prevenção é um truque antigo para enganar a população e deixá-la submissa às autoridades de saúde e às empresas farmacêuticas, e devo dizer que a massa tem se submetido de boa vontade a essa política do medo.

O recente surgimento dos tipos de sarampo e de doenças pneumocócicas resistentes à vacina é o responsável pelo aparecimento de casos sérios de pneumonia e meningite, e é só o começo dessa política perigosa de vacinação; além disso, há muito mais por vir, não somente para a população dos Estados Unidos. Uma equipe de pesquisa liderada pelo dr. Claude Muller, do Laboratório Nacional de Saúde, em Luxemburgo, recentemente descobriu tipos circulantes de sarampo descobertos na África e que estão desenvolvendo um nível de resistência às vacinas atualmente administradas naquela parte do mundo.

As infecções do trato respiratório inferior são, agora, as principais causas de morte no mundo. As vacinas que levam às infecções respiratórias resistentes ao tratamento podem, portanto, representar uma ameaça muito perigosa à vida humana na Terra, não diferente da ameaça dos organismos resistentes aos antibióticos, que agora matam mais pessoas nos Estados Unidos que a Aids.

Já que os americanos são os mais vacinados no mundo, eles também correm o maior risco de se tornarem vítimas dessa insanidade médica. As crianças americanas que seguem as datas recomendadas de vacinação recebem cerca de 115 antígenos nos dois primeiros anos de vida. A maior parte dos médicos ainda acredita que essa abordagem não terá repercussões, os mesmos médicos que também acreditaram que podiam prescrever antibióticos para cada mínima infecção sem atrair consequências negativas graves.

Seja somente por ignorância médica ou intenção de enriquecer criando um número cada vez maior de pacientes, é simplesmente impressionante até onde os cientistas vão para realizar experiências ilegais em humanos (só porque eles podem fazer tudo isso sem maiores consequências). Um estudo recente, por exemplo, envolveu 70 bebês que receberam um total de cinco doses de antibióticos antes e depois das vacinações comuns. Publicado na revista *Pediatrics*, os cientistas sugerem que dar aos bebês de 8 semanas de vida diversas doses de acetaminofen (Tylenol) antes e depois das vacinas recomendadas os ajudará a dormir melhor e a potencializar a eficácia da vacina. Só porque alguns médicos acreditam que dormir após a vacinação é um sinal positivo o qual mostra que as vacinas estão funcionando, esse protocolo perigoso poderia se tornar uma prática comum entre os pediatras quando administrassem as vacinas nas crianças.

O estudo liderado por Linda Franck, da Universidade da Califórnia, Departamento da Saúde da Família de San Francisco (UCSF), não mencionou, é claro, que essas altas doses de acetaminofen demonstraram em diversos estudos provocarem danos ao fígado e aos rins, e até mesmo a morte.[172] Existem também evidências bem documentadas de que os antibióticos provocam sérios e permanentes danos ao sistema imunológico de um bebê em fase de crescimento e à sua flora intestinal em desenvolvimento. De fato, um curso de antibióticos pode arruinar a saúde digestiva de uma pessoa para o resto da vida.

Em 2007, um comitê científico da FDA recomendou que o acetaminofen não fosse mais recomendado para crianças abaixo dos 6 anos de idade por causa de sua extrema toxicidade. Os estudos anteriores mostraram que a administração de acetaminofen antes e depois das vacinações, na verdade, obstruía a suposta eficácia das vacinas.[173]

Os pais não querem ver seus bebês desenvolverem estresse oxidativo, asma e problemas nos pulmões, portanto, devem questionar seus pediatras quando estes quiserem receitar o acetaminofen por qualquer motivo. Por exemplo, um estudo realizado na Nova Zelândia e publicado na revista *Lancet*, em 2008, descobriu que os bebês que recebem o

172. "Os perigos pouco conhecidos do acetaminofen", <http//www.lef.org>.

173. "Tylenol pós-vacina pode prejudicar a resposta imunológica", *ABC News*. 16 de outubro de 2009.

acetaminofen no primeiro ano de vida têm 46% mais chance de desenvolver asma que outros bebês.

No entanto, até hoje, a FDA ignora todas as descobertas e continua a recomendar o acetaminofen às crianças pequenas.

A nova recomendação para encher os bebês de antibióticos sempre que forem vacinados aumentará dramaticamente o risco de criar organismos resistentes a eles em hospitais e centros pediátricos; tudo isso só para aumentar o número de anticorpos para a maioria dos patógenos infantis inofensivos, algo que não foi nem provado que ofereça uma proteção melhor do que não fazer nada.

As campanhas de vacinação em massa já levaram a sérios surtos de novas doenças que, de outra forma, nunca teriam acontecido. Por exemplo, o uso obrigatório da vacina contra a catapora por todas as crianças pode agora ser o responsável pelo alto índice de herpes-zóster na população americana.[174]

Em vez de culpar os patógenos pelas infecções, temos de tomar uma atitude mais proativa e considerar melhorar todos os fatores que desgastam o sistema imunológico e que são responsáveis por nos tornar vulneráveis a eles (os patógenos). Alguns dos fatores que mais desgastam o sistema imunológico são os químicos carcinogênicos e os antibióticos contidos nas vacinas.

Além de exposição regular ao sol e uma dieta balanceada e um estilo de vida saudável, a limpeza do fígado é um meio eficaz de fortalecer o sistema imunológico natural, além de ajudar a manter afastados até mesmo os piores microrganismos e outros patógenos modificados.

4. Estilo de vida

Interrompendo o relógio biológico

O modo como organizamos e vivemos nossa vida tem um impacto enorme no funcionamento do corpo. Sua eficácia e desempenho dependem em grande parte dos ritmos biológicos predeterminados que funcionam em perfeita harmonia com os ritmos circadianos da natureza.

174. "Por que uma epidemia de herpes-zóster está surgindo nos Estados Unidos" (mercola.com).

Os ritmos circadianos estão muito ligados aos movimentos do nosso planeta ao redor do sol. Eles também são influenciados pelos movimentos da lua e de outros planetas em relação à posição da Terra.

Nosso corpo segue mais de mil ritmos ao longo do dia. Cada ritmo controla o *timing* de um aspecto das funções de nosso corpo, inclusive o ritmo cardíaco, a pressão sanguínea, a temperatura do corpo, os níveis hormonais, a secreção dos sucos digestivos e até mesmo a intensidade da dor.

Todos esses ritmos estão bem coordenados uns com os outros e são controlados pelo marca-passo do cérebro, conhecido como núcleo supraquiasmático. Essa área do cérebro regula a queima das células nervosas que parecem ligar os relógios de nossos ritmos biológicos. Se um ritmo sai do compasso, os demais ritmos também o farão. De fato, diversos distúrbios podem surgir por conta da interferência com um ou mais ritmos biológicos por causa do estilo de vida desequilibrado e irregular.

Esta seção lida com alguns dos desvios mais comuns que particularmente afetam o funcionamento do fígado e da vesícula. Ao sintonizar a rotina diária com o relógio biológico de nosso corpo, você consegue ajudar muito em seus esforços incessantes de nutrir, limpar e curar a si mesmo. Além disso, você também pode prevenir o surgimento de novas doenças no futuro.

Sono natural/ciclos de despertar

A alternância cíclica do dia e da noite regula nosso sono natural/ciclos de despertar, assim como diversos processos bioquímicos essenciais. O aparecimento da luz do dia desencadeia a liberação de hormônios poderosos (glicocorticoides), entre os quais os principais são o cortisol e a corticosterona. Sua secreção possui uma variação circadiana bem marcada. Esses hormônios regulam algumas das funções mais importantes do corpo, inclusive o metabolismo, os níveis de açúcar no sangue e as respostas imunológicas. Os níveis de pico ocorrem entre 4 e 8 horas, e gradualmente diminuem à medida que o dia continua. Os níveis mais baixos ocorrem entre a meia-noite e as 3 horas.

Ao alterar seu sono diário/horário de despertar por um diferente, o pico do ciclo do cortisol muda também. Por exemplo, se você, de repente, começar a dormir à meia-noite ou mais tarde, em vez de antes das 22 horas, e/ou acordar de manhã após as 8 horas ou 9 horas, em vez de acordar com os primeiros raios de sol ou antes, por volta das 6 horas, forçará uma mudança hormonal que pode levar a um desequilíbrio total do corpo. Essa mudança não é diferente daquela que você passa após chegar a um fuso horário diferente quando viaja para outro país. O esforço para se ajustar realizado pelo corpo para restaurar a homeostase é geralmente chamado de *jet lag*.

Os dejetos que tendem a se acumular no reto e na bexiga durante a noite são normalmente eliminados entre as 6 e 8 horas. Com essa mudança de horários, o corpo não tem escolha a não ser segurar esses dejetos e, possivelmente, reabsorver um pouco deles. Quando você rompe com o ciclo de sono, os ritmos biológicos do corpo são dessincronizados com os ritmos circadianos maiores controlados pelas fases regulares da escuridão e da luz. Isso pode levar a diversos tipos de distúrbios, inclusive constipação, refluxo, doenças crônicas do fígado, doenças respiratórias e problemas cardíacos.

Um ciclo de cortisol comprometido pode também trazer problemas de saúde graves. Nos anos 1980, pesquisadores descobriram que os AVCs e os ataques cardíacos ocorrem mais de manhã do que em qualquer outro horário do dia. Os coágulos se formam mais rapidamente perto das 8 horas. A pressão sanguínea também aumenta de manhã e permanece alta até o final da tarde. Por volta das 18 horas, ela cai e atinge seu nível mais baixo durante a noite.

Para apoiar os ritmos básicos hormonais e circulatórios do corpo, portanto, é melhor ir dormir cedo (antes das 22 horas) e acordar com o nascer do sol (idealmente, próximo das 6 horas). (**Observação**: os horários mudam de acordo com as estações. Durante o inverno, talvez precisemos de um pouco mais de sono; no verão, talvez de um pouco menos).

É claro, a prática quase que adotada mundialmente de seguir um horário não natural e alterado, chamada horário de verão, mostra ser prejudicial para nossa saúde, de acordo com um estudo realizado em 2007 e publicado on-line no site da *Current Biology*. O estudo descobriu que os ritmos internos e biológicos de nosso corpo não se ajustam ao horário de verão.

Além disso, um estudo intitulado “Mudanças para e de um horário de verão e incidência de infartos do miocárdio” descobriu que a incidência de ataques cardíacos aumentou significativamente nos primeiros três dias após a mudança para o horário de verão, durante a primavera. O estudo, que foi publicado no *New England Journal of Medicine* em 30 de outubro de 2008, também mostrou que houve pouca incidência de ataques cardíacos após a mudança do horário de verão para o horário normal, no outono. Essa pesquisa mostra claramente a importância para o corpo humano de permanecer sincronizado com os ritmos circadianos da natureza.

Um dos hormônios mais poderosos da glândula pineal é a neurotransmissora melatonina. A secreção da melatonina começa entre às 21h30 e as 22h30 (a depender da idade), induzindo a sonolência. Ela alcança seu pico entre 1 e 2 horas, e tem seu nível mais baixo ao meio-dia. A glândula pineal controla a reprodução, o sono e a atividade motora, a pressão sanguínea, o sistema imunológico e as glândulas pituitária e tireoide, o crescimento celular, a temperatura do corpo e muitas outras funções importantes e vitais. Todas elas dependem de um ciclo de melatonina equilibrado. Ao ir dormir tarde ou trabalhar à noite, você desequilibra esse ciclo e rompe muitos ciclos hormonais também.

Além de produzir a melatonina, o cérebro também sintetiza a serotonina, um neurotransmissor/hormônio muito importante relacionado ao nosso estado físico e emocional. Ela afeta os ritmos da noite e do dia, o comportamento sexual, a memória, o apetite, a impulsividade, o medo e até mesmo as tendências suicidas. Diferentemente da melatonina, a serotonina aumenta com a luz do dia; o exercício físico e o açúcar também a estimulam.

Se você acordar tarde, a falta de exposição à luz do dia reduz seus níveis de serotonina durante o dia. Além disso, já que a melatonina é um produto da interrupção da serotonina, esse hábito de acordar tarde também diminui os níveis de melatonina durante a noite, a causa principal de distúrbios do sono e da insônia. Somente após termos dormido cerca de meia hora nas primeiras horas da noite é que a glândula pineal transforma a serotonina existente em melatonina. Isso torna a serotonina o real hormônio do sono. Sem serotonina suficiente, a melatonina será insuficiente e não conseguirá induzir o sono profundo e rejuvenescedor.

Qualquer desequilíbrio nos ritmos circadianos provoca secreções anormais desses dois hormônios importantes. Isso leva a ritmos biológicos totalmente desequilibrados, o que pode afetar o funcionamento harmonioso do organismo como um todo, inclusive o equilíbrio do metabolismo e do sistema endócrino. De repente, você pode começar a se sentir *fora de sintonia* e se tornar suscetível a uma grande variedade de doenças, de uma simples dor de cabeça à depressão, e até mesmo a um ataque cardíaco ou a um tumor cancerígeno.

Por que você não deve interferir em seu ciclo de melatonina

Ambos os hormônios não só são produzidos pela glândula pineal, como também em seu intestino. De fato, 85% da serotonina do corpo é produzida no sistema digestivo para regularizar as funções digestivas, e a quantidade de melatonina produzida no sistema digestivo é maior do que a produzida no cérebro. A melatonina também é encontrada no pâncreas e no sistema biliar do fígado.[175]

A falta de sono nunca foi, e ainda não é, totalmente reconhecida como uma das principais causas de doenças. Seu médico já perguntou quantas horas de sono você tem ou a que horas você costuma se deitar? Ainda assim, existem pouquíssimas doenças crônicas que não são provocadas ou agravadas pelo desequilíbrio do ciclo da melatonina.

É extremamente raro que as doenças se manifestem, a menos que haja alguma deficiência preexistente no sistema imunológico. De acordo com um estudo realizado em 2005 sobre todas as pesquisas existentes relacionadas às diversas ações da melatonina no sistema imunológico, esse poderoso hormônio está envolvido em diversas patologias do sistema imunológico, inclusive infecções, inflamações e problemas autoimunes, junto com a relação entre a melatonina, a imunidade e o câncer.[176]

---

175. Resumindo a pesquisa sobre a melatonina: melatonina para ritmos biológicos, saúde do corpo, funções intestinais e inflamação (minochahealth.typepad.com).

176. "Revisão das diversas ações da melatonina dentro do sistema imunológico". Endocrine, 2005. Jul; 27(2): p.189-200.

A melatonina está também envolvida com a produção de importantes hormônios do crescimento, também chamados de fatores de crescimento. A secreção correta dos fatores de crescimento, que estimula o crescimento em crianças e ajuda na manutenção do tecido muscular e conectivo em adultos, depende do equilíbrio dos ciclos do sono. O sono induzido pela melatonina desencadeia a produção hormonal. O pico da secreção ocorre mais ou menos às 23 horas, por isso o ideal é você ir se deitar antes das 22 horas. Esse curto período coincide com o sono sem sonho, geralmente conhecido como sono de beleza. É durante esse período de sono que o corpo se limpa e realiza os principais trabalhos de reparos e rejuvenescimento.

Quando você sofre de falta de sono, a produção do hormônio de crescimento cai drasticamente. As pessoas que trabalham à noite têm maior incidência à insônia, infertilidade, doenças cardíacas, AVC, problemas de estômago, diabetes e obesidade. O sistema imunológico dessas pessoas está suprimido, o que as deixa sob maior risco de sofrerem infecções como a hepatite e a pneumonia. Além disso, o desempenho cai e as taxas de acidentes aumentam durante a noite.

Alerta sobre os suplementos de melatonina

Diferentemente da maioria dos médicos complementares, eu não recomendo tornar a melatonina como um suplemento alimentar ou um remédio para dormir. Quando você ingere melatonina, seu corpo diminuirá a produção de sua própria melatonina. Eventualmente, você se tornará dependente desses suplementos. Além disso, a melatonina do próprio corpo carrega sua própria *assinatura* reconhecida pelo corpo como a única melatonina genuína.

O corpo claramente não gosta da melatonina fornecida externamente, do contrário não produziria efeitos colaterais tão nocivos como sonolência diurna, tontura, dores de cabeça, desconforto abdominal, ansiedade leve, irritabilidade, confusão e sentimentos de depressão em curto prazo. Além disso, os suplementos de melatonina podem interagir de maneira nociva com os medicamentos que afinam o sangue (anticoagulantes) imunossupressores, medicamentos para diabetes e pílulas anticoncepcionais.

Muitas pessoas que sofrem de insônia agora estão usando esses suplementos, apesar de que, na maioria casos, o problema de sono não se deve realmente à falta de melatonina, mas aos resultados de uma deficiência desse hormônio. Enquanto a melatonina é secretada em resposta à escuridão, a serotonina é secretada em resposta à luz do dia.

A falta de exposição ao sol leva a uma deficiência de melatonina, que pode levá-lo a acordar à noite. Caso o suplemento de melatonina o ajude a cair no sono ou a permanecer nele, você correrá um risco grande de sofrer da doença do ritmo circadiano. Isso quer dizer que seu corpo está produzindo melatonina no horário errado, talvez porque geralmente você vá para cama tarde e/ou durma durante o dia.

Adicionar a melatonina é como colocar um curativo no problema e pode contribuir para o desenvolvimento da depressão. O melhor tratamento para a doença do ritmo circadiano é ir dormir antes das 22 horas, dormir em total escuridão (qualquer fonte de luz no quarto bloqueia a secreção da melatonina), evitar dormir durante o dia, utilizar a terapia da luz e fazer refeições leves à noite (até as 19 horas).[177]

Horários naturais de refeição

A Ayurveda, a *Ciência da Vida*, declarou há milhares de anos que para manter o bem-estar físico e emocional o corpo deve ser alimentado de acordo com o horário natural. Como a maioria das funções do corpo, o processo digestivo é controlado pelos ritmos circadianos. Controladas pela serotonina, as secreções da bílis e outros sucos digestivos têm seu pico ao meio-dia e seu nível mais baixo à noite. A maior parte da serotonina do corpo é produzida no sistema digestivo em resposta às diversas intensidades da luz natural. Por esse motivo, é melhor fazer uma grande refeição ao redor do meio-dia, quando os níveis de serotonina estão em seu pico, e refeições mais leves no café da manhã e no jantar, quando os níveis de serotonina estão baixos. Isso permite que o corpo digira alimentos de forma eficiente e absorva os nutrientes necessários para a manutenção de todas as funções corporais.

177. Para uma explicação completa sobre a importância dos ritmos circadianos e biológicos relacionados, ver meu livro *Timeless secrets of health and rejuvenation.*

Para evitar interferir na secreção dos sucos digestivos na hora do almoço, é ideal tomar café da manhã até as 8 horas. Do mesmo modo, para digerir sua refeição da noite corretamente, é melhor fazê-la entre as 18h30 e as 19 horas.

Qualquer desequilíbrio desse ciclo, provocado pelos hábitos irregulares de alimentação ou pelas refeições pesadas à noite e/ou no café da manhã, leva ao acúmulo de alimentos indigestos no trato intestinal e congestiona a linfa e o sangue. Isso também perturba os instintos naturais do corpo.

Se nossos instintos estiverem intactos e funcionando de maneira correta, iríamos querer naturalmente comer somente aqueles alimentos adequados para nosso tipo de corpo e os ingeriríamos apenas quando nosso sistema digestivo também pudesse digeri-los. Uma das principais causas da formação de cálculos é o acúmulo de alimentos digeridos de forma errada nos intestinos. Fazer refeições de modo irregular ou refeições grandes nos horários em que o corpo não esteja preparado para produzir as quantidades certas de sucos digestivos gera mais dejetos do que o corpo é capaz de eliminar (ver também *Distúrbios do sistema digestivo,* no Capítulo 1).

5. Diversas causas

Baixa secreção gástrica

Uma das causas principais da formação de cálculos é uma deficiência de ácido clorídrico (HCl) no estômago, o que pode ter um papel importante na geração de outros motivos que possam desenvolver os cálculos biliares. Para descobrir se você sofre de deficiência de HCl, faça este teste simples:

Compre tabletes ou cápsulas de hidrocloreto de betaína, vendidos em lojas especializadas. Tome meio tablete ou cápsula antes da última garfada de uma refeição principal. Se notar uma sensação de queimação, pare o teste imediatamente porque seu estômago produz HCl suficiente. Se não notar essa sensação ou indigestão, tome um tablete ou cápsula no dia seguinte, ao final de sua próxima refeição. Se ainda não houver nenhuma sensação de queimação ou indigestão, tome dois tabletes ou cápsulas da próxima vez. Continue assim, adicionando um tablete ou cápsula todos os dias até sentir queimação ou indigestão. Quando isso acontecer, tome uma colher de chá de bicarbonato de sódio para cessar o desconforto.

Quanto mais HCl você precisar tomar antes de chegar ao ponto da queimação ou indigestão, mais severa é a deficiência. Ingerir uma colher de chá de gengibre ralado com uma pitada de sal marinho antes das refeições pode aumentar a produção de HCl. Fazer as refeições de uma forma calma e tranquila também aumenta o HCl. O estresse e a ansiedade, por outro lado, suprimem as secreções gástricas.

Ingerir alimentos altamente processados e beber durante as refeições, exceto alguns goles de água, também interfere nas secreções gástricas. Combinar proteína animal com féculas é um dos motivos mais comuns para a deficiência de HCl.[178]

A maioria das pessoas e dos médicos acredita que o ácido clorídrico é produzido e ocorre somente no estômago, mas isso não é verdade. O HCl está presente também na corrente sanguínea e em outros fluidos do corpo para servir como agente primário responsável pela acidez dos glóbulos brancos (células imunológicas) e pela manutenção do pH (equilíbrio ácido/alcalino). Se o HCl estiver em falta no estômago, também diminuirá no resto do corpo. Além de causar um desequilíbrio na química do sangue, má digestão e má assimilação, a falta de HCl também prejudica o sistema imunológico quanto à manutenção da imunidade natural para os patógenos e as toxinas. A congestão da via biliar interfere bastante na digestão e absorção de nutrientes, inclusive os minerais essenciais e os minerais traços. Isso afeta a habilidade de o estômago produzir quantidades suficientes de HCl. Como resultado, o corpo começa a acumular dejetos ácidos como ácido carbônico, ácido diacético, ácido lático, ácidos acéticos, ácidos graxos e ácido úrico para ajudar a manter o equilíbrio básico/ácido. Apesar de essa medida de sobrevivência realizada pelo corpo trazer somente o benefício de manter o pH de alguma forma equilibrado por pouco tempo, ela também traz a consequência grave de interferir na química normal do sangue.

178. Para mais detalhes sobre combinações corretas de alimentos, veja meu livro *Timeless secrets of health and rejuvenation*.

Quando o corpo reconhece a perda de HCl no sangue e nos fluidos, as células gástricas tentam compensar a perda secretando mais dele no estômago, levando a uma doença chamada hipercloridria. Eventualmente, as células gástricas superestimuladas começam a se cansar, e a produção de ácido clorídrico cai a um nível tão baixo que acaba desaparecendo por completo do sangue e da linfa. Essa condição é conhecida como cloridria. Consequentemente, as atividades fagocíticas (reação defensiva contra agentes infecciosos) se tornam inexistentes.

O aumento e a queda, e o eventual desaparecimento, do ácido clorídrico no sangue e nos fluidos do corpo predispõem uma pessoa a diversas doenças, inclusive infecções agudas, catarro gástrico, dispepsia, úlceras crônicas no estômago e no duodeno, obstrução pilórica, colecistite, duodenite, apendicite, diabetes, câncer, neurose, congestão passiva, anemia severa, hipertensão, arteriosclerose, intoxicação química, doenças cardíacas, crescimento neoplástico, distúrbios metabólicos e endócrinos, preocupação, ansiedade e senilidade.

A pepsina, uma enzima produzida no estômago, fica inativa a menos que uma quantidade considerável de ácido clorídrico se apresente. Sem a pepsina, a proteína não pode ser digerida e se decompõe pelas bactérias. As toxinas que surgem a partir daí podem prejudicar as funções digestivas ainda mais e levar a uma toxicidade geral no corpo. Além disso, sem ácido suficiente no estômago, a maior parte dos alimentos fica sujeita à decomposição, produzindo gases tóxicos e malcheirosos, geralmente notados pelo mau hálito.

Se a deficiência de HCl persistir, a dispepsia, os abcessos, a piorreia, a nefrite, a pneumonia, a apendicite, os furúnculos e outros distúrbios degenerativos começam a se manifestar. Os dejetos metabólicos podem ficar na corrente sanguínea e nos tecidos, levando à destruição do tecido sistemático. Isso acontece, por exemplo, quando o ácido carbônico surge no sangue, o ácido lático, nos tecidos, o ácido úrico, nas articulações e nos vasos sanguíneos, e o ácido butílico, no estômago e nos intestinos.

Normalmente, o ácido clorídrico reage com a membrana duodenal para produzir a secretina, um hormônio que estimula o fígado a secretar bílis. O HCl empobrecido suprime a produção da bílis, que pode debilitar as funções digestivas e impedir que o fígado remova as toxinas do sangue e do resto do corpo.

Estresse emocional, trauma, conflitos de relacionamento, dieta desequilibrada e estilo de vida não saudável, falta de sono, falta de exposição solar,[179] água potável de má qualidade, desidratação, exposição a toxinas ambientais e, principalmente, presença de cálculos biliares no fígado e na vesícula, que afeta as funções metabólicas das células do estômago, são as causas da falta de HCl no estômago e em qualquer lugar do corpo.

Beber muitos sucos e smoothies

Parecidas com nosso corpo, as plantas também têm um sistema imunológico para assegurar sua sobrevivência e saúde. Elas usam espinhos envenenados, como no caso das solanáceas mortais, ou desenvolvem uma cobertura de cera impenetrável para micróbios e insetos, como o piolho, o besouro, etc. Se qualquer um desses predadores, de alguma forma, conseguir entrar na planta, mecanismos internos de defesa tentam destruir os invasores, não diferente de nossas próprias respostas de defesa.

Para protegerem suas espécies da extinção, as plantas produzem anticorpos para 20 mil tipos de invasores conhecidos, ainda assim somente uma fração do que elas são capazes de produzir. Esses anticorpos, quando ingeridos por animais ou pessoas (agora consideradas antígenos), podem fazer mal, o que os impede de ingerir as plantas ou, pelo menos, não ingeri-las totalmente.

Outra sensibilidade possível que protege as espécies de plantas de extinguirem-se é uma reação aos salicilatos tóxicos – preservativos naturais armazenados na casca, nas folhas, nas raízes e nas sementes das plantas e encontrados em muitos alimentos. Nos vegetais, eles se concentram mais nas cascas e nas crostas ou nas folhas externas.

O salicilato é mais encontrado nas frutas, quando não estão totalmente maduras, e diminui sua concentração durante o processo de maturação. As frutas totalmente maduras pelo sol (cozidas pelo sol), e não aquelas maduras após a colheita, trazem muitos benefícios para o

179. Insuficiência de vitamina D, devido à falta de exposição ao sol, faz com que o fígado aumente a produção de colesterol, que pode levar ao desenvolvimento de cálculos.

corpo. Em geral, os alimentos crus e secos, e os sucos contêm concentrações mais altas de salicilato que os alimentos cozidos. Para evitar os venenos naturais contidos em muitos alimentos crus, todas as civilizações antigas tradicionalmente utilizavam diversos meios de preparação de alimentos com o propósito de desintoxicá-los.[180]

O corpo humano consegue lidar com certa quantidade de toxinas vindas das plantas sem nenhum problema, mas há um limite. Os sucos ou os *smoothies* verdes indicam que essas toxinas fluem livremente e sem restrições em altas concentrações que, de outra maneira, estariam presentes se você as ingerisse na forma de alimentos sólidos. Bater esses alimentos no liquidificador pode também fazê-lo comer mais do que você comeria se esses alimentos estivessem em sua forma sólida.

Para proteger as plantas contra as suas próprias toxinas, elas também contam com compostos neutralizantes nas partes fibrosas (celulose) que são liberados quando você as mastiga, e esses compostos se misturam às enzimas da saliva. Isso torna a mastigação dos alimentos muito importante. A maioria das pessoas que consome sucos ou *smoothies* somente bebe esses compostos como água ou chá. Elas não percebem que mais de 80% dos carboidratos ingeridos nesses alimentos líquidos requer enzimas que somente a boca pode produzir em quantidades suficientes durante a mastigação.

Se as vacas ingerissem seus alimentos na forma líquida, o que não permitiria a produção suficiente de enzimas digestivas em seu focinho, logo sofreriam de desnutrição e adoeceriam. Da mesma forma, beber *smoothies* ou sucos pode não oferecer muitas vantagens com relação aos alimentos sólidos. A seguir, apresento boas razões para evitar *beber* seus alimentos:

1. O sistema imunológico do corpo identifica as toxinas naturais das plantas e tenta descartá-las, junto com o resto do suco, o mais rápido possível. Isso reduz bastante a absorção de nutrientes, situação que piora quando não há a ingestão de gordura/óleo. A maior parte dos carboidratos vegetais requer que as gorduras os digiram.
2. Perder as enzimas salivares ao beber seu alimento, em vez de mastigá-lo, deixará a maioria dos carboidratos não digerida

180. Para mais detalhes, ver meu livro *Timeless secrets of health and rejuvenation*.

ou somente parcialmente digerida. Isso provoca um aumento na ação de fermentação das bactérias do intestino, inclusive a *Cândida albicans*, provocando gases e inchaço. As toxinas produzidas por essas bactérias entram no fígado e nas vias biliares, onde podem provocar a obstrução da bílis.

3. Quando a parte fibrosa do alimento é removida por meio da extração do suco ou cortada em pequenos fragmentos durante a mistura, os alimentos liquefeitos não conseguem estimular corretamente a peristalse. A fibra indigestível (celulose) tem uma função importante no trato gastrointestinal, principalmente no intestino grosso. O lento movimento intestinal pode levar a uma toxicidade geral e a problemas hepáticos.
4. Enquanto beber sucos ou *smoothies* verdes pode, inicialmente, levar a reações de limpeza fortes (as toxinas da planta estimulam o sistema imunológico a limpá-las do trato intestinal, o que também remove os depósitos de dejetos acumulados), isso pode enfraquecer muito as funções digestivas em longo prazo.

Dito isso, tomar de quase 120 ml a 180 ml de suco de cenoura fresco a cada dois ou três dias, antes do almoço – fazendo bochechos antes de engoli-lo –, pode servir como tônico e limpador intestinal. Eu pessoalmente começo meu almoço com uma espécie de vitamina de alface, pepino, abacate, coentro, tomate, gengibre moído, azeitona e, às vezes, sementes de abóbora ou de girassol, além de azeite de oliva e suco de limão. Isso estimula as enzimas digestivas e evita que o sistema digestivo fique preguiçoso. Para cozer os alimentos, uso uma panela sem água, o que mantém as vitaminas e as enzimas intactas.

Assistir à TV por muitas horas

De acordo com um estudo publicado em 2011 no *Journal of the American College of Cardiology*,[181] "qualquer um que passe mais de quatro horas diariamente em frente à TV, aos vídeo games ou surfando na internet, aumenta sua chance de sofrer um ataque cardíaco e um AVC em até 113%... em comparação com aqueles que passam menos de duas

181. "Muito tempo em frente à tela significa menos saúde". *ABC News*; jan. 11, 2011.

horas diárias em frente à tela". Não importa a idade, o gênero, a rotina de exercícios e se a pessoa fuma ou não.

Além disso, assistir à TV durante quatro horas por dia aumenta o risco de morrer em até 46%, e o risco de morrer de alguma doença cardiovascular em até 80%. Para cada hora de TV assistida, o risco de morrer aumenta em até 11%.

Mais de 18 estudos anteriores, revisados pelo *Journal of the American Medical Association* em 2011,[182] já ligaram a TV ao aumento do risco de desenvolver distúrbios metabólicos que predispõem as pessoas ao risco de doenças cardiovasculares, obesidade e diabetes. Por outro lado, exercitar-se reduz esse risco.

A falta de atividade física também aumenta o risco de aumentar a pressão sanguínea e, em mulheres, o risco de desenvolver câncer de mama em até 33%.

Uma pesquisa científica também mostrou que assistir televisão pode aumentar drasticamente a produção de colesterol no corpo. Além de ser um componente necessário para a maioria dos tecidos e hormônios do corpo, o colesterol também serve como um hormônio do estresse que aumenta durante uma tensão física ou mental. De fato, o colesterol é um dos primeiros hormônios transportados ao local de um ferimento para ajudar na cura. O colesterol forma um componente essencial para todo tecido de cicatrização formado durante a cura de um ferimento, seja relacionado à pele ou uma lesão na parede de uma artéria.

Pode ser extremamente cansativo e estressante para o cérebro computar o movimento rápido de quadros de imagem por longos períodos de tempo. O estresse provocado pela televisão é especialmente pronunciado entre as crianças, cujo colesterol no sangue pode aumentar até 300% em algumas horas de TV. Tal excesso de secreção de colesterol altera a composição da bílis, o que provoca a formação de cálculos no fígado.

A exposição à TV representa um grande desafio para o cérebro. Esse desafio vai além da capacidade de o cérebro processar a enxurrada de estímulos que emana de uma quantidade enorme de quadros que muda rapidamente em questão de segundos. O estresse que vem daí cobra seu

182. "Assistir televisão aumenta o risco de desenvolver diabetes tipo 2, doenças cardiovasculares e de mortalidade", *JAMA* 305: p. 2448-2455, 2011.

preço. A pressão sanguínea aumenta para ajudar a movimentar mais oxigênio, glicose, colesterol, vitaminas e outros nutrientes e levá-los a diversas partes do corpo, inclusive o cérebro. Todos esses nutrientes são usados rapidamente pelo cérebro. Adicione a tudo isso a tensão associada ao conteúdo de alguns programas - violência, suspense, o barulho de tiros, carros batendo, pessoas gritando, música alta - e as glândulas adrenais respondem a esses estímulos com descargas de adrenalina para preparar o corpo a uma resposta de lutar ou fugir. Essa reação contrai ou aperta os vasos sanguíneos presentes no corpo, fazendo com que as células sofram com uma falta de água, glicose, minerais e outros nutrientes. Essa falta de nutrientes pode criar um fenômeno de fome insaciável pelo qual muitas pessoas passam quando assistem à TV.

Esse efeito pode provocar diversos sintomas. Você pode sentir cansaço, exaustão, rigidez no pescoço e nos ombros, ter muita sede, letargia, depressão e até mesmo muito cansaço para ir dormir. O estresse é conhecido por desencadear a produção de colesterol no corpo. Já que o colesterol é o componente básico dos hormônios do estresse, as situações estressantes utilizam grandes quantidades de colesterol para produzir esses hormônios. Para compensar a perda de colesterol, o fígado aumenta sua produção desse bem.

Se o corpo não se incomodasse com o aumento dos níveis de colesterol durante essas situações de estresse, teríamos milhões de *mortes pela TV* agora. No entanto, a resposta do estresse vem com diversos efeitos colaterais cumulativos, um deles a formação de cálculos. A falta de exercícios também pode levar à estase nas vias biliares e, com isso, provocar o surgimento de cálculos.

Estresse emocional

Um estilo de vida estressante pode alterar a flora natural (população bacteriana) da bílis, causando assim a formação de cálculos no fígado. Um dos principais fatores do estresse na vida é não ter tempo para si mesmo. Se você não se der tempo suficiente para fazer as coisas que deve fazer ou que quer fazer, se sentirá pressionado.

A pressão contínua provoca frustração, e a frustração, eventualmente, leva à raiva. A raiva é um indício de estresse severo. Esse estresse tem um efeito grave no corpo que pode ser medido pela quantidade de adrenalina e noradrenalina secretada à corrente sanguínea pelas glândulas adrenais. Sob o estresse severo ou o agito, esses hormônios aumentam o ritmo e a força do batimento cardíaco, elevam a pressão sanguínea e constringem os vasos sanguíneos nas glândulas secretoras do sistema digestivo. Além disso, eles restringem o fluxo dos sucos digestivos, inclusive os ácidos do estômago e a bílis, atrasam o movimento peristáltico e a absorção dos alimentos e inibem a eliminação da urina e das fezes.

Quando o alimento já não é digerido adequadamente e grandes quantidades de dejetos não conseguirem sair do corpo por meio dos órgãos excretores, cada parte do corpo é afetada, inclusive o fígado e a vesícula. Essa congestão, resultado da resposta do estresse, aumenta o desconforto em nível celular e é sentida como uma instabilidade emocional. A pesquisa mostra que o estresse crônico ou a inabilidade para lidar com o estresse é a responsável por 85% a 95% de todas as doenças. Essas doenças são comumente chamadas de doenças psicossomáticas. As obstruções induzidas pelo estresse não somente necessitam de uma limpeza física profunda, como a limpeza do fígado, do cólon e dos rins, mas também requerem abordagens que provoquem o relaxamento.[183]

Durante o relaxamento, o corpo, a mente e as emoções começam a funcionar de modo a apoiar e melhorar as funções do corpo. Os vasos sanguíneos contraídos começam a relaxar novamente, os sucos digestivos começam a fluir, os hormônios se equilibram e os dejetos são eliminados mais facilmente. Portanto, o melhor remédio para o estresse e seus efeitos nocivos é o relaxamento, como a prática de meditação, ioga, Qigong, passar tempo junto à natureza, brincar com crianças e animais de estimação, tocar algum instrumento ou ouvir música, exercitar-se, caminhar, entre outros.

Para lidar com a correria da vida moderna e dar ao sistema nervoso tempo suficiente para relaxar e liberar qualquer tensão acumulada, é vital dedicar pelo menos de 10 a 30 minutos para si mesmo, de prefe-

183. Meu livro *It's time to come alive* oferece informações sobre formas de relaxamento profundas e sem esforço.

rência em silêncio. Fazer algo por si mesmo tem um efeito renovador e o deixa mais feliz, torna-o uma pessoa mais completa.

Se você passar por algum período de estresse ou atualmente enfrenta algum tipo de dificuldade e não consegue se acalmar ou relaxar, vai se beneficiar muito ao realizar uma série de limpezas do fígado. Ter pedras no fígado é, em si, uma das principais causas da sensação constante de estresse no corpo. Quando eliminar essas pedras, você se tornará uma pessoa mais calma e relaxada. Poderá descobrir também que, quando tiver o fígado limpo, sentirá muito menos raiva e tristeza com as situações, com as pessoas, consigo mesmo, independentemente das circunstâncias.[184]

Tratamentos convencionais para cálculos biliares

Os tratamentos geralmente usados para lidar com os cálculos visam absorvê-los diretamente dentro da vesícula ou remover a vesícula em cirurgia. No entanto, esses tratamentos não têm um impacto benéfico com relação à quantidade de pedras que congestionam as vias biliares do fígado. É importante saber que cada pessoa que sofre com cálculos na vesícula tem o dobro de pedras no fígado. A remoção da vesícula ou de suas pedras não aumenta o fluxo da bílis porque as pedras presas nessas vias continuam a impedir a secreção correta desse fluido.

Mesmo no caso de remoção cirúrgica da vesícula, a situação permanece problemática para o corpo. Já que o dispositivo de bombeamento para a bílis (a vesícula) não está mais onde deveria, a pequena quantidade de bílis que o fígado consegue secretar por meio de suas vias congestionadas sai simplesmente em gotas. Tanto a secreção insuficiente da bílis quanto o fluxo descontrolado desse fluido no intestino delgado continuam a provocar complicações sérias no que se refere à digestão e absorção de alimentos, principalmente se estes contêm gordura. Os alimentos ricos em proteína, os quais geralmente contêm gordura, permanecem indigestos.

O resultado é um aumento cada vez maior de dejetos tóxicos que se acumulam no trato intestinal e no sistema linfático. Os intestinos

184. Para entender completamente as emoções e suas causas profundas e se libertar de suas limitações, consulte meu livro *Lifting the Veil of Duality – Your Guide to Living Without Julgament.*

praticamente se tornam um esgoto cheio de material decomposto e bactérias. As vitaminas A, D, E e K lipossolúveis, bem como minerais importantes como o cálcio e o magnésio, também permanecem indigestos.

Observação: se sua vesícula já tiver sido removida, para evitar inflamação e hipertensão, você pode precisar aplicar regularmente um bom óleo de magnésio transdérmico na pele (ver *Informações sobre produtos – óleo de magnésio*).

Já ouvi clínicos gerais e cirurgiões prometendo coisas deste tipo aos pacientes: "Você vai ficar bem, e todos os seus problemas digestivos acabarão quando você tirar a vesícula". Afinal de contas, os livros médicos dizem que a vesícula não é um órgão essencial e pode ser removido com segurança. No entanto, somente a bílis encontrada na vesícula é capaz de digerir gorduras, e a bílis que vem do fígado e passa direto aos intestinos é produzida para remover toxinas do fígado e do sangue, não para digerir alimentos. Simplesmente retirar a vesícula não resolve o problema.

A habilidade restrita de digerir e assimilar as gorduras estimula as células hepáticas a aumentarem a produção de colesterol. O efeito colateral que surge dessa manobra de emergência é a geração de mais cálculos nas vias biliares do fígado. Portanto, remover a vesícula não é uma solução definitiva para os problemas digestivos, mas uma causa para mais complicações sérias no corpo, como o câncer, a obesidade, o diabetes, as doenças renais e cardíacas. A secreção equilibrada da bílis e uma vesícula funcional, por outro lado, protegem o corpo contra a maioria das doenças.

Qualquer tratamento para a vesícula, seja avançado e sofisticado, pode ser considerado somente uma gota no oceano da cura porque não resolve o problema principal, que é o de ter centenas ou milhares de cálculos bloqueando as vias biliares do fígado.

Todo ano, milhões de pessoas caem na armadilha de seguir a solução mais recomendada para os cálculos (na vesícula) oferecida pela medicina convencional: ter a vesícula cirurgicamente removida. A recomendação vem geralmente associada a uma advertência importante: "Se você não retirar a vesícula, pode morrer", o método de chantagem mais antigo e manipulador para que as pessoas façam o que eles querem.

Um bom médico nunca obrigará o paciente a escolher a solução mais rápida em vez de alcançar uma cura de longa duração para seu problema. Ele explica todas as opções possíveis, detalha as vantagens e desvantagens, e, em seguida, deixará que o próprio paciente tome a decisão final.

A medicina convencional oferece três abordagens principais para tratar os cálculos, e nenhuma delas inclui uma solução em longo prazo:

1. Dissolvendo cálculos biliares

Para os pacientes com sintomas fracos e esporádicos ou para aqueles que não queiram a cirurgia, existem diversos medicamentos disponíveis que afirmam dissolver os cálculos. Superficialmente, parece uma boa ideia dissolver os cálculos de maneira gradual por meio de medicamentos que contenham sais biliares (terapia de dissolução oral). Os principais medicamentos usados para esse propósito são conhecidos como CDCA (ácido quenodesoxicólico) e UDCA (ácido ursodesoxicólico). O único medicamento preferido agora usado é o UDCA, o qual pode ser combinado com o CDCA. Na forma de pílulas e com validade entre 12 meses a 24 meses, esses medicamentos podem realizar uma queda nos níveis de colesterol na bílis e dissolver pequenos cálculos na vesícula. Porém, não há garantia alguma de que isso venha a ocorrer.

Em uma meta-análise sobre quase 2 mil pacientes tratados até 1992, uma dissolução completa foi alcançada em 18,2% com o CDCA, em 37,3% com o UDCA e em 62,8% com a terapia combinada.[185] Diferentemente do UDCA, o CDCA tem a desvantagem de geralmente provocar diarreia severa.

Após a dissolução dos cálculos com o ácido ursodesoxicólico, 30-50% dos pacientes sofreram com o ressurgimento das pedras em cinco anos.[186] Os pacientes que sofreram com diversas pedras primárias têm uma taxa de recorrência maior. Além disso, somente as pedras

185. "Eficácia da terapia do ácido da bílis para a dissolução de cálculos – uma meta-análise de testes aleatórios". May GR, Sutherland LR, Shaffer EA. *Aliment Pharmacol Therapeut.* 1993; 7: p. 139-148.

186. Collins C. *et al.* "Um futuro estudo sobre os cálculos na via biliar em pacientes que se submetem a uma colecistectomia laparoscópica: Histórico natural da coledocolitíase revisitado". *Annals of Surgery,* 239: p. 28-33, 2004.

de colesterol podem ser dissolvidas pelos ácidos da bílis, e qualquer calcificação significativa das pedras tornará difícil sua dissolução.

Outros agentes efervescentes, como o éter metilterbutílico, não são melhores que os sais da bílis. O tratamento que não tem bons resultados pode levar à cirurgia.

Mais recentemente, os solventes foram diretamente injetados à vesícula por meio de um pequeno cateter. Essa abordagem foi vista como a mais eficaz na dissolução dos cálculos mais duros encontrados na vesícula, porém ainda não consegue resolver o problema maior – o acúmulo de cálculos mais moles no fígado. Existem poucas pesquisas científicas que determinem quais efeitos colaterais acompanham esse tratamento.

Em todos os casos de tratamento, os efeitos colaterais podem ser suaves, severos ou a morte.

2. Ondas de choque e dissolução

A alternativa de cirurgia seria a litotripsia, uma técnica na qual os cálculos são literalmente encurralados e submetidos a uma série de ondas de som. De acordo com um relatório feito em 1993 pela revista médica *Lancet*, essa terapia possui vários contratempos porque pode causar danos aos rins e aumentar a pressão sanguínea – riscos que até hoje permanecem iguais. Ambos os efeitos colaterais podem levar a um aumento no número de cálculos no fígado (ver *Distúrbios do sistema circulatório* e *distúrbios do sistema urinário*, no Capítulo 1).

Além disso, esse procedimento, no qual os cálculos são fragmentados por meio de ondas de choque, deixa seus resíduos tóxicos para trás. Esses resíduos podem rapidamente se tornar viveiros para bactérias e parasitas nocivos à saúde, resultando em infecções no corpo.

Estudos recentes confirmaram que a maioria dos pacientes que passa por esse tipo de tratamento sofre de hemorragia interna, a qual começa como um pequeno sangramento e chega a uma grande perda de sangue que requer transfusão. Esse tratamento também tem uma taxa de recorrência alta.

Existe, ainda, outro meio de pulverização, a litotripsia eletroidráulica percutânea, que envolve explosões de energia que quebram as pedras. Esse tratamento envolve a inserção de um cateter na vesícula para acomodar o dispositivo que dispara essas pequenas explosões de energia. No entanto, assim como no caso das ondas de choque, o risco de provocar ferimentos graves à vesícula é alto.

Há também um processo relativamente novo de dissolução das pedras, a litólise, porém ainda está em fase de testes e pode não estar coberto pelo convênio médico. Nessa abordagem, um cateter é usado (colecistostomia percutânea) para inserir um solvente na vesícula.

De acordo com uma pesquisa suíça,[187] a colecistostomia percutânea, que em conjunto com a litólise de contato utiliza o éter metilterbutílico, é um tratamento eficaz em pacientes que não podem ser operados por causa das condições críticas de saúde.

O índice de sucesso no caso das pedras de colesterol vai de 70% a 95%, a depender do número e do tamanho das pedras. "Complicações relativamente raras associadas a esse procedimento geralmente ocorrem imediatamente depois ou dias depois e incluem hemorragia, reações vagais, sepse, peritonite da bílis, pneumotórax, perfuração intestinal, infecção secundária ou colonização da vesícula e deslocamento do cateter", de acordo com uma pesquisa conduzida na Turquia.[188] "Complicações futuras foram informadas sobre o deslocamento do cateter e colecistite recorrente", disseram os pesquisadores.

3. Cirurgia

Quase 800 mil cirurgias de remoção de vesícula são realizadas por ano nos Estados Unidos, com um custo de mais de 6 bilhões de dólares, de acordo com a Associação de Gastrenterologia Americana. Uma cirurgia da vesícula custa entre 8 mil e 10 mil dólares e dura cerca de 30 a 45 minutos com laparoscopia. Embora a colecistectomia (cirurgia de remoção da vesícula) ainda seja comumente utilizada para pacientes com dor frequente ou severa, ou que tenham um histórico de colecistite,

187. Litólise de contato dos cálculos com éter metilterbutílico em pacientes de risco – relatório do caso Swiss Surg. 2001; 7(1): p. 39-42.

188. Colecistostomia percutânea, Eur. J. Radiol. 2002 Set; 43(3): p. 229-236.

a colecistectomia laparoscópica agora se tornou a técnica cirúrgica preferida. Com a cirurgia tradicional, a vesícula era removida por meio de uma técnica aberta que requeria uma incisão-padrão e anestesia geral. Durante a colecistectomia laparoscópica, também chamada de cirurgia guiada, a vesícula cheia de pedras é literalmente puxada por meio de uma pequena incisão no abdome. Às vezes, a colecistectomia aberta é necessária se a cirurgia guiada não der certo.

Com uma cirurgia guiada, os pacientes parecem se recuperar muito mais rápido, e geralmente deixam o hospital e voltam a ter uma vida normal em questão de dias. No entanto, desde sua introdução, essa abordagem superficial de tratar uma doença da vesícula tem incentivado muito mais pacientes a se submeterem a essa cirurgia. O benefício pretendido com essa cirurgia é se livrar de alguns sintomas de desconforto persistentes, porém, na verdade, isso pode não acontecer.

Em um estudo realizado em 2011, publicado pela revista *Clinical Gastroenterology and Hepatology*,[189] os pesquisadores admitiram que as dores abdominais persistem em até 50% dos pacientes após a remoção da vesícula e que os médicos precisam encontrar uma maneira melhor de determinar quem se beneficiará com a cirurgia. "Dado o número de colecistectomias executadas, esse estudo destaca a importância de estudar o histórico dos pacientes para a cirurgia", disse Johnson L. Thistle, M.D., da Clínica Mayo e principal autor desse estudo.

Muitos pacientes que sofrem de refluxo gastresofágico e de síndrome do intestino irritável podem sentir sintomas similares àqueles provocados por ataques de cálculos biliares e, por consequência, removem a vesícula (desnecessariamente, devo dizer). Essa situação é particularmente preocupante, já que cerca de 80% dos cálculos nunca são sintomáticos, o que significa que nunca incomodarão o paciente. Dito isso, uma pessoa que frequentemente sofre de dores por conta dos gases no cólon transversal ou no estômago, bem como de cálculos assintomáticos na vesícula, pode acabar passando por uma cirurgia desnecessária porque o médico acredita que a dor abdominal possa se dever a um problema no órgão.

189. "Fatores que predizem o alívio na dor abdominal superior após a colecistectomia". *Clinical Gastroenterology and Hepatology*, 2011; 9 (10): 891 DOI:10.1016/j.cgh.2011.05.014.

Além de não ter surtido um efeito comprovado na taxa de mortalidade geral relacionada às doenças da vesícula, a cirurgia laparoscópica têm seus riscos. Cerca de 10% dos pacientes que saem da cirurgia têm pedras que permanecem nas vias biliares, de acordo com os Institutos Nacionais de Saúde. (**Observação**: as vias biliares referidas aqui não são as vias biliares do fígado).

De acordo com a *Mayo Health Oasis*, outros perigos incluem a perda de cálculos na cavidade peritoneal, adesão abdominal e, possivelmente, uma endocardite infecciosa. Além disso, de acordo com o *New England Journal of Medicine*, o procedimento pode provocar hemorragia, inflamação do pâncreas (potencialmente fatal) e perfuração da parede duodenal. Também pode haver danos e obstrução das vias biliares e vazamento da bílis no abdome, aumentando os riscos de o paciente sofrer uma infecção grave. Cerca de 1% dos pacientes corre risco de morrer por conta desse tipo de cirurgia.

Os danos às vias biliares aumentaram muito sua incidência por causa da cirurgia guiada. Em Ontário, Canadá, onde 86% das cirurgias de vesícula são realizadas dessa forma, o número de danos às vias biliares aumentou cerca de 300% desde que esse método se tornou uma prática comum a partir meados dos anos 1990.

Em alguns pacientes, os cálculos ficam presos na via biliar comum (a via biliar principal que leva ao duodeno). Nesses casos, a remoção da vesícula não alivia os sintomas dos cálculos. Para ajudar nessa situação, um tubo flexível é colocado na boca e empurrado para dentro até o ponto onde a via biliar comum entra no duodeno. Durante o procedimento, a abertura da via biliar é alargada e as pedras são empurradas para o intestino delgado. Infelizmente, muitas das pedras ficam presas no intestino delgado e no intestino grosso, tornando-se fontes de infecções intestinais constantes ou toxemia.

Conclusão

Nenhum dos procedimentos anteriores se preocupa com a causa das doenças da vesícula. De fato, todos eles contribuem para uma piora nos processos digestivo e de eliminação do corpo. O alívio em curto prazo que um paciente pode sentir após a remoção de sua vesícula pode levá-lo a acreditar que está curado. Muitos outros pacientes continuam a sentir a mesma dor de quando ainda tinham sua vesícula. A deficiência na secreção biliar pelo fígado continua e geralmente piora, e pode levar ao desenvolvimento de problemas de saúde ainda mais sérios que as doenças da vesícula.

O próximo capítulo descreve um procedimento simples que remove sem dor, de forma segura e eficaz não somente os poucos cálculos da vesícula, mas também, e mais importante, as centenas e milhares de cálculos do fígado. É muito triste que milhões de pessoas tenham retirado a vesícula desnecessariamente ou perdido a vida por causa de doenças relacionadas ao fígado e à vesícula.

Por sorte, existe uma abordagem simples, sem risco e barata disponível a todos que queiram restaurar a saúde do fígado e da vesícula e se prevenir de doenças no futuro.

Aqueles que infelizmente já não possuem a vesícula também podem se beneficiar muito com as limpezas do fígado. Essas pessoas tendem a apresentar mais pedras no fígado que aquelas que têm a vesícula, ainda que ineficiente. A razão principal para as doenças da vesícula é a ocorrência de cálculos intra-hepáticos. Essas pedras não permitem que o fígado remova as toxinas e as substâncias tóxicas responsáveis por inúmeros problemas de saúde, inclusive obesidade, diabetes, câncer e doenças cardíacas.

Se sua vesícula tiver sido removida e você também já tiver realizado uma série de limpezas do fígado, ainda assim pode precisar tomar um suplemento de bílis (geralmente vendido na forma de bílis de boi). Certifique-se de diminuir a dose se tiver diarreia ou aumente-a se estiver constipado.

Para evitar novas complicações, recomendo veementemente que deixe de ingerir proteína animal, como carne bovina, peixe, frango, ovos, queijo, leite, assim como alimentos fritos e gordurosos. Além de tomar um suplemento de bílis, seguir uma dieta vegetariana balanceada e ter um estilo de vida saudável, você pode viver uma vida muito confortável e saudável.

Capítulo 4

Limpeza do Fígado e da Vesícula

Livrar o fígado e a vesícula dos cálculos é uma das medidas mais importantes e poderosas que você pode tomar para melhorar sua saúde. As limpezas do fígado e da vesícula requerem seis dias de preparação, seguidos de 16 a 20 horas de limpeza propriamente dita. Para remover os cálculos, você precisará dos seguintes ingredientes:

- **Suco de maçã** – seis recipientes com pouco mais de 940 ml (6 x 1 litro) ou **suco de cereja azedo/ácido** – seis porções de pouco mais de 235 ml (6 x 240 ml) ou escolha uma das alternativas listadas abaixo, "Alternativas ao suco de maçã ou suco de cereja azedo".
- **Salamargo**[190] (sulfato de magnésio ou citrato de magnésio) - 4 colheres de sopa (60g) dissolvidas em cerca de 710 ml de água.[191]
- **Azeite de oliva extra virgem**, 120 ml.

190. Você pode encontrar o Salamargo em quase todas as farmácias ou lojas de alimentos naturais. Algumas etiquetas de embalagens o descrevem como um laxante natural, oral ou para uso interno. Não utilize o Salamargo etiquetado como *não apropriado para uso interno* ou *para banhos*, já que pode conter impurezas! Se não puder encontrar o Salamargo, use citrato de magnésio (algumas doses ou, se vier na forma líquida, tome cerca de 90-120 ml em cada uma das quatro vezes especificadas).

191. Uma colher de sopa de Salamargo equivale a três colheres de chá de 5 gramas cada. A quantidade total de Salamargo por colher de sopa é dc 15 gramas. Quatro colheres de sopa equivalem a 60 gramas. Se o peso de seu corpo estiver abaixo do normal, use um total de 40 gramas; essa quantidade ainda lhe proporcionará movimentos intestinais aquosos necessários para ajudar na expulsão das toxinas e dos cálculos liberados do fígado e da vesícula.

- **Toranja fresca (rosa é melhor)** – o suficiente para espremer cerca de 180 ml de suco ou usar a mesma quantidade de suco de limão e de laranja frescos combinados.[192]

Preparação

Beba 1 litro de suco de maçã em caixinha ou fresco (maças orgânicas são o ideal) ou 240 ml de suco de cereja azedo/ácido (ver outras opções a seguir) por dia, durante um período de seis dias.

O ácido málico encontrado no suco de maçã ou no suco de cereja amolece os cálculos e torna sua passagem pelas vias biliares suave e fácil. O suco de cereja azedo tem cerca de quatro vezes mais concentração de ácido málico que o suco de maçã e geralmente é mais bem tolerado por aquelas pessoas que não conseguem lidar com grandes quantidades de açúcar encontradas no suco de maçã.

Tanto o suco de maçã quanto o de cereja têm forte efeito de limpeza. Algumas pessoas sensíveis sentem inchaço e, de vez em quando, diarreia, quando tomam essa quantidade de suco de maçã. Embora a diarreia seja, na verdade, bílis estagnada liberada pelo fígado e pela vesícula (indicada pela cor amarelo-amarronzada), ela pode ocorrer por causa da fermentação do açúcar do suco de maçã. Se sentir certo desconforto, você pode diluir o suco de maçã em água, trocá-lo pelo suco de cereja ou usar qualquer uma das opções descritas adiante.

Eu descobri que o suco de maçã e o suco de cereja azedo são igualmente benéficos na preparação do fígado e da vesícula para uma limpeza eficaz.

Beba um desses sucos devagar e em pequenas porções ao longo do dia, entre as refeições. Você quer ter a certeza de que há um fornecimento contínuo de ácido málico ao longo do dia, o que ajuda na suavização das pedras. Evite beber o suco durante, pouco antes e nas primeiras 1-2 horas após as refeições, bem como à noite, após as 18 horas. Além do mais, sua ingestão normal diária de água é de seis a oito copos.

Observação: durante o sexto dia da preparação, beba toda a quantidade requerida do suco somente durante a manhã.

---

192. Se não gostar de suco de toranja, você pode usar suco de limão ou de laranja na mesma quantidade. O efeito será o mesmo. Para obter melhores resultados, use frutas orgânicas.

O que você precisa saber sobre o suco de maçã:

- Se escolher o suco de maçã, use o orgânico; o suco de maçã fresco feito de maçã orgânica é o ideal. Ainda que para os propósitos de limpeza, qualquer marca boa de suco de maçã, concentrado de maçã ou cidra de maçã funciona bem; o suco de maçã produzido comercialmente pode ter grandes quantidades de arsênico inorgânico – um mineral encontrado na natureza e que pode ser tóxico em altas concentrações.
- Pode ser necessário você enxaguar a boca com bicarbonato de sódio e/ou escovar os dentes diversas vezes por dia para evitar que o ácido os danifique. O mesmo se aplica às opções alternativas.
- Algumas pessoas não devem beber de suco de maçã nas grandes quantidades requeridas para a limpeza do fígado. Essas pessoas incluem as que sofrem de diabetes, hipoglicemia, infecções genitais (Cândida), câncer e úlceras estomacais.

***

O que você precisa saber sobre o suco de cereja azedo/ácido:

- As cerejas ácidas não devem ser confundidas com as cerejas doces, a cereja preta.
- As cerejas azedas contêm quatro vezes mais a quantidade de ácido málico encontrada nas maçãs. Portanto, você só precisa de um quarto da quantidade, por exemplo: pouco mais de 235 ml de suco de cereja versus pouco mais de 945 ml de suco de maçã em cada um dos seis dias da preparação para a limpeza.
- Certifique-se de somente comprar o suco de cereja em garrafas de vidro! A maioria das lojas de alimentos saudáveis tem suco de cereja azedo orgânico e livre de conservantes.
- Estudos sugerem que as cerejas azedas podem ajudar a reduzir os fatores de risco do diabetes tipo 2, o que torna esse suco uma boa opção para os diabéticos que queiram realizar as limpezas do fígado e que não podem ingerir o suco de maçã por sua alta concentração de açúcar.
- O suco também mostrou ajudar na redução da inflamação das articulações e na inibição do crescimento de tumores, na

melhora da circulação, na queda da pressão e na melhora da saúde cardíaca e mental.

- Ele pode ser ingerido por aquelas pessoas que sofrem de problemas genitais (Cândida).

Dieta recomendada (para os primeiros cinco dias)

Durante a semana inteira de preparação e limpeza, evite alimentos ou bebidas gelados; eles esfriam o fígado e, desse modo, reduzem a eficácia da limpeza. Todos os alimentos e bebidas devem ser aquecidos ou, pelo menos, estar em temperatura ambiente. Se estiver acostumado a comer alimentos crus, pode continuar a fazê-lo. Para ajudar o fígado a se preparar para a parte principal da limpeza, tente evitar alimentos de origem animal, inclusive carne vermelha, peixe, aves, ovos, laticínios (exceto manteiga), fritura e açúcar refinado ou alimentos que contenham açúcar refinado. Senão, faça refeições normalmente, porém evite o excesso. É melhor consumir saladas frescas, vegetais cozidos, grãos, legumes, nozes, sementes, gordura natural e óleos naturais, ervas, condimentos e frutas durante o tempo de preparação. Por favor, preste atenção às instruções de alimentação importantes para o dia 6 da fase de preparação a seguir.

As melhores épocas para a limpeza

É melhor realizar as partes principal e final da limpeza do fígado durante o final de semana ou quando não estiver sob nenhuma pressão e dispor de tempo para descansar. Apesar de a limpeza do fígado ser eficaz em qualquer momento, ela deve, de preferência, coincidir com um dia entre a lua cheia e a lua nova, ou a lua nova e a lua cheia. Se possível, evite fazer a limpeza em si em um dia de lua cheia, quando o corpo tende a reter os fluidos em excesso no cérebro e nos tecidos, e fica, portanto, mais relutante em liberar as toxinas.[193] Os dias próximos à lua nova são os mais indicados para realizar a limpeza e a cura.

193. Para uma explicação mais detalhada sobre a influência lunar no corpo, veja meu livro *Timeless secrets of health and rejuvenation.*

Por favor, leia isto se tomar alguma medicação!

Embora algumas pessoas que tomam remédios prescritos já tenham realizado essa limpeza com sucesso, outras informaram não terem liberado nenhuma pedra ou sentir mal-estar por um ou dois dias.

Em 99% de todos os casos, os medicamentos farmacêuticos são simplesmente supressores de sintomas e não procuram tratar das causas da doença, portanto, são inúteis, desnecessários e aumentam o mal-estar, principalmente se tomados por longo tempo. Por exemplo, os medicamentos para pressão agora são conhecidos por causarem insuficiência cardíaca congestiva, hipertensão e doenças renais; os medicamentos para artrite danificam o fígado e os rins e provocam mais dor e mais artrite; as estatinas aumentam o risco de doenças cardíacas, AVC e danos ao fígado; os medicamentos contra o câncer provocam mais cânceres e os espalham pelo corpo, etc. (para mais detalhes, veja o Capítulo 3).

Existem numerosos métodos simples e comprovadamente naturais para restaurar o equilíbrio do corpo, e muito mais eficazes e também sem qualquer efeito colateral nocivo. Por exemplo, a vitamina D, que o corpo produz em resposta à exposição regular ao sol, pode equilibrar a pressão sanguínea, normalizar as taxas de açúcar e colesterol no sangue, evitar e reverter o câncer, parar infecções como a tuberculose, curar doenças da pele e ajudar na cura de quase todas as doenças.

Em muitos casos, a hipertensão acontece somente por causa da desidratação crônica e pode ser corrigida em questão de dias. Este livro contém muitas informações que você pode usar para fazer as mudanças necessárias em sua dieta e estilo de vida, bem como se livrar do círculo vicioso de tomar medicamentos tóxicos que somente aumentam a incidência de doenças e debilidades as quais acabam requerendo novos medicamentos que provocam mais sintomas de doenças.

Se você já se tornou dependente de medicamentos, recomendo um tratamento sob supervisão de um naturopata que o ajude a se livrar da medicação, além de seguir os guias sobre dieta e estilo de vida descritos neste livro ou mais detalhadamente em meu livro *Timeless secrets of health and rejuvenation.*

Enquanto as limpezas do fígado ajudam o corpo a se desintoxicar e a se curar, medicamentos como antidepressivos, anti-inflamatórios ou antibióticos fazem exatamente o contrário. É arriscado para o corpo submeter-se a dois processos incompatíveis e opostos ao mesmo tempo. De fato, tomar medicamentos enquanto está realizando a limpeza do fígado pode alterar sua concentração no sangue a níveis alarmantes; portanto, o aviso. Quando já não estiver tomando medicamentos, você poderá então realizar a limpeza do fígado de forma segura.

Aviso sobre os remédios contra o câncer

As pessoas que tenham se submetido à quimioterapia e desejem realizar uma limpeza do fígado precisam esperar de seis a oito meses após a última sessão do tratamento. Os medicamentos quimioterápicos produzem uma quantidade excessiva de cálculos intra-hepáticos por causa de sua alta toxicidade, mas leva um tempo antes que todas as toxinas químicas sejam absorvidas pela bílis e esta forme as pedras. Realizar uma limpeza de fígado pouco tempo depois de receber essas drogas liberaria muito do veneno não vinculado ao trato intestinal e, literalmente, queimaria tudo.

Um aviso sobre medicamentos para a tireoide

As pessoas que tenham removido a glândula tiroide (ou apresentarem hipotireoidismo) e estiverem tomando medicamentos precisarão continuar a tomá-los quando realizarem as limpezas do fígado. Essa é uma das poucas exceções à regra. Eu não consegui ver qualquer diminuição na eficácia da limpeza do fígado por conta da ingestão do hormônio.

Suplementos alimentares

Se você toma suplementos alimentares, como minerais e vitaminas não sintéticas, pode continuar a fazê-lo, mas é melhor evitar qualquer suplemento ou medicamento durante a limpeza em si, a menos que sejam absolutamente essenciais. Além disso, eles são considerados dejetos, já que são eliminados com a bílis e com o Salamargo.

Considerações sobre idade

As crianças de até 9 anos ou 10 anos de idade podem realizar as limpezas do fígado, mas só com a metade dos ingredientes necessários (ver instruções a seguir). Eu conheci pessoas na casa dos 90 anos que também obtiveram excelentes resultados com a limpeza do fígado.

Lave seu cólon ANTES e DEPOIS de limpar o fígado

Ter o intestino em bom funcionamento não é necessariamente um indício de que ele esteja desobstruído. A limpeza do cólon feita tanto alguns dias antes ou, melhor ainda, no sexto dia da preparação, ajuda a evitar ou minimizar qualquer desconforto ou náusea que possa surgir durante a limpeza do fígado em si. Ela evita que a mistura de azeite e dejetos do trato intestinal entrem no estômago, bem como ajuda o corpo a eliminar rapidamente os cálculos liberados. A maioria dos casos de náusea durante a limpeza do fígado acontece por causa de uma limpeza do cólon malfeita. A irrigação colônica (hidroterapia do cólon) é o meio mais abrangente de preparar o cólon para a limpeza do fígado. Uma irrigação feita com uma prancha para enemas é um meio quase igualmente eficaz seguido por alguns enemas de água (ver detalhes na seção *Mantenha seu cólon limpo,* no Capítulo 5).

Isto é que precisa fazer no dia 6 da preparação:

Beber 1 litro de suco de maçã ou pouco mais de 235 ml de suco de cereja azedo, ou qualquer uma das opções escolhidas de manhã. Você pode beber o suco logo após acordar. Se tiver fome de manhã, tome um café da manhã leve, como uma fruta ou um mingau. Evite o açúcar ou outros adoçantes, condimentos, leite, manteiga, iogurte, queijo, presunto, ovos, nozes, bolos, cereais e outros alimentos processados. Sucos de fruta frescos ou sucos de vegetais estão liberados.

No almoço, você pode ingerir vegetais cozidos ou no vapor com arroz (de preferência arroz basmati branco), trigo sarraceno, quinoa ou grãos similares e temperá-los com um pouco de sal não refinado ou sal grosso. Se preferir comer alguma fruta ou vegetal cru, pode fazê-lo também.

Por favor, ***não coma alimentos ricos em proteína, nozes, abacate, manteiga ou óleo.*** Caso contrário, poderá se sentir mal durante a limpeza em si. O principal é armazenar o máximo de bílis possível para a limpeza do fígado, que deve remover o máximo de pedras possível do fígado e da vesícula. Comer alimentos ricos em gordura consumiria toda a bílis e tornaria a limpeza do fígado ineficaz.

Além disso, não coma ou beba nada, exceto água, após as 13h30, do contrário poderá ter dificuldades em eliminar as pedras! Siga à risca as instruções a seguir.

Por favor, não tente limpar o fígado até ter lido o restante deste capítulo com atenção!

A limpeza

Noite

18h: Adicione quatro colheres de sopa (um total de 60 gramas) de Salamargo (sulfato de magnésio) em um total de 710 ml de água filtrada, em uma jarra de vidro. Isso rende 4 doses de 180 ml. Beba sua primeira dose de 180 ml agora.

Você pode tomar alguns goles de água para a neutralização do gosto amargo na boca ou adicionar um pouco de suco de limão para melhorar o gosto. Se ainda assim o gosto não agradar, é possível adicionar um pouco de suco de maçã. Algumas pessoas o bebem com um canudinho para passar o gosto rapidamente pela língua. Tampar as narinas enquanto bebe funciona bem para a maioria das pessoas. Ajuda muito também escovar os dentes após a ingestão ou enxaguar a boca com bicarbonato de sódio. Uma das principais ações do Salamargo durante a limpeza do fígado é relaxar e dilatar (abrir) as vias biliares, assim como a esfíncter de Oddi,[194] tornando o processo de eliminação das pedras mais fácil.

194. Esfíncter de Oddi é uma válvula muscular que controla o fluxo dos sucos digestivos (bílis e suco pancreático) por meio da ampola hepatopancreática inserida no duodeno intestinal.

O Salamargo também faz a vesícula se contrair um terço do seu tamanho original, de acordo com uma pesquisa publicada.[195] Esse efeito ajuda bastante na remoção das pedras da vesícula. Além disso, o Salamargo elimina os dejetos que podem obstruir a via de liberação das pedras.

Se você for alérgico ao Salamargo (o que é raro) ou se esse sal o faz se sentir mal, ou se simplesmente não conseguir ingeri-lo, use a segunda melhor escolha, o citrato de magnésio (ver detalhes a seguir).

Separe a fruta cítrica que irá utilizar depois, a fim de que possa ficar em temperatura ambiente.

20h: Beba sua segunda dose de Salamargo.

21h30: Se o Salamargo não tiver incitado o movimento intestinal até agora, isso acontece geralmente porque você já realizou uma limpeza completa do cólon (irrigação colônica, Colema ou enema de água) nas últimas seis ou oito horas. No entanto, isso pode acontecer também porque você não realizou essa limpeza; nesse caso, faça um enema de água (ver instruções sobre como realizar um enema de água no Capítulo 5). Isso desencadeará uma série de movimentos intestinais e também facilitará o processo de eliminação das pedras no fígado e na vesícula.

Observação: a congestão do cólon pode evitar a abertura correta da vesícula e reduzir a eficácia da limpeza.

21h45: Lave toranjas (ou limões e laranjas). Esprema-os com a mão e extraia o suco. Você precisará de cerca de 180 ml de suco. Despeje-o em 120 ml de azeite de oliva em uma jarra de vidro com tampa. Tampe bem a jarra e agite-a bastante por 20 vezes ou até que a solução fique bem líquida. Para obter melhores resultados, beba essa mistura às 22 horas, porém, se sentir que ainda precisa ir ao banheiro algumas vezes, você pode atrasar esse passo entre 10 a 15 minutos.

22h: Fique ao lado da cama (não se sente) ou perto dela e beba a mistura, se possível, sem interrupções. Feche as narinas enquanto a bebe; segurar a respiração será melhor. Algumas pessoas preferem beber essa mistura com a ajuda de um canudinho. Se necessário, coma um pouco de mel entre os goles, isso ajuda a mistura a descer mais facilmente. A maior

---

195. "Correlação entre o tamanho do cálculo e a liberação da colecistoquinina após o sulfato de magnésio oral no homem". Kazutomo Inoue, Isidoro Wiener, Charles J. Fagan, Larry C. Watson e James C. Thompson; Ann Surg. 1983. Abril; 197(4): p. 412-415.

parte das pessoas, no entanto, não tem problema para bebê-la de uma só vez. É melhor não demorar mais de cinco minutos em todo esse processo. Você pode querer rapidamente escovar os dentes para se livrar do gosto da mistura.

POR FAVOR, DEITE-SE IMEDIATAMENTE!

Isso é essencial para a liberação dos cálculos! Desligue a luz e deite-se de costas com um ou dois travesseiros apoiando sua cabeça. Sua cabeça deve estar mais alta que seu abdome. Se essa posição for muito incômoda, deite-se para o lado direito, com os joelhos em direção à cabeça, mas também mantenha sua cabeça elevada. **Deite-se e fique imóvel por pelo menos 20 minutos e tente não falar!** Você quer utilizar toda a energia disponível para liberar as pedras e não dispersá-la em outra coisa. Feche os olhos e concentre-se em seu fígado.

(**Observação**: para relaxar as vias biliares ainda mais, coloque um pedaço de pano embebido em óleo de rícino ou aqueça o vinagre de maçã e coloque esse pano na região do fígado. Isso não é necessário, porém algumas pessoas sentem que ajuda).

Você pode sentir as pedras passando pelas vias biliares como bolas de gude. Não haverá espasmo algum ou dor porque o magnésio contido no Salamargo mantém as válvulas das vias biliares bem abertas, dilatadas e relaxadas, e a bílis oleosa que é descarregada junto com as pedras mantém as vias bem lubrificadas (a situação é muito diferente no caso de um ataque de cálculos em que o magnésio não está presente e a concentração de bílis é relativamente baixa).

Após os primeiros e cruciais 20 minutos, você pode remover os travesseiros extras e dormir em sua posição normal; no entanto, evite dormir de bruços.

É melhor permanecer na cama, porém, se a qualquer momento sentir vontade de ir ao banheiro, vá. Veja se já existem pequenos cálculos (esverdeados ou marrons) boiando em seu vaso sanitário.

Caso se sinta mal durante a limpeza do fígado, por favor, siga as instruções encontradas na seção "Sentindo-se mal durante a limpeza", neste capítulo.

A manhã seguinte

6h-6h30: Ao acordar, beba um copo de água morna. Pouco depois, beba sua terceira dose de Salamargo. Descanse, leia ou medite. Se tiver muito sono, volte para a cama. No entanto, é melhor deixar o corpo na posição vertical. A maioria das pessoas se sente bem, porém sem muita energia até o final da manhã.

8h-8h30: Beba sua quarta e última dose de Salamargo.

10h-10h30: Você pode beber um suco de fruta fresco nesse momento. Meia hora depois, pode comer um ou dois pedaços de fruta fresca. Uma hora depois, pode se alimentar de comida normal (mas *light*), de preferência vegetariana. Não coma em excesso e pare de comer quando ainda tiver um pouco de fome.

À noite ou na manhã seguinte, você já deve se sentir melhor e perceberá os primeiros sinais de melhora. Continue a fazer refeições leves durante os próximos dois a três dias. Lembre-se, seu fígado e sua vesícula passaram por uma grande *cirurgia*, embora sem efeitos colaterais ou gastos.

Beber bastante água durante a limpeza

Durante todo o processo de limpeza do fígado, inclusive na preparação de seis dias, certifique-se de beber bastante água, principalmente quando tiver sede. No entanto, evite beber água logo após ingerir o Salamargo (10-15 minutos) e durante as duas primeiras horas após a ingestão da mistura de azeite.

Para produzir bílis suficiente e remover as pedras do fígado e da vesícula durante a limpeza do fígado, o corpo tem de estar bem hidratado. A desidratação pode, de fato, prejudicar o processo de limpeza.

Contraindicações (Quando a limpeza do fígado não é recomendada)

Obstrução intestinal: Se houver uma obstrução no intestino delgado, a limpeza do fígado não deve ser realizada. Uma pequena obstrução intestinal é provocada por uma variedade de processos patológicos, inclusive adesões pós-operatórias, seguidas por doença de Crohn e hérnias. As cirurgias mais associadas à pequena obstrução intestinal são a apendicectomia, a cirurgia colorretal e a ginecológica, além dos procedimentos gastrointestinais.

Fraqueza: As pessoas que estão muito fracas e subnutridas não devem tentar realizar essa limpeza. Se isso se aplica a você, recuperar as forças seguindo outras recomendações encontradas neste livro deverá ser sua prioridade. Quando seu corpo recuperar um peso mais saudável e você se sentir mais forte, poderá tentar realizar a limpeza do fígado.

Doenças intestinais: Se uma parte de seu intestino grosso tiver sido removida, ainda é possível realizar a limpeza do fígado. No entanto, essas limpezas devem ser evitadas se houver qualquer processo inflamatório, como, por exemplo, colite ulcerosa, doença de Crohn, diverticulite, diverticulose, surgimento de diversos pólipos e grandes hemorroidas. Por favor, veja meu livro *Timeless secrets of health and rejuvenation* para saber mais sobre o tipo de dieta e estilo de vida que provoca essas doenças.

Infecções agudas, medicamentos prescritos: Não realize a limpeza do fígado quando sofrer de algum tipo de infecção aguda; quando estiver tomando algum medicamento (exceto medicamentos suaves para a tireoide); quando tiver fissuras ou grandes hemorroidas; quando sofrer de dores abdominais, náuseas ou vômito; quando estiver desidratado; ou quando sofrer com diarreias frequentes ou sangue nas fezes.

Constipação e hemorroidas: As hemorroidas, que nada mais são do que varizes congestionadas encontradas no trato intestinal inferior, geralmente surgem de uma constipação crônica.

Se você estiver constipado e ainda assim tentar realizar a limpeza do fígado, a mistura de azeite pode voltar ou permanecer no estômago por mais tempo. Eventualmente, a válvula esofágica se abre e você pode sentir náuseas, tontura e desmaiar. Se ainda estiver eliminando pedras, esse material e/ou as toxinas hepáticas podem provocar qualquer ruptura e sangramento em hemorroidas já existentes. Apesar de haver um pouco de sangramento, esse sangue, na verdade, ajuda a remover as toxinas dessas varizes. Essa ação pode melhorar bastante a saúde intestinal.

No entanto, ainda assim, é melhor tentar evitar qualquer coisa que possa provocar uma constipação para que as hemorroidas não apareçam. Em seguida, você pode realizar a limpeza correta do cólon antes de realizar as limpezas do fígado e, assim, evitar náuseas e vômitos por conta da mistura de azeite.

Para se recuperar da constipação, vá dormir antes das 22 horas, beba bastante água e faça a principal refeição do dia ao redor do meio-dia. Quando escolher a comida, coma alimentos ricos em água e menos alimentos secos, com mais gordura e ricos em óleo, sal marinho e alimentos mais azedos. Além disso, passe mais tempo descansando, ouvindo música, fazendo caminhadas (o que massageia os intestinos) e passe algum tempo ao sol para absorver a vitamina D, tão importante para a manutenção das funções digestivas.

Gravidez e amamentação: Apesar de muitas mulheres grávidas e em fase de amamentação terem conseguido realizar, com sucesso, as limpezas do fígado, por razões legais não posso recomendá-las para esse efeito. Se você estiver grávida e quiser realizar essa limpeza, certifique-se de não estar constipada e realize a limpeza do cólon antes e depois de cada limpeza do fígado (também veja o Capítulo 5).

Ciclo menstrual: Ainda que a limpeza do fígado seja eficaz mesmo no período menstrual, é melhor e mais confortável para as mulheres realizá-la antes ou depois do ciclo menstrual. Além disso, o sangramento menstrual é outra forma de limpar o corpo, e é melhor para o organismo não realizar mais de uma limpeza ao mesmo tempo. A limpeza menstrual absorve muita energia e, ao realizar a limpeza do fígado ao mesmo tempo, poderia reduzir sua eficácia e também interferir na remoção dos dejetos menstruais.

Quimioterapia: Eu recomendo veementemente não realizar as limpezas do fígado até 6 a 8 meses depois de ter recebido a última sessão de quimioterapia. Os produtos químicos altamente tóxicos da quimioterapia podem demorar esse tempo até serem completamente absorvidos e encapsulados em pedras biliares, o que, nesse caso, é o que se quer que aconteça. Do contrário, realizar as limpezas do fígado pouquíssimo tempo depois da quimioterapia pode fazer com que os venenos da quimioterapia vazem pela bílis até os intestinos, provocando diversas perfurações e inflamações nas paredes intestinais. Em outras palavras, limpar o corpo após a quimioterapia pode ser perigoso; nesse caso, é melhor estar congestionado e primeiramente se focar em outros tratamentos sugeridos neste livro.

***Stent* na via biliar:** O problema em ter um *stent* plástico ou metálico inserido na via biliar é que isso faz com que as vias biliares não se dilatem normalmente durante as limpezas do fígado (em resposta à ingestão de Salamargo). Portanto, quando as pedras começam a ser liberadas, podem não conseguir passar pelo *stent*. Isso pode provocar bloqueios, principalmente se as pedras forem maiores que o diâmetro do *stent*. A maioria das pessoas com *stents* tem de substituí-los regularmente. Se eu estivesse nessa situação, removeria o *stent* e realizaria as limpezas do fígado ou, pelo menos, usaria o Salamargo e seguiria as sugestões feitas neste livro para evitar que as vias biliares se constringissem novamente. Conheço pessoas que removeram seus *stents* e puderam realizar as limpezas do fígado com sucesso.

Diabetes: Conheço muitos diabéticos que realizaram as limpezas do fígado com sucesso, porém, se você tiver diabetes, pode precisar modificar o procedimento mostrado neste capítulo. Manter as taxas de açúcar no sangue em níveis saudáveis é uma preocupação legítima. O jejum pode, é claro, desequilibrar os níveis de açúcar no sangue, porém *não* ingerir alimentos no sexto dia da preparação é importante para evitar o mal-estar e para permitir o máximo de pedras liberadas durante o processo de limpeza.

Ainda assim, estranhamente e para a minha surpresa, descobri que a maioria dos diabéticos pode seguir uma dieta normal sem qualquer problema. Talvez isso se deva à limpeza do cólon realizada anteriormente, ao efeito do Salamargo, à mistura de azeite ou a uma combinação de tudo. Em alguns poucos casos, ingerir uma ou duas colheres de chá de mel ou alguns figos no meio da tarde e, novamente, no início da manhã, ajuda no processo da limpeza porque alivia qualquer mal-estar. Você pode precisar descobrir o que funciona melhor para você, mas recomendo não ingerir alimentos ricos em proteína porque eles podem fazê-lo se sentir tão mal que a limpeza do fígado pode não surtir efeito algum.

Para entender as causas subjacentes do diabetes tipo 2, você pode querer ler o capítulo sobre o diabetes, em meu livro *Timeless secrets of health and rejuvenation*. Em meu trabalho relacionado ao diabetes tipo 2 realizado nas últimas três décadas, descobri que o consumo de proteína animal é a causa principal, seguida do consumo de açúcares refinados e adoçantes artificiais e da deficiência de vitamina D por causa da falta de exposição ao sol.

Pude ver o desaparecimento do diabetes entre seis a oito semanas simplesmente com a adoção de uma dieta vegana e balanceada, a exposição regular ao sol e a prática de exercícios regulares. Portanto, se não puder realizar uma limpeza de fígado agora, eu recomendo uma mudança necessária na dieta e no estilo de vida, e poderá realizar a limpeza quando o açúcar no sangue tiver se estabilizado naturalmente.

(**Observação:** a menos que haja uma pequena obstrução no intestino, as pedras não se acumularão nem ficarão presas no intestino delgado. O alto índice de água, óleo e bílis contido no intestino delgado age como uma limpeza supereficiente. A situação muda no intestino grosso, que absorve água, compacta e fezes e as armazena no reto até que sejam removidas por meio do ânus na defecação. No entanto, se o cólon não tiver sido limpo antes da realização da limpeza do fígado, principalmente se houver constipação, as pedras podem não passar do intestino delgado e permanecerem lá até que o cólon se abra novamente.

Isso deve ser evitado, caso contrário, pode levar à toxemia. Logo, a importância de limpar o cólon antes e depois de cada limpeza do fígado (ver mais detalhes em *Seguir o protocolo da limpeza do fígado para uma limpeza segura*).

Os resultados que você espera

Pela manhã e talvez à tarde, após a limpeza do fígado, você começará a sentir os movimentos intestinais. Espere até 15 a 20 evacuações. Elas consistem, no início, de cálculos misturados a algum resíduo alimentar e, depois, de pedras com água colorida. A maior parte dos cálculos é esverdeada ou amarronzada e boia no vaso porque contém compostos de bílis gordurosa (ver **Figura 13a**). Como mostrado nas imagens, algumas pedras esverdeadas podem ser meio brilhantes, semelhantes a pedras preciosas. Somente a bílis vinda do fígado pode provocar essa cor.

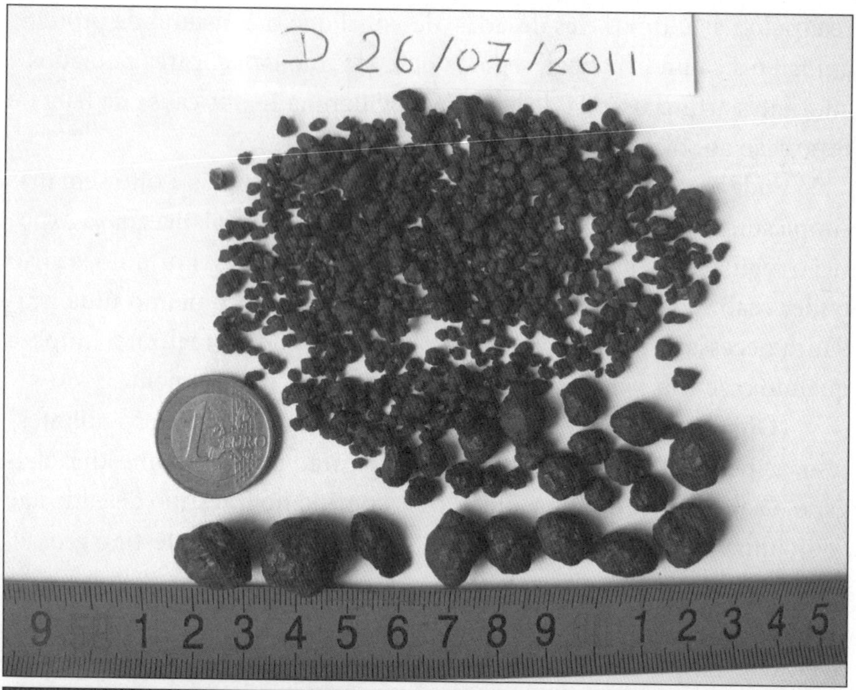
D 26/07/2011

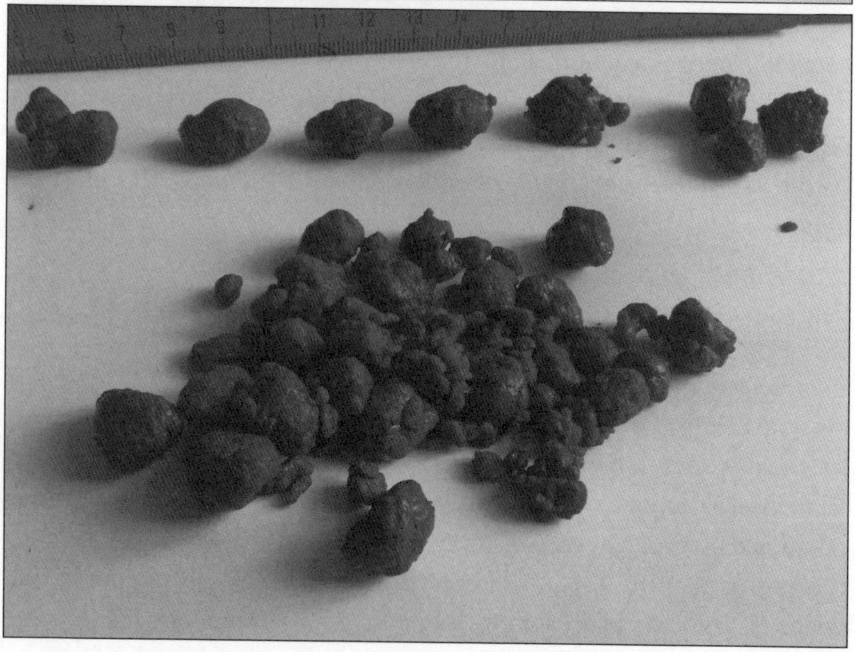

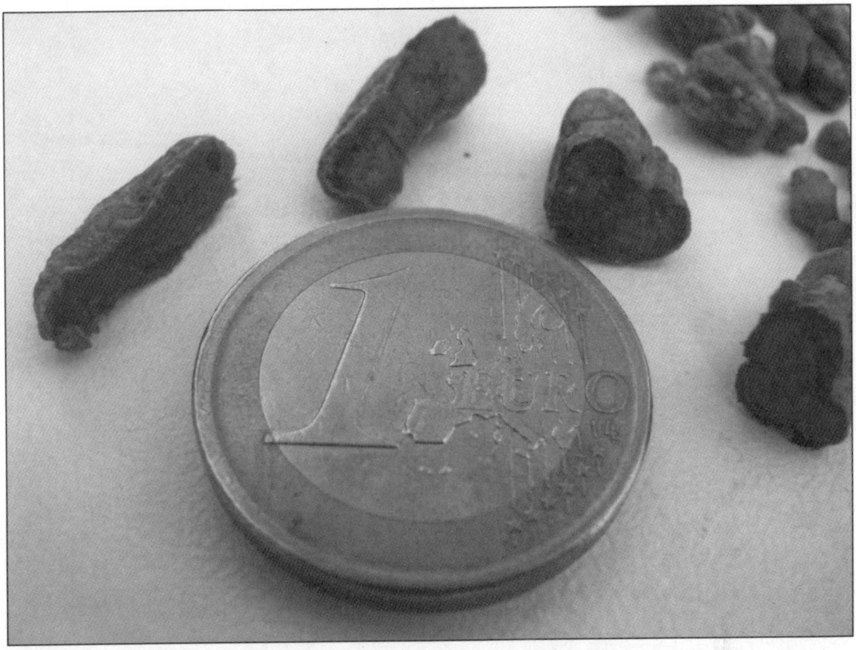

Figura 13a: Cálculos esverdeados (cortados).
Fonte da imagem: <http//www.agirsante.fr>.

Os cálculos podem vir em diversos tamanhos, cores e formas. As pedras mais claras são as mais recentes. As pedras verde-escuras são as mais antigas. Algumas pedras são do tamanho de uma ervilha ou menores ainda, e outras chegam a medir 2,5 centímetros de diâmetro ou mais. Pode haver dezenas e, às vezes, até mesmo centenas de pedras (de diferentes tamanhos e cores) que saem de uma vez (ver **Figura 13b**). A maioria delas é verde, bege, amarela, branca, marrom, vermelha e preta. As diferentes cores se devem às diferentes concentrações de pigmentos da bílis encontradas dentro de cada pedra, como a bilirrubina (amarelo/vermelho/marrom) e a biliverdina (verde/azul/preto).

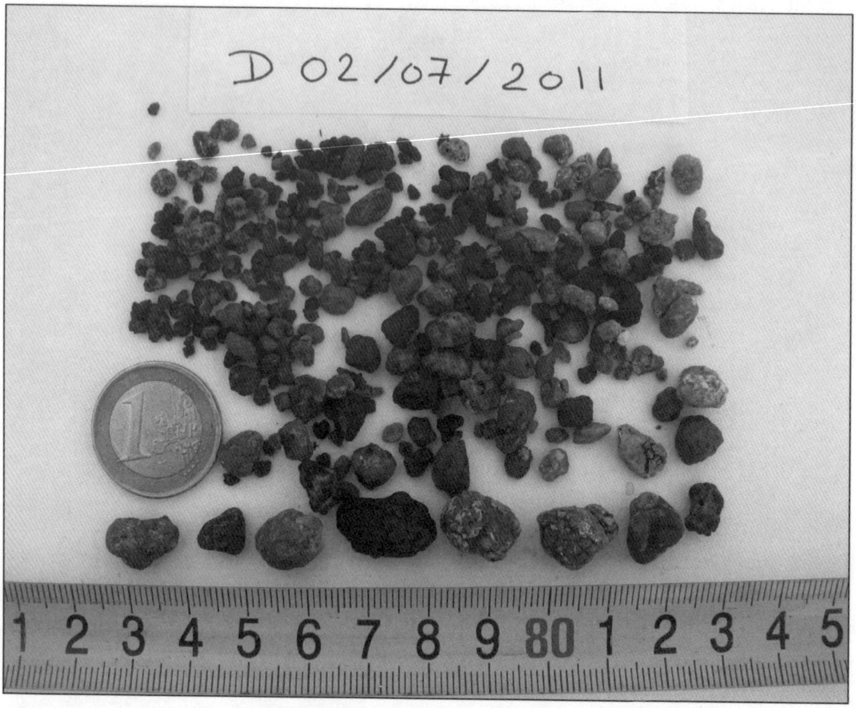

Figura 13b: Vários tipos de cálculos.
Fonte da imagem: <http//www.agirsante.fr>.

Procure também por pedras amarronzadas e brancas. Algumas das pedras maiores de cores branca e marrom podem afundar junto com as fezes. Estes são cálculos calcificados que foram liberados da vesícula, apesar de alguns talvez terem vindo do fígado, como recentemente descobri. Eles contêm minerais mais pesados e sólidos, cristais de colesterol consolidados e somente pequenas quantidades de gordura na bílis, se houver (ver **Figura 13c**). Todas as pedras esverdeadas e amareladas são gelatinosas ou muito macias. Isso acontece pela ação do ácido málico encontrado no suco de maçã ou de cereja e pela baixa concentração de cálcio.

Você também pode encontrar uma camada de dejetos branca ou marrom, ou espuma, boiando no vaso. A espuma consiste de milhões de minúsculos cristais de colesterol afiados de cor branca, que podem romper pequenas vias biliares. Esses cristais também devem ser liberados.

Não se assuste se observar pedras vermelhas (ver **Figura 13d**). Elas têm uma alta concentração de bilirrubina. Se você liberar qualquer uma delas, será uma boa notícia também.

Pedras pretas são cada vez mais comuns e geralmente se formam na vesícula de pessoas que sofrem de anemia hemolítica ou cirrose.

Algumas pedras parecem grãos-de-bico e parecem ser ocas por dentro.

Não se assuste em ver outros objetos *estranhos* saírem durante as limpezas do fígado, inclusive parasitas e vermes mortos.

Eu recebo dezenas de fotos todos os meses de leitores que liberam todo tipo de *coisa* que, obviamente, não pertence ao corpo. Se você também tiver liberado algo que não esteja descrito aqui, fique feliz porque saiu. Lembre-se, é melhor estar fora do que dentro.

Este famoso site sobre saúde, www.curezone.com, possui uma enorme galeria de fotos de cálculos e parasitas liberados pelas pessoas de todas as partes do mundo durante as limpezas do fígado.[196]

Esclarecendo preocupações comuns

Retirar parasitas antes de limpar o fígado é uma boa ideia?

Alguns consultores de saúde dizem que devemos retirar primeiramente os parasitas antes de realizar cada limpeza do fígado para que ela funcione e seja segura. A menos que uma infecção parasitária seja muito grave, não recomendo matar os parasitas. É muito melhor limpar as vias biliares do fígado do que focar diretamente nesses organismos. Quando as vias biliares estiverem limpas, o fluxo biliar ajuda a eliminá-los naturalmente.

Ao trabalhar com a limpeza do fígado/vesícula por quase vinte anos e ao apresentá-la a milhões de pessoas em todo o mundo, acabo sempre recebendo muitos *feedbacks*, mas não há indicação de que esse seja o caso. No início, coloquei muitas pessoas para fazer a limpeza de parasitas antes da limpeza do fígado, ou acrescentei extratos que combatem os parasitas ao procedimento. No entanto, em todas as pessoas

196. "Galeria da limpeza do fígado da Curezone", <http//curezone.com/ig/f.asp?f=12&p=2>.

testadas, não pude detectar diferenças ou vantagens na eliminação dos parasitas realizada antes da limpeza no fígado.

Os seis dias de preparação, assim como as limpezas do cólon antes e depois das limpezas do fígado, provaram ser suficientes. Descobri que cerca de 10% das pessoas que realizaram as limpezas do fígado eliminaram também parasitas mortos durante o procedimento (ver fotos de parasitas eliminados).[197] Matá-los diretamente pode, na verdade, provocar o desenvolvimento de uma resistência deles ao tratamento. Enquanto que, inicialmente, a limpeza dos parasitas pode gerar bons resultados, porém, pode muito bem sair pela culatra. Os parasitas podem se desenvolver a cada tentativa de matá-los.

Por outro lado, ao mudar o terreno intestinal de contaminado e congestionado para limpo e livre, os parasitas perdem sua habilidade de se desenvolver e multiplicar. Apesar de saber que há exceções à regra, em geral, minhas experiências e pesquisas nessa área me levam a ser cauteloso quanto a recomendar a eliminação dos parasitas.

Parece haver novas evidências que contrariam as afirmações anteriormente mantidas; os parasitas podem, na verdade, ajudar uma pessoa que sofra de alguma doença crônica. Por exemplo, uma equipe de cientistas britânicos e vietnamitas descobriu que os vermes parasitários encontrados no intestino protegem contra asma e alergia em indivíduos que tenham tendência a essas doenças.[198]

Quando as circunstâncias são desafiadoras e a congestão for grave, os parasitas são muito úteis e podem, inclusive, evitar o câncer. Eu descobri que nada na natureza se perde ou está errado. O que acontece é que nem sempre compreendemos a sabedoria da natureza na condução de seus processos, e nossa falta de entendimento pode levar a ações que não sejam boas para nós. Preparar o corpo para a cura por meio da limpeza é uma estratégia muito mais inteligente do que simplesmente atacar os sintomas e interferir na cooperação às vezes diferente do corpo com os microrganismos.

---

197. "Parasitas mortos durante as limpezas do fígado", <http//curezone.com/ig/f.asp?f=12&p=3>.

198. "Proteção contra a asma e a alergia vinda de vermes parasitários encontrados no intestino" | MedIndia.

Devemos nos limpar com qual peridiocidade?

Tente fazer uma estimativa sobre quantas pedras você já eliminou. Para se curar da bursite, das dores nas costas, das alergias e de outros problemas de saúde, e para evitar que outras doenças surjam, você precisa remover *todas* as pedras. Isso pode exigir um total de oito a 12 limpezas, no mínimo, e que podem ser realizadas em intervalos de três a quatro semanas (é melhor realizá-las nessa frequência). Algumas pessoas com histórico de uso de drogas (qualquer tipo), alcoolismo, cigarro, vacinações, dieta e estilo de vida não saudáveis, trauma ou conflito emocional ou doença grave, podem precisar muito mais que 12 limpezas. Um antigo amigo (55 anos de idade) que morreu depois de passar por um tratamento agressivo contra o câncer no fígado, tinha mais de 70 mil pedras no fígado, de acordo com o relatório da autópsia. Ele nunca teve a chance de limpar seu fígado, porém, se tivesse realizado essa limpeza, teria que fazer pelo menos 30 ou mais delas.

O intervalo de três semanas entre as limpezas pode incluir a preparação de seis dias para a limpeza do fígado seguinte, mas o melhor deveria ser começar após as três semanas. Se você não puder realizar essa limpeza com tal frequência, talvez precise estender o tempo entre as limpezas, porém, não deixe passar mais do que seis a sete semanas.

É importante lembrar que, quando começar a limpar o fígado, você deve continuar a fazê-lo até que nenhuma pedra seja expulsa em duas limpezas consecutivas. Ao deixar o fígado meio limpo por um longo período (três ou mais meses), pode provocar um maior desconforto do que se não o tivesse limpado nem um pouco, e os motivos são os seguintes.

O fígado, como um todo, começará a funcionar de maneira mais eficiente logo após a primeira limpeza, e você poderá notar essa melhora repentina, às vezes 12 horas depois desta. Já recebi milhares de relatos de diminuição de dores, aumento de energia, melhora repentina da visão, mais calma e clareza de ideias e uma sensação geral de euforia.

No entanto, em alguns dias, as pedras encontradas na saída do fígado terão viajado *em direção às* duas vias biliares principais (vias hepáticas) do fígado, o que pode provocar alguns ou todos os sintomas de desconforto anteriores. De fato, você pode ficar desapontado porque a recuperação pode parecer curta. Qualquer sintoma antigo pode voltar ainda pior porque agora o fígado reconhece que a abertura das vias biliares congestionadas dá a oportunidade de despejar ainda mais pedras e toxinas. Tudo isso indica que as pedras deixadas para trás migram para as partes do fígado onde podem ser removidas durante a outra fase da limpeza. Independentemente de as melhoras permanecerem visíveis ou não, as respostas do fígado à limpeza terão aumentado significativamente, tornando esse órgão do corpo tão importante mais eficaz.

Enquanto houver mesmo uma mínima quantidade de pedras viajando por algumas das centenas de vias biliares, essas pedras podem se unir para formar pedras maiores e provocarem os mesmo sintomas de antes da limpeza, como dor nas costas, dor de cabeça, dor de ouvido,

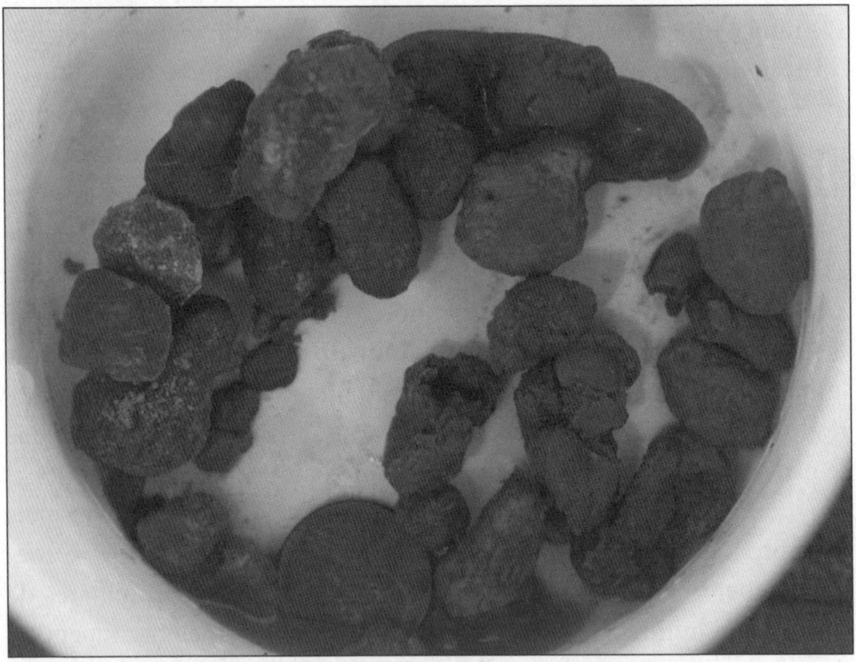

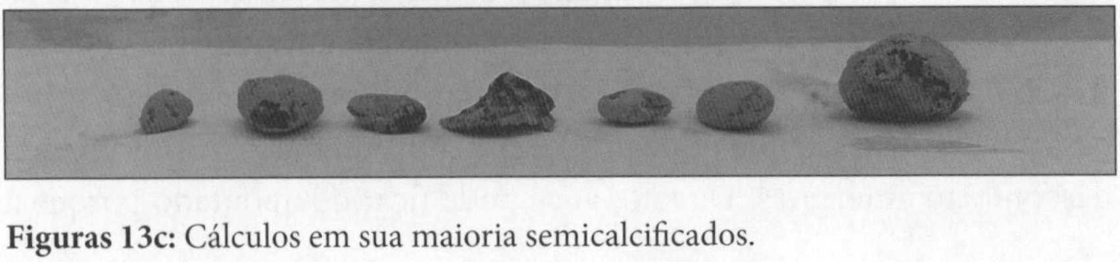

Figuras 13c: Cálculos em sua maioria semicalcificados.

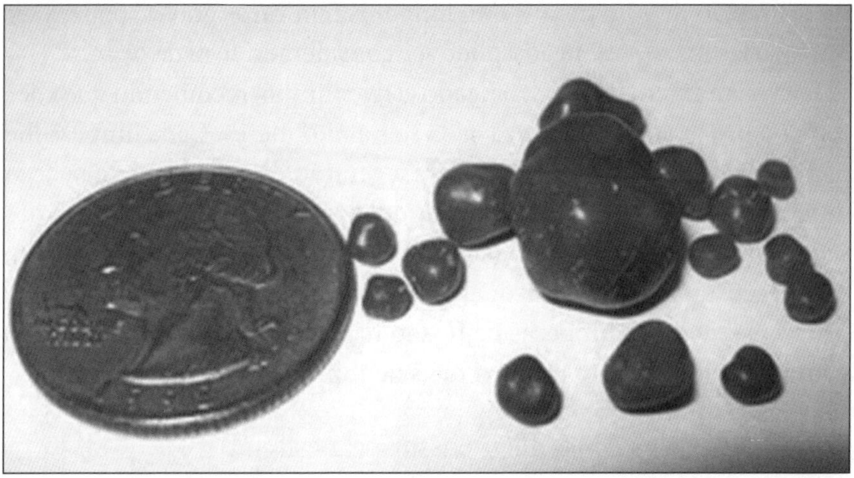

Figura 13d: Pedras vermelhas de bilirrubina.

problemas digestivos, inchaço, irritabilidade, raiva e assim por diante. No entanto, na maioria dos casos, esses sintomas serão cada vez mais fracos à medida que a limpeza é realizada.

Estou bem ciente do conselho dado por alguns médicos de não limpar o fígado mais do que duas vezes ao ano. No entanto, com a experiência que tenho com relação às limpezas do fígado e com o *feedback* que recebo de centenas de milhares de pessoas já as realizaram, considero esse conselho um risco para a saúde.

Ao manter as vias biliares congestionadas ou semicongestionadas, você corre um grande risco de desenvolver doenças, e eu não compactuo com a ideia de que manter as vias biliares congestionadas faça bem ao corpo. É muito mais estressante para o fígado e para o restante do corpo ter de suportar uma bílis tóxica e pedras acumuladas que provocam a produção de mais pedras do que passar por um período de falta de energia que dura de 12 a 24 horas, como é o caso da limpeza do fígado. Em 95% das pessoas que realizam limpezas do fígado, o órgão e o corpo ficam mais energizados e revitalizados na tarde do sétimo dia do que estavam no dia anterior, e o restante das pessoas sente-se de volta ao normal, ou melhor, no 8º dia.

Se duas limpezas consecutivas não produzirem mais nenhuma pedra ou não mais do que 15 pequenas pedras, o que não acontece antes da realização de pelo menos oito limpezas (em casos graves, podem ser necessárias mais), seu fígado pode ser considerado *livre de pedras*.

No entanto, quando seu fígado estiver limpo, recomendo que você repita o processo de limpeza a cada seis a oito meses. Cada limpeza lhe dará mais energia ao fígado e evitará a geração de toxinas e a formação de novas pedras que podem se acumular nesse meio-tempo. Se você seguir uma dieta e um estilo de vida relativamente saudáveis como eu, poderá deixar de produzir qualquer nova pedra. Completei a minha própria série de 12 limpezas de fígado há cerca de 15 anos (com 3.500 pedras liberadas) e não produzi mais nenhuma ao longo desse tempo.

Como os cálculos conseguem passar pela estreita via biliar?

Eu geralmente ouço o argumento de que é impossível os cálculos maiores passarem pelas estreitas vias biliares e pelo trato intestinal. A maioria dos médicos e cirurgiões lhe dirá que as pedras ficariam presas na via biliar comum ou na ampola hepatopancreática, o que exigiria uma cirurgia imediata. "Você não consegue fazer uma pedra passar por uma via que tenha metade do diâmetro da pedra liberada", um médico me disse durante uma conversa ao telefone. Um cirurgião me disse: "A ampola hepatopancreática é muito pequena para que uma pedra grande consiga passar por ela. Se a pedra ficar presa lá, pode provocar pancreatite e icterícia".

É claro que a maioria dos pacientes não possui conhecimento médico algum e não tem por que duvidar de seu médico, principalmente se a explicação parecer lógica, como é o caso do que acabou de ler. Existem, literalmente, centenas de mitos médicos que sobrevivem até hoje porque ninguém nunca tentou contrariá-los. Felizmente, alguns cientistas corajosos estão começando a realizar as próprias investigações sobre as práticas comumente usadas na medicina tradicional e falando abertamente contra elas.

Um dos exemplos mais incríveis dos mitos médicos é o uso dos *stents* para supostamente salvar a vida dos pacientes cardíacos e daqueles que corram riscos de ter um ataque cardíaco. Um estudo publicado em 2012 pela revista da Associação Médica Americana, *Archives of In-*

ternal Medicine,[199] pegou a indústria médica de surpresa. O Santo Graal da cardiologia de intervenção, implantar *stents* para abrir artérias congestionadas em pessoas com doenças arteriais coronarianas não graves não é só inútil, como também pode provocar danos, de acordo com a conclusão do estudo. Essa nova meta-análise de todos os testes clínicos aleatórios comparou a implantação do *stent* coronariano realizada com uma terapia médica para determinar o efeito na morte, no infarto do miocárdio não fatal, na revascularização não planejada e na angina persistente.

Esse procedimento cirúrgico é realizado cerca de 300 mil a 500 mil vezes por ano nos Estados Unidos e custa bilhões de dólares, sem trazer benefício algum, exceto aos cofres da indústria médica. Geralmente, ele causa diversos problemas sérios aos pacientes, porém isso parece não incomodar ninguém. O procedimento continua a ser usado tanto quanto antes de os resultados do estudo se tornarem conhecidos.

De fato, as cirurgias de *stent* e *by-pass* nunca demonstraram trazer benefício algum. Na primeira edição de meu livro *Timeless secrets of health and rejuvenation*, em 1998, escrevi: "A compreensão das causas de um ataque cardíaco traz a questão do valor ou da utilidade da abertura das artérias bloqueadas. Por um lado, os tratamentos agressivos cada vez mais populares de abertura de artérias pela cirurgia de *by-pass*, angioplastia[200] e *stents*[201] fazem muito pouco ou nada para evitar o retorno de uma oclusão. Apesar de a cirurgia de *by-pass* ter sido considerada fundamental para o aumento da sobrevida de alguns pacientes que sofriam de doenças graves (pelo menos até pouco tempo atrás), ela não faz nada para impedir ataques cardíacos. Conforme veremos, os ataques cardíacos não acontecem por causa de um bloqueio arterial, como a maioria das pessoas acredita. Em geral, nenhum dos procedimentos cirúrgicos utili-

199. "Implante do *stent* coronário com terapia médica versus terapia médica para estabilizar doenças arteriais coronarianas: meta-análise dos testes aleatórios controlados". *Arch. Intern.* Med. 2012. Fev 27;172(4): p. 312-319.

200. Abertura de artérias empurrando a placa com um balão minúsculo e, em seguida, geralmente, mantê-la aberta com um *stent*.

201. *Stents* consistem de gaiolas de arame que mantêm a placa contra as paredes da artéria; elas podem aliviar as dores no peito. Eles *parecem* ajudar alguém em vias de sofrer um ataque cardíaco, deixando a artéria fechada aberta, algo que acabou por ser considerado muito errado.

zados atualmente mostraram diminuir a taxa de mortalidade ocasionada por doenças cardíacas.

No livro, forneço uma compreensão profunda sobre as causas dos ataques cardíacos, como o corpo cria seus próprios *by-passes* arteriais quando as artérias coronárias se entopem e por que as cirurgias de *stent* e de *by-pass* são tão inúteis, conforme descoberto por meio da meta--análise de todos os testes clínicos aleatórios nessa área.

Enquanto é relativamente fácil persuadir um paciente cardíaco a inserir um *stent* em sua artéria coronária entupida, é ainda mais fácil persuadir um paciente que sofra de problemas na vesícula a passar por uma cirurgia. Afinal de contas, a maioria dos médicos diz aos seus pacientes que podem viver muito bem, ou melhor, sem a vesícula; ainda assim, não há prova científica sobre isso e somente pouquíssima evidência científica que apoie a necessidade de passar por esse procedimento invasivo.

Um estudo realizado em 1985, chamado "Cálculos enormes podem passar espontaneamente",[202] descobriu que essas suposições médicas não são apoiadas pela ciência e podem ser somente mitos médicos. Nesse estudo, publicado na prestigiada revista *Journal of the Royal Society of Medicine*, os pesquisadores do Hospital Frenchay, em Bristol, Inglaterra, provaram que os cálculos superiores a 19 x 15 mm de diâmetro podem passar espontaneamente da via biliar comum até o duodeno. Suas recomendações de que "a possibilidade de uma passagem espontânea deve ser levada em consideração quanto aos pacientes que sofram de pedras nas vias comuns" raramente são seguidas.

Enquanto os pesquisadores reconhecem haver uma crença muito grande de que todas as pedras encontradas nas vias biliares devem ser removidas o mais rápido possível, eles argumentam que "uma política expectante pode ser justificada se houver a possibilidade de a pedra passar espontaneamente". Essa possibilidade existe e é ampliada pela aplicação da limpeza do fígado e da vesícula.

Os membros da equipe de pesquisa apontam ter visto casos em que pedras muito grandes (quase 2 centímetros de diâmetro) passaram espontaneamente na via biliar comum.

---

202. "Cálculos grandes podem passar espontaneamente". *Journal of the Royal Society of Medicine* (volume 78 Abril 1985 305).

O consenso médico é que as pessoas têm uma via biliar de cerca de 5 mm de diâmetro, +/- 1 mm. De acordo com a atual doutrina médica (mito), uma pedra que seja quatro vezes maior que o diâmetro da via jamais poderia passar por ela sem uma intervenção cirúrgica.

Já que se sabe que pedras pequenas frequentemente passam de maneira espontânea, mas é muito pouco sabido que isso possa ocorrer sem qualquer sintoma associado ou complicações como a pancreatite.[203]

Em outro relatório publicado na revista *Endoscopy*,[204] três cientistas alemães descreveram uma enorme pedra biliar que passou espontaneamente até o lúmen dos intestinos.

Os pesquisadores do Hospital Frenchay também mencionam o estudo de Bergdahl & Holmlund (1976), o qual descrevia 38 pacientes que sofriam com pedras presas na via biliar após terem passado por uma colecistectomia e que haviam sido observados durante um mês após o diagnóstico. De acordo com os resultados do estudo, em 24 casos, as pedras passaram espontaneamente. Duas dessas pedras tinham 10 milímetros ou mais de diâmetro e 13 mediam entre 5 a 9 milímetros. Em 18 casos, não houve relatos de sintomas com a passagem da pedra.

"Conseguimos lidar com sucesso com as pedras retiradas esperando quatro semanas e, em seguida, se necessário, limpando o tubo T com uma solução salina", afirma o estudo. Dois casos demonstraram que as pedras de cerca de 19 x 15 mm podem passar espontaneamente, mesmo na ausência da vesícula.

Esta afirmação conclusiva resume as implicações inestimáveis que vêm dessa pesquisa: "Essa política de espera evitaria procedimentos cirúrgicos desnecessários nos pacientes - que podem chegar a dois terços em quem as pedras passarão espontaneamente". (Bergdahl & Holmlund, *Journal of the Royal Society of Medicine*, volume 78, abril 1985, 307 1976).

Dado o fato de que milhões de pessoas no mundo já utilizaram o protocolo encontrado neste livro para se livrarem com segurança de centenas de cálculos no fígado e na vesícula, de diversos tamanhos que variam de

---

203. "Tamanho do cálculo e risco de pancreatite", *Arch. Intern. Med.* 1998;158(5): p. 543-544. Doi.

204. "Cálculos grandes passam espontaneamente para o lúmen dos intestinos". Endoscopia. 1980. Jul.; 12(4): p.191-193.

uma cabeça de alfinete a uma bola de golfe, tudo isso mostra que não somente dois terços de todas as cirurgias da vesícula sejam desnecessários, mas quase todas são.

Como dito anteriormente, de acordo com a pesquisa publicada na *Annals of Surgery*, o sulfato de magnésio oral (Salamargo) dilata e relaxa as vias biliares e o esfíncter de Oddi, permitindo, assim, que as pedras passem facilmente e sem ficarem presas.

A menos que a vesícula seja completamente disfuncional, tenha atrofiado ou se rompido, ou esteja cheia de pedras calcificadas impossíveis de serem retiradas pela bílis, não existe uma boa razão para que esse órgão seja removido.

Se foi comprovado cientificamente que as pedras grandes conseguem passar sem dor e de maneira espontânea, sem ter sido feita a limpeza do fígado, fica claro que qualquer médico que esteja lhe dizendo que isso é impossível de acontecer quando você já realizar uma série dessas limpezas, ou é ignorante ou tem interesse financeiro em levá-lo à cirurgia e ganhar dinheiro com você. Com 800 mil cirurgias de vesícula realizadas por ano a um custo de 11 mil dólares cada, esse negócio de 8 bilhões de dólares é difícil de ser deixado de lado por aqueles que ganham a vida com ele.

Siga o protocolo de limpeza do fígado para realizar uma limpeza segura

A limpeza do fígado e da vesícula é um dos meios de recuperar a saúde mais eficaz e inestimável. Não há riscos envolvidos se você seguir todas as instruções à risca. Por favor, leve a seguinte advertência a sério. Existem muitas pessoas que já se utilizaram dos protocolos da limpeza do fígado recebidos por amigos ou pela internet e acabaram por sofrer complicações desnecessárias. Essas pessoas não tinham o conhecimento sobre o procedimento e como ele funciona, acreditando que expelir as pedras do fígado e da vesícula fosse o suficiente, e algo bem seguro.

É bastante provável que, no momento da saída, algumas pedras fiquem presas no cólon. Elas podem ser rapidamente removidas por meio de uma irrigação (ver **Figura 14**), colema ou enemas. Realizar um enema em uma prancha especial para colemas é o mais próximo de um procedimento profissional que você pode realizar. O método de limpeza do cólon MyPerfectColon é um dos aparelhos mais acessíveis disponíveis no mercado (para adquirir uma prancha de Colema ou um aparelho MyPerfectColon, ver *Informações sobre produtos,* no final do livro).

O cólon precisa ser limpo no segundo ou terceiro dia após cada limpeza do fígado. Se os cálculos, que podem estar cheios de toxinas, permanecerem no cólon por mais tempo, podem provocar irritação, infecção, dores de cabeça, desconforto abdominal, inchaço, perda de apetite, problemas na tireoide, irritação na pele, erupções na pele, entre outros. Essas pedras presas podem eventualmente se tornar fonte de toxemia no corpo.

Se a coloterapia não estiver disponível onde você mora ou se você não possuir uma prancha de colema ou equipamento de limpeza do cólon similar, poderá realizar dois ou três enemas de água consecutivos, um atrás do outro (pelo menos 1 litro cada). Você pode realizar seu primeiro enema e liberá-lo. Em seguida, faça outro e libere-o. Repita se necessário. No entanto, se você já for experiente em fazer enemas de água, um pode ser suficiente. Você saberá se um enema é suficiente quando a água chega a todo o lado direito do seu cólon cólon, provocando seu aumento de tamanho, e se sentir que está vazio e limpo após certo número de evacuações (para mais informações sobre enemas de água, veja a seção *Mantenha seu cólon limpo*, no capítulo 5).

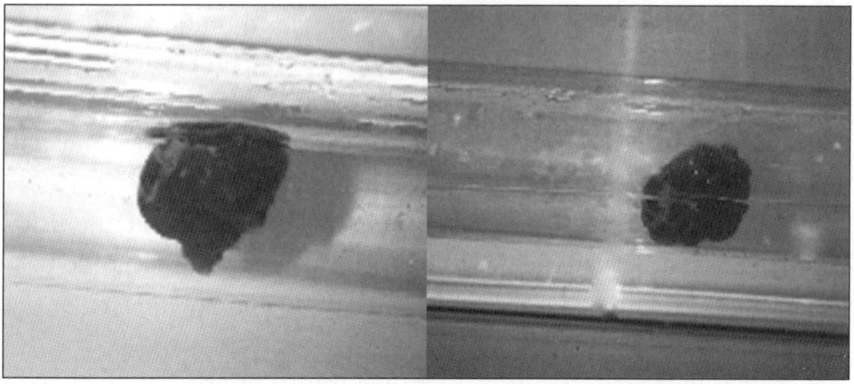

Figura 14: Pedras passando pelo tubo colônico.
Imagem cedida gentilmente por Leis Keith (hidroterapeuta de cólon certificado).

A importância da limpeza do cólon e dos rins

Apesar de a limpeza do fígado poder gerar resultados incríveis, deverá ser realizada *seguindo* os passos de uma limpeza de cólon e de rins caso haja algum tipo de problema renal preexistente, como pedras nos rins ou infecções frequentes no trato urinário.

Limpar o cólon antes de limpar o fígado assegura a saída mais fácil dos cálculos do intestino grosso. Limpar os rins antes de realizar a primeira limpeza do fígado faz com que algumas toxinas que saem do fígado durante a limpeza deste não sobrecarreguem esses órgãos tão delicados e vitais. No entanto, se nunca tiver apresentado problemas renais, como pedras nos rins ou infecções na bexiga, pode ir adiante com a sequência da "limpeza do cólon – limpeza do fígado – limpeza do cólon".

Entretanto, assegure-se de limpar bem os rins. Você deve realizar uma limpeza dos rins (por três semanas) a cada terceira ou quarta limpeza do fígado, até que seu fígado esteja completamente limpo (ver também *Mantenha seus rins limpos*, no Capítulo 5). Alternativamente, você pode beber uma xícara de chá para a limpeza dos rins durante três ou quatro dias após cada limpeza do fígado. Siga as mesmas instruções dadas para o preparo da limpeza principal dos rins.

Observação: se tiver um histórico de problemas renais, como pedras nos rins, é melhor realizar a limpeza completa dos rins, que dura três semanas.

Você pode combinar a limpeza dos rins com a limpeza do fígado, mas assegure-se de evitar beber o chá para os rins durante os dois principais dias da limpeza do fígado. Você pode parar a limpeza dos rins no quinto dia da preparação para a limpeza do fígado e retomá-la no oitavo dia, além de adicionar os dois dias perdidos à limpeza dos rins normal, que dura 21 dias.

As pessoas que tenham o cólon muito congestionado ou um histórico de constipação persistente deverão considerar a realização de pelo menos duas a três limpezas de cólon, uma por semana, antes de tentar sua primeira limpeza de fígado.

Além disso, enfatizo novamente, é muito importante que você limpe seu cólon três dias depois de realizar cada limpeza do fígado.

Remover os cálculos do fígado e da vesícula pode deixar algumas das pedras e outros resíduos tóxicos no cólon, que podem acabar com sua saúde se deixados para trás. É melhor não limpar seu fígado se não puder também limpar seu cólon em seguida! Eu já testemunhei muitas complicações sérias em pessoas que seguiram outros protocolos de limpeza do fígado sem seguirem essas importantes recomendações, por isso considero uma grande irresponsabilidade não fazer esse alerta.

Alternativas para o suco de maçã/suco de cereja azedo

Se você não gostar de suco de maçã nem de suco de cereja azedo por alguma razão, pode substituí-los por uma das seguintes substâncias ou alternativas, por exemplo: use uma opção em um dia e outra no dia seguinte, e assim sucessivamente. Eu listei diversas opções porque nem todo mundo pode encontrar todas elas no país ou região em que mora.

1. **Ácido málico** puro funciona muito bem na dissolvição da bílis estagnada e torna as pedras mais suaves. Evite as cápsulas, principalmente se elas contiverem outros ingredientes. É importante para o ácido málico ser dissolvido corretamente e diluído antes de ingeri-lo. Tome uma colher de chá de ácido málico (5-6 g) dissolvido em 0,75 a 1 litro ou mais de água em temperatura ambiente durante cada um dos seis dias de preparação. Beba goles pequenos ao longo do dia. O pó de ácido málico (não misturado com magnésio ou com outros ingredientes) é barato e pode ser comprado pela internet ou em alguma loja de alimentos naturais. Todas as vinícolas o usam para a fabricação de vinhos. (ver *Informações sobre produtos*, no final do livro). Os diabéticos e as pessoas com problemas relacionados à Cândida se dão muito bem com essa opção.

2. **Suco de oxicoco** (*cranberry*) também contém ácido málico e pode ser usado em substituição ao suco de maçã ou suco de cereja azedo. Combine 0,5 litro de suco de oxicoco não adoçado com 0,25 a 0,50 litro de água, beba pequenos goles ao longo do dia por seis dias. Em vez de água, pode combiná-lo com a mesma quantidade de suco de maçã. Existem benefícios adicionais se o suco de oxicoco for tomado todos os dias durante as duas ou três semanas anteriores à limpeza do fígado.

3. **Vinagre de cidra de maçã orgânico** é outra boa alternativa porque não contém açúcar e é rico em ácido málico. Combine 90 ml em 0,75 a 1 litro de água e beba pequenos goles ao longo do dia, por seis dias. No entanto, se a Cândida for um problema, saiba que o vinagre pode provocar seu agravamento.

4. **Tintura de lisimáquia e gervão** também são eficazes na suavização dos cálculos e, portanto, podem ser usados como parte da preparação para a limpeza do fígado; pode ter um efeito mais lento que o suco de maçã ou de cereja, ou que a solução de ácido málico. A dosagem correta para tintura é de 1 colher de sopa (15 ml) uma vez por dia, em jejum, cerca de 30 minutos antes do café da manhã. Mantenha esse regime de oito a nove dias antes do início da limpeza do fígado. Essas duas ervas geralmente são misturadas como uma tintura e vendidas como lisimáquia (*Gold Goin Grass*), cerca de 250 ml. (ver *Informações sobre produtos*, no final do livro).

   Nota: A lisimáquia ajuda principalmente quando há dificuldade em expelir as pedras durante as primeiras limpezas do fígado e/ou quando já não se tem a vesícula. Em ambos os casos, ela pode ser usada com outras opções.

5. **Ácido ortofosfórico** (75%). Tome 30 gotas por dia durante três ou quatro dias e aumente a dose gradualmente até chegar a 50 gotas por dia, por mais dez dias. Realize a limpeza do fígado no 14º dia. Cada dose de 30 gotas contém 390 miligramas de ácido

ortofosfórico. É melhor diluir as gotas em um total de 0,5 litro de água e beber essa solução ao longo do dia.

Use somente azeite de oliva extravirgem

Por favor, certifique-se de saber que algumas marcas de azeite de oliva, na verdade, não são 100% puras, o que pode provocar intolerância. Certifique-se de somente usar o azeite de oliva extravirgem 100% puro para a limpeza do fígado. Geralmente, o azeite de oliva que carrega a etiqueta *Azeite de Oliva Extravirgem* significa fazer a melhor escolha, no entanto, leia a etiqueta cuidadosamente. Isso significa que o óleo não foi misturado com nenhum outro.

Infelizmente, em alguns países, as garrafas de azeite de oliva são vendidas como *Azeite de Oliva 100% Extravirgem*, o que pode ser verdade, porém, além do azeite puro extravirgem, também pode conter até 80% de óleo de soja ou de óleos diferentes, inferiores e baratos. Esse é um antigo truque de etiquetas que permite que os fabricantes vendam suas marcas baratas sob a etiqueta de *Azeite de Oliva Extravirgem.*

O verdadeiro azeite de oliva tem cor esverdeada e é relativamente caro. Evite o azeite de oliva que venha em garrafas plásticas ou latas. Sinta-se seguro comprando uma marca mais cara importada da Itália, da Grécia ou da Espanha.

O azeite de oliva orgânico tem o melhor sabor. Se ainda não tiver certeza de sua autenticidade, realize um teste de músculo de cinesiologia.[205] O azeite de oliva misturado com óleos de qualidade inferior faz com que seu músculo do braço enfraqueça muito.

Fazer jejum é uma boa ideia para se preparar para a limpeza do fígado?

Apesar de haver algumas pessoas que adotaram o jejum durante a preparação das limpezas do fígado e, com sucesso, expulsaram pedras,

205. Existem muitos livros e vídeos disponíveis que podem ensiná-lo a aplicar esse simples teste. O teste de músculo de cinesiologia pode lhe dizer imediatamente se um alimento é apropriado ou não para você. Existe também uma descrição exata sobre o procedimento em meu livro *Timeless secrets of health and rejuvenation.*

eu, em geral, não recomendo essa prática, exceto após as 14 horas do sexto dia e na manhã do sétimo dia. Para conseguir expulsar o máximo de pedras possível, é melhor manter as secreções da bílis bem estimuladas durante a fase de preparação, a fim de que haja bílis disponível para a realização da limpeza do fígado. Quando você jejua, a secreção da bílis diminui significativamente, e ela pode até secar na vesícula, o que pode, na verdade, evitar que as pedras saiam todas juntas. No entanto, jejuar a partir das 14 horas ajuda a armazenar e acumular qualquer bílis não utilizada para a limpeza às 22 horas. Eu descobri que esse regime é o mais eficaz em quase duas décadas de trabalho.

Dificuldades com a limpeza?

Problemas para dormir durante a limpeza noturna

Enquanto a maioria das pessoas dorme a noite toda após a limpeza do fígado, algumas não conseguem fazê-lo. Se você tiver o sono leve, talvez precise tomar de quatro a oito cápsulas de ornitina junto com o azeite de oliva/suco de limão. Essas cápsulas o ajudarão a dormir a noite toda. Não existem efeitos colaterais.

Intolerância ao Salamargo

Como dito anteriormente, você pode tentar tomar alguns goles de água após a ingestão do Salamargo para neutralizar o gosto amargo da boca ou adicionar um pouco de suco de limão para melhorar o sabor. Adicionar uma pequena quantidade de suco de maçã e bebê-lo com um canudinho pode facilitar sua ingestão. Fechar as narinas enquanto bebe e ajudar a solução a descer com um pouco de água funciona muito bem para a maioria das pessoas. Escovar os dentes após a ingestão ou fazer um bochecho com bicarbonato de sódio também ajuda bastante.

Se você for alérgico ao Salamargo (sulfato de magnésio) ou somente não tolerá-lo (vomitá-lo) mesmo depois de tomar todas as medidas anteriormente mencionadas para uma ingestão mais fácil, talvez possa usar o citrato de magnésio. Teste o citrato de magnésio tomando, digamos, ¼ de colher de chá de água em jejum, e se não houver reação (tal como o Salamargo), então não terá problema algum com seu uso durante as limpezas do fígado. É extremamente raro encontrar alguém alérgico ao magnésio, já que a maioria dos alimentos naturais o contém. Com o sulfato, ao contrário, há um risco maior de reação alérgica. O citrato no citrato de magnésio somente causa problemas para as pessoas alérgicas ao citrato ou ao citrino.

Até onde eu sei, nenhuma pesquisa foi realizada para mostrar que o citrato de magnésio pode dilatar ou relaxar as vias biliares assim como o Salamargo consegue fazê-lo. No entanto, as pessoas que já fizeram uso dele durante a realização da limpeza do fígado descobriram sua eficácia. Eu atribuo esse benefício ao efeito relaxante do magnésio nos nervos e nos músculos. O citrato de magnésio pode ser encontrado na maioria das farmácias.

Adicione 4 colheres de sopa de citrato de magnésio a um total de 710 ml de água filtrada em uma jarra. Se encontrá-lo na forma líquida, geralmente disponível em garrafas de 250 ml, pegue três garrafas e divida-as em quatro porções de 180 ml. Beba 180 ml em cada uma das quatro vezes especificadas, seguido por um copo d'água. Ele tem sabor de limão e não é amargo como o Salamargo.

Eu não recomendo ingerir o Salamargo ou o citrato de magnésio em cápsulas. Os sais requerem uma dissolução correta em quantidades suficientes de água para evitar a irritação e alcançar o relaxamento adequado e duradouro das vias biliares, assim como o efeito laxante necessário.

Ressalvas sobre a ingestão do Salamargo

Algumas pessoas já leram na internet que o Salamargo é perigoso. No entanto, é fácil para alguém culpá-lo pelos problemas de saúde que possui para não precisar realizar algumas mudanças indesejáveis na dieta e no estilo de vida.

Por exemplo, se uma pessoa sofrer de algum problema cardíaco crônico, ela não deve culpar o sal natural por provocar esse problema, mas deve procurar as causas subjacentes comprovadas, como medicamentos para o coração, estatinas, estresse grave em casa ou no trabalho, congestão linfática crônica, excesso de carne, álcool e cigarro, falta de sono e um estilo de vida desregrado. Se essa pessoa, vamos dizer, também sofrer de constipação e ingerir o Salamargo para encontrar alívio nesse problema, é improvável dizer que seus problemas cardíacos se devem ao Salamargo. Você também pode dizer que, apesar de ingerir o Salamargo, uma pessoa pode ter sofrido um ataque cardíaco (por uma série de razões). Ainda assim, algumas pessoas preferem culpar algo natural a um tratamento falho de um problema de saúde específico.

Eu venho trabalhando com o Salamargo há mais de 40 anos e nunca vi qualquer dano causado por ele quando utilizado como parte das limpezas do fígado e enquanto em jejum. Como em tudo, devemos sempre utilizar o Salamargo com cuidado. Enquanto a água é essencial para nossa sobrevivência, bebê-la em excesso pode provocar intoxicação por água e morte. Igualmente, não podemos viver sem oxigênio, mas se os níveis de oxigênio no ar forem maiores do que o normal, podemos morrer disso também. Uma pessoa pode usar quase nada do que é normalmente natural e saudável e ainda assim usar isso como forma de suicídio.

Apesar disso, não há nada inerentemente nocivo no Salamargo. Ele é um mineral encontrado em água mineral que contém magnésio, enxofre e oxigênio, com a fórmula MgSO4. O magnésio é um mineral essencial usado em centenas de processos biológicos. O enxofre é igualmente essencial. Todas as células requerem enxofre para seu funcionamento normal. De fato, o sulfato está entre os micronutrientes mais importantes das células e das enzimas. O enxofre organicamente ligado é um componente de todas as proteínas. Sem ele, não teríamos pele, cabelo ou unhas no corpo, e sofreríamos inflamações crônicas, defeitos cerebrais e cardíacos (também ver *Ingerir minerais essenciais iônicos* e *Expor-se à luz solar regularmente*, Capítulo 5).

Os dois principais elementos se dissociam na solução, que significa que se rompem e se separam em líquidos, facilmente vistos quando você coloca o sal na água. Nenhum dos dois minerais – o magnésio e o sulfato – demonstraram provocar problemas de saúde, muito pelo contrário.

O Salamargo é usado na medicina como:

- Uma terapia de substituição para a deficiência de magnésio;[206]
- Um agente antiarrítmico de primeira linha para *torsades de pointes*, em parada cardíaca;
- Um broncodilatador após os agentes beta-agonista e anticolinérgico terem sido testados, por exemplo, em ataques graves de asma;
- Um nebulizador para reduzir os sintomas da asma aguda;
- Um tratamento para a administração dos ataques graves de asma;
- Um tratamento preferido para controlar as convulsões em gestantes por causa de certas complicações na gravidez (como a toxemia);
- Um método eficaz para atrasar o parto em caso de parto prematuro e para atrasar o nascimento prematuro;
- Um tratamento eficaz para prevenir a paralisia cerebral em bebês prematuros;
- Um tratamento de primeiros socorros para a intoxicação por cloreto de bário;
- Um método eficaz para controlar pressão alta, problemas cerebrais graves (encefalopatia) e convulsões em crianças que desenvolvem subitamente uma inflamação severa dos rins (nefrite aguda);
- Um tratamento para as convulsões que diminui os impulsos nervosos dos músculos.

206. A maneira mais eficaz de fornecer magnésio ao corpo (sem provocar qualquer desconforto ou irritação) é a aplicação do óleo de magnésio na pele, borrifando-o nas axilas ou nas costas das mãos (ver *Informações sobre produtos – Óleo de Magnésio*). O magnésio viajará até onde for necessário.

As únicas contraindicações com suporte científico para seu uso interno são as seguintes:

- alergia a qualquer um dos compostos do sulfato de magnésio;
- batimentos cardíacos irregulares severos (ex.: bloqueio cardíaco);
- gravidez e trabalho de parto próximo (em cerca de duas horas);
- você está grávida, planeja engravidar ou está amamentando;
- você está tomando remédios prescritos ou por conta própria;
- você tem sérios problemas renais ou muito magnésio no corpo.

O Salamargo foi utilizado como remédio para salvar milhões de vidas. Ele não traria tantos benefícios se fosse, de fato, nocivo. Milhões de pessoas já usaram o Salamargo como parte do programa de limpeza do fígado e recuperaram a saúde. Quase todas elas realizaram a limpeza do fígado em casa, de forma segura e eficaz. Elas não teriam obtido tantos bons resultados se o Salamargo tivesse lhes feito mal.

Se ainda tiver ressalvas com relação ao Salamargo, pode-se usar citrato de magnésio (mesma dosagem), como alternativa. Eu não conheço qualquer outra substância que possa ser usada no processo de limpeza do fígado e que seja tão bem-sucedida.

Intolerância ao azeite de oliva

Se você for alérgico ao azeite de oliva ou não tolerá-lo, pode usar óleo de macadâmia, óleo de semente de uva, óleo de girassol ou outros óleos que ajudam na expulsão das pedras. Não use óleo de canola ou de soja nem óleos processados similares (para mais informações sobre os óleos e gorduras saudáveis/nocivos, por favor, leia meu livro *Timeless secrets of health and rejuvenation*). Por favor, saiba que o azeite de oliva extravirgem ainda é o mais eficaz para o processo de limpeza do fígado. Com frequência, a intolerância se deve ao uso de um azeite de oliva inferior que contém outros óleos refinados, como o óleo de soja.

Se você já tiver problemas na vesícula ou se sua vesícula tiver sido removida e você evita ingerir alimentos gordurosos e com muito óleo, você pode se sentir preocupado em ingerir todo esse óleo durante a limpeza do fígado. De fato, você precisa tomar cuidado para não ingerir óleos e gorduras quando seu corpo não for capaz de digeri-los por causa das pedras acumuladas nas vias biliares do fígado e da vesícula. No entanto, a mistura de azeite tomada durante a limpeza do fígado não pode ser comparada à ingestão de gorduras/óleos durante as refeições. O modo como a limpeza é realizada faz com que os óleos desencadeiem uma liberação forte da bílis, o que ajuda na movimentação das pedras para elas sairem do fígado e da vesícula. Como a bílis é muito oleosa e as vias biliares permanecem relaxadas por causa da ação do Salamargo, a passagem das pedras se torna fácil e segura. Realizar a limpeza do fígado é a melhor escolha para aumentar a habilidade do corpo em digerir e utilizar as gorduras.

Intolerância ao suco cítrico

Geralmente, as pessoas alérgicas a toranja e laranja conseguem tolerar o suco de limão. Fazer essa substituição é a melhor solução para elas. As pessoas que têm problemas com o suco de limão, o que é raro, geralmente não têm problemas com o suco de lima.

Caso contrário, misture azeite de oliva com ⅔ de xícara de suco de cereja azedo/ácido, e, se isso não for possível, use suco de maçã. No entanto, nenhuma dessas alternativas é ideal. Entre todas as frutas, as cítricas têm o efeito mais estimulante na secreção da bílis, que queremos aumentar durante a limpeza do fígado.

A maioria das pessoas com alergias alimentares descobre que estas tendem a diminuir ou a desaparecer após uma série de limpezas do fígado.

Se você não tiver a vesícula, ainda pode realizar as limpezas do fígado

Se sua vesícula já tiver sido removida, ainda pode realizar as limpezas do fígado. De fato, as pessoas sem a vesícula tendem a ter muito mais pedras no fígado do que aquelas que ainda possuem o órgão. As pedras intra-hepáticas impedem o fígado de remover as toxinas e os dejetos do sangue, o que pode levar a um sobrecarregamento de toxinas nos tecidos adiposos e conectivos do corpo. Isso pode ocasionar congestão linfática e ganho de peso – uma medida protetora tomada pelo corpo para evitar que as toxinas causem mal – e muitas outras doenças, inclusive diabetes, doenças cardíacas e câncer.

Quando realizar sua primeira limpeza de fígado, pode notar que não sairão muitas pedras; isso acontece porque as vias biliares de seu fígado tendem a estar mais bloqueadas do que o normal. Levará de uma a duas limpezas do fígado para começar a suavizar e a liberar essas obstruções mais sérias. Ainda assim, muitas pessoas que não possuem a vesícula começam a liberar algumas pedras logo no início.

Se as pedras não saírem o mais rápido possível ou se não saírem cerca de 50 pedras, antes de realizar uma nova limpeza, você poderá estender o período de preparação em pelo menos seis dias, totalizando de 12 a 14 dias. Isso facilitará o processo de expulsão das pedras pelo fígado. Nesse caso, você pode alternar entre diferentes opções, tais como suco de maçã, suco de cereja azedo, ácido málico, lisimáquia, etc.

Observação: apesar de raramente sugerir suplementos, como recomendação geral, você pode considerar tomar um suplemento de bílis. A maioria dos suplementos de bílis contém bílis de boi. A razão é a seguinte: sem a vesícula, você nunca mais terá a quantidade e a viscosidade corretas de bílis requeridas para a digestão adequada. Se você desenvolver sintomas de diarreia, diminua a dosagem ou descontinue o uso e recomece o consumo em uma dose menor quando a diarreia cessar. Pergunte ao seu médico acerca do produto que seja mais adequado a você. Os médicos devem recomendar um suplemento de bílis aos seus pacientes após a remoção cirúrgica de sua vesícula, mas raramente o fazem.

Por que os cálculos calcificados podem não ser expulsos

...e o que você precisa saber para dissolvê-los e fazer com que não voltem a se formar

Eu já expulsei diversos cálculos calcificados de mais de 2 centímetros durante minhas próprias séries de limpezas do fígado, em 1995, e minha esposa expulsou pelo menos um cálculo duas vezes maior (ver **Figura 6d**), durante sua nona limpeza. Algumas pessoas já expulsaram dezenas de pedras calcificadas de suas vesículas durante a primeira limpeza de fígado.

Se todos os passos forem seguidos à risca, inclusive a ingestão de Salamargo, que, de acordo com a pesquisa,[207] relaxa todas as vias

207. "O efeito do sulfato de magnésio sobre a a Esfíncter de Oddi do homem". George S. Bergh e John A. Layne, *American Journal of Digestive Diseases*; volume 9, número 5, 162-165, DOI: 10.1007/BF02997291.

biliares, e, ao fazer as limpezas de cólon antes e depois da limpeza do fígado, essas pedras podem passar facilmente. No entanto, descobri que as pequenas pedras calcificadas podem ser liberadas durante a primeira limpeza do fígado, mas as pedras maiores encontradas na vesícula podem não sair tão fácil e rapidamente. Sendo mais pesadas que a bílis, elas geralmente ficam na parte inferior da vesícula e não se movem em direção ao duto da vesícula (duto cístico), a menos que a vesícula seja esvaziada de outras pedras não calcificadas.

As pedras calcificadas são as mais relutantes em sair e, em alguns casos, podem nunca sair. Dito isso, algumas pessoas as expulsam rapidamente, como esse locutor de rádio famoso, Paul Nison, que registrou uma entrevista comigo, que pode ser encontrada no link <www.youtube.com/enerchiTV>. No vídeo intitulado "Andreas fala sobre a limpeza do fígado com o apresentador Paul Nison",[208] Nison segura uma jarra de vidro cheio de pedras calcificadas que ele expulsou durante sua primeira limpeza do fígado.

Se a situação anterior for o caso (nenhuma pedra calcificada expulsa mesmo após 12 ou mais limpezas do fígado) e houver somente alguns desses cálculos na vesícula, ela não deve ser uma grande preocupação enquanto as vias biliares do fígado estiverem abertas e limpas. Como já foi mencionado, 80% de todas as pessoas que têm pedras na vesícula nunca sentirá efeitos adversos ou aumentará o risco de sofrer de um ataque de cálculos.

Existe algo chamado *taxa de ejeção da bílis*, que pode ser baixa em algumas pessoas cujas paredes da vesícula estejam enfraquecidas pelo passar do tempo. Isso significa que é muito difícil para as pedras calcificadas saírem da vesícula. As únicas pedras que essas pessoas podem liberar são aquelas que prejudicam as vias biliares do fígado. É claro, é muito importante desobstruir as vias biliares do fígado porque, quando elas estão obstruídas, o fígado não consegue se livrar adequadamente das toxinas. Entretanto, eu já presenciei melhoras graduais da taxa de ejeção da bílis da vesícula após uma série de limpezas do fígado e da vesícula.

Além de limpar o fígado e a vesícula, comer alimentos que reduzam gradualmente os depósitos de cálcio, como aqueles encontrados nas pedras dos rins, nos cálculos, nas placas dos vasos sanguíneos, na

208. "Andreas fala sobre a limpeza do fígado com Paul Nison", www.youtube.com/enerchiTV.

próstata e nas glândulas mamárias, etc. também pode ser útil. Esses alimentos incluem suco de beterraba e de limão, aspargo, raiz de gengibre, pimenta caiena, o chá de limpeza dos rins, e sim, até mesmo uma xícara de café orgânico por dia (como aparece na pesquisa).

O cálcio em excesso no corpo é a principal causa de envelhecimento e de doenças degenerativas e crônicas. A seguinte abordagem nutricional natural livra diretamente o corpo do cálcio metálico não utilizado e ajuda na desintoxicação geral, no crescimento saudável do cabelo, do tecido da pele, das unhas e dos ossos:

Tome cristais de enxofre orgânico diariamente. Comece com uma dose confortável e aumente até chegar a uma colher de chá (5 g), duas vezes por dia. Esse produto, uma das substâncias mais comuns do corpo, pode ser tomado de forma contínua e não causará nenhum efeito nocivo. No entanto, reações iniciais podem ocorrer. Você pode aumentar a dose para até uma colher de sopa (15 g), duas vezes ao dia, para alcançar mais resultados. Além de quebrar os depósitos de cálcio, o enxofre orgânico remove de forma eficaz os metais, os elementos químicos e os venenos tóxicos do corpo, além de ser excelente para o crescimento saudável do cabelo, das unhas e dos ossos (para mais informações detalhadas, veja a seção *Dê-nos nossa dose diária de enxofre*, Capítulo 5).

(**Observação**: mesmo que beber café tenha demonstrado desencadear contrações na vesícula e, portanto, impedir a formação de pedras, é melhor confiar na limpeza da vesícula e usar as gorduras/óleos nos alimentos que sirvam de estimulante, ou, pelo menos, não se exceder na ingestão de café, ou seja, beber não mais que uma xícara de café por dia. Ingerida em excesso, a cafeína pode provocar dor de cabeça, ansiedade, insônia, arritmia cardíaca [palpitações], pressão alta, distúrbios gastrointestinais e urinários, problemas na próstata e TPM. As bebidas cafeinadas tendem a ser nocivas somente quando você está cansado ou sofre de falta de energia crônica. Elas não devem ser usadas como estimulantes, já que esgotam o corpo da pouca energia que lhe resta. Essa situação pode ser extremamente estressante para o corpo. Por outro lado, beber uma xícara de café quando se sentir estimulado não traz consequências negativas, ao contrário, pode ser benéfico).

A lipoproteína de alta densidade (HDL) ou o bom colesterol naturalmente evita as calcificações; comer alimentos que aumentam os níveis de HDL é, portanto, muito benéfico. O óleo de coco, o azeite de oliva e os demais óleos naturais elevam os níveis de HDL, enquanto as frituras (ricas em gorduras trans), assim como os óleos vegetais hidrogenados e de baixo custo, os diminuem e provocam diretamente o aumento da placa.

As proteínas animais e o cálcio de lixiviação de açúcar refinado/processado encontrado nos ossos e nos dentes podem ser transformados em depósitos minerais nas articulações, em pedras nos rins e cálculos calcificados.

O fluoreto adicionado à água municipal nos Estados Unidos e em outros países é o principal responsável pela formação de depósitos de cálcio no corpo. O fluoreto é magneticamente atraído à glândula pineal, onde forma cristais de fosfato de cálcio ainda mais que a vesícula e os rins. A glândula pineal calcificada pode provocar falta de orientação, entre outros problemas de saúde.

Os suplementos de cálcio são, de longe, a maior causa de calcificação e não devem ser ingeridos por ninguém. Ingira alimentos ricos em cálcio orgânico ou iônico, como sementes de gergelim (ou pasta de tahine), amêndoas, nozes, castanhas-do-pará, sementes de chia, couve-de-folhas e outras verduras verdes folhosas como o brócolis, bem como feijão-verde, grão-de-bico, a maioria dos feijões, figos frescos e damascos.

Quase todos os alimentos processados contêm alguma forma de cálcio metálico, como o fosfato de cálcio ou o carbonato de cálcio. Muitos suplementos alimentares contêm essas substâncias como reservatórios também. Já que a calcificação representa uma das mais importantes causas das doenças físicas e mentais, devemos evitar o consumo dos alimentos processados e dos suplementos enriquecidos com cálcio o quanto pudermos.

Beber suco feito com um ou dois limões/limas por dia, por pelo menos três ou quatro meses, ajuda na redução do tamanho das pedras calcificadas. O chá de camomila é bom na dissolvição/quebra das pedras também, apesar de possuir um resultado lento. A *Chanca piedra* (quebra-pedra), idealmente tomada como extrato líquido (20 gotas em um copo d'água, três vezes ao dia), tem sido usada tradicionalmente para dissolver, de maneira gradual, as calcificações encontradas na vesícula e nos rins. No entanto, é importante saber que o que funciona para algumas pessoas pode não funcionar para todas. Coisas diferentes funcionam para diferentes pessoas, e uma delas pode precisar tentar várias abordagens até determinar qual delas é a mais eficaz.

Dor de cabeça, náusea ou mal-estar durante ou após a limpeza do fígado

Se você sentir dor de cabeça ou náusea dias após ter realizado a limpeza do fígado, é geralmente pelo fato de não ter seguido bem as instruções, principalmente aquelas relacionadas à limpeza do cólon, antes e após cada limpeza do fígado.

No entanto, em algumas raras ocasiões, os cálculos podem continuar a sair do fígado após o término da limpeza. Algumas toxinas liberadas por essas pedras podem entrar no sistema circulatório e provocar desconforto. Nesse caso, você pode beber cerca de 120 a 180 ml de suco de maçã ou a mesma quantidade de suco de cereja azedo até o desconforto acabar. É melhor beber o suco pelo menos meia hora antes do café da manhã. Além disso, uma limpeza do cólon pode ser necessária novamente para liberar as pedras que ainda podem sair.

O método de limpeza de tecido (água ionizada), como descrito no Capítulo 5, também ajuda na remoção das toxinas. Se você colocar um pedaço pequeno de gengibre em um recipiente térmico e beber essa água, sentirá um alívio quase imediato da náusea. Ingerir um tablete de ácido clorídrico ou algumas colheres de sopa de suco de aloe vera é outra boa opção. Beber de duas a três xícaras de chá de camomila por dia ajuda a acalmar o trato digestivo e o sistema nervoso. A camomila também é um quebra-pedra muito bom quando se trata de pedras calcificadas.

Algumas pessoas se sentem nauseadas durante a noite e/ou de manhã cedo. Isso se deve à saída súbita e forte dos cálculos e das toxinas do fígado e da vesícula que empurra algumas das misturas de azeite de volta ao estômago, principalmente se o cólon não estiver limpo. No entanto, a náusea pode ocorrer principalmente se o estômago sofrer de deficiência de ácido clorídrico e, assim, deixa o esfíncter do esôfago aberto e permite que o conteúdo do estômago volte.

Em geral, a náusea passa à medida que a manhã avança. No entanto, se a náusea for muito forte e você sentir que irá desmaiar ou vomitar, pode ingerir um tablete de ácido clorídrico de betaína ou 30 ml de suco de aloe vera. Isto rapidamente fechará o esfíncter do esôfago e a náusea deixará de ser sentida. Duas colheres de chá de vinagre de cidra de maçã tomadas com 30 ml de água também ajudam.

Durante uma de minhas 12 limpezas do fígado, passei uma noite horrível e, apesar de vomitar a maior parte da mistura de azeite, essa limpeza foi tão boa quanto as demais que eu já havia realizado. Quando vomitei, o óleo já havia feito seu trabalho, ou seja, já havia liberado os cálculos. Se isso acontecer com você, lembre-se de que essa situação representa somente uma noite ruim. A recuperação de uma cirurgia convencional da vesícula pode levar semanas ou meses. A cirurgia também pode levar à dor extrema e ao sofrimento nos anos seguintes.

Quando usar doses mais baixas de azeite de oliva e Salamargo

Em raros casos, principalmente se você tiver a estrutura física pequena, ou não pesar mais do que um adolescente, a quantidade normal de azeite de oliva pode ser muito alta para você e, com isso, poderá se sentir mal. Tente reduzir a quantidade de azeite de oliva, sucos cítricos e Salamargo em dois terços ou pela metade. Você descobrirá que a quantidade reduzida de cada componente da limpeza ainda será suficiente para alcançar os resultados desejados, além de permitir uma sensação de maior conforto durante a limpeza.

A limpeza do fígado não surtiu os resultados esperados

Em alguns casos, embora muito raramente, a limpeza do fígado não gera os resultados esperados. A seguir, descrevo as principais causas e suas soluções:

1. É provável que a congestão severa nas vias biliares do fígado, por causa de estruturas extremamente densas das pedras, tenha evitado que o ácido málico presente no suco de maçã, no suco de cereja ou em outra fonte alternativa as suavize o suficiente durante a primeira tentativa de limpeza. Em algumas pessoas, pode levar de duas a três limpezas do fígado até que as pedras comecem a sair.

A *Chanca piedra*, também conhecida como quebra-pedra, pode ajudar na preparação do fígado e da vesícula para uma liberação mais eficaz, em especial se você tiver pedras calcificadas na vesícula. Tome 20 gotas de extrato de *Chanca piedra* (ver *Informações sobre produtos*, no final do livro) em um copo d'água, três vezes ao dia, durante pelo menos duas a três semanas antes da próxima limpeza.

A alternativa seria beber três colheres de sopa de suco de limão não diluído e não adoçado, de 15 a 30 minutos antes do café da manhã, diariamente, na semana que antecede a limpeza do fígado. Isso estimula a vesícula e a prepara para mais uma limpeza do fígado. Isso pode ser feito por muito tempo para reduzir as calcificações no corpo.

O óleo de hortelã entérico, tomado em cápsulas, também é muito útil na dissolução de cálculos calcificados ou na redução de seu tamanho. Pode não ser fácil encontrá-lo na forma pura, e nem todas as pessoas conseguem tolerá-lo. Ele é geralmente misturado a outros componentes que podem reduzir sua eficácia.

Beber de duas a três xícaras de chá de camomila por dia também auxilia na dissolvição das pedras calcificadas.

Outra forma útil de ajudar o fígado e a vesícula no momento da limpeza, e encorajar a liberação de mais pedras, é embeber um pedaço de flanela em vinagre de cidra de maçã aquecido e colocá-la na região do fígado/vesícula por 20 a 30 minutos. Algumas pessoas descobriram maiores benefícios com o uso de óleo de rícino aquecido.

As ervas chinesas genciana e bupleurum ajudam a quebrar a congestão e podem, portanto, preparar seu fígado para mais uma limpeza bem-sucedida. Essas ervas são preparadas como tintura. São mais conhecidas como Amargas chinesas ou Chinese Bitters (ver *Informações sobre produtos*, no final do livro). A dosagem correta para essa tintura é de ½ a 1 colher de chá (5 ml), uma vez por dia, em jejum, cerca de 30 minutos antes do café da manhã. Esse regime deve ser seguido durante três semanas antes de beber o suco de maçã, o suco de cereja azedo ou uma das demais opções. Qualquer reação desagradável geralmente desaparece após três a seis dias; essas reações podem ser minimizadas seguindo a fórmula de limpeza dos tecidos que usa água quente ionizada e mantém os intestinos limpos por meio de cápsulas de Colosan, de um Colema ou de um enema (ver Capítulo 5).

2. Você pode não ter seguido as instruções corretamente. Deixar de fora qualquer item do procedimento, ou alterar a dosagem ou o tempo das etapas estipuladas pode prejudicar a obtenção dos resultados.

3. Em algumas pessoas, a limpeza do fígado não funciona, a menos que o cólon tenha sido limpo primeiramente. O excesso de dejetos e gases corta a secreção adequada da bílis e não permite que a mistura de azeite se movimente com facilidade pelo trato gastrointestinal superior. Em pessoas que se encontram gravemente constipadas, a vesícula pode abrir-se com muita dificuldade durante a limpeza do fígado. Idealmente, deve-se realizar a limpeza do cólon no mesmo dia em que será realizada a limpeza do fígado.

4. Se a taxa de ejeção da bílis da vesícula estiver muito baixa, isso significa que simplesmente não há bílis suficiente para remover qualquer uma de suas pedras acumuladas. Pode também não haver espaço suficiente para a bílis entrar na vesícula vinda do fígado, o que é necessário para remover os cálculos. Apesar de ser uma situação complicada, com paciência e perseverança, a taxa de ejeção da bílis pode ser melhorada, pelo menos é o que tenho visto em várias pessoas que entraram em contato comigo.

Interrupção durante a preparação da limpeza do fígado

Se você começar a se preparar para a limpeza do fígado, mas por alguma razão (como a gripe) não consegue completá-la no sexto dia, não se preocupe; isso não lhe fará mal. O ácido málico que suaviza as pedras ajuda a quebrar algumas delas e as deixa bem pequenas, bem como ajuda a remover as toxinas do fígado. Isso tornará as coisas mais fáceis quando começar a realizar a preparação para a nova limpeza. Se você somente precisar adiar a limpeza por um ou dois dias, continue a beber o suco de maçã/suco de cereja/solução de ácido málico (ou outra opção) durante esses dias a mais.

SOS: ataque de cálculo (como lidar com essa situação)

Geralmente me perguntam se existe alguma outra forma de parar os ataques de cálculo na vesícula além da cirurgia de emergência. Muitos ataques de cálculos envolvem cálculos calcificados que podem passar da vesícula distalmente para outras partes do trato biliar, como o duto cístico, a via biliar comum, o duto pancreático ou a ampola hepatopancreática.

A presença de cálculos pode levar a uma colecisitite aguda, uma inflamação caracterizada pela retenção da bílis na vesícula e que geralmente gera uma segunda infecção por meio dos microrganismos intestinais. Em outras partes do trato biliar, os cálculos podem provocar a obstrução das vias biliares que podem levar a sérios problemas de saúde como a colangite ou a pancreatite. Qualquer uma dessas doenças é considerada perigosa e significa, portanto, uma emergência médica.

Em primeiro lugar, se você sofrer um ataque de cálculos, não significa que seja um candidato à cirurgia. Eu não gostaria que esse órgão tão importante fosse retirado de você, a menos que ele esteja severamente inflamado, perfurado ou morto. Em quase todos os casos que eu conheço, nos quais os pacientes permitiram que o cirurgião removesse a vesícula, eles continuaram a sofrer com ataques de cálculos, problemas digestivos, ganho de peso e aumento de risco de desenvolverem câncer.

Na grande maioria dos casos, um cálculo preso consegue passar sozinho. Eu pessoalmente já tive mais de 40 cálculos dolorosos antes de realizar minha própria série de limpezas do fígado, e mesmo que algumas tenham durado mais de três semanas, as pedras sempre saíram sozinhas. Nunca sofri um ataque após ter realizado a limpeza, e se você tiver a tendência de sofrer com ataques de cálculos, isso pode servir para você também.

No entanto, enquanto ainda tiver pedras no fígado e na vesícula, sofrerá com a chance de ter de um ataque após ingerir refeições gordurosas, ovos, carne bovina, peixe ou outras proteínas. Para evitar a possibilidade de um ataque, é importante fazer mudanças necessárias em sua dieta e estilo de vida, como especificadas em meu livro *Timeless secrets of health and rejuvenation.*

Se eu tivesse sabido lá atrás o que eu sei hoje, não teria sofrido de dores quando tive um ataque de cálculo. As seguintes recomendações têm ajudado milhares de pessoas com esse problema. Quando as dores cessarem, sugiro que espere uma semana e, em seguida, comece a preparação para a limpeza do fígado e da vesícula. Assegure-se de seguir todas as instruções deste capítulo à risca, principalmente aquelas que se referem à limpeza do cólon, antes e depois de cada limpeza do fígado.

Eu descobri que, se você sofrer um ataque de cálculos após comer algo muito pesado/gorduroso/com proteínas, beber um copo de Salamargo (uma colher de sopa dissolvida em 240 ml de água) em jejum e colocar uma toalha de mão embebida em vinagre de cidra de maçã sob o abdome, bem como massagear vigorosamente e apertar o segundo, terceiro e quarto dedos dos pés, o ajudarão a parar o ataque rapidamente.

Como já foi mencionado, uma pesquisa científica demonstrou que o Salamargo relaxa e dilata as vias biliares e a ampola hepatopancreática para que as pedras que estiverem presas possam passar até o intestino delgado e, finalmente, saírem do corpo. Não é uma surpresa ver por que todas essas pessoas que seguiram as instruções anteriores conseguiram parar o ataque de cálculos, evitar o desenvolvimento de uma pancreatite e a cirurgia da vesícula.

Além disso, eu também recomendo que as pessoas que sofram com ataques de cálculos bebam cerca de 180 ml de suco de beterraba durante as três ou quatro refeições depois do ataque. Só isso ajuda muitas pessoas a liberarem as pedras presas.

Algumas pessoas realizaram a limpeza do fígado para não sofrerem mais com os ataques contínuos que apresentavam, e esta demonstrou funcionar muito bem, mesmo antes de beberem a mistura de azeite. No entanto, eu sempre alertei para a não realização da limpeza sem antes a do cólon, e, é claro, três dias depois.

Para evitar novos ataques ou aliviar a dor vinda de um, ingira de duas a três colheres de sopa de beterraba crua e ralada (lavada se for orgânica, e descascada caso não seja), antes do café da manhã e do almoço, ou coloque-a na salada. Ela pode ser combinada com o suco de ¼ de limão, ¼ de colher de chá de cúrcuma e uma a duas colheres de sopa de azeite de oliva. Esse processo pode ser repetido todos os dias, até que a dor ou o desconforto desapareçam.

Quando estiver sofrendo um ataque de cálculos, durante, pelo menos, três dias depois, evite ingerir ovos, carne bovina, frutos do mar, aves, leite, queijo, toranjas, laranjas, milho, feijões e nozes, álcool, açúcar, bolos, óleos hidrogenados e parcialmente hidrogenados. Ingerir vegetais cozidos, saladas, grãos leves, como o arroz Basmati, óleo de coco ou de oliva, manteiga clarificada ou normal em pequenas quantidades e frutas (exceto toranja e laranja) faz bem. Certifique-se de não comer em excesso.

Centenas de milhares de pessoas sofrem de ataques de cálculos todo ano. Existem muitos fatores que desencadeiam esses ataques, alguns dos quais já listei neste livro. Para mim, costumava ser o levantar de objetos pesados ou a realização de exercícios de alongamento que pressionavam a vesícula e espremiam uma ou diversas pedras. Outras pessoas sofrem um ataque de cálculos após a ingestão de suco de laranja (os sucos cítricos estimulam a vesícula). Na maioria dos casos, no entanto, esses ataques são provocados pela ingestão de alimentos ricos em proteína (carne bovina, peixe, frango, porco, presunto, etc.), frituras, muita manteiga, cremes, sorvetes, chocolate, nozes em excesso, leite de vaca, queijo, batatas fritas, salgadinhos, etc. Os ovos estão entre os principais desencadeadores de ataques de cálculos entre todos os alimentos. O excesso de ingestão de comida, não importa qual tipo, também desencadeia esses ataques.

Se uma pedra ou resto de bílis tiver provocado uma pancreatite e a inflamação tiver cessado após o seguimento das recomendações anteriores, seria uma boa ideia realizar uma série de limpezas do fígado para evitar que essas dores voltem. Essa limpeza é extremamente importante caso sua vesícula já tenha sido extraída. Lembre-se, a remoção cirúrgica da vesícula não resolve o problema real, que é, na verdade, a congestão da via biliar do fígado.

As crianças devem ou podem fazer limpezas do fígado?

Está se tornando cada vez mais óbvio que os cálculos podem se formar em crianças tanto quanto em pessoas mais velhas. De fato, a idade não é um fator de risco para a formação de cálculos. Independentemente se tiver sido uma criança ou um adulto que tenha sido vacinado, que tome antibióticos ou outros medicamentos, que beba refrigerantes dietéticos regularmente ou água com flúor, coma hambúrguer, consuma alimentos pobres em gordura, açúcar ou outras *junk foods*, ambos sofrerão com a formação de cálculos como resposta direta às suas escolhas alimentares.

Muitas crianças são literalmente envenenadas pelo que comem ou bebem (ver Capítulo 3, sobre corantes em medicamentos e alimentos), inclusive pelos famosos cereais matinais ditos *saudáveis*.[209] Portanto, não é de surpreender que haja tantas crianças hoje que tenham um acúmulo de centenas e, às vezes, milhares de cálculos no fígado. Quanto maior o número de cálculos, maior a tendência de sofrerem de algumas doenças bastante sérias agora ou no futuro.

Eu pessoalmente desenvolvi os cálculos antes dos 6 anos de idade e comecei a sofrer com doenças debilitantes aos 8; isso aconteceu por causa da ingestão de alimentos ricos em proteína animal.

As crianças com 10 anos ou mais podem realizar as limpezas do fígado; no entanto, elas só devem usar *metade* da dosagem de todos os componentes, como o suco de maçã/suco de cereja azedo, Salamargo, azeite de oliva e o suco adicionado a ele. Adolescentes com 16 anos ou mais podem usar a dosagem adulta, a menos que seu corpo ainda seja muito pequeno.

Além disso, é melhor para nossas crianças começarem todo o processo no sexto dia da preparação cerca de uma hora a uma hora e meia antes do recomendado no início deste capítulo, inclusive o almoço (idealmente ingerido ao meio-dia). Isso significa que sua primeira dose de Salamargo deve ser tomada entre às 16h30 e 17 horas, e a mistura

---

209. Para aprender mais sobre a incrível pesquisa científica conduzida sobre os cereais matinais, leia o meu livro *Timeless secrets of health and rejuvenation*.

de azeite, entre às 20h30 e e 21 horas. As instruções para o sétimo dia permanecem as mesmas que para os adultos.

Algumas mães administram a limpeza do fígado de seus filhos menores de 10 anos. Uma chinesa tinha dois filhos, de 4 e 6 anos, que sofriam de diversas doenças, passaram por várias limpezas do fígado (após as próprias crianças terem pedido sua realização) e expulsaram muitas pedras. A maioria dos pais nem consideraria fazer seus filhos passarem pelas limpezas do fígado a essa idade. Apesar de não haver nada de nocivo na limpeza do fígado que possa prejudicar crianças maiores de 4 anos, eu somente as submeteria às limpezas se elas próprias insistissem muito em realizá-las. As limpezas do fígado requerem o total envolvimento das pessoas e sua boa vontade em seguir todas as instruções necessárias.

Capítulo 5

Regras Simples para Manter o Fígado Livre de Cálculos

Quando tiver eliminado todos os cálculos[210] por meio de uma série de limpezas do fígado, existem diversas práticas saudáveis que você pode facilmente realizar e que ajudarão seu fígado a permanecer livre de pedras.

1. Limpe seu fígado duas vezes ao ano

Eu recomendo veementemente que você limpe seu fígado de uma a duas vezes ao ano. Um bom momento para realizar a limpeza seria na época da mudança das estações, apesar de ser melhor evitar sua realização na lua cheia. Quando as estações mudam, o corpo passa por modificações fisiológicas muito grandes e fica mais propenso a liberar toxinas e dejetos acumulados (como visto na incidência cada vez maior de gripes). Já que o sistema imunológico está naturalmente mais fraco durante os dias de ajuste sazonal, a limpeza do fígado atua mais profundamente para manter o resto do corpo saudável.

---

210. Se você expeliu somente de 10 a 20 pedras pequenas em duas limpezas consecutivas, talvez tenha de adotar a manutenção desse processo e realizar a limpeza do fígado somente de uma a duas vezes por ano.

2. Mantenha seu cólon limpo

Um intestino grosso fraco, irritado e congestionado se torna um viveiro de bactérias que estão simplesmente fazendo seu trabalho – de decomposição de dejetos possivelmente nocivos. Como efeito colateral dessas atividades, os micróbios produzem substâncias tóxicas. Algumas dessas toxinas entram na corrente sanguínea, que as leva direto para o fígado. A constante exposição das células do fígado a essas toxinas prejudica seu desempenho e reduz a secreção da bílis. Isso leva a mais problemas relacionados às funções digestivas.

Quando você ingere alimentos altamente processados que perderam quase todos os seus nutrientes e fibras naturais, o corpo não tem escolha a não ser deixar parte desses alimentos não digeridos. Os alimentos processados tendem a formar fezes secas, duras ou grudentas que passam com dificuldade pelo trato intestinal.

Normalmente, os músculos que cercam o cólon podem facilmente espremer e empurrar as fezes fibrosas e volumosas, porém eles lutam ferozmente para poder deixar passar as fezes grudentas e viscosas que já não possuem mais fibras. Quando a matéria fecal fica muito tempo no cólon, torna-se mais dura e mais seca. Se fosse só esse o problema, apenas teríamos de nos preocupar com a constipação (problema sofrido por milhões de americanos) e tomar laxantes. Mas existe muito mais por trás disso.

Após as fezes grudentas terem aderido às paredes do cólon, elas passam por mudanças bioquímicas e fazem o seguinte. Elas:

- se fermentarão ou putrefarão, tornando-se assim um viveiro de parasitas e patógenos, assim como um armazém de produtos químicos tóxicos. Esses produtos químicos podem contaminar o sangue e a linfa, e, assim, envenenar cada vez mais o corpo;
- formarão uma barreira que evita que o cólon interaja com a massa fecal e absorva a água e certos nutrientes;
- restringirão o movimento peristáltico das paredes do cólon, tornando difícil para o cólon a contrição rítmica que força o excremento a passar por onde ele deve.

Você conseguiria fazer seu trabalho bem se estivesse coberto por dejetos? A seguir, mostro alguns sintomas que podem surgir em virtude do mau desempenho do cólon:

Dor na parte inferior das costas, dor no pescoço e nos ombros, dor na parte inferior e superior dos braços, desorientação (dificuldade de concentração), fadiga ou lentidão, maior risco de contrair gripes e resfriados, constipação ou diarreia, flatulência/gases ou inchaço, doença de Crohn, colite ulcerosa, pólipos, colite/síndrome do intestino irritável (SII), diverticulite/diverticulose, síndrome do intestino com vazamento e dor na parte inferior do estômago.

O intestino grosso absorve os minerais e a água. Quando as membranas do intestino grosso são impactadas pela placa mucoide, não conseguem assimilar e absorver os minerais (assim como algumas vitaminas). Um cólon congestionado pode levar a doenças relacionadas à deficiência de nutrientes e à desidratação. A maior parte dos problemas de saúde são, de fato, distúrbios relacionados a algum tipo de deficiência. Esses problemas surgem quando certas partes do corpo sofrem de subnutrição, principalmente de minerais (ver também *Coma minerais iônicos e essenciais*, neste capítulo).

A seguir, apresento as três formas de limpar o cólon que eu recomendo em conjunto com as limpezas do fígado:

1. Manter o cólon limpo por meio da irrigação colônica, por exemplo, é uma forma eficaz de prevenir e proteger o fígado contra as toxinas geradas no intestino grosso. A irrigação colônica, conhecida também como hidroterapia de cólon, é uma das terapias mais eficazes para o cólon. Uma sessão de 30 a 50 minutos pode eliminar grandes quantidades de dejetos presos que podem ter se acumulado ao longo dos anos. Durante uma sessão colônica, o terapeuta usa um total de 3 a 6 litros de água destilada ou purificada para limpar seu cólon. Por meio de uma massagem abdominal, antigos depósitos de *matéria fecal mucoide* se soltam e se desprendem das paredes do cólon e, subsequentemente, são removidos pela água.

A colonterapia tende a gerar um efeito tremendamente aliviador. Em geral, você sentirá uma sensação de leveza, limpeza e melhora de raciocínio ao passar por ela. No entanto, durante o procedimento, você pode sentir um leve desconforto sempre que grandes quantidades de toxinas se desprenderem das paredes intestinais e forem em direção ao reto. Em alguns raros casos, a antiga matéria fecal e as toxinas continuam a se desprender um ou dois dias após a realização dessa terapia, o que gera dor de cabeça, falta de energia ou outros sintomas relacionados à limpeza prolongada.

Durante o procedimento, um tubo de borracha tanto leva a água até o cólon como carrega os dejetos para fora. Os dejetos expulsos podem ser vistos boiando pelo tubo, mostrando o tipo e a quantidade de dejetos eliminados.

Quando o cólon estiver totalmente limpo depois de duas, três ou mais colonterapias, a dieta, os exercícios ou outras formas de manter uma boa saúde serão muito mais eficazes.

Estima-se que 80% de todo o tecido imunológico sejam encontrados nos intestinos. Portanto, limpar o cólon de dejetos tóxicos imunossupressores e remover os cálculos do fígado podem fazer toda a diferença no tratamento de câncer, doenças cardíacas, Aids ou outras doenças sérias.

A irrigação colônica é uma forma segura e higiênica de limpar o cólon. As pessoas que nunca passaram por uma colonterapia e têm medo de realizá-la, ou que tenham interesses em dissuadir outras pessoas de realizá-la, são, em geral, as pessoas que mais levantam dúvidas sobre a eficácia do tratamento.

Eu já trabalhei com centenas de hidroterapeutas de cólon em todo o mundo nos últimos 25 anos e só tenho elogios a fazer sobre esse tratamento de limpeza intestinal que pode salvar vidas. Existem hospitais em Israel e na Rússia que nem aceitam pacientes, a menos que possam provar a realização de uma colonterapia. Essa política exclui um grande número de outras origens de doenças e, portanto, torna seu trabalho mais fácil.

2. Se você não tiver acesso a um colonterapeuta, obterá grandes resultados ao usar uma prancha de Colema (ver *Informações sobre produtos,* no final do livro) como segunda opção. A prancha permite que você limpe seu cólon no conforto de sua casa. O Colema é um enema que pode ser feito por você mesmo, fácil de aprender e realizar.

Ou você pode realizar dois a três enemas de água para alcançar um benefício similar.

3. Um enema de água é o procedimento mais antigo de introduzir água purificada no reto e no cólon por meio do ânus, que data de milhares de anos atrás. O volume cada vez maior de líquido provoca uma rápida expansão do trato intestinal inferior, geralmente resultando em inchaço desconfortável, cólicas, peristaltismo forte e sensação de extrema urgência em evacuar que vem do trato intestinal inferior. Uma pessoa acostumada a realizar enemas pode facilmente fazer a água chegar bem fundo no cólon e limpá-lo por completo. Um enema funciona muito melhor que laxantes em termos de velocidade e certeza de resultados, o que o torna mais valioso e eficaz na limpeza intestinal.

De fato, um enema tem efeito imediato em quase todas as partes do corpo. Ele alivia constipação, distensão, febre crônica, resfriado comum, dores de cabeça, distúrbios sexuais, pedras nos rins, dor na região do coração, vômito, dor na parte inferior das costas, rigidez e dor no pescoço e nos ombros, distúrbios nervosos, hiperacidez e cansaço. Além disso, os distúrbios como artrite, reumatismo, ciática e gota podem simplesmente desaparecer com a ajuda de enemas realizados regularmente.

Use água filtrada em temperatura ambiente ou morna para esse tipo de limpeza intestinal. Para obter melhores resultados, adicione uma colher de chá de sal marinho natural por litro de água usada (para mais detalhes sobre outros tipos de enemas que envolvam o uso de chás de certas ervas, de café ou óleo, veja meu livro *Timeless secrets of health and rejuvenation.*).

Para realizar um enema de água você precisará de uma bolsa de enema (ver Figura 15). A maioria dos equipamentos usados no enema em casa, a fim de limpar o cólon, é feita de látex (borracha). Se você for alérgico ao látex, certifique-se de escolher outros equipamentos feitos de plástico, vinil ou silicone.

A Enemabag.com oferece algumas boas alternativas de bolsas de látex. A maioria das indústrias químicas ou farmácias tem bolsas para enema, geralmente vendidas para mulheres grávidas que, com frequência, se encontram constipadas. A Enemasupply.com tem uma ampla

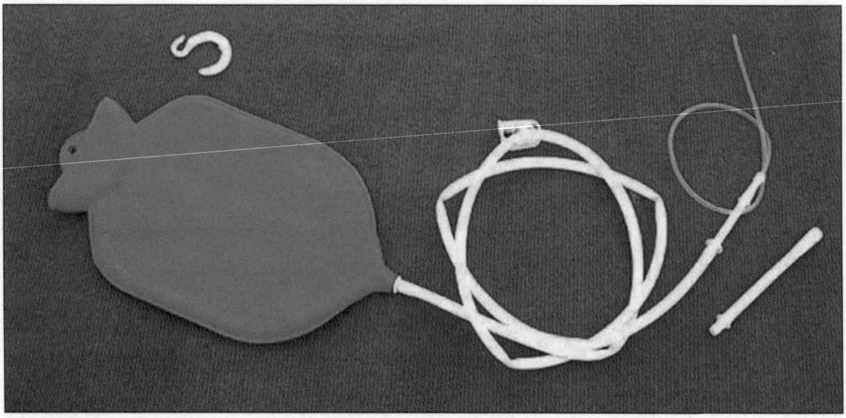

Figura 15: Uma bolsa para enema de dois quartos de capacidade vendida na healthandyoga.com.

seleção de diferentes bolsas para enema (também ver *Informações sobre produtos*).

Como realizar um enema de água:

1. Abra uma toalha velha ou uma manta no chão do banheiro, perto do vaso sanitário, e deixe um pequeno travesseiro por perto.

2. Lave a ponta do enema com água e sabão. Esfregue bem e prenda-a à base da mangueira de plástico/borracha.

3. Encha a bolsa com água sem cloro.

4. Prenda uma extremidade da mangueira à base da bolsa e insira a ponta à outra base da mangueira.

5. Feche a mangueira, mas certifique-se de que o grampo esteja posicionado bem para baixo, a fim de que você possa alcançá-lo quando se deitar.

6. Pendure a bolsa na maçaneta da porta ou no toalheiro do banheiro, a cerca de 0,60 metro do chão.

7. Deite-se de costas sobre a toalha, com os joelhos para cima ou à sua direita, com o joelho esquerdo dobrado. Se essa posição estiver desconfortável por alguma razão, deite-se à sua esquerda, com o joelho direito dobrado. Encontre a posição mais confortável. Você pode deitar a cabeça no travesseiro.

8. Lubrifique bastante a ponta, assim como a abertura de seu ânus e a área ao redor com um gel de aloe vera, óleo de coco, azeite de oliva ou manteiga.

9. Gentilmente insira a ponta no ânus, empurrando-a cerca de 7,5-10 centímetros. Não force!

10. Solte o grampo que está na mangueira e permita que o líquido flua até o reto. Se usar uma bolsa de um litro, esse processo não levará mais de dois a três minutos. Se a taxa de influxo for muito rápida para você (cólica repentina), poderá diminuir a velocidade do processo fechando a mangueira pela metade ou mais.

11. Se você estiver usando uma bolsa maior (2 litros ou mais), poderá precisar parar o fluxo quando se sentir cheio. Se a vontade de eliminação desaparecer, você poderá aumentar a quantidade de água; quanto mais profunda for a limpeza do cólon, melhor.

12. Feche a mangueira por completo quando notar que a bolsa está vazia e remova a cânula de seu ânus.

13. Descanse massageando gentilmente seu abdome.

14. Mantenha a água dentro de você o máximo que puder. Deitar do lado direito geralmente ajuda a levar a água à parte superior do cólon com mais facilidade.

15. Não ceda tão rápido à vontade de ir ao banheiro. No entanto, quando a vontade for forte demais, o que pode acontecer muito rapidamente, esteja preparado para levantar do chão e sentar no vaso sanitário.

16. Você pode sentir que os intestinos começarão a funcionar mais, que a evacuação será mais aquosa e, mais tarde, mais sólida. O enema (inclusive as evacuações) raramente leva mais do que 10-15 minutos.

17. Lave a ponta e a bolsa com água quente e sabão, esfregue tudo bem e deixe secar.

Repita todo o processo se sentir que não removeu toda a matéria fecal do cólon. Esse processo é especialmente importante para a limpeza do cólon que você precisará realizar depois da limpeza do fígado e da vesícula. Você quer ter certeza de que todas as pedras saiam do cólon!

Os enemas têm um melhor resultado se realizados de manhã, logo após a primeira evacuação do dia. Após uma evacuação, o fluxo de água no cólon está menos obstruído e pode, portanto, chegar até a parte superior do cólon com mais facilidade. Se a evacuação matutina não for possível, ao final da tarde (mas antes das 17h30) também é um bom momento. Se sofrer de constipação crônica, pode ser necessário preparar o cólon para o enema tomando um laxante leve como o Colosan ou o Salamargo na noite anterior (ver detalhes na seção *Outros limpadores intestinais*, a seguir).

Os enemas autoadministrados são seguros?

Se os fizer de acordo com as instruções, os enemas são totalmente seguros. Não existe nenhum registro de que os enemas sejam nocivos. Se realizados regularmente, uma vez ao dia, pode existir a chance de enfraquecer os músculos retais. No entanto, geralmente, quanto mais os músculos retais forem usados, mais fortes se tornarão (como no caso de todos os exercícios realizados para fortalecer outros músculos). *Em suma*, os enemas nunca enfraquecem o intestino e o reto.

O enema rapidamente melhora a circulação do sangue ao intestino grosso e ao trato gastrointestinal. Ao retirar os dejetos do cólon, ele ajuda no aumento da secreção dos sucos/enzimas digestivas e na digestão.

Um aviso sobre os enemas de café: Se você estiver realizando as limpezas do fígado, não há a necessidade de realizar enemas de café. Os enemas de café não limpam o cólon propriamente dito; eles são feitos para liberar as toxinas do fígado. As pessoas que não realizam a limpeza do fígado por qualquer motivo podem se beneficiar dos enemas de café. No entanto, por favor, saiba que os enemas de café não liberam os cálculos. Para saber mais detalhes sobre como realizar um enema de café, veja meu livro *Timeless secrets of health and rejuvenation.*

Outros limpadores intestinais:

1. Colosan é uma mistura de vários óxidos de magnésio que gentilmente libera oxigênio no trato intestinal para limpá-lo. Colosan é um pó que pode ser misturado com água ou a um suco cítrico, bem como tomado em cápsulas, o que é melhor. Colosan libera grandes quantidades de oxigênio no trato intestinal, dessa forma elimina os depósitos de dejetos, as toxinas, o material fecal antigo, assim como parasitas e muco endurecido (ver *Informações sobre produtos*). Oxypowder e OxyCleanse são produtos similares que funcionam muito bem também. Siga as instruções escritas no frasco.

2. Outra forma de realizar a limpeza, que utiliza o Salamargo, limpa não somente o cólon, mas também o intestino delgado. Essa forma pode se tornar necessária se você tiver dificuldade em absorver alimentos, tiver histórico de congestão de rins/bexiga, sofrer de congestão severa ou simplesmente não conseguir realizar uma colonterapia. Durante três semanas, adicione uma colher de sopa (5 gramas) de Salamargo oral (sulfato de magnésio) a um copo d'água morno e beba assim que acordar. Esse enema oral limpa seu trato digestivo por completo e o cólon, de cima até até embaixo, geralmente em uma hora, provocando eliminação várias vezes. Esse tratamento elimina algumas placas e restos que se encontram nas paredes do intestino, junto com parasitas que lá habitavam.

Espere ver as fezes aquosas enquanto houver dejetos nos intestinos a serem eliminados. As fezes adotam uma forma e consistência normais somente quando o trato intestinal estiver limpo. Esse tratamento pode ser feito entre duas a três vezes ao ano. Espere sentir cólicas ou inchaço enquanto estiver realizando essa limpeza (resultado das toxinas liberadas). Sua língua pode ficar um pouco branca e mais grossa do que o normal. Isso indica um aumento na limpeza intestinal. O Salamargo não é tolerado por todos e, já que é um laxante, não deve ser usado continuamente. Ele também não é tão eficaz como para servir de substituto da colonterapia, dos colemas ou dos enemas com o propósito de limpar o fígado.

3. O óleo de rícino é usado tradicionalmente como um excelente remédio para expelir os dejetos do intestino. É menos irritante que o Salamargo e não possui efeitos colaterais, a não ser as reações de limpeza normais. Tome de uma a três colheres de chá (5-15 gramas) de óleo de rícino em ⅓ xícara (75 ml) de água morna em jejum, pela manhã, ou antes de ir dormir, à noite (o que for melhor para você). Esse é um tratamento muito benéfico para casos de constipação crônica. Pode ser ministrado em crianças (em doses menores).

Evite o óleo de rícino no sexto dia da preparação para a limpeza do fígado e durante a própria limpeza. Somente use o Salamargo ou o citrato de magnésio para esse propósito.

4. O suco de aloe vera é outra forma eficaz de limpar o trato gastrointestinal. No entanto, também não pode servir de substituto da colonterapia, dos colemas ou dos enemas, antes e depois da limpeza do fígado. O aloe vera tem efeitos de nutrição e de limpeza. Uma colher de sopa de suco de aloe vera diluída em um pouco de água e tomada antes das refeições, ou pelo menos de manhã, antes do café da manhã, ajuda a quebrar os antigos depósitos de dejetos e trazer os nutrientes básicos para as células e os tecidos. As pessoas que sentem que seus fígados ainda estão liberando toxinas muitos dias após a limpeza podem se beneficiar bastante ao beberem suco de aloe vera.

O aloe vera é eficaz na recuperação de quase todas as doenças, inclusive o câncer, as doenças cardíacas e a Aids. Ajuda em vários tipos de alergia, doenças de pele, distúrbios do sangue, artrite, infecções, cândida, cistos, diabetes, problemas oculares, problemas digestivos, úlceras, doenças hepáticas, hemorroidas, pressão alta, pedras nos rins e AVCs, isso só para citar algumas doenças.

O aloe vera contém mais de 200 nutrientes, inclusive as vitaminas B1, B2, B3, B6, C, E e o ácido fólico; ferro, cálcio, magnésio, zinco, manganésio, cobre, bário, sulfato; 18 aminoácidos; enzimas importantes; glicósidos; e polisacarídeos, entre outros. Compre somente o aloe vera puro, não diluído e orgânico, disponível em lojas de alimentos naturais. Uma das melhores marcas é produzida pela empresa Lily of the Desert (em Denton, Texas). Possui 99,7% de suco de aloe vera orgânico e não contém água.

Uma palavra de prevenção para os diabéticos: Com a ingestão regular do suco de aloe vera, os diabéticos podem melhorar a habilidade do pâncreas de produzir mais de sua própria insulina. Portanto, os diabéticos devem consultar o médico para monitorar a necessidade de insulina extra, já que a ingestão de muita insulina é perigosa. Muitos diabéticos relataram uma redução na quantidade de insulina necessária. Certifique-se de comprar somente o suco de aloe vera não diluído.

Se sofrer diarreia após sua ingestão, tente reduzir a dosagem. Nem todos se beneficiam da ingestão do aloe vera.

3. Mantenha seus rins limpos

Se a presença de cálculos no fígado ou qualquer outro problema levou ao desenvolvimento de areia, gordura ou pedras nos rins ou na bexiga, você também pode precisar limpar os rins. Os rins são extremamente sensíveis; eles filtram o sangue e se congestionam com facilidade por causa da desidratação, de uma má alimentação, digestão fraca, estresse e estilo de vida desregrado.

As principais causas de congestão dos rins são as pedras que aparecem neles. A maior parte da gordura/cristais/pedras que aparece nos rins, no entanto, é muito pequena para ser detectada por meio de exames modernos, inclusive ultrassom ou raios x. Essas pedras geralmente são chamadas de silenciosas e não incomodam as pessoas. Quando aumentam de tamanho, podem provocar danos consideráveis aos rins e, portanto, prejudicar o resto do corpo.

Estima-se que um milhão de americanos desenvolvem pedras nos rins por ano. Quando você sofre um ataque de pedra no rim, terá grandes chances de recorrência, cerca de 70% a 80%, a menos que, é claro, saiba se prevenir.

As pedras nos rins se formam quando existem problemas em relação à forma com que seu corpo absorve e elimina o cálcio e outras substâncias. As formas mais comuns de pedras são as pedras de oxalato de cálcio, as pedras de estruvita, as pedras de ácido úrico, as pedras de aminoácidos (como as pedras de cistina) e as pedras de fosfato. No entanto, a maioria das pedras nos rins contém cristais de tipos variados. Ao determinar o tipo predominante, você consegue identificar a causa subjacente. Por exemplo, as pedras de ácido úrico são geralmente originadas da alta concentração de glucose de milho (HFCS) ou de produtos que o contenham, como os refrigerantes.

As pedras nos rins podem ter o tamanho de um grão de areia ou serem maiores que uma bola de golfe. Se as pedras se movimentarem dentro do rim ou passarem pelo canal da uretra, suas formas afiadas e tortas podem provocar sérios machucados no trato urinário, além de causar dores insuportáveis.

Enquanto a maioria das pedras nos rins consegue passar sem problemas, em alguns casos elas simplesmente são muito grandes para fazê-lo. De qualquer forma, é muito bom realizar uma limpeza nos rins para dissolver todas as pequenas pedras e polir as arestas tortas das pedras maiores, a fim de que elas consigam passar sem provocar dor ou um desconforto maior.

Os procedimentos médicos e as técnicas cirúrgicas atualmente utilizados para tratar as pedras nos rins são tão perigosos que os médicos tendem a evitá-los, a menos que acreditem não haver outra opção.

Além da congestão crônica da via biliar do fígado, a seguir apresento as causas mais comuns subjacentes para a formação de pedras nos rins, de acordo com um artigo escrito pela *Harvard Health Publications* publicado em setembro de 2011,[211] intitulado "Seis formas de manter as pedras longe de seus rins". Eu já fiz minha colaboração com alguns comentários.

1. Desidratação

A principal causa das pedras nos rins é a não ingestão de água. A desidratação aumenta a concentração de substâncias na urina que podem formar pedras. Beber álcool, café, chá-preto e refrigerante em vez de água pode facilmente levar a uma desidratação crônica e, portanto, a pedras nos rins.

Uma forma fácil de verificar se você corre algum risco de desenvolver essas pedras é prestar atenção na cor de sua urina. Se a urina for amarelo-escura e você não estiver tomando multivitamínicos ou vitamina B (que escurecem a urina), estará em sério risco de desenvolver pedras nos rins. Portanto, certifique-se de que a cor de sua urina seja amarela-clara, o que acontece quando você bebe pelo menos de seis a oito copos d'água por dia. Talvez você precise beber mais água se morar em um local com clima mais quente ou aumentar a atividade física.

2. Deficiência de magnésio

O magnésio regula mais de 300 reações bioquímicas do corpo, inclusive a absorção e assimilação do cálcio, e a deficiência desse mineral tem sido ligada às pedras nos rins. Mesmo se você consumir quantidades normais de cálcio sem a quantidade adequada de magnésio, o excesso de cálcio pode contribuir para o desenvolvimento de pedras nos rins, pedras na vesícula e cânceres. O magnésio ajuda a prevenir a formação de pedras nos rins evitando que o cálcio se mescle ao oxalato.

211. "Seis formas de manter as pedras longe de seus rins", *Harvard Health Publications*, setembro/2011.

Para manter os níveis de magnésio/cálcio equilibrados, é melhor confiar nas verduras folhosas como a couve, o espinafre e a acelga, assim como no abacate, nas amêndoas, nas sementes de abóbora, nas sementes de chia, nas sementes de girassol e nas sementes de gergelim. Alimentar-se tendo como base a dieta típica americana é, com certeza, uma forma de aumentar as chances de desenvolver uma deficiência de magnésio. No entanto, todos os minerais requerem a presença da bílis para digerir e absorver os alimentos. Além de manter uma dieta balanceada, você precisará assegurar a desobstrução de seu fígado e de sua vesícula.

Se você pensa que ingerir suplementos de magnésio acabará com a deficiência já existente desse mineral importante, está errado. Para que o magnésio seja útil e esteja ativo no corpo, precisará do dobro de cálcio que consome. No entanto, se tomar suplementos de cálcio para alcançar esse objetivo, o tiro pode sair pela culatra e você correrá mais riscos de criar mais calcificações no corpo, inclusive nos rins.

Não acreditar que uma alimentação saudável e um fígado limpo sejam os pilares de uma presença mineral equilibrada no corpo pode trazer consequências graves, como o surgimento de diversos sintomas de doenças, inclusive pedras nos rins, cálculos, câncer, doenças cardíacas, diabetes, artrite reumatoide, osteoporose, arritmia, asma, déficit de atenção, autismo, doença de Alzheimer, esclerose múltipla, tensão pré-menstrual, sintomas da menopausa, aumento anormal dos vasos sanguíneos (vasodilatação), convulsões, tremores, depressão, comportamento psicótico, e muitas outras. Existem mais de 300 documentos/estudos[212] publicados que atestam a importância do magnésio na prevenção de doenças.

Dito isso, existe somente uma aplicação eficaz que evita o sistema digestivo e entrega a quantidade correta de magnésio à região que necessita de cuidados devido a alguma doença proveniente da deficiência de magnésio, o uso do óleo de magnésio transdérmico. Eu acredito que cerca de 70% dos pacientes que se queixam de dores musculares, cãibras e fadiga sofrem de deficiência de magnésio crônica.

Esse simples teste mostrará se doenças como a fibromialgia, a enxaqueca ou a constipação resultam de uma falta de magnésio ou não.

212. Arquivos de Pesquisas sobre o Magnésio, 2003-Presente. John Libbey Eurotext, Pesquisa sobre o Magnésio 2003-2011, <www.jle.com>.

Durante uma semana, aplique um pouco de óleo de magnésio na pele, por exemplo, nas axilas, nas costas das mãos ou nas pernas. Se houver alguma melhora, continue o uso até que a doença já não mostre sinais de ataque (veja *Informações sobre produtos - Óleo de magnésio*).

3. Consumo regular de açúcar

Você não pode esperar ficar livre de pedras nos rins se sua dieta for rica em açúcar. O açúcar comprovadamente provoca o desequilíbrio dos minerais no corpo, interferindo na absorção do cálcio e do magnésio. O açúcar também aumenta bastante os níveis de ácido úrico no sangue, levando aos danos dos vasos sanguíneos e à formação de pedras de ácido úrico. O consumo de açúcares nocivos contidos nos alimentos e nas bebidas é o principal fator para o desenvolvimento de pedras nos rins e de cálculos calcificados em crianças de 5 ou 6 anos de idade.

Um estudo sul-africano[213] descobriu que a ingestão de refrigerantes aumenta a incidência de pedras de oxalato de cálcio. O açúcar também pode provocar o aumento de tamanho dos rins e levar a mudanças patológicas que ocasionam danos renais.

4. Falta de exercícios

Ao não movimentar o corpo regularmente, as chances de desenvolver pedras nos rins aumenta. Um estilo de vida sedentário faz com que seus ossos liberem mais cálcio no sangue, bem como aumenta a pressão sanguínea. Ambos os fatores contribuem para a formação de pedras. A situação piora se você estiver acamado.

5. Suplementos de cálcio, alimentos com baixo índice de cálcio e proteína animal

Até hoje, a maioria dos médicos aconselha seus pacientes renais a evitarem os alimentos ricos em cálcio porque esse é o principal componente na formação de pedras nos rins. No entanto, uma pesquisa científica contradiz essa recomendação médica (que acaba sendo um mito médico): evitar esse tipo de alimento pode, na verdade, fazer mais

213. Estudo sul-africano, "Efeito do consumo de refrigerante na bioquímica urinária e fatores de risco físico químicos associados à litíase urinária por oxalato de cálcio". Urol Res. 1999;27(1): p.77-81.

mal do que bem. Um estudo realizado pela Escola de Saúde Pública[214] conduzido em mais de 45 mil homens descobriu que os homens cuja dieta era rica em cálcio tiveram risco um terço menor de desenvolver pedras nos rins que aqueles cuja dieta era pobre em cálcio. A propósito, o estudo também descobriu que a ingestão de proteína animal estava diretamente associada ao risco de formação de pedras.

Como parece, o cálcio encontrado nos alimentos se combina aos oxalatos dos alimentos dentro do intestino. Dessa forma, sua absorção não acontece no sangue e, subsequentemente, a transferência aos rins também não. Os alimentos pobres em cálcio, por outro lado, permitem que uma quantidade em excesso de oxalatos não vinculados entre nos rins, onde se combinam ao cálcio e formam cristais e pedras de oxalato de cálcio.

Em outras palavras, o que seu médico talvez esteja lhe dizendo pode, de fato, causar danos aos seus rins. É bom pesquisar por conta própria antes de seguir os conselhos de um médico cegamente.

Como já foi dito anteriormente, tomar suplementos de cálcio aumenta seu risco de desenvolver pedras nos rins, cálculos, osteoporose, câncer e muitas outras doenças. Para enfatizar, muitos médicos ainda recomendam aos seus pacientes de osteoporose que tomem suplementos de cálcio, apesar de a pesquisa ter mostrado claramente que isso aumenta o risco de desenvolvimento de pedras nos rins em 20%.[215] Em contrapartida, "uma dieta rica em cálcio diminui o risco de formação de pedras nos rins", escreveram os pesquisadores na conclusão do estudo. Tudo isso faz sentido, já que há uma grande diferença entre o cálcio tóxico e metálico encontrado na maior parte dos suplementos alimentares e o cálcio iônico encontrado em alimentos naturais e não processados.

No entanto, evite a ingestão de leite ou queijo. Esses produtos contêm cálcio cru, que é ligado pela caseína da proteína do leite e concebido para formar ossos volumosos e enormes em vacas, não os ossos relativamente delgados do corpo humano. O alto teor de fósforo contido nos

214. "Um estudo prospectivo sobre o cálcio na dieta e outros nutrientes e o risco de surgimento de pedras nos rins". N. Engl. J. Med. 25 de março de 1993; 328(12): p. 833-838.

215. "Comparação do cálcio na dieta com o cálcio nos suplementos e outros nutrientes como fatores que afetam o risco de surgimento de pedras nos rins em mulheres". Ann. Intern. Med. 1997. Abril 1;126(7): p. 497-504.

laticínios (exceto na manteiga) não permite o uso correto do cálcio do leite pelo corpo humano.

6. Evite a soja não fermentada

A soja e os alimentos que contêm soja podem promover o surgimento de pedras nos rins nas pessoas que tenham propensão para a doença. A soja é rica em oxalato, que pode se vincular ao cálcio presente nos rins e formar as pedras.

Além disso, a soja não fermentada - o tipo encontrado no leite de soja, nos hambúrgueres de soja, no sorvete de soja e no tofu - é um alimento de alto risco por causa de sua elevada concentração de inibidores de nutrientes e de produtos químicos que imitam o estrogênio. Isso se confirmou pelo grande número de pesquisas realizadas. Um artigo escrito pelo dr. Joseph Mercola, intitulado "O médico alerta: coma isto e parecerá ter cinco anos a mais", oferece um bom resumo sobre as informações científicas atuais disponíveis sobre os efeitos colaterais da soja.[216]

Eu considero estranho o fato de que os cientistas que estudam os benefícios ou os efeitos adversos da soja ainda não tenham conseguido diferenciar a soja não fermentada da fermentada, mas de alguma forma presumem ser tudo a mesma coisa. A soja fermentada tem efeitos bioquímicos completamente diferentes no corpo dos da soja não fermentada.

A soja fermentada, mesmo em pequenas quantidades, como a maioria dos alimentos fermentados, ajuda a restaurar a flora intestinal. Já que a flora intestinal constitui uma parte essencial de nosso sistema imunológico, as bactérias benéficas encontradas nos alimentos fermentados podem oferecer uma excelente proteção contra qualquer tipo de câncer.

A tradição japonesa requer que a soja se submeta a muitos anos de fermentação, como um bom vinho, antes de ser consumida. E é claro, as pessoas que escolhem uma alimentação vegetariana possuem a vantagem natural de terem pouca propensão ao surgimento de câncer,

216. "O médico alerta: coma isto e parecerá ter cinco anos a mais", dr. Joseph Mercola, 8 de dezembro de 2011, <www.mercola.com>.

mesmo se adicionarem um pouco de soja não fermentada à sua dieta. No entanto, ainda existe um risco por causa do estrogênio e dos compostos antinutrientes em produtos à base de soja não fermentada. Eu já vi pessoalmente mulheres revertendo casos de câncer de mama e no abdome, às vezes em questão de dez dias, após eu ter recomendado que parassem de tomar leite de soja, de comer tofu ou de consumir bebidas à base de soja. Por outro lado, nunca vi ninguém desenvolver um tumor cancerígeno porque tivesse adicionado a soja fermentada como o tempeh ou o natto à sua dieta.

Eu também gostaria de adicionar o uso de medicamentos à lista publicada pela *Harvard Health Publications*. Diversos medicamentos, como o Lasix (furosemida), o Topomax (topiramato) e o Xenical ou uma combinação de diversos medicamentos podem também afetar a filtração correta da urina e levar à formação de pedras.

Para evitar problemas nos rins ou doenças relacionadas, é melhor eliminar as pedras antes que elas provoquem um problema sério como a insuficiência renal. Você pode facilmente detectar a presença de areia ou pedras nos rins puxando a pele embaixo dos olhos em direção às bochechas. Qualquer irregularidade, saliência, espinhas vermelhas ou brancas ou descoloração (marrom-escura ou preta) da pele indica a presença de areia ou pedras nos rins.

As seguintes ervas, quando tomadas diariamente por um período de 20 a 30 dias, podem ajudar a dissolver e eliminar todos os tipos de pedras nos rins, inclusive as pedras de ácido úrico, de ácido oxálico, fosfato e aminoácidos. Se você tiver um histórico de pedras nos rins, pode precisar repetir essa limpeza algumas vezes, em intervalos de seis semanas.

Ingredientes:

Manjerona – 28 g	Uva ursi – 56 g
Unha-de-gato – 28 g	Raiz de hortênsia – 56 g
Raiz de confrei – 28 g	Raiz de cascalho – 56 g
Sementes de funchos – 56 g	Raiz de malvaísco – 56 g
Chicória ou raiz de chicória – 56 g	Vara-de-ouro – 56 g

Instruções para fazer o chá para limpeza dos rins:

1. Pegue 28 gramas das três primeiras ervas e 56 gramas das demais e misture-as bem. Mantenha-nas em um recipiente hermético. Mantenha-nas dentro da geladeira para manter sua força.

2. Antes de dormir, coloque cerca de duas colheres de sopa bem cheias da mistura (10 gramas) em 240 ml de água, tampe e deixe-a assim a noite toda. Na manhã seguinte, ferva a mistura; em seguida, filtre-a. A segunda forma de preparação é ferver a mistura de manhã e deixá-la cozinhar em fogo brando por cinco a dez minutos antes de filtrá-la.

3. Beba alguns goles ao longo do dia. Não beba tudo de uma só vez, divida a mistura em sete a oito porções ou mais. É melhor beber em pequenos goles, e não tudo de uma vez, como se fosse água. Beber pequenos goles ao longo do dia é o ideal. A razão para não ser ingerida de uma só vez é obter uma dissolução lenta e contínua dos cristais e das pedras ao longo do dia, caso contrário os benefícios seriam mínimos.

(**Observação**: esse chá não precisa ser tomado morno ou quente, porém não o esfrie. Além disso, *não* adicione açúcar nem adoçante! Deixe-o esperando pelo menos uma hora após uma refeição antes de tomar o próximo gole).

Faça isso durante três semanas. Se você sentir rigidez ou dor na região inferior das costas, é em decorrência dos muitos cristais minerais das pedras nos rins que estão passando pelos dutos da uretra do sistema urinário. As bordas afiadas dos cristais podem irritar o revestimento da uretra. Esse é um bom sinal, e não há motivos para preocupação. Geralmente, a rigidez diminui e desaparece depois de alguns dias. A maioria das pessoas passa poucos cristais e não sente desconforto, e a limpeza dos rins pode parecer rotineira.

Qualquer cheiro forte e escurecimento da urina no início ou durante a limpeza indica uma grande liberação de toxinas dos rins. No entanto, normalmente a liberação é gradual e não modifica a cor ou a textura da urina.

Instruções importantes:

1. Ajude os rins durante a limpeza bebendo bastante água filtrada ou água mineral, no mínimo seis e no máximo oito copos

por dia, a menos que a cor da urina seja amarela-escura (nesse caso, você precisará beber mais).

2. Durante todo o tempo em que durar a limpeza, tente evitar o consumo de alimentos de origem animal, inclusive carne bovina, laticínios (exceto manteiga), peixe, ovos, chá, café, álcool, bebidas gasosas, chocolate e quaisquer outros alimentos e bebidas que contenham cafeína, conservantes, adoçantes artificiais, corantes, entre outros.
3. Se você estiver realizando uma limpeza do fígado, certifique-se de efetuar uma limpeza nos rins após três ou quatro limpezas do fígado. Se sentir que seu corpo está tóxico ou se tiver um histórico de problemas renais, faça uma limpeza nos rins antes de tentar realizar sua primeira limpeza do fígado.
4. Você também pode combinar a limpeza dos rins com a preparação para a limpeza do fígado, mas não deve tomar o chá para a limpeza dos rins no sexto dia e no sétimo dia da limpeza do fígado. Ao interromper a limpeza dos rins nesses dois dias, você não interferirá em sua eficácia; simplesmente compense esses dias perdidos adicionando dois a três dias ao final do tratamento.
5. Se você tiver uma pedra grande nos rins, além da limpeza nos rins, você também pode beber o suco de um ou dois limões ou de limas (o mais concentrado possível) por dia, por cerca de dez a 14 dias. Depois disso, beba o suco de meio limão ou lima por dia, indefinidamente. Você pode adicionar um pouco de suco de limão ou lima à água potável. Isso ajuda a prevenir a formação de novas pedras.
6. Caso sinta inchaço no abdome durante a limpeza dos rins, você pode diminuir a dose para uma colher de sopa cheia por dia. As ervas no chá não somente ajudam a dissolver as pedras e os cristais, mas também agem como limpadores intestinais. Elas conseguem abrir e deslocar antigas bolsas cheias de matéria fecal mucoide acumuladas e toxinas, que, quando são liberadas, podem provocar uma sensação de inchaço.

Limpar o cólon por meio de colonterapia, colema ou enema, de uma a duas vezes durante a limpeza dos rins, pode acelerar bastante o processo de limpeza e torná-lo mais confortável.

As mulheres grávidas podem limpar os rins?

Eu já recebi inúmeros relatos de mulheres grávidas e de mães que estavam amamentando e haviam realizado a limpeza do fígado e da vesícula com sucesso e sem terem passado por nenhuma reação adversa nem para ela e nem para o bebê. No entanto, por razões legais, não me encontro na posição de fazer recomendações a respeito desse procedimento.

As ervas utilizadas para a limpeza ou purgantes geralmente não são recomendadas às mulheres grávidas, porém essa é uma área da medicina que não está totalmente clara. Os obstetras alertam as grávidas contra essas ervas medicinais, porém prescrevem, sem problemas, medicamentos como antibióticos e vacinas cheios de tóxicos, que são bem mais perigosos que as ervas que nunca demonstraram fazer algum mal. Por exemplo, os antibióticos e as vacinas prejudicam o fígado da mãe e provocam malformações nos bebês, e a vacina contra o H1N1 que foi aplicada em mulheres grávidas nos Estados Unidos durante a epidemia de gripe suína de 2009 está ligada a um aumento de 700% no número de abortos em comparação a anos anteriores.[217] Ainda assim, é melhor talvez estar do lado seguro e evitar todas as substâncias medicinais, inclusive as naturais, no que se refere a mulheres grávidas ou que estejam amamentando.

O que dizer dos "efeitos tóxicos" da raiz de confrei?

Eu sei muito bem que existem médicos que dizem que a raiz de confrei possui efeitos tóxicos para o fígado. Eu também sei da forte pressão exercida pela indústria farmacêutica nos estabelecimentos médicos e nas agências de *proteção* americanas como a FDA, os CDCs, a FTC, etc. para alertar o público contra o uso de remédios naturais ou simplesmente proibi-los – o objetivo declarado da Codex Alimentarius.

Ratificada pela OMS e já implementada pela União Europeia, a Codex é um cartel global protegido pela ONU criado para entregar o controle de todos os remédios naturais daqueles que os vendem ou os

217. "Vacina contra o H1N1 ligada a um aumento de 700% na taxa de abortos", NaturalNews.com (8 de dezembro de 2010).

utilizam às empresas farmacêuticas. Enquanto a Norma para Suplementos Alimentares Americana (DSHEA) classifica cientificamente os suplementos nutricionais como *alimentos* e evita as restrições de dosagens, a Codex, de modo não científico, os classifica como toxinas e estabelece doses muito baixas, tornando assim os remédios naturais ineficazes. Dessa forma, os remédios naturais nunca poderão mostrar melhores resultados que os medicamentos normais. A FDA já fez sua recomendação para limitar o uso do confrei com a intenção de proibi-lo de vez. É óbvio que essa agência está atrás das principais ervas medicinais.

É muito fácil para uma agência proativa deduzir que uma erva medicinal poderosa deva ser tóxica para o corpo humano, já que se descobriu tóxica quando testada em animais. No entanto, dar aos ratos grandes quantidades de confrei em pó e, depois, determinar que essa erva pode ser prejudicial ou destruir seu fígado não tem nada de científico. Você também pode matar um rato se o fizer inalar duas vezes mais a quantidade de oxigênio normalmente encontrada no ar. Isso significa que o oxigênio seja uma molécula perigosa?

Em primeiro lugar, preparar um chá de confrei é muito diferente do que moer e comer a erva. Segundo, a pequena quantidade de confrei usada como um dos ingredientes para a limpeza dos rins é tão ou menos inofensiva quanto os 21% de oxigênio geralmente encontrados no ar.

Muitas pessoas morreram por intoxicação por excesso de ingestão de água, mas isso não significa que ela seja perigosa se tomada em quantidades normais. De fato, não podemos viver sem ela. De igual forma, se o suco de alho for injetado na corrente sanguínea, matará a pessoa em questão de minutos. Ele pode enfraquecer as paredes do intestino e provocar hérnias. Se ingerido ocasionalmente e com moderação, pode fazer bem à saúde. Se ingerido em excesso, destrói as células do cérebro. Existem poucos alimentos ou substâncias que não tenham possíveis efeitos tóxicos. Para que o confrei seja nocivo para o corpo, você tem de consumi-lo muito e por um longo período (anos). Ele é como a água, o oxigênio, o álcool, o açúcar, a cafeína, as comidas, etc.; todos eles podem ser úteis se ingeridos com moderação, mas nocivos se ingeridos em excesso.

A maior parte das pesquisas médicas é realizada para provar certo resultado, que é bem tendencioso desde o início. Por exemplo, as pessoas que participam desses estudos são informadas de que estão participando de um estudo sobre um medicamento para mostrar sua eficácia no tratamento de uma doença específica da qual elas próprias padecem. Já que a animação, a esperança e a expectativa positiva entre essas pessoas funcionam como um poderoso placebo,[218] a objetividade da pesquisa já não está determinada muito antes de o estudo começar. A forma como a pesquisa é conduzida simplesmente não permite que ela determine se houve alguma melhora com relação à doença devido ao medicamento ou se essa possível melhora se deve ao placebo que a pessoa gera em seu corpo quando toma esse medicamento. Objetivo científico, claro!

De modo semelhante, os pesquisadores não conseguem diferenciar os efeitos benéficos de uma erva de seus efeitos potencialmente nocivos. Os alcaloides são amargos (como a maioria das ervas verdes). Os alimentos amargos atuam como um remédio; eles limpam o sangue e os tecidos (daí vem o termo *medicina amarga*). Quando o corpo se purifica, os valores outrora normais do sangue e das enzimas aparecem em desequilíbrio nos exames. Um médico comum treinado em sintomatologia chamaria isso de doença e começaria a tratar os sintomas (suprimi-los). Na verdade, porém, não é doença, é só o corpo tentando se curar e se livrar das toxinas.

A dor, por exemplo, não é uma doença, mas sim é a forma de o corpo informar o cérebro sobre uma região de congestão existente e, assim, recebe células especializadas, água e hormônios que ajudam na cura (esteroides) da região afetada. Para acabar com a congestão, uma inflamação pode ser necessária. A inflamação não é uma doença também, mas sim uma resposta de cura dada pelo corpo (ainda assim, os médicos a tratam como se fosse uma doença). Quando a congestão está finalmente curada, a pressão e a dor diminuem, e o corpo volta aos valores sanguíneos e às funções orgânicas normais.

A maioria das pesquisas médicas se baseia na ideia de que, quando algo no corpo não se mostra normal, deva haver algo de errado com ele. Na verdade, essa é a forma correta e natural de o corpo voltar ao estado de

218. "Expectativa positiva – um milagre médico?" – meu artigo em <www.ener-chi.com>.

homeostase. O confrei limpa e expulsa as toxinas e os dejetos, jogando-os na circulação para serem eliminados e, assim, proteger os órgãos e os sistemas da morte. É por isso que ele tem sido usado como uma erva medicinal há milhares de anos. Quando os pesquisadores estudam as pessoas, geralmente escolhem aquelas que estejam congestionadas, doentes.

Os medicamentos suprimem os sintomas (esforços de cura) e impedem que o corpo se limpe e se cure. As ervas, por outro lado, permitem que os sintomas de congestão apareçam ou até mesmo aumentem, e, assim, ajudam o corpo a se curar de verdade. Os médicos já não são mais treinados na ciência das ervas e, portanto, não têm mais qualquer entendimento científico sobre os efeitos benéficos das ervas medicinais no corpo humano e sobre como elas facilitam o processo de cura. Os benefícios a seguir podem explicar mais claramente o motivo pelo qual o confrei é considerado uma ameaça à indústria farmacêutica:

O confrei tem sido muito utilizado na medicina popular para aliviar e curar gastrite, úlceras gástricas e duodenais; agir como purificador do sangue; curar cortes e ferimentos, queimaduras, distensões, luxações e tendinite; inibir a infecção de ferimentos e evitar o aparecimento de cicatrizes; curar as doenças respiratórias dos pulmões e da passagem bronquial; funcionar como expectorante, aliviar a pleurisia e a bronquite; curar úlceras do fígado e da vesícula; reduzir o inchaço e a inflamação ao redor de um osso quebrado; ajudar a tratar gota, artrite, hemorroidas, varizes e flebite; curar problemas da pele, como psoríase, eczema, acne e furúnculos; reduzir a dor e a inflamação dos olhos quando usado como colírio; ajudar os sistemas digestivo e urinário; reduzir a diarreia causada por uma irritação, a disenteria e a colite ulcerosa; relaxar os espasmos urinários; aliviar a cistite; e curar a irritação urinária e a infecção.

4. Beba água ionizada com frequência

Beber goles de água quente e ionizada promove um efeito limpador profundo em todos os tecidos do corpo. Além disso, ajuda a reduzir a toxicidade geral, melhora as funções circulatórias e equilibra a secreção da bílis. Quando você ferve a água por 15 a 20 minutos, ela fica mais fina (o número de moléculas em cada agrupamento se reduz de de uma média de 10 mil para uma ou duas em cada agrupamento) e é carregada e saturada com íons negativos de oxigênio (hidróxido, OH–). Quando você toma muitos goles dessa água ao longo do dia, ela começa a sistematicamente limpar os tecidos do corpo e o ajuda a se livrar de certos íons positivamente carregados (aqueles associados aos ácidos e às toxinas nocivos).

A maior parte das toxinas e dos dejetos carrega uma carga positiva e, portanto, naturalmente tendem a se anexar ao corpo, que, em sua grande parte, é carregado negativamente. Quando os íons de oxigênio negativos entram no corpo junto com a água ingerida, eles se atraem pelas toxinas positivamente carregadas. Isso neutraliza os dejetos e as toxinas, transformando-os em fluidos que o corpo pode remover com facilidade.

Durante os primeiros dias ou mesmo semanas da limpeza de seus tecidos, sua língua pode produzir uma espécie de cobertura esbranquiçada ou amarelada – esse é um indício de que o corpo está expulsando muitas toxinas e germes. Se você estiver acima do peso, esse tipo de limpeza pode ajudá-lo a eliminar muitos quilos em pouco tempo, sem os efeitos colaterais que normalmente acompanham a perda súbita de peso.

Indicações: Ferva a água por 15 a 20 minutos e despeje-a em um recipiente térmico. As garrafas térmicas de aço inox servem muito bem para o propósito. O recipiente térmico mantém a água quente e ionizada ao longo do dia. (**Observação**: quando a água fica morna, perde sua carga e não oferece nenhum dos benefícios descritos). Beba um ou dois goles a cada meia hora, durante o dia, e beba-a o mais quente que puder, como se estivesse bebendo um chá quente. Você pode usar essa forma de limpeza sempre que não se sentir bem, quando precisar se descongestionar, desejar manter o sangue fino ou simplesmente quiser ter mais energia e perspicácia. Algumas pessoas bebem água ionizada durante certo tempo, três ou quatro semanas; outras o fazem continuamente.

Os íons de oxigênio são gerados por meio do efeito de ebulição que ocorre quando a água ferve; isso acontece também quando a água cai no solo, em uma cachoeira ou quando se quebra contra costa litorânea. Na garrafa térmica, a água permanece ionizada por até 12 horas ou enquanto permanecer quente. A quantidade total de água que você precisa ferver para obter água quente e ionizada suficiente para um dia seria de cerca de 590 a 710 ml. Essa água especialmente preparada não deve substituir a água potável normal que você bebe. Essa água não hidrata as células como a água normal o faz; o corpo usa essa água ionizada para limpar os tecidos das toxinas.

A água ionizada preparada da forma descrita anteriormente é muito mais concentrada de íons negativos de oxigênio do que a água ionizada por meio de uma máquina. Se você quiser, pode beber água produzida por um ionizador de água, mas esta não terá os mesmos efeitos de limpeza poderosos que a água ionizada por meio da fervura.

5. Ingira minerais iônicos e essenciais

Seu corpo é como um *solo vivo*. Se ele tiver minerais suficientes e outros elementos com os quais possa trabalhar, poderá nutri-lo e produzir tudo o que você precisa para viver e crescer. Essas substâncias essenciais, no entanto, podem facilmente se esgotar quando você não se alimenta bem. Séculos da mesma prática agrícola fizeram com que os alimentos se tornassem altamente deficientes de nutrientes. A situação piorou com o surgimento dos fertilizantes químicos, que forçam as colheitas a se desenvolver com mais rapidez, sem importar a quantidade de nutrientes disponível. Quando os minerais e outras substâncias não estão em seus níveis normais no corpo, funções importantes podem já não mais ser realizadas ou ficarão restritas. Em virtude da falta de alguma substância importante, não é incomum o surgimento de doenças.

Por conta da situação anormal de esgotamento de minerais em nosso solo e, portanto, em nosso corpo, pode ser necessária a ingestão de suplementos. A questão principal é se os minerais vendidos em lojas ou farmácias são capazes de reabastecer o fornecimento de minerais às células do corpo. A resposta é: "Muito difícil!".

Os minerais se disponibilizam geralmente em três formas básicas: cápsulas, tabletes e água mineral coloidal. Antes do esgotamento dos solos, as verduras eram nossa principal fonte de minerais. Quando uma planta cresce em um ambiente saudável, ela absorve os minerais coloidais já existentes, e os torna iônicos e fáceis de digerir.

Os minerais iônicos são um angstrom em tamanho, enquanto que os minerais coloidais, também conhecidos como minerais inorgânicos ou metálicos, são cerca de 10 mil vezes maiores (tamanho de mícron). Os minerais iônicos vegetais solúveis em água são absorvidos rapidamente pelas células do corpo. Em contrapartida, as partículas coloidais embaladas em compostos complexos e entregues na forma de pílulas têm menos de 1% de chance de serem absorvidas. Os minerais encontrados nas águas minerais coloidais não são bem absorvidos também. Eles não são solúveis em água, mas simplesmente suspensos entre as moléculas da água.

As partículas coloidais, como o carbonato de cálcio e o picolinato de zinco, tendem a ser pegas na corrente sanguínea e são depositadas em várias partes do corpo. Na forma de depósitos, elas podem provocar importantes danos mecânicos, estruturais e funcionais. Muitos problemas de saúde, inclusive a osteoporose, as doenças cardíacas, o câncer, a artrite, os distúrbios cerebrais, as pedras nos rins, os cálculos, e assim por diante são o resultado direto da ingestão desses minerais metálicos, inclusive o cálcio.

Felizmente, existem alguns alimentos que ainda são extremamente ricos em minerais – o fitoplâncton é um dos melhores. O fitoplâncton, a menor microalga possível presente no oceano, alimenta os maiores animais e peixes do mundo, inclusive as baleias-azuis, as baleias-da-Groenlândia, as baleias-de-barba, as baleias-cinza e as baleias-jubarte.

O fitoplâncton tem a habilidade única de transformar a luz do sol, os minerais inorgânicos crus e o dióxido de carbono em alimento para um número extraordinário de criaturas vivas. É também a fonte mais rica em ácidos graxos da Terra, de acordo com um grande número de pesquisas.[219] O fitoplâncton é, de longe, o melhor e mais eficaz fornecedor de ômega-3; supera os frutos do mar, o óleo de peixe e o óleo de krill.

O fitoplâncton contém mais de 90 minerais iônicos e traços de minerais, além de possuir uma quantidade enorme de antioxidantes, vitaminas e proteínas em forma microscópica. De fato, o fitoplâncton é considerado um dos alimentos mais completos do planeta. Ele é uma

219. "Transferência dos ácidos graxos essenciais pelo plâncton", uma tese apresentada à Faculdade da Escola de Ciências Marinhas, por Adriana J. Veloza.

planta minúscula (tem o tamanho de um glóbulo vermelho) que permite uma rápida absorção em nível celular, principalmente quando está na forma de um extrato líquido (ver *Informações sobre os produtos*). O fitoplâncton é considerado um alimento completo.

Outros alimentos ricos em minerais iônicos são as azeitonas (as oliveiras tendem a crescer em um solo que seja extremamente rico em minerais metálicos, principalmente o cálcio). As sementes de chia, de abóbora e de gergelim, assim como os feijões e os legumes, também são ricos em minerais iônicos, bem como as nozes vindas de árvores grandes e maduras que existem há muitos anos.

Os vegetais folhosos organicamente plantados como o repolho, as cenouras, a couve-flor, o brócolis, a alcachofra, o espinafre e a abóbora contêm grandes quantidades de cálcio, potássio e magnésio. Entre eles, o espinafre, o alho-poró, o brócolis e a abobrinha são especialmente ricos em cálcio. Os tomates, as batatas, as batatas-doces e o abacate contêm grandes quantidades de potássio.

Os grãos não processados ou minimamente processados organicamente cultivados são boas fontes de molibdênio, manganês, magnésio, cobre, fósforo e cromo. As frutas cultivadas organicamente oferecem uma enorme quantidade de minerais importantes.

Uma dieta balanceada consiste na ingestão de grande variedade dos alimentos citados anteriormente, de modo que seja suficiente para fornecer ao corpo os minerais necessários. Os alimentos processados, por outro lado, não contêm todos esses minerais, o que os torna os principais responsáveis pelas doenças. Se não puder seguir uma dieta balanceada por motivos que fogem ao seu controle, eu recomendaria que ingerisse fitoplâncton.

O Sal do Himalaia e os sais marinhos naturais ou o sal grosso contêm um grande número de diferentes minerais e, com isso, podem ajudá-lo a enriquecer sua dieta também.

Uma das formas mais eficazes de disponibilizar esses minerais para o corpo é colocar uma dúzia de pedaços de cristais de Sal do Himalaia (faça uma pesquisa on-line sobre o Sal do Himalaia) em uma jarra de água (295-395 ml.) e tomar, no mínimo, duas colheres de sopa por dia da *salmoura* – a água salgada que se forma após alguns dias. Você pode adicioná-la à sua comida, ou parte dela, à sua água potável. Depois de algumas semanas, você pode adicionar mais cristais à jarra para manter a água saturada com o sal. É claro que você também precisará adicionar mais água ao longo desse tempo. Essa salmoura contém cerca de 84 minerais e minerais traço.

6. "Dê-nos nosso enxofre diário!"

O enxofre é um mineral essencial que o corpo utiliza para produzir muitos dos aminoácidos e proteínas, de acordo com um estudo realizado pelo Instituto de Nutrição Humana da Escola de Medicina da Universidade de Southampton, no Reino Unido, em 2006.[220] Os pesquisadores do estudo intitulado "Os efeitos da ingestão de aminoácido de enxofre na função imunológica em humanos" revelaram que o principal papel do enxofre é o de manter nosso sistema imunológico saudável e eficiente. O estudo mostra que o enxofre na forma de metilsulfonilmetano (MSM) pode fornecer uma ajuda natural e eficaz no alívio das inflamações do corpo.

O melhor estudo sobre o enxofre talvez seja o já existente "Estudo da matriz celular do sangue" (escrito há 12 anos), que não é um estudo científico propriamente dito, porém consiste na coleta de evidências informais com respeito àqueles que se beneficiaram pelo uso do enxofre para tratar diversas doenças.[221] Em minha opinião, quando uma pesquisa científica é verdadeiramente controlada, como aconteceu nesse estudo, as informações valiosas podem ser obtidas; de outra forma, poderiam ficar ocultas, como acontece nos estudos científicos *conduzidos adequadamente*.

Em sua essência, o enxofre torna possível a passagem das proteínas e de outros nutrientes e gases pelas membranas até as células. Sem ele, as membranas celulares endurecem e se tornam menos permeáveis, forçando as células a se tornarem anaeróbicas e a acumularem dejetos metabólicos ácidos. Isso as torna propensas a se tornarem células cancerígenas, ou a se degenerarem e morrerem. Já que o enxofre não pode ser armazenado no corpo, não conseguir absorver o suficiente todos os

220. "Os efeitos da ingestão de aminoácido de enxofre na função imunológica em humanos", Sociedade Americana de Nutrição. J. Nutr. 136:1660S-1665S, junho 2006.

221. Estudo da matriz celular do sangue 1999–2012, <http//www.encognitive.com/node/1123>.

dias por meio de alimentos e da água potável nos faz morrer todo dia um pouco em virtude da degeneração celular (morte e envelhecimento).

O enxofre é encontrado naturalmente em água não tratada. A população de alguns países mediterrâneos onde a água não é totalmente tratada tende a apresentar pouca incidência de doenças cardíacas e de demência. A Islândia, país rico em água com grande conteúdo de enxofre (fontes de enxofre), é considerada o país mais saudável do mundo, de acordo com o relatório da Forbes, seguido pela Finlândia e pela Suécia.

A desmineralização da água, assim como a fluoração e a cloração da faixa de água, elimina seu enxofre. Essa é uma das razões que justificam o fato de a incidência de deficiência de enxofre ser maior em países ou comunidades maiores que recebem água tratada.

Antes da era dos fertilizantes químicos, nossa comida era cultivada por meio de aplicações de esterco rico em enxofre no solo. O uso excessivo de fertilizantes químicos e pesticidas, por outro lado, tem eliminado quase todo o enxofre de nossa comida. A quantidade de enxofre contida nesses alimentos é retirada por meio do processamento e cozimento dos alimentos, bem como dos conservantes. Após o uso obrigatório de fertilizantes químicos estipulados em 1954 nos Estados Unidos, a incidência de câncer e de outras doenças degenerativas aumentou incríveis 4.000%.

A Finlândia foi um dos primeiros países do mundo a reconhecer os perigos fundamentais das formas de agricultura e de produção de alimentos modernas. Em 1985, alarmada pelo aumento incrível de casos de doenças degenerativas em níveis similares àqueles encontrados nos Estados Unidos, a Finlândia proibiu o uso de fertilizantes químicos. Essa medida provocou a queda nas taxas de doenças a um décimo do que havia em 1985. Hoje em dia, a Finlândia não somente detém o título de um dos países mais saudáveis do mundo, é também o líder de fornecimento de alimentos orgânicos na Europa.

No corpo, o enxofre é o responsável por permitir que as células utilizem o oxigênio de forma eficaz e por submetê-lo à cura, em caso de doenças. De fato, sem enxofre suficiente no corpo, o processo de cura não acontece. A menos que você ingira somente alimentos quase que estritamente orgânicos e beba água natural e não tratada, pode não conseguir manter o corpo suficientemente saudável e com vitalidade.

O envelhecimento pouco tem a ver com a idade. O envelhecimento acontece pela deficiência de nutrientes que impede a nutrição dos órgãos e sistemas do corpo e que força as células a reterem seus próprios dejetos.

O enxofre é aquele único mineral que regula a nutrição celular e a remoção de dejetos. Para fazer isso com sucesso, o corpo requer cerca de 750 mg de enxofre todos os dias. O enxofre pode retirar as toxinas das células, mesmo das células de gordura e do cérebro. Ele aumenta a circulação, a atividade das enzimas, fortalece o sistema imunológico, reduz o tempo de recuperação de ferimentos, reduz a dor muscular, promove o crescimento saudável do cabelo e das unhas, ajuda no combate ao câncer, à osteoporose, à depressão, ao Parkinson, à doença de Alzheimer e ao diabetes. Eu não consigo pensar em alguma doença inflamatória que não esteja ligada diretamente à deficiência de enxofre. Quase todas as doenças surgem a partir de uma inflamação.

As toxinas encontradas em nosso meio ambiente, nos aditivos dos alimentos, nos pesticidas e herbicidas borrifados nas comidas e no ar, nas toxinas dos rastros químicos deixados por aviões (como os óxidos de alumínio e de bário), nas vacinas, nas toxinas radioativas geradas pelos celulares e aparelhos sem fio, etc., tudo isso esgota os níveis de enxofre do corpo. Lembre-se, é necessária uma grande quantidade de enxofre para remover todos os dejetos produzidos pelo corpo por dia. Já não existe enxofre suficiente para lidar com as toxinas produzidas artificialmente, o que pode provocar um sobrecarregamento do fígado, dos rins, do coração e do cérebro.

A limpeza do fígado e da vesícula, do cólon e dos rins em conjunto com uma alimentação mais orgânica e a ingestão de água natural e não tratada estão entre os passos básicos para restaurar a saúde do corpo e diminuir o ritmo do processo de envelhecimento.

A comida vegetariana rica em enxofre inclui o brócolis, a couve-flor, a couve, a couve-de-bruxelas, o agrião e o rabanete. Se você padecer de alguma doença e precisar ingerir mais enxofre para ajudar no processo de cura das células danificadas do corpo, considere ingerir mais enxofre como parte de sua dieta diária.

Se estiver tomando algum medicamento, certifique-se de aguardar pelo menos 30 minutos entre a ingestão do medicamento e a ingestão do enxofre. Caso contrário, os químicos iriam rapidamente esgotar o enxofre e, portanto, este se tornaria ineficaz.

Observação: O enxofre comumente vendido na forma de suplementos de MSM (metilsulfonilmetano) é, em geral, ineficaz. A maior parte dos produtos à base de MSM vendida comercialmente contém menos de 35% de enxofre, e alguns deles simplesmente não contêm enxofre algum! Isso se deve principalmente pela transformação dos cristais de metilsulfonilmetano em pó e pela adição de agentes antiaglomerantes. Os aditivos encontrados nas embalagens também podem bloquear ou neutralizar a biodisponibilidade do enxofre contido no MSM. Eu recomendo que você somente utilize enxofre orgânico em sua forma de cristal de lignina (com base na polpa de madeira) (ver *Informações sobre produtos*).

Eu recomendo veementemente que você não faça uso da forma sintética do metilsulfonilmetano.

Possíveis reações relacionadas à limpeza:

Como o enxofre é um limpador eficaz, pode inicialmente levar a algum tipo de reação, como, por exemplo, gases no intestino. Não se sinta desmotivado se a limpeza não fizer você se sentir bem de imediato. O tratamento pode facilmente levar de três a quatro semanas até começar a fazer com que as membranas das células se descongestionem e a oxigenação celular comece a funcionar. Quanto menos tóxico o corpo estiver, mais rapidamente os resultados se tornarão aparentes. De qualquer forma, o enxofre é igualmente eficaz para qualquer pessoa porque é um alimento essencial, não um remédio (apesar de existirem alimentos naturais que funcionem como tal). Sem o enxofre, não poderíamos viver nem sequer por um minuto.

Se tomar a dose recomendada de enxofre o faz se sentir mal em um primeiro momento, use uma dose menor e lentamente aumente a dose para uma colher de chá (5 gramas), duas vezes ao dia. As pessoas que sofrem de doenças degenerativas severas podem ingerir uma colher de sopa (15 gramas), duas vezes por dia, mas devem também iniciar o tratamento com não mais de uma colher de chá, duas vezes ao dia.

Pode levar cerca de três a quatro meses até que as células enfraquecidas ou danificadas alcancem o final de seu ciclo natural e comecem a ser substituídas por novas células saudáveis e corretamente oxigenadas. Além disso, uma vida de absorção de toxinas enterradas em várias camadas de gordura e de mucopolissacarídeos isolantes (muco) não pode ser desfeita da noite para o dia. Portanto, tenha paciência. É muito melhor saber que algo tão puro quanto o enxofre está provocando um pouco de desconforto temporário do que não notar que o corpo esteja sufocando lentamente em uma piscina de toxinas.

Um simples teste de sabor: Quando o enxofre orgânico é diretamente ingerido, seu sabor é amargo, muito mais acentuado quando o corpo está bastante intoxicado.

Quanto menos toxinas houver no corpo, menos amargo será o gosto do enxofre. Portanto, se ele tiver um sabor muito amargo, significa que você sofre de deficiência de enxofre.

Para ajudar sua papila gustativa, você pode colocar enxofre em sua boca e imediatamente beber, de uma só vez, suco de lima ou de limão, e seus flocos derreterão na boca à medida que engolir o suco. Em seguida, beba 240 ml de água não clorada e não fluorada (esses químicos anularão os benefícios do enxofre ingerido). Alternadamente, dissolva-o em um copo de água morna com um pouco de suco de lima ou de limão e, talvez, com um pouco de mel.

O enxofre orgânico não apresenta uma toxicidade conhecida. Mesmo se você ingerir grandes quantidades, ele simplesmente será excretado pelo corpo.

Quando escolher um produto, existe um teste simples que você pode realizar para determinar sua eficácia. Dissolva alguns dos cristais em um pouco de água morna e deixe-os lá até que a água evapore. Quando isso acontecer, os cristais serão maiores do que eram quando você iniciou o processo. Se não, o produto demonstrará sua inutilidade. A maior parte dos produtos à base de MSM, principalmente aqueles em pó, falha no teste (ver *Informações sobre produtos*, para obter boas fontes de produtos que passaram no teste).

7. Beba bastante água

Para produzir a correta quantidade de bílis por dia (950 ml-1,5 litro) que o corpo requer para realizar uma boa digestão, o fígado precisa de muita água. Além disso, o corpo usa muito mais água para manter o volume de sangue normal, hidratar as células e os tecidos conectivos, expulsar as toxinas e, literalmente, realizar milhares de outras funções. Já que o corpo não consegue armazenar água da mesma forma que o faz com a gordura, depende exclusivamente da ingestão de água.

Para manter uma boa produção e consistência da bílis, assim como valores equilibrados de sangue, você precisa beber cerca de seis a oito copos de água por dia. A hora mais importante para beber água é logo após acordar.

Em primeiro lugar, beba um copo de água morna para facilitar a diluição e a excreção da urina gerada durante a noite. Esse processo é de grande importância porque a urina é altamente concentrada de manhã; se ela não for bem diluída, os dejetos urinários podem ficar nos rins e na bexiga.

Segundo, beba outro copo de água morna ao qual possa adicionar o suco de meio limão ou lima e uma colher de chá rasa de mel. Isso ajuda a limpar o trato gastrointestinal. O limão tem propriedades de limpeza potentes, e o mel mata os germes nocivos e cura os cortes e ferimentos do intestino. Ele também quebra o muco excessivo encontrado no estômago e no trato intestinal.

Além de quando estiver com sede, outros importantes momentos para beber um copo d'água (não gelada) são meia hora antes e duas a duas horas e meia após as refeições. Esses são os momentos em que um corpo bem hidratado naturalmente sentiria sede. Nesses momentos, a água assegura que o sangue, a bílis e a linfa permaneçam suficientemente líquidos para conduzirem suas atividades respectivas. Já que a fome e a sede utilizam o mesmo sistema de alerta hormonal no corpo, se sentir fome mesmo após seu estômago não estar mais vazio, é provável que você esteja, na verdade, desidratado. Portanto, é melhor beber um copo de água em temperatura ambiente ou morna e aí notar se sua fome passa ou não.

Se você sofre de pressão alta e toma medicamentos para esse problema, assegure-se de monitorar a pressão regularmente quando começar a beber mais água. Com o aumento do consumo de água, sua pressão pode voltar ao normal em pouco tempo. Isso tornará o uso do medicamento redundante e até nocivo.

Quando beber água suficiente, você pode começar também a perder peso se estiver com sobrepeso ou ganhar peso se estiver com pouco peso.

No entanto, eu recomendo que você evite beber água engarrafada, a menos que sejam garrafas de vidro. Os produtos químicos plásticos tóxicos como o Bisfenol A (BPA) penetram da garrafa na água, e se acumulam em seu corpo quando você a bebe.

Os BPAs podem provocar ganho anormal de peso, resistência à insulina, câncer de próstata e de mama, desenvolvimento excessivo da glândula mamária, problemas neurológicos, atividade anormal da dopamina resultando em hiperatividade, déficit de atenção, alta sensibilidade aos medicamentos e, possivelmente, um maior risco de sofrer de doenças cardíacas, de acordo com os novos dados informados pela pesquisa de saúde britânica, o estudo NHANES.[222]

Como já foi dito anteriormente, os BPAs também estão presentes em produtos enlatados, embalagens de comida, selantes dentários e notas de dinheiro.

É igualmente importante escolher um sistema de tratamento de água que forneça água fresca e saudável. As formas mais comuns de remover o cloro e outros contaminantes da água potável (e possivelmente da água do banho) são a filtragem e a osmose reversa. Apesar de alguns desses sistemas serem possivelmente caros, ainda assim são opções acessíveis se você considerar o custo de desenvolver câncer. Para ajudar a recuperar alguns minerais perdidos quando esses dois tipos de sistemas estão sendo usados, adicione alguns grãos de arroz basmati não cozidos à jarra ou à garrafa de água (evite recipientes de plástico) e deixe o arroz na jarra por cerca de um mês. Adicionar uma pitada de sal marinho não refinado a um copo de água também ajuda a recuperar os minerais perdidos.

---

222. "Associação de bisfenol urinário uma concentração com doenças cardíacas: evidência do NHANES", 2003/06.PLoS One. 13 de janeiro de 2010; 5(1): e8673.

A água destilada, parecida com a água da chuva, é excelente para hidratar as células do corpo, porém, quando produzida por um destilador de água comercial, é inútil. Adicionar de três a quatro grãos de arroz basmati crus a aproximadamente 3,5 litros de água destilada fornece minerais e vitaminas (ou utilize o sal marinho), e expor a água à luz do sol, ou colocar um cristal de quartzo na água por uma hora, ajuda a restaurar parte de sua vitalidade perdida. É claro, o método antigo de ferver a água por diversos minutos faz com que o cloro evapore.

Outra forma barata de se livrar da maior parte do cloro na água é usar a vitamina C. Um grama de vitamina C neutralizará 1ppm (parte por milhão) de cloro em, aproximadamente, 370 litros de água. Esses processos são particularmente úteis se você quiser se deitar na banheira sem sofrer os efeitos irritantes do cloro na pele e nos pulmões.

Os Grãos de Prill são outra forma, bem mais barata, de tratamento de água. Apesar de não poderem substituir um filtro de água, ainda assim limpam sua água potável e a deixam mais fina. Essa forma de limpeza tem um efeito positivo no sangue, na linfa e nos processos celulares mais básicos. Os Grãos de Prill estão disponíveis na internet (ver *Informações sobre produtos*, no final do livro). Eu posso atestar o gosto bom que a água tem, sua textura *fina* e seus excelentes efeitos hidratantes e limpadores.

Bem acessíveis, ainda assim bastante eficazes e excelentes para as pessoas que não somente estão interessadas em obter uma boa hidratação, mas também querem limpar o corpo das toxinas, assim são os ionizadores de água. Eles estão disponíveis na internet (ver *Informações sobre produtos*). Eu pessoalmente uso o ionizador LIFE.

Sou um grande fã da água estruturada, que restaura a vitalidade perdida da água tratada, da água por osmose reversa e até mesmo da água destilada. Uma pesquisa realizada on-line sobre esse assunto lhe dará mais opções de escolha. O Aqua-Lyros é o melhor dispositivo de água estruturada que já conheci. Ele está disponível na Europa e é exportado para todo o mundo.

Eu também tive uma boa experiência com o Sistema de Filtragem de Água de Cerâmica Adya (ver *Informações sobre os produtos*, para obter mais detalhes sobre as recomendações anteriores).

8. Corte o álcool

O álcool é açúcar liquefeito, refinado e fermentado, altamente ácido. Não contribui para o metabolismo celular, como a glicose contribui, mas isso não o impede de esgotar os minerais do corpo. O órgão mais afetado pelo álcool é o fígado. Se uma pessoa saudável beber duas taças de vinho em uma hora, o fígado não conseguirá se desintoxicar do álcool. Muito desse álcool é transformado em depósitos de gordura e, eventualmente, em cálculos no fígado e na vesícula. Se o fígado e a vesícula já tiverem acumulado certo número de cálculos, o consumo de álcool fará com que essas pedras cresçam mais rapidamente e se tornem mais abundantes.

Assim como o café ou o chá, o álcool também tem um forte efeito desidratante. Ele reduz a água das células do corpo, do sangue, da linfa e da bílis, diminuindo assim a circulação sanguínea e a capacidade de eliminação de dejetos. Os efeitos da desidratação no sistema nervoso central são o delírio, a visão borrada, a perda de memória, a desorientação, a diminuição no tempo de reação e uma baixa coordenação entre a mente e o corpo. Todos esses efeitos são conhecidos como ressaca. Sob a influência do álcool e a desidratação que ele provoca, os sistemas nervoso e imunológico caem em depressão. Isso leva a uma diminuição dos processos digestivo, metabólico e hormonal no corpo. Tudo isso promove o desenvolvimento de mais cálculos no fígado e na vesícula.

É melhor para as pessoas que têm um histórico de cálculos evitarem o álcool, pelo menos até terem certeza de que todas as pedras foram eliminadas. Muitos de meus clientes que pararam de ingerir qualquer tipo de bebida alcoólica, inclusive cerveja e vinho, geralmente se recuperaram de problemas como ataques de pânico, arritmia, problemas respiratórios, várias doenças cardíacas, distúrbios do sono, ataques de cálculos, infecções pancreáticas, aumento da próstata, colite e outras doenças inflamatórias. Se você sofrer de alguma dessas doenças, é melhor ficar longe de todas as bebidas desidratantes, como o álcool, o café, o chá e os refrigerantes (principalmente os *diet*). Isso permite que o corpo dirija toda a sua energia e todos os seus recursos à cura da(s) região(ões) do corpo afetada(s).

Quando tiver se recuperado, não há problemas em voltar a consumir café, chá ou álcool com moderação, contanto que beba bastante água também. Entre os vinhos, o tinto é a melhor opção. Um fígado saudável demora cerca de uma hora para remover do sangue o álcool contido em uma taça de vinho. Ter excesso de álcool no sangue é muito tóxico para o cérebro, fígado e rins.

No entanto, as mulheres tendem a metabolizar o álcool mais lentamente que os homens, e, portanto, são menos capazes de tolerá-lo que os homens, de acordo com diversos estudos.

As mulheres com excesso de estrogênio (aquelas cujo fígado não consegue retirar a quantidade excessiva de estrogênios do sangue) são especialmente vulneráveis aos possíveis efeitos nocivos do álcool. Mesmo em pequenas quantidades, elas correm mais risco de desenvolver fibroides, endometriose, hemorragias e câncer de mama. O álcool também pode inibir a ovulação e as funções sexuais, e, em mulheres na menopausa, pode piorar as ondas de calor, as mudanças de humor, os suores noturnos, a insônia e a incidência de pele seca.

9. Evite comer em excesso

Uma das principais causas da formação de cálculos é o excesso de comida. Comer mais do que o estômago pode processar sem sofrer de indigestão faz com que o fígado secrete grandes quantidades de colesterol na bílis. Isso, por sua vez, leva ao desenvolvimento de cálculos nas vias biliares. Portanto, um dos meios mais eficazes de evitar os cálculos é *comer menos.*

Comer com moderação e, em um dia qualquer, fazer jejum com ingestão somente de líquidos (ex.: sucos vegetais, sucos de fruta, sopas de vegetais, água, chás de erva, etc.), são situações que ajudam o sistema digestivo a permanecer eficiente e capaz de lidar com a maior parte dos depósitos de comida não digerida existentes.

Levantar da mesa enquanto ainda se está com um pouco de fome mantém um desejo saudável por alimentos bons e nutritivos. Desaparecer completamente com o desejo de comer muito, por outro lado, leva também a congestão intestinal, proliferação de bactérias destrutivas, má absorção de nutrientes e desejos estranhos por comida.

Os desejos estranhos por comida se caracterizam por um forte e até mesmo incontrolável desejo por alimentos e bebidas que aumentam a energia (que, na verdade, só a diminuem), como açúcar, doces, alimentos à base de farinha, batatas fritas, café, chá, bebidas em pó e refrigerantes. Esses alimentos e bebidas rapidamente aumentam os níveis de açúcar no sangue a níveis anormalmente altos, ao mesmo tempo em que estimulam o corpo todo. Quando o combustível que gera essa *excitação* se esgota, o açúcar no sangue cai para níveis anormalmente baixos, criando letargia, mudanças de humor, raiva e frustração e até mesmo depressão.

Para desfazer essa sensação incômoda resultado da diminuição de energia, o viciado procura encontrar conforto nessas comidas e bebidas que geram essa energia. Esse efeito lhes rendeu o apelido de *comidas confortáveis*.

Amar um tipo de comida em especial não o faz desejá-la incontrolavelmente. Se você realmente ama comer certo tipo de alimento, pode também facilmente viver sem ele. Agora, se você sente um desejo incontrolável por ele, não comê-lo o deixará maluco. Resumindo, qualquer comida que você deseje incontrolavelmente também é o tipo que o deixará física, mental e emocionalmente desequilibrado. Essas comidas e bebidas também são as mesmas que provocam o surgimento dos cálculos. Conscientemente comer um pouco menos, de tudo, consumir alimentos ricos em nutrientes e realizar a limpeza do fígado/vesícula e do trato intestinal são as formas mais rápidas de acabar com o excesso de comida e com os desejos incontroláveis por ela.

10. Mantenha horários regulares para as refeições

O corpo é controlado por diversos ritmos circadianos, que regulam as funções mais importantes do corpo de acordo com intervalos programados. O sono, a secreção de hormônios e de sucos digestivos, a eliminação de dejetos e assim sucessivamente, todas essas funções seguem uma rotina diária. Se essas atividades cíclicas sofrem um corte, o corpo se desequilibra e não consegue mais cumprir todas essas tarefas essenciais. Todas essas tarefas são naturalmente alinhadas e dependentes de um relógio ditado pelos ritmos circadianos.

Ter horários regulares para comer facilita a produção e secreção das quantidades certas de sucos digestivos para cada refeição. Ter hábitos irregulares no que se refere à alimentação, por outro lado, confunde o corpo. Além disso, seu poder digestivo enfraquece ao ter de se ajustar a diferentes horários de refeições cada vez que você for comer. Pular refeições uma vez ou outra, comer em horários diferentes ou comer entre as refeições rompe os ciclos de produção da bílis pelas células do fígado. O resultado é a formação de cálculos.

Ao manter uma rotina de alimentação regular, as 60 a 100 trilhões de células do corpo conseguem receber a cota diária de nutrientes de acordo com o que deve receber, o que ajuda o metabolismo celular a ser rápido e eficaz. Muitos distúrbios metabólicos, como o diabetes ou a obesidade, resultam de hábitos de alimentação irregulares e podem ser tratados com sucesso a partir da regularização dos horários de refeições de acordo com os ritmos circadianos. É melhor comer a maior refeição do dia por volta do meio-dia e as mais leves somente no café da manhã (não após as 8 horas) e no jantar (não após as 19 horas).

11. O ideal é ter uma dieta vegetariana/vegana

Seguir uma dieta vegetariana/vegana balanceada é uma das formas mais eficazes de evitar a formação de cálculos, o surgimento do câncer, doenças cardíacas, diabetes, osteoporose, depressão e muitas outras doenças. Se você sentir que não consegue viver somente à base de produtos de origem vegetal, tente, pelo menos, substituir a carne vermelha pelo frango, coelho ou peru durante algum tempo. Eventualmente, pode ser que se torne completamente vegetariano.

Todas as formas de proteína animal diminuem a solubilidade da bílis, o que é um grande fator de risco para a formação de cálculos.

O queijo envelhecido, o iogurte e os alimentos altamente processados e refinados geram um desequilíbrio na bílis. Além disso, tente evitar frituras. O consumo de óleos quentes (cheios de gordura trans), usados em restaurantes *fast food*, é a forma mais rápida de produzir cálculos.

Você pode reduzir bastante o risco de desenvolver cálculos ao adicionar mais vegetais, saladas, frutas, legumes, nozes, sementes e carboidratos complexos à sua dieta. Beber cerca de 60 a 88 ml de suco de cenoura fresco por dia, ou uma vez a cada alguns dias antes do almoço, evita que as pedras se formem.

Para obter guias completos sobre como manter uma dieta saudável de acordo com seu tipo de corpo, leia o meu livro *Timeless secrets of health and rejuvenation.*

12. Evite alimentos *light*

Diversos estudos científicos mostram que ingerir alimentos light, na verdade, aumenta o apetite e, consequentemente, a ingestão excessiva de comida, e não reduz o peso. Antes de terem sido apresentados à cadeia alimentar, os alimentos *light* eram dados aos animais que começavam a ganhar peso mais rápido que o normal. O mesmo aconteceu em humanos quando começaram a ingerir esses alimentos incomuns regularmente.

O Diretor do Estudo Framingham,[223] William Castelli, M.D., publicou um estudo sobre essa descoberta incrível em julho de 1992, numa edição da revista *Archives of Internal Medicine*: "Em Framingham, descobrimos que as pessoas que ingeriam a gordura mais saturada, a que tinha mais colesterol e a mais calórica, pesavam menos, eram mais fisicamente ativas e tinham os menores níveis de colesterol no sangue".

Quanto mais *energia enzimática* contida nos alimentos, mais rápido nos sentimos satisfeitos, e mais eficazmente a comida é transformada em energia e nutrientes biodisponíveis. Em contraste, comer alimentos *light* com baixas calorias impede a secreção da bílis, a digestão e as funções excretoras. Os altos níveis de gordura no sangue indicam que as secreções da bílis estão baixas, as paredes dos vasos sanguíneos estão engrossando e as gorduras não estão sendo adequadamente digeridas e absorvidas. Portanto, uma pessoa com altas taxas de gordura no sangue, na verdade, sofre de deficiência de gordura. Em uma resposta direta ao aumento da demanda por gorduras nas células e nos tecidos do corpo, uma dieta pobre em gordura pode, na verdade, aumentar a produção de colesterol no

223. Framingham é o mais longo, mais caro e maior estudo sobre as doenças cardíacas da história.

fígado. Os efeitos colaterais dessa manobra de sobrevivência incluem o desenvolvimento de cálculos, o ganho de peso e/ou a perda.

As dietas pobres em gordura e em calorias são prejudiciais para a saúde e devem ser recomendadas somente em casos de doenças sérias no fígado e na vesícula em que a digestão e a absorção da gordura estão gravemente comprometidas.

Após todos os cálculos terem sido removidos e as funções do fígado tiverem se normalizado, é necessário gradualmente aumentar o consumo de gorduras e calorias para atender às demandas de energia do corpo. A presença de cálculos no fígado e na vesícula impede a habilidade de o corpo digerir corretamente a gordura e outros tipos de alimentos que produzem energia.

Mesmo o consumo mínimo de alimentos *light* interfere nos processos mais básicos, como o metabolismo e a secreção de hormônios, se forem ingeridos por vários anos. Isso pode resultar em distúrbios metabólicos como o diabetes, a obesidade e o câncer.

Ao seguir uma dieta pobre em proteínas, assim como realizar uma limpeza do fígado e da vesícula e ingerir gorduras normais e balanceadas, reduzirão o risco de desenvolver cálculos na vesícula ou problemas no fígado, inclusive o fígado gordo e a cirrose.

13. Consuma sal marinho não refinado

O sal refinado traz poucos benefícios para o corpo. Pelo contrário, é o responsável pelo surgimento de diversos problemas de saúde, inclusive os cálculos. O único sal que o corpo consegue digerir, assimilar e utilizar corretamente é o sal marinho não refinado e não processado ou o sal grosso. Para que o sal seja útil para o corpo, precisa penetrar nos alimentos – ou seja, a umidade dos vegetais, dos grãos e dos legumes deve permitir a dissolvição do sal. Se o sal for utilizado em seu estado seco, entra no corpo de forma não ionizada e provoca sede, um sinal de intoxicação (ver *Efeitos ocultos do sal refinado*, Capítulo 3).

Você pode dissolver uma pitada de sal em uma pequena quantidade de água e adicioná-lo aos alimentos que geralmente não são cozidos. Isso ajudará na digestão, ao mesmo tempo em que ajuda a desacidificar o corpo. Ao adicionar uma pitada de sal à água potável, você gerará propriedades alcalinas e isso lhe dará em troca a quantidade certa de minerais e outros elementos de que precisa.

Vale a pena dizer que a comida tem de ser deliciosa, mas não pode ficar salgada. Os tipos Pitta e Kapha de corpo requerem menos sal que o tipo Vata.[224]

Funções importantes do sal verdadeiro no corpo:

- Estabiliza o ritmo cardíaco irregular e regula a pressão sanguínea – em conjunto com a água;
- Extrai o excesso de acidez das células do corpo, principalmente dos neurônios;
- Equilibra os níveis de açúcar no sangue, o que é particularmente importante para os diabéticos;
- É essencial para a geração de energia hidroelétrica nas células do corpo;
- É vital para a absorção de nutrientes por meio do trato gastrointestinal;
- É necessário para limpar os pulmões do muco e da fleuma, principalmente nas pessoas que sofrem de asma e fibrose cística;
- Limpa o catarro e a congestão nos seios paranasais;
- É um anti-histamínico natural e forte;
- Pode evitar as câimbras musculares;
- Ajuda a evitar o excesso de produção de saliva; a saliva que sai da boca durante o sono pode indicar falta de sal;
- Torna os ossos fortes; 27% do sal contido no corpo estão localizados nos ossos; a falta de sal e/ou a ingestão de sal refinado *versus* o sal verdadeiro são as principais causas do surgimento da osteoporose;
- Regula o sono; age como um hipnótico natural;
- Ajuda a evitar o surgimento da gota e da artrite gotosa;
- É vital para a manutenção da sexualidade e da libido;

224. Para determinar seu tipo de corpo Ayurvédico, leia meu livro *Timeless secrets of health and rejuvenation.*

- Pode evitar o aparecimento de varizes e veias aranhosas nas pernas e nas coxas.
- Entrega ao corpo mais de 80 minerais essenciais; o sal refinado, como o sal de mesa, contém somente dois desses elementos. Além disso, o sal refinado contém aditivos nocivos, inclusive o silicato de alumínio, um dos principais responsáveis pelo surgimento da doença de Alzheimer.

14. A importância da Arte Ener-Chi

A Arte Ener-Chi é o único método de rejuvenescimento que consiste em ver pinturas energizadas que criei para ajudar na restauração de um fluxo equilibrado do *chi* (energia vital) por meio dos órgãos e sistemas do corpo. A abordagem pode estar ligada à acupuntura ou à acupressão, porém sem o uso de agulhas ou pressão. Os benefícios acontecem depois de um minuto de observação de pinturas correspondentes. Eu considero essa abordagem de cura uma ferramenta profunda para alcançar um resultado mais bem-sucedido e melhor que outros métodos de cura naturais.

Quando o *chi* flui adequadamente pelas células do corpo, essas podem remover com maior eficácia seus dejetos metabólicos, absorver mais rapidamente todo o oxigênio, a água e os nutrientes de que precisam e conduzir qualquer trabalho de cura necessário mais depressa. O corpo pode restaurar sua saúde e vitalidade muito mais facilmente quando há disponibilidade de *chi* constante e irrestrita.

Apesar de eu considerar a limpeza do fígado a melhor ferramenta de ajuda ao corpo para retornar ao funcionamento equilibrado, somente ele pode não restaurar a energia vital geral do corpo, como resultado de muitos anos de congestão e deterioração. Os resultados do teste demonstraram que a Arte Ener-Chi pode muito bem preencher essa lacuna.

A pintura da capa deste livro foi feita para restaurar o *chi* no fígado e na vesícula, mas por causa de sua impressão digital não está ativada ou energizada. No entanto, as cópias ativadas dessas pinturas estão disponíveis através do site <www.ener-chi.com>.

O uso das Pedras Ionizadas de Ener-Chi é outra ferramenta prática e eficaz para melhorar a saúde e a vitalidade das pessoas (para mais informações sobre a Arte e as Pedras Ionizadas Ener-Chi, ver *Outros livros e produtos de Andreas Moritz*, no final deste livro).

15. Durma bem

O cansaço precede qualquer tipo de doença, seja câncer, doenças cardíacas ou Aids. Apesar do baixo rendimento das funções do fígado, da baixa imunidade e do excesso de comida também poderem provocar fadiga, na maioria dos casos ela vem da falta de qualidade do sono, por exemplo, o sono anterior à meia-noite.

Alguns dos processos mais vitais de purificação e rejuvenescimento do corpo são iniciados e realizados durante as duas horas de sono anteriores à meia-noite. Psicologicamente falando, existem dois tipos de sono totalmente diferentes, como pode ser observado por meio das medidas das ondas cerebrais. Esses são os sonos antes e depois da meia-noite.

O sono que ocorre nas duas horas anteriores à meia-noite inclui o sono profundo, geralmente conhecido como sono de beleza. O sono profundo dura cerca de uma hora e geralmente se estende das 23 horas até a meia-noite. Durante o sono profundo, você se encontra em um estado de consciência sem sonho, no qual o consumo de oxigênio no corpo cai até 8%. O descanso e o relaxamento que você obtém durante essa hora sem sonho é quase três vezes mais profundo do que se dormisse esse mesmo período de tempo após a meia-noite (quando o consumo de oxigênio no corpo aumenta novamente).

O sono profundo dificilmente ocorre após a meia-noite. Você experimenta a quantidade necessária de sono profundo somente se for dormir pelo menos duas horas antes da meia-noite. Se você perder o sono profundo com frequência, seu corpo e sua mente se cansam muito, e seus níveis de estresse sobem demais.

O estresse inclui a secreção dos hormônios de estresse, adrenalina, cortisol e colesterol (parte do colesterol secretado durante uma resposta de estresse pode resultar em formação de cálculos). Para manter essas explosões de energia artificialmente derivadas, você pode sentir vontade de utilizar estimulantes como café, chá, doces e refrigerantes ou sedativos, como a nicotina e o álcool. Quando as reservas de energia do corpo são finalmente esgotadas, o resultado é a fadiga crônica.

Quando você se sente cansado, todas as células de seu corpo estão cansadas, não somente sua mente. De fato, seus órgãos, sistemas digestivo e nervoso e afins também irão sofrer com essa falta de energia e não conseguirão funcionar adequadamente. Quando você está cansado, seu cérebro já não recebe as quantidades suficientes de água, glicose, oxigênio e aminoácidos, que constituem seu principal fornecimento de alimento. Essa situação pode levar a uma série de problemas em sua mente, corpo e comportamento.

Os médicos da Universidade da Califórnia, em San Diego, descobriram que perder algumas horas de sono não somente faz você se sentir cansado no dia seguinte, mas também pode afetar seu sistema imunológico, possivelmente prejudicando a habilidade de o corpo lutar contra infecções. Já que a imunidade cai com o aumento da fadiga, seu corpo não consegue se defender contra bactérias, micróbios e vírus, e não consegue lidar com o surgimento das substâncias tóxicas no corpo. Dormir bastante, portanto, é o prerrequisito mais importante para recuperar a saúde do corpo e da mente.

Tente ir dormir antes das 22 horas e acordar entre as 6 horas e 7 horas ou mais cedo, a depender de seu tipo de sono. É melhor não fazer uso do despertador, para permitir o término natural de seus ciclos de sono. Remover todos os cálculos do fígado e da vesícula e dormir bem e bastante reduzirão qualquer sensação de cansaço que possa sentir durante o dia. Se esse problema persistir, você também pode limpar os rins (para dissolver as pedras nos rins, leia *Mantenha os rins limpos*, no Capítulo 5).

16. Evite o excesso de trabalho

Trabalhar muito durante muitas horas sobrecarrega o sistema de energia do corpo. O excesso de trabalho estressa principalmente o fígado. Para atender às demandas excessivas de energia no cérebro ou em outras partes do corpo, o fígado tenta transformar o máximo de açúcares complexos em açúcares simples (glicose) que puder. Se um déficit de energia acontecer ou se o fornecimento de energia acabar de uma só vez, o corpo deve recorrer a uma resposta emergencial, que produz energia extra, mas ao mesmo tempo prejudica as funções circulatória e imunológica.

A secreção contínua de adrenalina e de outros hormônios do estresse que ocorre em quem nunca para de trabalhar pode eventualmente tornar a pessoa uma *workaholic*. Essa é uma condição na qual o trabalho se torna a maior fonte de realização na vida daquela pessoa. A realização ocorre a partir da emoção trazida pela liberação dos hormônios do estresse.

Para evitar cansar seu fígado e danificar seu sistema imunológico, tenha algum tempo livre para si. Tente ter meia hora por dia para a prática da meditação, ioga, exercícios, ouvir música, atividades artísticas ou para sair ao ar livre e curtir a natureza. O corpo não é uma máquina que pode funcionar continuadamente sem descanso.

O excesso de trabalho do corpo e da mente eventualmente exigirá um tempo extra de recuperação para alguma doença. Em longo prazo, o excesso de trabalho como um meio de obter coisas mais rapidamente ou para ganhar dinheiro com mais rapidez não somente tira anos de nossas vidas, como também a vida de nossos anos.

O fígado é feito para fornecer energia por cem anos, de acordo com uma pesquisa feita sobre o envelhecimento; o excesso de demanda por esse serviço prejudica ou destrói o fígado antes do tempo. Viver com moderação no que se refere à alimentação, ao sono e ao trabalho permitirá que você mantenha uma energia vital eficiente ao longo da vida.

A sabedoria popular recomenda que passemos um terço de nossa vida dormindo, um terço trabalhando e um terço desfrutando de atividades recreativas. Essa fórmula mantém o equilíbrio de todos os níveis da vida: físico, mental e espiritual. O excesso de trabalho prejudica esse estado de equilíbrio tão necessário entre nosso corpo, mente e espírito.

17. Exercite-se regularmente

Nossos avanços tecnológicos e econômicos nos levaram a um estilo de vida cada vez mais sedentário, que requer mais formas de nos movimentarmos para manter nosso corpo vital e saudável. O exercício regular ajuda a aumentar nossa capacidade de digerir alimentos, eliminar impurezas, equilibrar nossas emoções, promover a firmeza e flexibilidade e fortalecer nossa habilidade de lidar com situações estressantes.

Quando praticado com moderação, o exercício serve de estimulante do sistema imunológico e melhora a integração neuromuscular em todas as faixas etárias. A autoconfiança e a autoestima são subprodutos importantes do exercício que surgem por meio do fornecimento de oxigênio às células - sem mencionar a melhora da autoestima que vem da perda de gordura, da definição muscular, da sensação de estar mais forte e de parecemos mais bonitos e mais vibrantes. Tudo isso provoca um estado de bem-estar - físico, mental e emocional.

O fígado, principalmente, parece se beneficiar dos exercícios aeróbicos. A disponibilidade maior do oxigênio durante e após o exercício melhora bastante a circulação e o fluxo do sangue venoso do fígado até o coração. Um estilo de vida sedentário diminui esse processo fazendo com que o fluxo de sangue no fígado pare. Isso leva ao desenvolvimento de cálculos. Por essa razão, exercícios regulares e fáceis podem impedir a formação de novas pedras.

Em contraste, o esforço físico que resulta do excesso de exercício leva à secreção de quantidades excessivas dos hormônios do estresse, deixando o corpo inquieto e frágil. Quando o corpo não possui energia, torna-se incapaz de realizar o trabalho de cura que surge da malhação pesada. Dessa maneira, o sistema cardiovascular fica enfraquecido e vulnerável a outros fatores estressantes também.

A exaustão também pode ter um efeito nocivo para o timo. Essa glândula, que ativa os linfócitos (células imunológicas que nos defendem de doenças) e controla o fornecimento de energia, pode, na verdade, diminuir de tamanho, fazendo com que o corpo fique agitado e vulnerável a todos os tipos de problemas de saúde.

Baseados nesse fato, é melhor escolhermos uma forma de exercício que nos dê sensação de alegria e satisfação. Sempre que você se exercitar, certifique-se de sempre respirar pelo nariz e manter a boca fechada para evitar a respiração nociva da adrenalina (a rápida respiração pela boca ocorre durante uma típica resposta de luta ou fuga e pode desencadear a liberação dos hormônios do estresse; isso pode acontecer mesmo sem uma resposta de estresse). Os exercícios aeróbicos são eficazes e benéficos se você mantiver a respiração nasal (*versus* respiração pela boca).

Geralmente, leva cerca de um minuto de exercício vigoroso para conduzi-lo ao ponto em que começará a respirar rapidamente e já não poderá mais respirar pelo nariz sem sentir tontura. Caso sinta falta de ar, diminua o exercício ou pare de se exercitar. Você pode retomar o exercício quando se recuperar.

Ao repetir esse ciclo de três a oito vezes, você terá praticado o que é conhecido como treino intervalado – um método seguro e eficaz de exercícios que ajuda seus músculos a se fortalecerem e seu peso a se normalizar horas e dias depois de ter se exercitado.

Esse simples conselho pode também evitar que você se machuque, como, por exemplo, a exaustão ou a produção de muito ácido lático que pode facilmente ocorrer devido ao excesso de exercícios.

Considerando a importância do exercício para a obtenção de corpo e mente saudáveis, tente se exercitar todos os dias ou dia sim, dia não, mesmo por dez minutos. É importante, no entanto, não exceder 50% de sua capacidade para se exercitar. O principal é evitar a fadiga. Por exemplo, se você puder nadar por 30 minutos antes de se sentir cansado, nade somente 15 minutos. Com o tempo, sua capacidade para se exercitar aumentará.

Eu pratico treino intervalado, ioga, alongamento e levanto peso há quarenta anos, porém, há quatro adicionei a vibração corporal total às minhas ferramentas e estou tão entusiasmado com ela como da primeira vez. É de longe o melhor equipamento para exercícios que eu já usei. Em somente dez minutos, esse equipamento contrai e relaxa todos os pequenos e grandes músculos, órgãos e sistemas do corpo, inclusive os sistemas circulatório e linfático. É como ter um equipamento de malhação pesada sem gastar nenhuma energia. O exercício é, na verdade, extremamente relaxante e rejuvenescedor.

Somente alguns minutos de uso todos os dias podem ajudá-lo a alcançar:

- Perda de peso por meio da diminuição do cortisol (hormônio de estresse) e da intensificação da queima de gordura;
- Fortalecimento e condicionamento dos músculos;
- Reestruturação do corpo por meio da tonificação muscular;

- Melhora da densidade e da construção dos ossos;
- Melhora da drenagem linfática;
- Redução da dor causada pela tensão dos músculos ou pela osteoartrite;
- Melhora da mobilidade (ideal para pessoas mais velhas ou pacientes em reabilitação);
- Melhora na postura e no equilíbrio;
- Benefícios para o antienvelhecimento: aumento da produção dos hormônios do crescimento em 361%.

Lembre-se, tanto o excesso de exercícios quanto a falta deles enfraquecem o sistema imunológico, prejudicam as funções hepáticas e enchem o sangue com substâncias nocivas.

18. Tome sol regularmente

A importância da vitamina D

Seu corpo é capaz de sintetizar a vitamina D (que é, na verdade, um hormônio esteroide) por meio de um processo pelo qual os raios ultravioletas do sol interagem com uma forma de colesterol presente na pele, conhecida como sulfato de colesterol. Com a exposição regular ao sol, a pele produz grande quantidade de sulfato de colesterol para protegê-la de invasões microbianas, desidratação e envelhecimento precoce.

O enxofre é um poderoso agente protetor contra a radiação UV e os danos provenientes de qualquer tipo de radiação. Em conjunto com a melanina, produzida pelas células da pele, o sulfato de colesterol evita eficazmente os danos às células da pele e os cânceres de pele. Essa proteção se perde quando a pele é raramente exposta ao sol, portanto existe um alto risco bem documentado de desenvolver cânceres de pele entre as pessoas que passam mais tempo em suas casas ou que usam protetor solar. Sua pele geralmente se torna deficiente em sulfato de colesterol e altamente desidratada e, portanto, se queima muito facilmente quando se expõe ao sol.

O sulfato de colesterol também penetra no sangue, disponibilizando-o a centenas e milhares de processos e funções bioquímicos pelos quais é responsável. Em sua forma sulfatada, o colesterol é solúvel em água e flui no sangue, e, diferentemente de outras formas de colesterol, não necessita de proteínas para transportar-se pelo sangue.

O enxofre no sulfato de colesterol é extremamente importante para qualquer processo de cura no corpo, inclusive genes danificados. Como descoberto recentemente, o enxofre tem a chave para a cura das doenças genéticas. Em particular, as células do brócolis que contêm enxofre têm demonstrado se um antioxidante indireto.

De acordo com um relatório publicado em 2012 pela *Frontiers in Genetics*, o composto sulforafano,[225] encontrado em vegetais crucíferos como o brócolis, o repolho, a couve-flor e em vegetais folhosas, tem uma habilidade incrível de captar certas enzimas para ativar a desintoxicação e o processo antioxidante. Esse efeito curador, no nível genético, que tem sido observado nos últimos dez anos em humanos, agora foi atribuído ao enxofre. Não produzir sulfato de colesterol suficiente pode, portanto, explicar o porquê de a incidência de doenças degenerativas e danos genéticos ser tão alta entre as pessoas que não se expõem ao sol de forma regular e têm, portanto, deficiência de vitamina D sulfatado. Essas doenças incluem esclerose múltipla, doenças cardíacas e doença de Alzheimer.

A exposição regular ao sol equilibra os níveis de colesterol por meio da redução de concentração de LDL (colesterol *ruim*) e aumento da concentração de HDL (colesterol *bom*).[226] No entanto, ao contrário dos medicamentos que diminuem o colesterol (estatinas), a luz do sol não aumenta o colesterol na bílis. As estatinas são a principal causa de formação de cálculos e de danos ao fígado porque forçam o fígado a aumentar os níveis de LDL na bílis. Além dos danos hepáticos, as estatinas também provocam diabetes e doenças relacionadas a ele, de acordo com uma análise de 72 testes que envolveram cerca de 160 mil pacientes.[227]

Em contraste, a luz do sol tem um efeito holístico, o que significa que todas as funções do corpo se beneficiam ao mesmo tempo. A luz ultra-

225. "Sulfato cura doenças genéticas". Front Genet. 2012; 3:7. Epub, 24 de janeiro de 2012.

226. O colesterol HDL é exatamente o mesmo que o colesterol em partículas LDL; a única diferença entre os dois está no tamanho e na densidade das proteínas que carregam o colesterol (até o fígado e para fora dele). Ambos são essenciais para o corpo.

227. "Efeitos adversos associados aos tratamentos com estatina em humanos para doenças cardiovasculares: uma meta-análise de comparação indireta", *QJM*, fevereiro 2012: 105(2); p. 145-157, M. Alberton, *et al.*

violeta diminui a pressão, facilita o débito cardíaco, aumenta o glicogênio (açúcar complexo), se armazena no fígado, equilibra os níveis de açúcar no sangue, melhora a resistência do corpo a infecções (como mostrado por um aumento no número de linfócitos e fagócitos), melhora a capacidade do sangue de carregar oxigênio e aumenta a produção dos hormônios sexuais, entre muitos outros benefícios para a saúde. De fato, as mulheres que tentaram sem sucesso todos os meios disponíveis para engravidar tiveram sucesso quando seus níveis de vitamina D se normalizaram.

Uma pesquisa realizada em cem países prova que a luz do sol protege bastante contra o câncer, de acordo com um documento publicado em 2012 na revista *Anticancer Research.*[228] Os pesquisadores descobriram que a luz do sol pode evitar pelo menos 15 e, provavelmente, quase 24 tipos diferentes de câncer.

Esse estudo descobriu correlações inversas com o UVB para 15 tipos de câncer: de bexiga, de mama, cervical, de cólon, endometrial, esofágico, gástrico, de pulmão, ovariano, pancreático, retal, renal e vulvar; e o linfoma de Hodgkin e não Hodgkin, de acordo com o resumo do estudo. Algumas evidências sem total comprovação existem para outros nove tipos de câncer: cerebral, de vesícula, laríngeo, oral/faríngico, de próstata e de tireoide; leucemia; melanoma; e diversos mielomas.

O estudo concluiu: "A evidência para a hipótese sobre o câncer com relação à Vitamina D e aos raios UV é, em geral, muito forte, e para muitos tipos de câncer em particular". Agora que sabemos que a Vitamina D é essencial para a manutenção da saúde do DNA e das funções celulares, esgotá-la ao não passar tempo suficiente sob o sol pode trazer consequências devastadoras, como doenças cardíacas, artrite, câncer, esclerose múltipla, diabetes e doença de Alzheimer.

A maioria das pessoas não percebe que, assim como a maioria dos animais, o corpo humano foi projetado para viver no mundo exterior, e não interior. Nós fomos criados para passar somente à noite sob a proteção de um abrigo e durante o dia sair para buscar comida para nosso sustento. Ainda assim, o estilo de vida e o sistema educacional modernos nos forçaram a fazer exatamente o oposto do que nos proporciona uma saúde melhor.

---

228. "Estudos ecológicos da hipótese sobre o câncer relacionada à vitamina D e aos raios UVB". *Anticancer Res.* 2012. Jan; 32(1): p. 223-236.

A maioria das pessoas vive em sociedades modernas e rápidas; por isso está sofrendo de deficiência de vitamina D e de doenças potencialmente letais relacionadas diretamente a essa deficiência, inclusive a obesidade e as doenças associadas à obesidade. Em um estudo publicado no *Journal of Clinical Endocrinology and Metabolism*, em abril de 2010, uma equipe de pesquisadores descobriu que mulheres jovens que sofriam com níveis insuficientes de vitamina D e moravam ao sul da Califórnia eram significativamente mais gordas e possuíam massa corporal maior que suas compatriotas que possuíam níveis normais de vitamina D.[229] De acordo com o autor principal do estudo, dr. Vicente Gilsanz, do Hospital Infantil de Los Angeles, a obesidade é influenciada pela insuficiência de vitamina D. "Nós descobrimos que a falta de vitamina D está associada ao aumento da infiltração de gordura no músculo em mulheres jovens saudáveis", diz a conclusão do estudo. A falta de vitamina D é agora muito comum nessa população que mora em áreas ensolaradas dos Estados Unidos.

Por razões que já expliquei em meu livro *Heal yourself with sunlight*, a exposição ao sol pode ser nociva para as pessoas que usam óculos escuros e protetor solar. Bloquear os raios UVB, de qualquer forma, bloqueia a produção de vitamina D no corpo e reduz o sistema imunológico. Já que a vitamina D também regula milhares de genes no corpo, possuir uma quantidade insuficiente ou sofrer com a falta dessa vitamina pode provocar um grande caos metabólico que afeta as funções de todos os órgãos e sistemas. A invasão da gordura no tecido muscular é um problema muito sério que mostra que o corpo está fundamentalmente desequilibrado.

Felizmente, a comunidade médica está se conscientizando cada vez mais quanto à falta da vitamina D ser uma das principais causas de doenças, inclusive cânceres de pele e outros tipos de câncer, diabetes, osteoporose, doenças cerebrais como Alzheimer, Parkinson, autismo e até mesmo doença arterial coronária.

De fato, os pesquisadores de um estudo recente, intitulado "Deficiência de vitamina D e suplementação e relação com a saúde cardio-

229. "*Status* da vitamina D e sua relação com a massa muscular e gordura muscular em mulheres jovens", *The Journal of Clinical Endocrinology & Metabolism*, 1 de abril de 2010, vol. 95, nº 4, p.1595-1601.

vascular", corajosamente afirmaram no resumo: "Evidências recentes apoiam a hipótese de uma associação entre a falta de vitamina D e a hipertensão, a doença vascular periférica, o diabetes mellitus, a síndrome metabólica, a doença arterial coronária e as doenças cardíacas". Somente os danos aos vasos sanguíneos podem ser os responsáveis por centenas de diferentes doenças. A pesquisa, publicada no *American Journal of Cardiology* em fevereiro de 2012,[230] descobriu que a falta de vitamina D estava associada a um risco três vezes maior de doenças cardíacas e sobrevivência. Em outras palavras, as pessoas que sofrem com a falta de vitamina D estão três vezes mais propensas a morrer que as pessoas que possuam níveis normais dessa vitamina.

Em meu livro *Heart disease no more*, toco no assunto de que a doença coronária não pode ser considerada uma doença, mas deve ser vista como um mecanismo de cura protetora que usa o colesterol para ajudar a evitar um ataque cardíaco e outras doenças cardíacas. Essa tentativa de cura, que se caracteriza pelas manchas de colesterol formadas nas partes doentes de uma artéria, é prejudicada pelo uso de medicamentos que diminuem os níveis de colesterol, como as estatinas.

Eu já documentei a pesquisa que mostra como os medicamentos à base de estatina contribuem para as doenças cardíacas (ver Capítulo 3). A dra. Stephanie Seneff, uma antiga cientista do MIT e autora de centenas de estudos publicados em revistas científicas, agora traz mais luz sobre o verdadeiro mecanismo das doenças cardíacas coronarianas – o mecanismo de cura.

A pesquisa realizada pela dra. Seneff mostra que a criação da placa na doença cardiovascular é também o modo que seu corpo compensa a falta de sulfato de colesterol normalmente produzido em grande escala quando sua pele está exposta ao sol.

A falta de exposição ao sol provoca uma queda nos níveis de sulfato de colesterol e força seu corpo a empregar outro mecanismo para aumentá-lo. A dra. Seneff explica:[231]

---

230. *American Journal of Cardiology*, volume 109, edição 3ª, p. 359-363, 1º de fevereiro de 2012, doi:10.1016/j.amjcard.2011.09.020.

231. "Poderia ser ESTE o fator oculto por trás da obesidade, doenças cardíacas e fadiga crônica?". 17 de setembro de 2011 <www.articles.mercola.com>.

"Os macrófagos encontrados na placa absorvem o LDL, as pequenas partículas densas de LDL que foram danificadas pelo açúcar... o fígado não pode reabsorvê-los porque o receptor não pode recebê-los, pois são revestidos basicamente por açúcar. Então eles ficam presos no seu corpo... Esses macrófagos encontrados na placa fazem um trabalho heroico em captar esse revestimento de LDL e tirá-lo da circulação sanguínea, cuidadosamente extraindo o colesterol e guardando-o – o colesterol é importante – e, em seguida, exportando o colesterol até o HDL – o HDL A1 em particular... Este é o mocinho, o HDL. As plaquetas encontradas na placa captam o colesterol HDL A1 e mais nada... Elas absorvem o sulfato e produzem o sulfato de colesterol na placa. O sulfato, na verdade, vem da homocisteína. Os altos níveis de homocisteína também oferecem riscos de desenvolver doenças cardíacas. A homocisteína é uma fonte de sulfato. Ela também envolve a hemoglobina. Você tem de consumir energia para produzir um sulfato a partir da homocisteína; os glóbulos vermelhos, na verdade, fornecem o ATP para a placa. Portanto, tudo está lá e o objetivo é produzir o sulfato de colesterol nas artérias que alimentam o coração porque é este que precisa do sulfato de colesterol. Se (o sulfato de colesterol não for produzido) ...você pode acabar sofrendo de insuficiência cardíaca".

A solução para esse problema é obter a quantidade certa de exposição da luz solar à sua pele. A dra. Seneff explica: "Desta forma, sua pele produzirá o sulfato de colesterol, que então fluirá pelo sangue – não guardando-o dentro do LDL – e, portanto, seu fígado não terá de produzir tanto LDL. Assim o LDL cai. De fato... existe uma relação completamente inversa entre a luz do sol e as doenças cardiovasculares – quanto mais luz solar, menor o risco de adquirir doenças cardiovasculares".

É claro, isso também significa que tomar um medicamento à base de estatina para diminuir artificialmente os níveis de colesterol faz com que você bloqueie o plano B do corpo em produzir o sulfato de colesterol de que o seu coração precisa para funcionar e sobreviver. Não é de surpreender descobrir que a incidência de insuficiência cardíaca dobrou na primeira década, quando os medicamentos à base de estatina estavam no mercado, de 1980 a 1990. É mera coincidência que as taxas de doenças cardíacas continuam a aumentar com o aumento do uso das estatinas? "Está claro para mim que as estatinas provocam insuficiência cardíaca", diz a dra. Seneff.

A dra. Seneff também publicou um estudo que expõe o impacto negativo dos medicamentos que diminuem o colesterol e os que são produzidos à base de estatina para doença de Alzheimer, e eu estou completamente de acordo com ela a esse respeito.

Dito isso, a exposição ao sol pode ser arriscada para as pessoas que seguem uma dieta rica em alimentos processados, ácidos e que possuem gordura/óleos refinados. Além disso, o consumo excessivo de álcool, cigarro e outras substâncias que sugam os minerais e as vitaminas do corpo, como os medicamentos prescritos e as drogas alucinógenas, podem tornar a pele vulnerável aos raios ultravioleta. Após ter realizado a limpeza do fígado e da vesícula e começado a seguir uma dieta e um estilo de vida balanceados, a exposição regular e moderada ao sol não lhe fará mal; de fato, como demonstrado anteriormente, ela é essencial para uma boa saúde.

Mais de 42% dos americanos sofrem com a falta de vitamina D, e 47% das mulheres grávidas sofrem com a falta desse importante hormônio. Seus filhos tendem a apresentar ossos fracos que se quebram com facilidade, mesmo durante a infância.

Você não consegue recuperar a vitamina D em longo prazo por meio da ingestão de suplementos. Já que o excesso no consumo do suplemento de vitamina D pode, na verdade, ser perigoso, tomá-lo continuamente em pequenas doses pode prejudicar o sistema imunológico. A luz do sol ou o uso de uma lâmpada de UV/vitamina D, por outro lado, é a única alternativa real de recuperação dessa substância.

Para produzir a vitamina D em quantidades suficientes, as pessoas que têm a pele escura precisam se expor ao sol de duas a três vezes mais do que os caucasianos. Sua pele absorve os raios do sol de maneira menos eficaz, logo, a necessidade de um maior período de exposição. A não exposição suficiente ao sol coloca os homens negros, por exemplo, em maior risco de desenvolver o câncer de próstata que os brancos. O uso de protetores solares, inclusive óculos escuros, multiplica esse risco.

A melhor forma de obter vitamina D sulfatada suficiente é se expondo ao sol entre 10 e 15 horas, a depender da época do ano e de onde você mora. Esse é um teste simples que determina se você pode recuperar a vitamina

D por meio do sol ou não. Se a sombra que seu corpo mostrar no chão for maior que a altura de seu corpo, isso significa que você não está produzindo vitamina D. Isso pode acontecer com mais frequência durante o inverno, a primavera e o outono, principalmente com aquelas pessoas que moram em latitudes maiores. Portanto, certifique-se de que sua sombra tenha pelo menos metade de sua altura ou use uma lâmpada de UV.

Para alcançar muitos benefícios, é melhor tomar um banho antes de se expor ao sol. Ao contrário do que se acredita, é importante evitar protetores solares. Estes produtos não só não conseguem evitar o câncer como podem, na verdade, *provocá-lo*. O protetor solar corta os efeitos benéficos do sol, e seu corpo rapidamente absorve os químicos cancerígenos que esse produto contém.[232]

Comece seu tratamento solar expondo o corpo inteiro (se possível) diretamente à luz solar por alguns minutos e, em seguida, aumente o tempo de exposição para mais alguns minutos, todos os dias, até chegar a 20 ou 30 minutos. Como alternativa, caminhe sob o sol por uma hora, com o máximo de pele exposta – isso trará benefícios similares. Isso lhe dará luz solar suficiente para produzir uma boa quantidade de vitamina D e manter seu corpo e mente saudáveis (desde que também tenha incorporado dieta e estilo de vida balanceados).

O corpo pode armazenar vitamina D suficiente durante os dias ensolarados do ano para durar boa parte do inverno, no entanto, provavelmente não o bastante para evitar uma gripe ou um resfriado na primavera. As férias de inverno em algum lugar ensolarado e quente seriam ideais para recuperar a vitamina D. Fazer uso do bronzeamento artificial que utiliza lastros eletrônicos em vez de magnéticos é o ideal. Muitos locais que realizam o bronzeamento artificial utilizam lastros magnéticos para gerar a luz UV, e estes produzem campos eletromagnéticos bastante nocivos (EMFs). A maior parte dos novos locais que realizam bronzeamento artificial e possuem luzes permanentes agora usa lastros eletrônicos. As pequenas lâmpadas de UV que usam lastros eletrônicos também servem. Se você ouvir um zunido enquanto estiver

232. Para aprender mais sobre os efeitos benéficos do sol e os efeitos nocivos dos protetores solares, leia meus livros *Heal yourself with sunlight* e *Timeless secrets of health and rejuvenation*.

fazendo bronzeamento, isso acontece por causa do sistema de lastro magnético. Essas alternativas podem reabastecer suas reservas de vitamina D o suficiente para você passar pelos meses em que há falta de sol.

Por favor, saiba que o bronzeamento não significa danificar a pele, como geralmente se ouve daqueles que culpam o sol pelo câncer de pele. O bronzeamento é a proteção natural de seu corpo contra as queimaduras do sol; é por isso que, por exemplo, temos as células que produzem melanina. Nós nascemos com mecanismos de produção de nosso próprio protetor solar.

É claro, o uso de protetores que bloqueiam os raios UV anulam esses benefícios que você pode obter a partir da exposição ao sol.

Nota importante acerca dos suplementos de vitamina D:

Antes de decidir tomar suplementos de vitamina D, por favor, saiba que:

1. A vitamina D_2 sintética, que é a forma geralmente prescrita pelos médicos para tratar a deficiência de vitamina D, demonstrou várias vezes não somente não diminuir as taxas de mortalidade, como, na verdade, as aumentou. Isso foi descoberto durante uma meta-análise de 50 estudos clínicos realizada em 2011 pela *Cochrane Database* que incluiu um total de 94 mil participantes.[233] A análise mostra que os participantes que tomaram a vitamina D_2 sintética apresentaram um aumento de 2% no risco de desenvolver câncer, enquanto aqueles que produziram a vitamina D_3 naturalmente obtiveram uma queda de 7% nesse risco.

Todos os medicamentos sintéticos, inclusive a vitamina D_2, manipulam e enfraquecem o sistema imunológico, e é uma boa ideia que os próprios pacientes estudem a respeito antes de tomarem qualquer medicação prescrita. Não deixe de levar os conselhos de seu médico a sério. Os médicos raramente obtêm suas informações de revistas médicas,

---

233. 1. "Suplemento de vitamina D para a prevenção da mortalidade em adultos", *The Cochrane Database of Systematic Reviews*, 6 de julho de 2011: (7); CD007470, G. Bjelakovic, *et al.*
2. Meta-análise busca a eficiência da D_2 vs D_3, Vitamin D Council, 16 de novembro de 2011: dr. John Cannell.
3. "Vitamina D_3 mais potente que a vitamina D_2 em humanos", *The Journal of Clinical Endocrinology and Metabolism*, 1 de março de 2011: 96 (3); E447-E452, Robert P. Heaney, *et al.*

mas sim das empresas farmacêuticas cujo principal objetivo é vender remédios, sem se importarem se esses medicamentos lhe farão bem ou não. A vitamina D sintética com certeza não lhe faz bem.

2. Diferentes da forma de vitamina D_3 que a pele produz como resposta à exposição solar, os suplementos de vitamina D_3 não contêm sulfato de colesterol. De acordo com uma pesquisa publicada em 2003 no *Journal of Lipid Research*,[234] "o sulfato de colesterol é quantitativamente o sulfato de esterol mais conhecido e mais importante no plasma humano, onde está presente em uma concentração que sobrepõe aquela presente no outro sulfato de esteroide circulante, o sulfato de dehidroepiandrosterona (DHEA)". O sulfato de colesterol é uma importante molécula reguladora e um componente das membranas celulares, sem o qual as células não poderiam sobreviver ou se dividir. Nas membranas das plaquetas, o sulfato de colesterol estimula a adesão da plaqueta, essencial para o fluxo saudável do sangue e para uma boa coagulação.

Sem sulfato de colesterol suficiente, o corpo pode desenvolver quase todo tipo de doença. A vitamina D_3 em forma de suplemento pode, portanto, não conseguir protegê-lo contra doenças cardíacas, ataques cardíacos, AVCs, danos cerebrais ou outras doenças que geralmente surgem por conta da falta de vitamina D sulfatada que somente a pele pode produzir a partir da exposição ao sol. De meu ponto de vista, é uma atitude irresponsável da parte de médicos e de profissionais alternativos da saúde recomendar um suplemento de vitamina D sem também informar seus pacientes que esse medicamento não serve como substituto da vitamina D sulfatada.

3. A menos que você realize um exame de sangue enquanto estiver tomando vitamina D_3 regularmente, é importante compreender os possíveis riscos. Quando ingerida em excesso, a vitamina D tem mostrado provocar danos ao fígado e morte (ver outros efeitos colaterais a seguir). A natureza, de propósito, evitou a ingestão de alimentos não processados com a vitamina D para evitar a intoxicação; mesmo o leite materno é extremamente pobre em vitamina D. A razão para isso é que a natureza quis que nós mesmos produzíssemos vitamina D ao nos expor ao sol, não ao

234. "Sulfato de colesterol na fisiologia humana", *JLR Papers in Press*, 14 de maio de 2003. DOI 10.1194/jlr.R300005-JLR200.

adicioná-la ao leite de vaca processado ou ao caçar salmão (ambos contêm vitamina D). Se os bilhões de pessoas do mundo dependessem do leite de vaca e do salmão, a maior parte da população mundial já nem existiria.

Enquanto não há dúvidas de que a ingestão de suplementos de vitamina D pode levar a melhoras significativas de várias doenças, inclusive um risco reduzido de desenvolver osteomalácia, raquitismo, osteoporose, alguns cânceres, baixa imunidade e esclerose múltipla, não existe outra forma confiável de testar quão bem uma pessoa pode digerir e metabolizar essa forma de vitamina D.

Como a vitamina D é uma vitamina lipossolúvel, requer de bílis suficiente para ser digerida e absorvida. A congestão nas vias biliares do fígado pode tornar o suplemento de vitamina D inútil. Por isso que até mesmo a vitamina D_3, sem importar a dosagem tomada, mostrou não trazer benefício algum para tantas pessoas que a ingerem todos os dias. É claro, se produzida pela pele em resposta à luz solar, a vitamina D_3 não requer que o processo digestivo a disponibilize para o sangue.

Como sempre, é importante entender que o desaparecimento de uma doença pode facilmente levar ao surgimento de outra igualmente séria. Adicionar ao corpo um ou dois elementos que estejam em falta não é uma boa estratégia, não é muito diferente das pílulas mágicas usadas pela medicina moderna para tratar alguns sintomas. O corpo é muito intrincado e holístico em sua constituição e complexidade para essas abordagens tão simplistas que só oferecem alívio. Como sempre, sem focar na causa subjacente de um desequilíbrio, o corpo não consegue, de fato, recuperar seu equilíbrio, somente aparenta tê-lo feito.

Eu já vi diversos casos em que a remoção bem-sucedida de um sintoma de alguma doença, como um tumor cancerígeno, levou a um ataque cardíaco fulminante ou um AVC. Com o reconhecimento de que os sintomas são parte integral dos mecanismos de cura do corpo, a remoção bem-sucedida desses sintomas pode não ser a melhor opção. De fato, como no caso do câncer, se forem tomadas medidas drásticas e súbitas como a quimioterapia e a radioterapia, a regressão do tumor pode sobrecarregar o corpo de toxinas e bilhões de células cancerígenas mortas que podem levar a uma congestão severa e ao desenvolvimento de tumores em outras partes do corpo, ou ao rápido sobrecarregamento do coração, o que provocaria seu colapso.

Sempre existe certo risco envolvido ao recomendar o uso de esteroides como a vitamina D. Os medicamentos esteroides já foram considerados milagrosos por causa dos incríveis benefícios que parecem trazer. Agora que sabemos mais sobre como agem e os danos sérios e em longo prazo que provocam, seus benefícios começam a ser considerados questionáveis. Substituir uma doença séria por outra não pode ser considerado um sucesso médico. Utilizando suas próprias palavras: a operação foi um sucesso, porém o paciente morreu.

Quando tomados em excesso, os suplementos de vitamina D provaram causar náusea, vômito, redução do apetite, fraqueza e perda de peso. A vitamina D suplementar também pode elevar os níveis de sangue do cálcio, condição chamada de hipercalcemia, alterando assim o estado mental e provocando confusão. A hipercalcemia pode provocar um ritmo anormal no coração. A calcinose, que se caracteriza pela formação do cálcio e do fosfato nos tecidos moles, também resulta da ingestão excessiva da vitamina D. Quando o guru da nutrição, Gary Null, sofreu uma overdose de vitamina D ao consumir seu próprio produto, Ultimate Power Meal, ele sofreu de "fadiga alucinante e dores no corpo" e "começou a sofrer de rachaduras e sangramentos nos pés", de acordo com um artigo publicado no *New York Post* (atualizado em 24 de fevereiro de 2012). Levou três meses até que Null conseguisse se recuperar, mas ele continua a urinar sangue de vez em quando.

Ingerir muita vitamina D e cálcio leva a um aumento do volume da lesão cerebral. De acordo com a dra. Martha E. Payne, da Universidade Duke, Durham, Carolina do Norte, tomar esses dois suplementos pode aumentar o nível de cálcio nas paredes dos vasos sanguíneos, levando a uma calcificação vascular. A dra. Martha E. Payne examinou as ingestões de cálcio e de vitamina D com o uso de questionários sobre a frequência da alimentação e a ressonância magnética de 232 idosos e idosas com idade média de 71 anos. Apesar de todos esses idosos terem mostrado algumas lesões cerebrais de diferentes tamanhos, aqueles que mostraram maior número de ingestão de cálcio e vitamina D também foram considerados os mais propensos a ter um maior volume total de lesões no cérebro. A dra. Payne informou que as descobertas feitas em seu estudo foram expostas em uma reunião com a Sociedade Americana de Nutrição, integrante da Biologia Experimental, em 2007, em Washington, DC.

Para reenfatizar, enquanto as melhoras em curto prazo são comuns quando se ingere grandes doses de suplementos de vitamina D, é possível sofrer uma overdose, principalmente quando a vitamina A (não betacaroteno) e a vitamina K_2 não estejam corretamente equilibradas. Quantas pessoas sabem sobre os níveis em que se encontram a vitamina A e a K? De qualquer forma, a hipercalcemia (nível alto de cálcio no sangue) só é notada pelos pacientes quando é tarde demais e eles já possuem grandes depósitos acumulados de cálcio em seu coração, pulmões ou rins. Os danos a esses órgãos podem ser permanentes se os níveis de vitamina D em seu corpo permanecerem elevados por muito tempo. A vitamina D produzida pelo sol, por outro lado, nunca pode fazer isso, mesmo se você passar oito horas por dia sob o sol, pelo resto de sua vida.

19. Tome chá de ervas para o fígado

Diversas ervas podem melhorar o desempenho do fígado e manter esse órgão tão vital bem nutrido. Elas podem ser fervidas e funcionam melhor se tomadas como chá durante sete a dez dias, durante cada mudança de estação ou o surgimento de alguma doença. Apesar de muitas ervas ajudarem no funcionamento do fígado e a manter o sangue limpo, as seguintes ervas são consideradas as mais importantes:

Raiz de dente-de-leão	(28 g)	Bérberis	(28 g)
Raiz de confrei	(14 g) *1	Pé-de-urso	(28 g)
Raiz de alcaçuz	(28 g)	Carvalho-de-casco	(28 g)
Agrimônia	(28 g)	Cardo-de-leite	(28 g)
Raiz de inhame silvestre	(28 g)		

Nota*1. Ao contrário do que dizem muitos médicos naturalistas, eu nunca vi qualquer evidência de efeitos colaterais nocivos do confrei, somente benefícios, em especial para o fígado. Para obter mais explicações detalhadas, veja *E os ditos "efeitos tóxicos" da raiz de confrei?*, neste capítulo.

2. Para os nomes botânicos, veja *Informações sobre produtos.*

Para obter o máximo de resultados, é melhor utilizar todas essas ervas, combinadas, se possível. Para fazer isso, misture-as em partes iguais (exceto a raiz de confrei, cuja quantidade deve ser metade) e adicione duas colheres de sopa dessa mistura em cerca de 700 ml de água. Deixe repousar por seis horas ou até o dia seguinte; em seguida, coloque a mistura deixando-a cozinhar em fogo brando por cinco a dez minutos antes de ferver. Se você se esquecer de preparar esse chá na noite anterior, prepare a mistura na manhã seguinte, siga os passos descritos e deixe-a ferver. Beba duas xícaras desse *chá de ervas* por dia, em jejum, se possível. Esse chá pode ser tomado continuamente ou quando você sentir que seu fígado está pesado. As pessoas que não puderem realizar a limpeza do fígado por qualquer razão podem se beneficiar desse chá também.

Tomado sozinho, o chá feito do casco de ipê-vermelho, também conhecido como pau-d'arco, ipê-roxo ou lapacho, mostrou ter excelentes efeitos sob o fígado e sob o sistema imunológico também.

20. Terapia com óleo

A terapia com óleo é um método simples e ainda assim incrivelmente eficiente de limpeza do sangue. É eficaz para diversos distúrbios, inclusive do sangue, dos pulmões e do fígado, dos dentes e das gengivas, dores de cabeça, distúrbios da pele, úlceras gástricas, problemas intestinais, falta de apetite, doenças cardíacas e renais, encefalite, doenças nervosas, falta de memória, distúrbios femininos, rosto inchado e bolsa sob os olhos. A terapia consiste em fazer bochecho com o óleo.

Para a aplicação dessa terapia, você precisa de óleo refinados de girassol, de gergelim ou de oliva. Pela manhã, de preferência logo após acordar ou antes do café da manhã, coloque uma colher de sopa de óleo na boca, mas não engula. Devagar, faça bochechos com o óleo na boca, passando-o por todos os cantos por três a quatro minutos. Essa ação mistura o óleo com a saliva e ativa as enzimas liberadas. As enzimas retiram as toxinas do sangue. Por esse motivo, é importante cuspir o óleo após somente três a quatro minutos. Você não quer que nenhuma toxina seja reabsorvida. Você descobrirá que o óleo se torna embranquecido ou amarelado à medida que vai se saturando com germes e toxinas.

Para obter melhores resultados, repita esse processo duas vezes. Em seguida, enxágue a boca com ½ colher de chá de bicarbonato de sódio ou ½ colher de chá de sal marinho não refinado (dissolva-os em um pouco de água). Essa solução removerá todos os restos de óleo e toxinas. Além disso, você pode querer escovar os dentes para se assegurar de deixar a boca limpa. É aconselhável escovar a língua.

Alguns dos efeitos visíveis desse processo incluem a eliminação do sangramento na gengiva e o embranquecimento dos dentes. Durante a presença de alguma doença, esse procedimento pode ser repetido três vezes por dia, mas somente em jejum. A terapia à base de óleo alivia e melhora as funções hepáticas, já que retira as toxinas do sangue que o fígado não consegue remover. Isso beneficia todo o organismo. Se sentir algum desconforto, realize essa prática somente uma vez por dia.

Alguns médicos recomendam essa prática por dez a 15 minutos, porém eu descobri que realizá-la por mais de três a quatro minutos não oferece qualquer benefício extra, como, por exemplo, a eliminação de mais toxinas.

21. Substitua todas as obturações dentárias metálicas

Os artefatos dentais metálicos são uma fonte constante de intoxicação e, possivelmente, de reações alérgicas. Todo metal se corrói com o tempo, principalmente na boca, onde existe alta concentração de ar e umidade. As obturações com amálgama de mercúrio liberam seus compostos e vapores extremamente tóxicos no corpo, motivo pelo qual os dentistas alemães estão proibidos por lei de aplicá-las em mulheres grávidas. Esse produto foi banido em diversos países na Europa.

Se o mercúrio for considerado perigoso para a mãe e para o feto, deve ser considerado perigoso para todos. O fígado e os rins, em particular, que têm de lidar com substâncias tóxicas, como aquelas liberadas pelas obturações metálicas, se intoxicam gradualmente. O cádmio, por exemplo, usado para colorir de rosa as dentaduras, é cinco vezes mais tóxico que o chumbo. Ele não demora muito para aumentar a pressão sanguínea a níveis anormais.

O tálio, também encontrado nas obturações com amálgama de mercúrio, provoca dores na perna e paraplegia. Ele afeta a pele e os sistemas nervoso e cardiovascular. Todos os pacientes que usam cadeira de rodas e que foram testados para intoxicação metálica tiveram um resultado positivo para o tálio. Muitas pessoas que passaram anos em cadeiras de rodas após receberem uma obturação metálica se recuperaram por completo após a retirada dos metais de suas bocas. Uma dose de 0,5 a 1,0 grama de tálio pode ser fatal.

Outros elementos contidos nas obturações metálicas são conhecidos por seus efeitos cancerígenos. Esses elementos incluem o níquel (usado em coroas de ouro, aparelhos e coroas infantis) e o cromo. Todos os metais se corroem (inclusive o ouro, a prata e a platina) e o corpo os absorve. As mulheres com câncer de mama acumularam grandes quantidades de metais dissolvidos em seus seios. Quando a boca é liberada de todos os metais, estes também abandonarão os seios. Igualmente, os cistos encontrados nas mamas e nos ovários, que o corpo cria para armazenar metais corrosivos e tóxicos, irão diminuir de tamanho e desaparecer.

O sistema imunológico do corpo responde naturalmente à presença de metais tóxicos e, eventualmente, desenvolve reações alérgicas. Essas alergias podem aparecer como problemas nos seios paranasais, tinido, aumento de tamanho do pescoço e das glândulas, inchaço, aumento de tamanho do baço, artrite, dores de cabeça e enxaqueca, problemas oculares e complicações mais sérias, como paralisia ou ataques cardíacos.

Uma forma óbvia de cura da toxicidade metálica é a substituição de todas as obturações metálicas por aquelas que *não* contenham metais.[235] Se você precisar de algum tratamento dentário, como a coroa, a ponte ou o implante, é melhor procurar um dentista alternativo que utilize os procedimentos menos nocivos disponíveis. Evite os implantes de titânio e escolha aqueles de zircônio; eles são melhores e não tóxicos.

Além disso, limpe o fígado e os rins, e beba chá feito com ervas que ajudam o fígado (ver receita anterior), por dez dias, após a substituição das obturações.

---

235. Para mais detalhes sobre as obturações e seus compostos, leia meu livro *Timeless secrets of health and rejuvenation*.

22. Evite canais

As pessoas que leram meu livro *Timeless secrets of health and rejuvenation* sabem por que tenho me oposto aos canais por tantos anos. No início dos anos 1960, minha mãe, uma porta-voz das ideias e tratamentos naturopáticos, me disse que os canais eram responsáveis pelas doenças renais, doenças cardíacas, artrite, doenças autoimunes e cânceres malignos.

Pouco sabíamos na época por que um dente morto poderia ser responsável pela morte de alguém, mas o trabalho e as pesquisas incansáveis realizadas por alguns dentistas e cientistas muito corajosos fizeram o possível para que nós pudéssemos compreender os mecanismos por trás desse fenômeno sinistro.

Eles são *corajosos* porque a realização dos canais é um negócio cada vez mais crescente na indústria dentária em todo o mundo, e falar contra esse procedimento é considerado uma ameaça a uma de suas principais fontes de renda. Muitos bons dentistas já perderam a autorização de praticar a profissão por exporem a toxicidade do mercúrio em obturações de amálgama. A Associação Dental Americana (ADA) se enfureceu quando os dentistas começaram a dizer aos seus pacientes que a realização de canais poderia provocar doenças.

Durante muitos anos, a ADA usou de ameaças, processos e humilhação profissional para evitar que esses dentistas contassem aos seus pacientes e os protegessem de doenças provocadas pela realização de canais. Se a ADA admitisse que os canais são, de fato, responsáveis pelo desenvolvimento de doenças degenerativas, haveria um número infinito de processos que quebrariam toda a indústria médica. É óbvio que a ADA lutará com *unhas e dentes* para não permitir que isso aconteça.

Em 2000, mais de 30 milhões de canais foram realizados nos Estados Unidos, e o número vem aumentando cada vez mais. A um custo de pelo menos 750 dólares por um dente da frente e mil dólares por um molar, os canais geram à indústria incríveis 25 bilhões a 40 bilhões de dólares por ano.

A maior parte dos dentistas convencionais, diferentes dos dentistas biológicos que estão cientes dos riscos, lhe dirá que os canais são completamente seguros. Como eles sabem? Bem, eles não sabem, já que o procedimento é um dos muitos que nunca foram testados para fins de segurança. De fato, não existem dados sobre a segurança que a ADA diz haver. Só porque os canais têm sido realizados há mais de cem anos não significa que sejam seguros.

Quantos cardiologistas, oncologistas e neurologistas sabem que um dente morto serve de incubadora para bactérias anaeróbicas que produzem algumas das toxinas mais letais do mundo? Em 1908, os pesquisadores microbiológicos da Clínica Mayo e da associação dentária da época descobriram que as bactérias encontradas em dentes mortos e que as toxinas por elas produzidas entravam na corrente sanguínea e viajavam até qualquer parte do corpo, provocando assim doenças nos tecidos ou órgãos. O dr. Weston Price, o dentista mais renomado do mundo, descobriu que, quando as bactérias encontradas nos canais eram transferidas aos coelhos, 80% a 100% desses animais desenvolviam as mesmas doenças de que seus doadores humanos padeciam. Doenças cardíacas, por exemplo, poderiam ser transferidas em 100% das vezes.

A propósito, diversas bactérias patológicas não são encontradas somente nos dentes que passaram por canais, mas também nos ossos adjacentes aos dentes e em 99% dos locais de onde foram extraídos os dentes do siso. Pode levar décadas antes que os sintomas de doenças degenerativas comecem a aparecer. E, enquanto muitas pessoas que já passaram pelo procedimento de canal nunca desenvolverão doenças degenerativas, nem todo mundo tem essa sorte.

A principal descoberta do dr. Price foi que não é possível esterilizar um dente canalizado nem saber se este ainda está infectado ou não. A pesquisa de Price mostrou que diversas doenças degenerativas e crônicas se originaram a partir de agentes bacterianos escondidos dentro de dentes obstruídos – as mais frequentes eram as doenças circulatórias e cardíacas, bem como as articulatórias, cerebrais e do sistema nervoso.

A pesquisa de Price revelou que cada um de nossos dentes tem um labirinto complexo de minúsculos túbulos que, se esticados, teriam, pelo menos, cinco quilômetros. Além disso, ele identificou 75 canais suplementares separados em um único dente frontal.

Suas descobertas documentadas mostraram que os organismos microscópicos geralmente inofensivos e benéficos se movem bastante dentro desses túneis minúsculos. O problema acontece, contudo, quando um dentista realiza um canal, e não somente o fornecimento de sangue é cortado do dente, mas também o de nutrientes para esses organismos. A bactéria faminta agora deve se alimentar do tecido do dente para sobreviver, o que provoca infecção. Para infectar um tecido de dente morto, a antes inofensiva bactéria deve se transformar em patógenos altamente destrutivos e tóxicos. Os antibióticos e as próprias células imunológicas do corpo que normalmente dominam os patógenos não conseguem chegar a eles sem que o sangue flua até o dente morto.

Quando examinados, todos os dentes tratados com canal foram descobertos colonizados por patógenos, possivelmente espalhando a infecção ao redor do ligamento periodontal até o osso da mandíbula, onde pode provocar cáries que raramente se curam sozinhas. De acordo com a Fundação Weston Price, nos registros de 5 mil limpezas de cáries, somente duas se curaram sozinhas.

Um sistema imunológico saudável que não tenha sido enfraquecido por alguma doença ou suprimido por vacinas, radiação, acidente, estresse emocional, trauma, má alimentação, falta de vitamina D ou por outras razões pode facilmente lidar com qualquer um desses germes que se instalam no dente. No entanto, quando ele é subjugado, esses patógenos podem entrar no sangue e ser transportados até outros tecidos, órgãos ou glândulas.

Price mostrou que, quando implantou fragmentos de um dente tratado com canal de uma pessoa que havia sofrido, por exemplo, de artrite reumatoide, em um coelho, este rapidamente desenvolveu a doença também. Igualmente, ele mostrou que os fragmentos do canal extraídos de uma pessoa que sofreu um ataque cardíaco também poderiam provocar um ataque cardíaco em coelhos que recebessem um implante desses fragmentos. Ele pôde demonstrar esse fenômeno em 100% das vezes. O mesmo princípio se aplicou não somente às doenças cardíacas e à artrite, mas também às doenças hepáticas, das articulações, neurológicas (inclusive esclerose lateral amiotrófica e esclerose múltipla), doenças autoimunes como o lúpus e até mesmo vários tipos de câncer.

O médico alemão Josef M. Issels (1907-1998), também conhecido como "O pai da Medicina Integrativa", informou que, em seus 40 anos de experiência com o tratamento de pacientes *terminais* de câncer, 97% deles tinham canais. O pesquisador de câncer dr. Robert Jones também foi capaz de estabelecer uma relação entre os canais e o aumento da incidência da doença. Em um estudo que durou cinco anos e que teve como objeto de estudo 300 pacientes com câncer de mama, Jones descobriu que 93% das mulheres com essa condição tinham canais, e o resto delas sofria de alguma outra patologia bucal. Ele demonstrou que, em quase todos os casos, os tumores surgiram do mesmo lado do corpo onde se encontravam os canais. Jones sugeriu que as toxinas vindas das bactérias encontradas em um dente infectado devem inibir as proteínas que anulam o desenvolvimento de células cancerígenas.

Para confirmar as descobertas originais realizadas pelo dr. Price, a Fundação de Pesquisa do Elemento Tóxico (TERF) utilizou uma análise de DNA para determinar se os dentes com canais estavam contaminados por patógenos. Isso se confirmou em 100% das mostras testadas. De acordo com os resultados dos testes, havia 42 espécies diferentes de bactérias anaeróbicas em 43 amostras de canais. No caso das cavitações é ainda pior: 67 diferentes bactérias anaeróbicas foram descobertas entre as 85 amostras testadas.

Além disso, a análise mostrou que o sangue ao redor do canal tinha 400% mais bactérias que o próprio dente, o que significa que elas poderiam facilmente ser transferidas para outras partes do corpo quando o sistema imunológico enfraquecesse ou se sobrecarregasse.

Existe um lugar para as bactérias dentro do corpo e no resto da natureza. Quando as bactérias são presas e devem sofrer uma mutação para sobreviver, elas se tornam extremamente tóxicas e podem provocar um caos no sangue, no coração, no fígado, nos rins e em qualquer parte do corpo, mas não podemos culpar esses organismos por isso.

Não é nem um pouco natural manter organismos mortos no corpo. Pessoas morreram porque os médicos não removeram membros mortos em decorrência de congelamento ou gangrena. Um bebê morto dentro do útero da mãe, um rim doente ou um pedaço de osso fraturado devem ser removidos; do contrário, uma resposta imunológica inflamatória em conjunto com uma bactéria destrutiva certamente matará o hospedeiro. Por que os médicos removem um apêndice destruído, mas não fazem o mesmo com um dente morto? Nós não podemos ter as duas coisas. O que está morto eventualmente irá infeccionar e se decompor. Essa é a lei da natureza.

Até mesmo a ADA reconhece que as bactérias orais podem viajar da boca até o coração e provocar uma infecção perigosa. Sua resposta para combater a bactéria é um tratamento com antibióticos, esperando que isso, de alguma forma, faça esses bichinhos irem embora. Novamente, você está sozinho no que se refere a proteger sua saúde e a de sua família.

É óbvio, a melhor forma de evitar problemas dentários é cuidar de sua dieta e de seu estilo de vida. Porém, se você já passou por um canal ou já sofreu com as cáries, recomendo que entre em contato com um dentista biológico que saiba e conheça os riscos que eu mencionei aqui. Se for descoberto que você não sofre nenhum risco de sofrer efeitos colaterais significativos, sem dúvida, mantenha o canal. Do contrário, não há uma boa alternativa, a não ser remover o dente com o canal. Seu dentista poderá aconselhá-lo a manter alguns dentes, a realizar uma prótese dentária ou um implante feito com materiais não tóxicos como o zircônio, bem como a assegurar que um ligamento subjacente do dente extraído seja raspado e limpo.

A ToxicTeeth.org é uma excelente fonte de informações sobre esse tema e para encontrar um bom dentista biológico perto de você. Ver também os links de referência para as descobertas apresentadas anteriormente.[236]

23. Recupere sua saúde emocional

Em um nível mais profundo, toda doença manifestada fisicamente é uma emoção em desequilíbrio. As emoções são sinais de conforto ou desconforto que nosso corpo nos envia a todo momento de nossa existência consciente. Elas têm vibrações específicas que servem como um tipo de relatório climático, dizendo-nos como nos sentimos em relação a nós mesmos e sobre o que é bom ou ruim, certo ou errado, tanto em nossa vida

236. Fundação Weston A. Price; Fundação Price-Pottenger, Fundação Weston A. Price 25 de junho de 2010; Quantum Cancer Management; Associação Americana de Endodontistas; *Journal of Clinical Microbiology*, fevereiro 2007; *Journal of Clinical Microbiology*, julho 2003; Doenças Infecciosas. Junho 1996; Science Daily, 4 de janeiro de 2011; The Wealthy Dentist, 12 de julho de 2011.

quanto no nosso mundo. As emoções são como reflexos de um espelho que nos revelam tudo de que precisamos saber para passar pelas tribulações da vida. Nosso corpo, que somente pode ser *sentido*, é precisamente um espelho emocional ou mensageiro. Um espelho sujo reflete somente certas partes de nós ou nos mostra distorcidos. Se estivermos emocionalmente presos e não conseguirmos entender o que está acontecendo conosco, é porque não estamos abertos a ouvir, compreender e seguir as mensagens que nosso corpo está tentando nos passar.

Todos os problemas emocionais indicam uma falta de consciência. Se não estivermos completamente conscientes do porquê dessas emoções e/ou desafios físicos terem surgido, não estamos em contato conosco e, portanto, somos incapazes de fazer mudanças positivas em nossas vidas. Muitas pessoas estão tão desconectadas de seus sentimentos que nem sabem o que sentem. A prática do raciocínio chama nossa atenção para onde estamos e para quem somos. Ao entrar em contato com nossas emoções pelo tempo que durarem, poderemos liberar os enormes poderes criativos que estão dormentes dentro de nós. As emoções não estão presentes para serem julgadas ou suprimidas; elas existem para serem compreendidas e aceitas. Quando começarmos a observá-las, passamos a entender seus reais significados. Em vez de reagir inconscientemente a uma situação difícil ou a uma pessoa difícil, poderemos agir conscientemente por nosso livre-arbítrio.

As emoções querem ser reconhecidas porque são a única forma que nosso corpo pode nos dizer como realmente nos sentimos em relação aos demais e conosco. Ao aceitar e respeitar todos os nossos sentimentos e emoções, em vez de reprimi-los, começamos a enxergar uma realidade diferente, uma que nos oferece liberdade de julgamento e uma vida sem dor. Começaremos a enxergar uma razão e um propósito em tudo que nos acontece, seja certo ou errado, bom ou ruim. Isso elimina o medo, assim como todas as outras emoções que surgem a partir dele. Equilibrar nossas emoções é uma das formas não físicas mais importantes que temos para manter nossa saúde, felicidade e paz.

As abordagens, mensagens e arte contidas em meu livro *Lifting the veil of duality* foram feitas para equilibrar sua saúde emocional (ver *Outros livros e produtos de Andreas Moritz*). De fato, sua percepção dos problemas, limitações, doenças, dor e sofrimento pode mudar completamente após ler o livro. Além disso, o que pode ter feito você envelhecer antes do tempo ou até mesmo uma doença física pode se transformar rapidamente em uma oportunidade poderosa que irá gerar alegria, abundância, vitalidade e rejuvenescimento por toda a sua vida. Meu sistema de cura, *Sacred Santémony*, descrito em meu site www.ener-chi.com, é um método incrivelmente eficaz que equilibra as causas dos desequilíbrios emocionais.

Além disso, você pode se beneficiar caso siga este simples procedimento para equilibrar suas emoções: transfira sua mente a uma época bonita de sua infância, talvez para quando você tinha 3 anos de idade. Lembre-se de como era livre e feliz! Você não tinha noções preconcebidas do que era certo ou errado, bom ou ruim, bonito ou feio. Veja a si mesmo como uma criança interagindo com outras pessoas com inocência. Você está interessado em tudo e se sente seguro, protegido e amado. Agora, vamos avançar no tempo até uma situação em que você não se sentiu mais assim, na qual sentiu falta de amor ou se sentiu ignorado, repreendido, criticado ou maltratado. Note a concentração e a frieza em seu coração. Mais uma vez, volte ao espírito inocente de sua natureza infantil e traga-o até a situação que lhe causou tanta dor. Absorva a inocência daquela criança de 3 anos de idade e aquela alegria, irradie-a ao seu redor. Veja essa energia tomar conta de todos ao seu redor. Agora vá para outra situação de sua vida que lhe causou tristeza e repita esse processo.

Lembre-se de toda experiência negativa ou dificuldade que tenha passado em sua vida e cure cada uma delas com a alegria de sua criança interior.

Esse exercício é muito eficaz porque, na verdade, não existe tempo linear. O tempo é meramente um conceito que usamos para separar os eventos que já aconteceram, que acontecem agora ou que podem acontecer no futuro. Logo, na verdade, os acontecimentos passados têm um efeito poderoso em nós tanto quanto tiveram na época em que aconteceram. Por esse motivo, existe tanto medo, tensão, estresse, raiva, conflito e violência em nosso mundo. A maioria das pessoas não consegue deixar o passado para trás e, portanto, recria situações similares para lidarem com elas de uma forma ou de outra. No entanto, ao desfazer seu impacto negativo por meio desse simples exercício de autocapacitação, você consegue literalmente mudar seu passado e, assim, seu presente e seu futuro.

É possível que demore de uma a duas semanas (20 a 30 minutos por dia) para realizar todo esse processo e curar todo o seu passado de emoções desequilibradas, porém vale a pena. Sempre que reagir negativamente a algo em sua vida, isso acontece porque você teve uma experiência emocional desequilibrada antes disso. Ao equilibrar todas as experiências indesejadas que aconteceram entre sua infância e este momento, você pode ajudar a remover muitas das causas de qualquer problema emocional, mental, físico e espiritual, bem como pode evitar que novos problemas apareçam.

O estresse emocional contínuo é a principal causa da formação de novos cálculos, já que altera a flora da bílis e também prejudica a boa digestão dos alimentos (assim como os sais da bílis). Se você tiver dificuldades em resolver seus conflitos emocionais por conta própria, talvez precise da ajuda de um profissional qualificado da German New Medicine (GNM);[237] esses conflitos podem ser resolvidos em questão de uma ou duas horas. A GNM mostra como um conflito emocional mal resolvido ou trauma pode afetar um órgão ou sistema e prejudicar seu funcionamento ou recuperação. Eu já presenciei verdadeiros milagres com essa prática, testemunhei a cura da artrite, da candidíase e do câncer.

---

237. *German New Medicine do Dr. Hamer*, <www.newmedicine.ca, Ilsedora Laker>.

Capítulo 6

O que Esperar da Limpeza do Fígado e da Vesícula

Uma vida sem doenças

Apesar de as doenças não fazerem parte da constituição do corpo, elas aparecem e o corpo constantemente procura estratégias para se curar. A palavra cura deriva da palavra *saúde* ou *plenitude*. Curar significa voltar à condição de plenitude ou saúde. Os sintomas das doenças simplesmente indicam que o corpo esteja em processo de cura para evitar que uma situação potencialmente perigosa ocorra.

Estar doente é a indicação de que o corpo esteja fazendo isso mesmo. Nós *caímos doentes* quando nosso sistema imunológico não está funcionando direito, ou seja, está suprimido e sobrecarregado de tóxicos. A resposta do corpo a esse tipo de congestão extrema é limpar as toxinas de diferentes e, geralmente, incômodas maneiras. Essas maneiras são conhecidas como sintomas.

Os meios de limpeza do corpo, de autoproteção e cura geralmente necessitam de dor, febre, infecção, inflamação e ulceração.[238] Em casos

238. Para saber mais sobre as principais causas das doenças, como as doenças se desenvolvem e as verdadeiras causas para o surgimento do câncer, das doenças cardíacas, do diabetes e da Aids, leia meu livro *Timeless secrets of health and rejuvenation*.

mais sérios, câncer[239] e o surgimento de uma placa dentro das paredes arteriais ajudam a evitar que a doença se espalhe e provoque a morte de uma pessoa. A maior parte dos casos de sufocamento interno é precedida ou vem acompanhada de um bloqueio das vias biliares do fígado. Quando o fígado, que é a principal fábrica e centro de desintoxicação do corpo, se congestiona com o surgimento de cálculos, as doenças se tornam algo muito necessário.

Quando você limpa as vias biliares do fígado de todas as obstruções e, em seguida, adota uma dieta e um estilo de vida balanceados, seu corpo naturalmente volta ao estado de equilíbrio (homeostase). Esse estado de equilíbrio é o que a maioria das pessoas chama de *boa saúde.*

O antigo ditado "É melhor prevenir do que remediar" se aplica, em especial, ao fígado. Se o fígado ficar livre de cálculos, o estado de equilíbrio do corpo dificilmente será comprometido. Ter um fígado limpo e mantê-lo dessa forma é quase como ter um atestado de boa saúde.

As operadoras de planos de saúde e seus clientes poderiam se beneficiar da limpeza do fígado e da vesícula de diferentes formas. Essas empresas poderiam diminuir consideravelmente as taxas e as despesas, enquanto a população assegurada poderia aproveitar mais a saúde, perder menos dias de trabalho por causa de doenças e não sofrer com o medo e a dor comuns quando se está doente. As gerações mais antigas já não seriam consideradas um fardo porque poderiam cuidar de si mesmas cada vez mais. Os custos com a saúde seriam drasticamente cortados, o que poderia proteger o progresso e a prosperidade contínuas em todos os países agora sobrecarregados por dívidas, como é o caso dos Estados Unidos e do Reino Unido.

Se a tendência atual de aumento das despesas com a saúde nos Estados Unidos continuar a progredir tão rapidamente quanto tem acontecido nas últimas décadas, as principais empresas tendem a pedir falência se continuarem a oferecer planos de saúde como parte dos benefícios aos empregados. Transferir os custos dos planos de saúde ao governo ou a um plano universal tem pouco ou nenhum impacto no aumento massivo dos custos provocados pela medicina orientada aos sintomas.

---

239. Ver detalhes em meu livro *Cancer is not a disease – it's a healing mechanism.*

Em 2001, o custo com a saúde nos Estados Unidos excedeu a marca de 1 trilhão de dólares, e em 2004, os gastos totais com a saúde foram de 1,9 trilhão de dólares. Isso representou 16% do PIB do país, e não há ventos de mudança à vista. Os gastos com a saúde nos Estados Unidos se aproximaram dos 2,6 trilhões de dólares em 2010 e estima-se que dobrem para mais de 4 trilhões de dólares na próxima década.

Quando os custos com a saúde aumentam tão rapidamente quanto o rendimento nacional, a sobrevivência de um país está em jogo. Toda pessoa que não toma conta de sua própria saúde contribui para o aumento dos gastos com a saúde e com a iminente quebra do país.

Os bons cuidados com a saúde não podem ser medidos no montante de dinheiro gasto no tratamento de sintomas das doenças. Tratar os sintomas de uma doença deveria se chamar *cuidados com a doença*, o que inevitavelmente necessita de mais tratamentos porque as origens das doenças são ignoradas e a situação só tende a piorar se deixadas de lado.

A premissa da medicina moderna consiste em tratar os sintomas *com sucesso* por meio de medicamentos perigosos, radiação ou cirurgia. No entanto, isso implica suprimir os próprios esforços de cura do corpo. Isso significa que quase todas as formas de intervenção médica produzirão efeitos colaterais nocivos, o que se torna a causa para novas doenças que exigem mais tratamento.

A abordagem de cura rápida que suprime os sintomas das doenças é a principal causa de doenças crônicas, morte prematura e, é claro, do aumento dos custos com a saúde. Como dito anteriormente, mais de 900 mil pessoas todos os anos morrem desnecessariamente como resultado direto dos efeitos colaterais que surgem a partir dos tratamentos médicos muito caros. Em comparação, é muito barato curar a doença e prevenir o surgimento de outras.

Os cuidados convencionais com a saúde estão se tornando cada vez menos acessíveis para a maioria das pessoas no mundo e é provável que se tornem um privilégio de poucos. Se a limpeza do fígado e da vesícula fosse prescrita pelos médicos nos Estados Unidos, mesmo que só para os pacientes com doenças na vesícula, ajudaria a maior parte dos 31 milhões de pessoas que sofrem com cálculos a ter uma vida normal e a eliminar ou prevenir diversas outras doenças relacionadas aos cálculos na vesícula.

Eu recebo cerca de 250 cartas/emails do mundo todo diariamente. Cada uma delas conta uma história diferente que fala maravilhas sobre tomar as rédeas da própria saúde. O testemunho a seguir é um exemplo de reviravolta na vida de uma musicista profissional e professora de música que, aos 24 anos, começou a sofrer de um caso grave de refluxo. Eventualmente, a dor e o refluxo ficaram tão insuportáveis que ela já não conseguia cantar por causa dos nódulos vocais. Aos 40 anos, ela sofria de fortes dores, insônia e outros problemas de saúde que ameaçavam sua sobrevivência.

Em sua carta endereçada a mim, ela me explicou: "O refluxo é a morte para uma vocalista". E continuou: "Finalmente, uma exploração com ácido hepatoiminodiacético foi realizada e mostrou que minha vesícula tinha uma taxa de expulsão de 9%. Disseram-me que eu deveria retirá-la imediatamente. Quando ela foi retirada, em março de 2011, meu médico me disse que minha vesícula apresentava uma ruptura e que tinha três vezes seu tamanho normal! Ele me assegurou que eu voltaria a me sentir bem e poderia comer o que quisesse. Com uma boa dieta, uma rotina de exercícios e com a abstinência de café e álcool, senti somente um pouco de alívio antes de ter de voltar a tomar remédios. Porém, os inibidores de bomba de prótons (antiácidos) já não surtiam efeito. Então li seu livro! Minha primeira limpeza do fígado foi uma experiência incrível! As pedras eliminadas eram gigantes, e eu tive uma sensação maravilhosa que não sentia há anos (principalmente depois da perda de minha vesícula)! Meu refluxo e dor melhoraram, e sinto uma grande felicidade quando estou prestes a realizar outra limpeza. Pela primeira vez em muitos anos me senti cheia de esperança!".

A limpeza do fígado faz muito além do que somente restaurar as funções do fígado e do estômago; ela ajuda as pessoas a cuidarem da própria saúde para o resto de suas vidas. Ter uma política de seguro contra doenças não garante uma vida livre de doenças. A boa saúde se desenvolve naturalmente, quando você mantém seu corpo livre de cálculos e de outros depósitos tóxicos, bem quando você preenche os requisitos mais básicos para a manutenção da juventude e da vitalidade.

Melhor digestão, mais energia e vitalidade

Uma boa digestão compreende três processos básicos:

- O alimento ingerido é quebrado em seus componentes nutricionais;
- Os nutrientes são absorvidos e distribuídos a todas as células e, em seguida, metabolizados;
- Os dejetos que resultam dessa quebra e utilização dos alimentos são eliminados por meio dos órgãos e sistemas excretores.

O corpo precisa de uma boa digestão para garantir uma rotatividade contínua e eficiente de suas 60 a 100 trilhões de células. Para sustentar a homeostase, o corpo precisa produzir 30 bilhões de novas células todos os dias para substituir o mesmo número das antigas, danificadas e esgotadas. Se esse processo ocorre regularmente, dia após dia e ano após ano, as novas gerações de células serão tão eficazes e saudáveis quanto as anteriores. Mesmo que certas células, como os neurônios e as células do coração, não possam ser substituídas (apesar de essa teoria estar se tornando cada dia mais obsoleta, de acordo com as novas descobertas feitas no campo da neurogênese),[240] pelos menos seus componentes, como os átomos de carbono, de oxigênio, de hidrogênio e de nitrogênio (todos eles formam o ar que respiramos), são renovados continuamente. Em outras palavras, nada do que seja natural no corpo pode ser considerado antigo.

A rotatividade normal das células ou dos átomos, no entanto, já não está mais completa ou não é mais eficiente na maioria das pessoas que vive em um mundo muito veloz e que tem pouco tempo para seguir uma dieta e um estilo de vida balanceados. As pessoas não são saudáveis hoje em dia porque se alimentam mal (e têm pensamentos ruins). Em contraste, uma dieta balanceada consiste de alimentos naturais e puros, e de água limpa e fresca.

Somente pouquíssimas sociedades conseguiram manter a juventude e a saúde em todas as faixas etárias. Essas pessoas vivem em áreas remotas e isoladas, como nas Montanhas de Abecácia, ao sul da Rússia; no Himalaia, na Índia, no Tibete e na China; nos Andes, na América do

240. Neurogênese e danos cerebrais: administrando uma fonte renovável para uma recuperação.

Sul; na península de Nicoya, na Costa Rica; e ao norte do México. Sua dieta consiste de alimentos puros e frescos.

Felizmente, você não precisa viver em áreas remotas do mundo para ser saudável. De fato, é muito normal, por exemplo, possuir vasos sanguíneos totalmente limpos aos 100 anos de idade ou mais (ver **Figura 14**). A artéria coronária nessa imagem pertence a uma americana de 100 anos que morreu tranquilamente durante o sono (não de doença). Mesmo as árvores de 100 anos de idade podem continuar a produzir folhas e frutos saudáveis, desde que a seiva flua livremente por eles.

Envelhecer não diminui o tamanho dos vasos sanguíneos, tampouco corta o fornecimento de nutrientes para as células de nosso corpo (a principal causa de envelhecimento e enfraquecimento), mas uma dieta e um estilo de vida desregrados, sim.

Ao limpar nosso corpo e dar-lhe o melhor tratamento possível, podemos melhorar nossa qualidade de vida e aumentar a energia e a vitalidade, o estado natural de saúde que todo ser humano merece. Um sistema digestivo que funciona bem e um fígado sem cálculos fornecem as principais condições para o corpo poder regularizar a rotatividade das células sem acumular toxinas. Esse talvez seja o melhor antídoto para o envelhecimento e as doenças que qualquer pessoa pode ter.

Livre da dor

A dor é um sinal que o corpo usa para identificar e corrigir certos problemas ou maus funcionamentos dos órgãos, sistemas, músculos e articulações. A dor não é uma doença, ao contrário, ela é o sinal de uma resposta imunológica a uma situação anormal. Uma situação anormal pode ser uma congestão de linfa, sangue e incidência de dejetos. Qualquer congestão física leva a uma falta de fornecimento de oxigênio. Os tecidos privados de oxigênio quase sempre se manifestam pela dor. Quando a dor desaparece naturalmente por meio de uma limpeza ou da remoção da congestão pelo corpo (sem o uso de analgésicos), isso mostra que o corpo voltou ao seu estado de equilíbrio. Uma dor crônica indica que a resposta imunológica e a habilidade de autolimpeza do corpo não foram suficientes e que a causa do problema ainda está ativa e intacta.

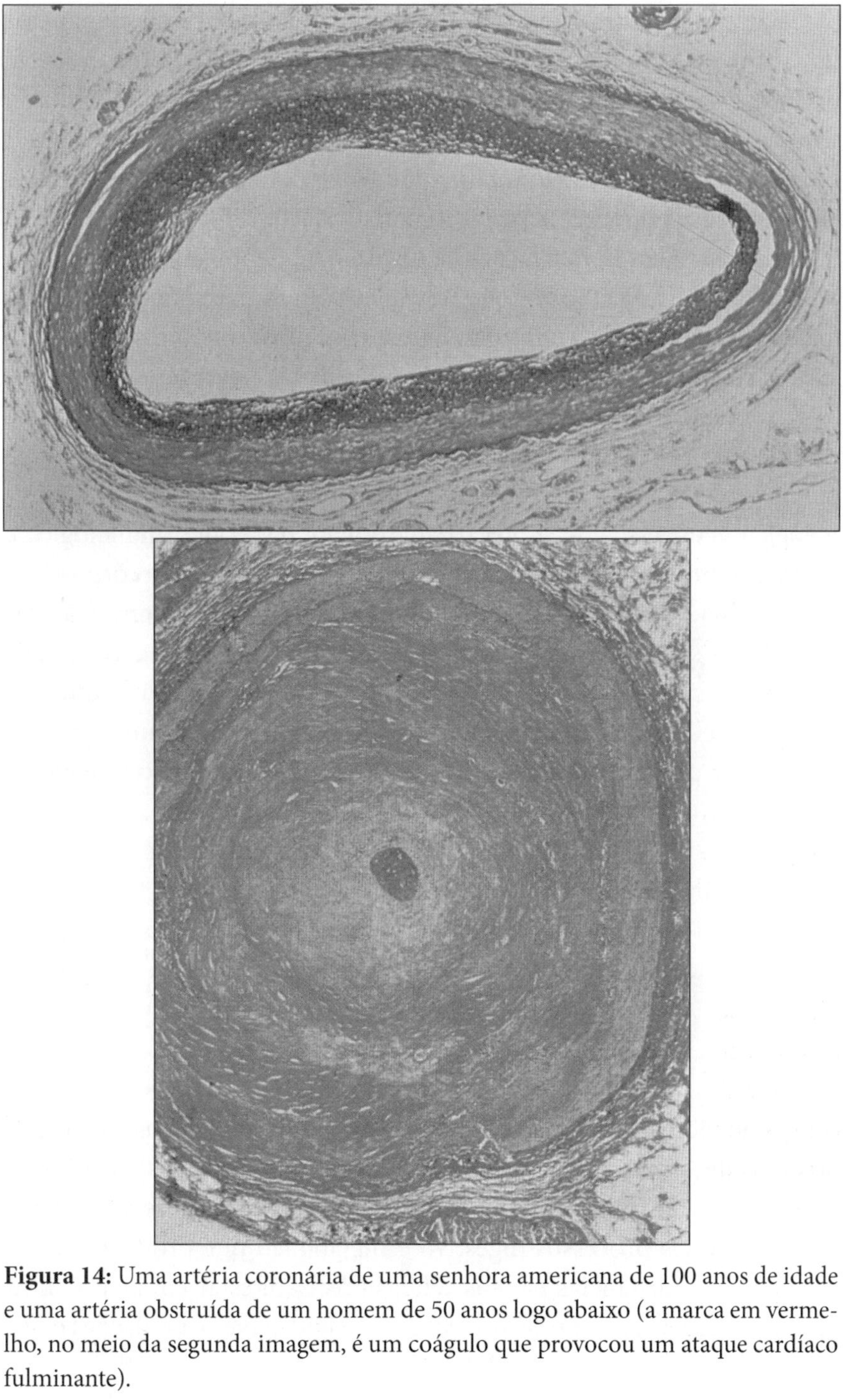

Figura 14: Uma artéria coronária de uma senhora americana de 100 anos de idade e uma artéria obstruída de um homem de 50 anos logo abaixo (a marca em vermelho, no meio da segunda imagem, é um coágulo que provocou um ataque cardíaco fulminante).

Limpar o fígado e a vesícula pode ajudar a reduzir e eliminar a dor no corpo, não importa se esteja localizada nas articulações, na cabeça, nos nervos, nos músculos ou nos órgãos. O corpo apenas estará saudável se o sangue e a linfa também estiverem. Se o sangue e a linfa possuírem grandes quantidades de toxinas, como ocorre quando há uma congestão no fígado, pode haver irritação, inflamação e infecção nas células e nos tecidos. Quando as funções da digestão, metabolismo e eliminação dos dejetos no corpo forem prejudicadas pelo mau funcionamento do fígado, o sistema imunológico não poderá realizar o processo de cura.

A resposta de cura depende bastante da eficácia do sistema imunológico, a maior parte dele localizada no trato intestinal. O fígado, que é o principal órgão que controla a digestão e o metabolismo celular, deve estar livre de qualquer obstrução (cálculos) para evitar que o sistema imunológico se estresse e se sobrecarregue. Quando o poder imunológico é baixo nos intestinos, também será baixo em outras partes do corpo.

O alívio da dor ocorre automaticamente quando a congestão for sanada e o sistema imunológico voltar a funcionar bem e com mais eficiência. A dor não é algo que requeira tratamento, a menos que seja insuportável. Você não quer lutar contra a escuridão da noite quando tudo o que precisa fazer é acender a luz. É, de fato, pouco inteligente matar o mensageiro (dor) que tenta alertá-lo da aproximação do inimigo. Já que as dores crônicas são provocadas por congestões igualmente crônicas, o fígado, os intestinos, os rins e o sistema linfático deveriam ser limpos antes de tratar a dor. Em quase todos os casos, essa abordagem alivia toda dor e restaura a saúde, bem como as funções imunológicas.

Um corpo mais flexível

A flexibilidade física é uma questão de quão bem os órgãos, as articulações, os músculos, os tecidos conectivos e as células são alimentados pela comida que ingerimos, pela água que bebemos e pelo ar que respiramos. Os processos digestivo e metabólico que produzem esses nutrientes e substâncias para as células precisam estar em boas condições para que a saúde possa prevalecer. A rigidez nas articulações e nos músculos indica a presença de dejetos metabólicos ácidos nessas partes do corpo e acontece por causa da má função digestiva e eliminativa.

Qualquer pessoa que pratique ioga, ginástica ou qualquer outra forma de exercício e realiza várias limpezas do fígado notará uma melhora na flexibilidade da coluna, das articulações e dos músculos. Os depósitos de sal mineral no pescoço e nos ombros começam a diminuir de tamanho, e a dor e a rigidez desaparecem. O corpo todo se sente mais *conectado*, assim como os tecidos conectivos que mantêm as células unidas se tornam mais flexíveis e fluidos novamente.

Um rio de água pura e cristalina flui mais facilmente e com menos fricção do que um rio que está cheio de muco e restos de lixo. Uma das funções mais importantes do fígado é manter o sangue naturalmente fino para poder distribuir os nutrientes às células, recolher os dejetos e carregar os hormônios aos seus destinos sem atraso. Manter seu rio da vida (sangue) saudável e limpo é extremamente importante para sua saúde física e mental.

O sangue grosso é um denominador comum para a maioria das doenças, e você pode reconhecê-lo pela falta de flexibilidade em certas partes do corpo, em conjunto com outros sintomas, inclusive o cansaço. Se a coluna e as articulações estiverem rígidas e doloridas, isso indica que a maior parte dos órgãos internos sofre de problemas circulatórios. A circulação do sangue melhora bastante quando os cálculos deixam de congestionar o fígado. Isso leva a uma melhora na flexibilidade e mobilidade do corpo. Um bom programa de exercícios regulares ajuda a estimular e a manter essa flexibilidade recém-descoberta.

Um corpo flexível também sugere que a mente está aberta e adaptável. Um corpo rígido, ao contrário, é um sinal de mente fechada e medrosa. Quando o corpo é abastecido com sangue mais fino e as estruturas endurecidas começam a amolecer novamente, sua atitude mental também se tornará mais expansiva e adaptável. Isso melhora sua habilidade de criar oportunidades de vida no presente, gerando mais felicidade e realizações a cada dia.

Processo de reversão de envelhecimento

Muitas pessoas veem a idade como um fenômeno inevitável que, assim como uma doença, eventualmente o atingirá. No entanto, esse ponto de vista se aplica somente às suas consequências *negativas*. Você também pode enxergar o envelhecimento como um processo de crescimento, algo positivo, que torna a vida mais rica, deixa-o mais sábio e experiente e lhe traz maturidade: todas as características que raramente são encontradas em pessoas mais jovens. O aspecto negativo do processo de envelhecimento, com o qual a maioria das pessoas se identifica, na verdade, é um distúrbio metabólico que se desenvolve gradualmente com o tempo.

Os efeitos indesejados do envelhecimento provêm do mau funcionamento que ocorre em nível celular. Quando as células do corpo não conseguem remover de forma rápida os dejetos metabólicos produzidos diariamente, alguns destes acabam depositados nas membranas celulares. De fato, as membranas celulares se tornam os filtros do lixo de seu corpo. Depois, as células não conseguem se livrar de todos esses dejetos porque o tecido conectivo que os rodeia está congestionado (por causa do bloqueio linfático).

No tempo devido, os dejetos se acumulam e se tornam aparentes no corpo. O dejeto preso corta, de modo gradual, o fornecimento de oxigênio, nutrientes e água das células e, cada vez mais, engrossa suas membranas. As membranas celulares de um bebê recém-nascido são muito finas, quase transparentes. Uma pessoa que tenha em média 70 anos de idade hoje possui as membranas, pelo menos, cinco vezes mais grossas que as encontradas nos bebês. A cor das membranas é geralmente marrom e, em alguns casos, até mesmo preta. Esse processo celular degenerativo é geralmente chamado de *envelhecimento.*

Durante o envelhecimento normal, que começa desde o início da vida, todas as células do corpo são diariamente substituídas por novas. Por outro lado, durante o envelhecimento anormal, as células recém-produzidas não são tão saudáveis quanto as antigas. Os tecidos ou grupos de células afetados enfraquecem e sofrem subnutrição, dando origem a uma nova geração de células fracas. Logo, as membranas dessas novas células também ficam obstruídas. Elas não têm nenhuma chance de desenvolver-se e tornar-se células jovens e saudáveis.

Quanto mais as células e os tecidos conectivos que as cercam ficam saturados com substâncias tóxicas, todos os órgãos do corpo começam a envelhecer e a se deteriorar.

A pele, que é o maior órgão do corpo humano, também começa a sofrer de subnutrição. Consequentemente, pode perder elasticidade, mudar sua cor natural, tornar-se seca e áspera, bem como desenvolver manchas que consistem de dejetos metabólicos. A essa altura, o aspecto negativo do processo de envelhecimento se torna aparente. Portanto, é óbvio que o envelhecimento externo do corpo, resultado direto de um metabolismo celular falho, começa interiornamente.

A digestão e as funções hepáticas prejudicadas são as principais causas para o mau funcionamento do metabolismo celular. Ambas as funções melhoram drasticamente quando todos os cálculos existentes no fígado e na vesícula são eliminados e outros dejetos são expulsos dos órgãos, tecidos e células por meios de limpeza simples (como os discutidos neste livro). Assim que as células começam a mudar sua pele escura (resultado natural da limpeza), a absorção de oxigênio, nutrientes e água aumenta, e o mesmo ocorre à vitalidade da célula.

À medida que a digestão e o metabolismo continuam a melhorar, ao invés de envelhecerem e se cansarem, as células irão rejuvenescer e se tornar mais dinâmicas novamente. Essas melhoras podem facilmente ser vistas em uma cor de pele e textura da pele melhores, certo brilho no olhar e uma atitude mais positiva. Esse é o momento em que o processo de envelhecimento é revertido e os aspectos positivos começam a aparecer.

Beleza interna e externa

Os resultados da melhora contínua do metabolismo celular afetarão o modo como você se sente consigo mesmo, assim mostrarão as mudanças externas. As pessoas mais velhas parecem radiantes e jovens quando estão realmente saudáveis. Os jovens podem parecer bem mais velhos se seus corpos estiverem intoxicados e cansados. Naturalmente, se quiser alcançar a beleza exterior, você deve desenvolver, primeiramente, a beleza interior.

Se seu corpo tiver muitos dejetos acumulados, não será capaz de proporcionar a você um senso de beleza e valor. Ainda existem grupos indígenas que vivem em lugares remotos e que desfrutam uma boa saúde e vitalidade. Esses grupos realizam limpezas no fígado, nos rins e nos intestinos regularmente, com a ajuda de óleos, ervas e fluidos. Essas práticas têm se perdido nas sociedades modernas, cujo principal foco é a melhora da aparência física e, em caso de doenças, o tratamento dos sintomas, em vez da remoção da(s) causa(s).

As pessoas que já realizaram uma série de limpezas no fígado relataram se sentirem muito melhor em relação ao próprio corpo, à própria vida e ao meio em que vivem. Em muitos casos, a autoestima do indivíduo e a habilidade de gostar de outras pessoas melhoram à medida que o corpo se purifica. A limpeza do fígado pode contribuir muito para o desenvolvimento da vitalidade e da beleza interior. Isso não somente ajudará a diminuir ou a reverter o processo de envelhecimento, mas também o fará se sentir melhor, mais jovem, mais atraente, independentemente da idade que tiver.

Melhora na saúde emocional

A limpeza do fígado tem implicações diretas no modo como você se sente em relação a si mesmo e aos outros. Sob estresse, você pode ficar irritável, incomodado, frustrado e até mesmo com raiva. A maior parte das pessoas assume que o estresse tem ligação com os problemas externos pelos quais estão passando. Porém, isso é parcialmente verdade. Nossa resposta a certas questões, situações ou pessoas somente é negativa porque não conseguimos lidar com elas.

O fígado, que sustenta o sistema nervoso fornecendo a ele nutrientes vitais, determina o modo de reagir ao estresse. Os cálculos impedem a distribuição correta dos nutrientes, o que força o corpo a tomar medidas de emergência, inclusive a secreção excessiva dos hormônios do estresse. Por um curto período, essa medida rápida e urgente ajuda a manter a maior parte das funções do corpo, porém, eventualmente, o equilíbrio do corpo é atacado e o sistema nervoso é totalmente arrasado. Dado esse estado de desequilíbrio interno, qualquer pressão externa ou exigência externa pode desencadear uma resposta estressante exagerada que pode gerar sentimentos de estresse e sobrecarregamento emocional.

Nossa saúde emocional está intimamente ligada à nossa saúde física. A limpeza do fígado e sua manutenção ajudam a manter o equilíbrio emocional. Quando você expulsa os cálculos, também expulsa toda raiva e ressentimento que pode ter (o corpo mantém diversas emoções em diferentes partes do corpo).[241] O alívio sentido quando se deixa o passado e as questões mal resolvidas para trás pode gerar uma nova sensação de estar vivo. Além disso, os sentimentos de liberdade e euforia que você obtém quase imediatamente após uma limpeza do fígado indicam o que o aguarda quando seu fígado e sua vesícula estiverem completamente limpos. Para esse efeito, recebi diversos relatos de pessoas em todo o mundo sobre como essa limpeza as ajudou a se livrarem da depressão, da ansiedade e da raiva.

Uma mente mais clara e criativa

A clareza de espírito, as lembranças, a criatividade e a habilidade de se concentrar e focar a atenção em algo dependem da boa nutrição do cérebro e do sistema nervoso. Um sistema circulatório ineficaz tem um efeito de distorção e supressão de todos os processos mentais. Isso estressa e tenciona o sistema nervoso.

A cada nova limpeza do fígado que realizar, você provavelmente notará uma melhora em suas faculdades mentais. Muitas pessoas relatam que suas mentes ficaram menos turbulentas e mais relaxadas. Outras relatam um fluxo repentino de bons pensamentos que ajudam a melhorar o desempenho de seu trabalho e a criar saídas criativas para seus problemas. Os artistas geralmente descobrem uma abertura para uma nova dimensão de suas expressões criativas, inclusive uma percepção mais aguda das cores, formas e tipos.

As pessoas envolvidas em técnicas de crescimento espiritual ou desenvolvimento pessoal descobrirão que a eliminação dos cálculos no

241. Leia meu livro *It's Time to Come Alive*, para obter mais detalhes.

fígado pode ajudá-las a obter acesso às áreas mais inacessíveis e profundas delas mesmas e a utilizar mais seu potencial mental. A limpeza do fígado ajuda, particularmente, a equilibrar o chacra do plexo solar – considerado o centro emocional do corpo. É nesse local que vivenciamos nosso *sexto sentido*, tanto positivo quanto negativo.

O plexo solar também representa o centro energético do corpo responsável pela força de vontade, absorção e distribuição de energia, assim como pelas funções do fígado, da vesícula, do estômago, do pâncreas e do baço. Esse quadro central das atividades físicas e mentais se torna bem mais completo após a realização de uma série de limpezas do fígado.

Capítulo 7

Acabando com o Mito da Pedra-sabão de Azeite de Oliva

Nos últimos anos, muitas pessoas sempre me perguntam se as pedras eliminadas durante as limpezas do fígado são somente um amontoado endurecido de azeite de oliva que, de alguma forma, se formou a partir dos componentes da limpeza dentro dos intestinos.

Alguns herboristas e médicos bem conhecidos, assim como as relações públicas da indústria farmacêutica/médica, têm feitos grandes esforços para difamar os efeitos benéficos da limpeza do fígado e da vesícula. Eles argumentam que esses cálculos são, na verdade, *pedras-sabão* formadas nos intestinos por meio da saponificação do azeite de oliva ingerido.

Algumas das organizações mais francas que vão atrás das associações e dos defensores da medicina holística, como as associações homeopática e quiroprática, são a Quackwatch.com e sua organização irmã na Europa, EsoWatch.com. Enquanto esses grupos contra a medicina natural afirmam ser os *protetores* das pessoas contra os charlatães, não falam em lugar algum sobre suas enormes páginas na internet que não relatam os inúmeros casos de fraude médica, erro médico e efeitos colaterais terríveis provocados pelo uso excessivo e abusivo da medicina convencional. Todos os seus alertas se dirigem exclusivamente à medicina natural, que, na verdade, mostra a verdadeira origem das doenças.

A Quackwatch.com, que pertence ao psiquiatra aposentado Stephen Barrett, tem se posicionado no topo de cada busca na internet para cada palavra-chave relacionada a todas as principais formas de tratamentos alternativos; dificilmente esse trabalho poderia ser realizado sem o enorme patrocínio de outro lugar que não dos fundos de aposentadoria.

Isto é o que o médico Ray Sahelian escreve na crítica sobre a Quackwatch.com "Stephen Barrett é um charlatão?": "Dificilmente vejo relatos em seu site relacionados aos golpes ou às promoções e práticas de marketing incorretas feitas pela indústria farmacêutica. Por quê? Por que Stephen Barrett, M.D. (psiquiatra aposentado), focou quase toda a sua atenção à indústria nutricional e dificilmente perde tempo apontando aos bilhões de dólares gastos todo ano pelos consumidores com certos medicamentos prescritos e não prescritos? Se ele realmente afirma ser o advogado dos consumidores, não é de sua responsabilidade assegurar que os grandes escândalos sejam expostos antes de se focar nos menores? É como se o governo se esforçasse para ir atrás dos que fazem mau uso do auxílio-alimentação, enquanto certas grandes empresas roubassem bilhões de dólares dos consumidores longe das vistas do governo".

O dr. Sahelian continua: "Por que não existe um relatório sobre o Vioxx (o remédio responsável por mais de 27 mil ataques cardíacos e mortes súbitas) na Quackwatch? Por que não há nenhuma menção no site quackwatch.org sobre os medicamentos inúteis contra a gripe e a tosse vendidos pelas empresas farmacêuticas em farmácias (que provaram causar a morte de crianças, de acordo com a própria admissão dos CDCs)? Centenas de milhões de dólares são jogados fora todo ano pelos consumidores desses descongestionantes e xaropes potencialmente perigosos e inúteis. Recentemente, outra criança de 5 anos morreu porque recebeu o dobro da dose normal do xarope.[242] Por que não há nenhuma menção na Quackwatch sobre os perigos do uso do acetaminofeno, inclusive danos ao fígado? Provavelmente existem mais pessoas que foram prejudicadas ou morreram pelo uso do Tylenol e da aspirina, número maior do que as pessoas que sofreram algum tipo de dano ou que morreram em decorrência do uso de suplementos naturais. Se o dr. Barrett

242. "Menina de 5 anos morre após tomar o dobro da dose normal de xarope". NaturalNews.com, 27 de abril de 2012.

tivesse se focado na própria carreira e instruído as pessoas sobre o uso excessivo de medicamentos inúteis e perigosos (mesmo que somente um deles, o acetaminofeno), teria ajudado muito mais pessoas do que pensa ajudar assustando-as sobre o uso de suplementos naturais".

"Outro ponto que eu gostaria de discutir sobre a Quackwatch é que o dr. Barrett geralmente, se não na maioria das vezes, parece apontar os resultados negativos dos estudos sobre suplementos naturais (você consegue sentir sua satisfação ao fazê-lo) e raramente menciona os benefícios que estes trazem. Um verdadeiro cientista teria uma abordagem mais justa, e eu não vejo isso na minha análise sobre o site Quackwatch", diz o dr. Sahelian.

Posso, ainda, afirmar o seguinte: a Quackwatch.com não menciona os novos fatos comprovados que dizem que 92% de todos os estudos científicos revisados por colegas sobre diversos medicamentos são fraudulentos, que mais de 900 mil pessoas morrem todos os anos somente nos Estados Unidos em decorrência de tratamentos médicos e erros médicos e, pelo menos, metade de todos os novos cânceres são provocados pela mamografia, pela tomografia computadorizada e pelos tratamentos contra o câncer. Até agora, ninguém que tenha realizado uma limpeza do fígado e da vesícula morreu em decorrência dela, porém milhões de pessoas que não a realizaram, já. De fato, a congestão do fígado e da vesícula é a principal causa de mortes.

Até mesmo alguns meios de comunicação já se juntaram à caça às bruxas e contribuíram para a disseminação de informações assustadoras que podem soar lógicas aos leigos, mas não fazem sentido algum aos especialistas, aos médicos bem informados e aos cientistas familiarizados com a fisiologia humana, a química básica e a saúde hepática. Apesar de a hidroterapia do cólon ter sido uma prática médica padrão na maioria dos hospitais até os anos 1920 (antes dos antibióticos se tornarem conhecidos), os hidroterapeutas de hoje também são assediados, e suas licenças, cassadas em bases muito frágeis.

As pessoas por trás do movimento antilimpeza do fígado, que foi criado "*para proteger a saúde das pessoas contra charlatães como Andreas Moritz*", têm seus próprios motivos para fazer tais declarações. Obviamente, essas pessoas nunca realizaram uma limpeza do fígado, tampouco limparam o cólon, simplesmente repetem o que a Quackwatch.com, a EsoWatch.com, a Wikipedia e outras organizações, conhecidas por atacarem a medicina holística e seus praticantes, dizem a respeito.

Muitos médicos têm se enfurecido pelo fato de que seus pacientes, ao realizarem uma série de limpezas do fígado e da vesícula, puderam evitar a cirurgia de remoção da vesícula após terem sido avisados (por eles) que *precisavam* dela. Muitos pacientes abandonaram seus médicos porque estavam se sentindo muito melhor depois da realização da limpeza do fígado do que antes, quando estavam aos cuidados de seus médicos.

Por outro lado, um número cada vez maior de médicos agora oferece um regime de limpeza do fígado aos seus pacientes, com tanto sucesso e para tratar diversas doenças, inclusive doenças hepáticas e da vesícula, que seu pacientes os seguem mais do que nunca. Os médicos cujo principal objetivo é ajudar os pacientes a se curarem estão se tornando cada vez mais populares e são bem menos estressados que os demais médicos. Eles sabem muito bem da melhora que seus pacientes alcançam com a limpeza do fígado e não são enganados tão facilmente pelos documentários da TV que falam contra essa prática ou pelos artigos em revistas pagas pelas indústrias farmacêuticas, associações médicas ou por médicos ressentidos.

Os seguintes fatos provam o motivo pelo qual as pedras que são expelidas durante a limpeza do fígado e da vesícula não podem ser pedras feitas de azeite de oliva, como muitos afirmam ser:

1. Quando combinado a um suco cítrico, o azeite de oliva não consegue endurecer e formar pedras densas e cerosas, como as que são eliminadas durante as limpezas do fígado. Você pode facilmente confirmar essa informação ao combinar os dois ingredientes no protocolo da limpeza. Uma saponificação do azeite de oliva não é possível, dados o pouco tempo que esse óleo tem para viajar pelo trato gastrointestinal e a ausência dos elementos químicos que permitiriam a saponificação ou dos agentes que permitem o endurecimento das substâncias. A pequena quantidade de ácido clorídrico encontrada no estômago vazio não tem influência no engrossamento dos óleos e das gorduras. As proteínas são digeridas pelo suco gástrico. As gorduras e os óleos são digeridos pela bílis e pelos sais da bílis.

Para saponificar gorduras ou óleos e torná-los sabões, você precisa usar lixívia. A lixívia é uma substância alcalina corrosiva, comumente conhecida como hidróxido de sódio ($NaOH$, também conhecida como soda cáustica) ou, historicamente, hidróxido de potássio (KOH, da potassa hidratada). A lixívia é um produto químico altamente tóxico que pode provocar sérios problemas e a morte. Já que você precisa da lixívia para saponificar gorduras e ela não é ingerida durante uma limpeza do fígado, o corpo não tem capacidade de produzir pedras à base do azeite de oliva e, certamente, tampouco pedras verdes, beges, amarelas, marrons, pretas ou vermelhas – tudo isso foi expelido durante o processo de limpeza do fígado.

Em uma matéria publicada pela Quackwatch.com,[243] o autor, Peter Moran, citou uma de uma carta do leitor publicada na revista médica *Lancet*, após esta ter publicado um artigo a favor das limpezas do fígado (o que enfureceu seus oponentes). O contra-artigo escrito por um grupo de *cientistas* tentou convencer médicos e pacientes de que o resultado de uma suposta experiência (não houve referência, nenhum cientista de boa-fé havia ouvido falar dela) foi idêntico àquele obtido pela limpeza do fígado.

Esses pseudocientistas afirmavam: "As experiências revelaram que a mistura de volumes iguais do ácido oleico (o principal componente do azeite de oliva) e do suco de limão produziram diversas bolas brancas após a adição de um pequeno volume de uma solução de hidróxido de potássio. Em ar seco e temperatura ambiente, essas bolas ficaram sólidas e endurecidas. Concluímos, portanto, que essas 'pedras' verdes (que foram expelidas durante a limpeza do fígado) vêm da ação das lipases gástricas nos triacilglicerídeos simples e misturados que constituem o azeite de oliva, produzindo uma grande cadeia de ácidos carboxílicos (principalmente ácido oleico). Esse processo foi sucedido pela saponificação em grandes micelas insolúveis de carboxilatos de potássio (suco de limão contém uma alta concentração de potássio) ou 'pedras de sabão'".

É claro, esses ditos cientistas não mencionaram que o hidróxido de potássio se transforma rapidamente em bolas brancas ou grânulos,[244] como mostra a foto tirada da Wikipedia (ver **Figura 15**). Não há necessidade de adicionar azeite de oliva ou suco de limão para produzir

243. "A verdade sobre as 'limpezas' do fígado e da vesícula", Quackwatch.com.

244. "Grânulos de hidróxido de potássio", em <wikipedia.org>.

esses grânulos ou caroços de pó corrosivo. Apesar disso, o hidróxido de potássio, que é muito corrosivo, tem alta reatividade em relação aos ácidos, como o ácido cítrico do limão e os ácidos graxos. Com certeza, quase todo mundo já viu uma solução de hidróxido de potássio pingando de uma pilha, como mostrado na foto a seguir.

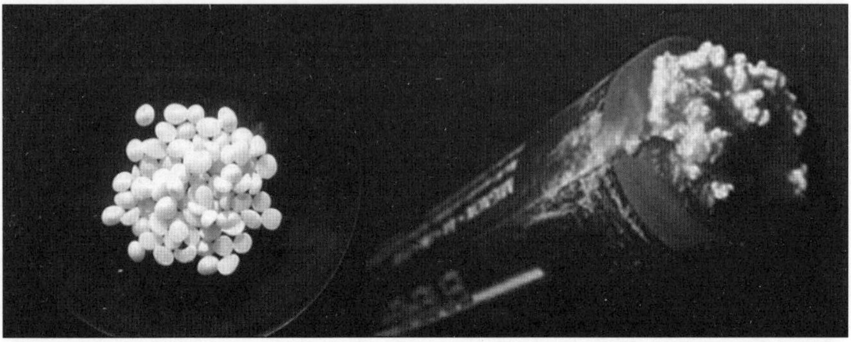

Figura 15: Grânulos e pó de hidróxido de potássio.

Chegar à conclusão de que esses grânulos brancos endurecidos, de alguma forma produzidos no corpo, magicamente se transformam em pedras de colesterol macias, cerosas e verdes é simplesmente ridículo. Se essa não fosse uma questão séria com implicações incrivelmente sérias, eu diria que se trataria de uma piada.

De acordo com a análise do produto-padrão,[245] o azeite de oliva virgem não possui uma taxa de acidez (expressada como ácido oleico) maior que 0,8 grama por 100 gramas (0,8%). Uma concentração maior de acidez tornaria o azeite de oliva não comestível. Realizar uma experiência de laboratório com 100% de ácido oleico nem se aproxima do que realmente acontece quando ingerimos somente 1% de ácido oleico livre encontrado em meia xícara de azeite de oliva. Transformar essa quantidade ínfima de ácido oleico em centenas de *pedras-sabão* de azeite de oliva seria um verdadeiro milagre. Isso é tudo, menos ciência.

Até onde eu sei, ninguém nunca fez uma limpeza do fígado utilizando azeite de oliva não comestível com taxa de acidez de pelo menos

245. "Análise do azeite de oliva padrão", <www.oliveoilsource.com>.

80%, necessário para produzir sabão em um laboratório. Isso quer dizer que mesmo se, de fato, o azeite de oliva ingerido durante uma limpeza do fígado pudesse ser transformado em pedras-sabão, simplesmente não haveria ácido livre suficiente disponível para formar pedras de sabão do tamanho de uma cabeça de alfinete, sem mencionar as centenas e possivelmente milhares de pedras pequenas que são expulsas durante a maior parte das limpezas.

Esses *cientistas*, assim como a Quackwatch.com, a EsoWatch.com e a Wikipedia também omitiram a informação de que o corpo não produz hidróxido de potássio químico, cáustico e tóxico que eles utilizam em suas experiências (se é que realmente realizaram uma experiência ou somente leram a respeito na Wikipedia). Portanto, comparar uma reação química com um produto tóxico altamente reativo ao que é naturalmente produzido no sistema digestivo humano não indica somente uma pseudociência, mas também uma prática enganosa e irresponsável.

Eu só posso presumir que essa comparação, usando o jargão científico que a maioria das pessoas não entende, ou não sabe como pesquisar, foi intencional. Os verdadeiros cientistas não inventariam essas histórias e as apresentariam como fato científico. Resumindo, o hidróxido de potássio da lixívia não faz parte da limpeza do fígado e da vesícula e, portanto, a saponificação do azeite de oliva não pode acontecer dentro do corpo.

A frase "Em um ambiente seco em temperatura ambiente, essas bolas se tornam sólidas e duras", criada por esses autores na *Lancet*, se refere somente ao hidróxido de potássio que, é óbvio, não tem papel algum na limpeza do fígado. Além disso, os cálculos que são expelidos durante as limpezas do fígado não se secam no ar – eles caem no vaso sanitário rapidamente. Mais uma vez, a comparação não bate.

A frase mais presunçosa escrita na *Lancet* é a seguinte: "Essa dieta consistia de ingestões livres suco de maçã e de vegetais até as 18 horas, mas sem alimentos sólidos, seguidas pelo consumo de 600 ml de azeite de oliva e 300 ml de suco de limão durante várias horas". Eu trabalho com a limpeza do fígado e da vesícula por mais de 15 anos, mas nunca soube de alguém que em sã consciência bebesse 600 ml da mistura! Qualquer um que tente fazer isso vomitará como se não houvesse amanhã!

A dieta correta para a limpeza do fígado utiliza 118 ml de azeite de oliva, que corresponde simplesmente a 20% da quantidade que uma mulher de 40 anos no artigo supostamente ingere. Duvido que alguém pudesse beber tanto azeite de oliva sem desmaiar. Sei que as pessoas que tentaram beber 120 ml de azeite de oliva duas vezes, em um período de uma ou duas horas, ficaram muito doentes. Eu também duvido que pudesse existir algum herborista que prescrevesse essa quantidade de azeite e suco de limão a um paciente sem ter intenções homicidas.

2. A ciência médica verdadeira que é ensinada, por exemplo, na Johns Hopkins University, é óbvio, não compartilha da visão desses pseudo-cientistas ou médicos que afirmam que não existem pedras no fígado. Sob o tema do "Colangiocarcinoma", em seu departamento on-line de Gastrenterologia & Hematologia, a Johns Hopkins descreve a existência dos cálculos biliares intra-hepáticos da seguinte forma: "Os cálculos variam de tamanho, forma e número, e podem ser encontrados ao longo do trato biliar". A ligação entre o colangiocarcinoma e os cálculos ainda não está clara. Os cálculos intra-hepáticos podem provocar obstruções crônicas no fluxo da bílis, promover microferimentos nas vias biliares e estão associados ao risco de desenvolver colangiocarcinoma (ver **Figura 1a**, no Capítulo 1).

A dilatação cística congênita das vias biliares intra-hepáticas (doença de Caroli) e os cistos de colédocos também foram associados ao desenvolvimento do colangiocarcinoma (câncer na via biliar).[246]

Portanto, ignorar, negar ou ridicularizar a existência dos cálculos biliares intra-hepáticos é uma besteira e um erro imperdoável que pode trazer graves consequências a milhões de pessoas. Apesar de o câncer hepático ter sido uma doença extremamente rara até meio século atrás, hoje em dia já não é o caso. A chance média de um homem desenvolver câncer de fígado e da via biliar é de uma em 94, enquanto para as mulheres o risco é de uma em 212, de acordo com as estatísticas publicadas em 2012 pela Sociedade Americana do Câncer.[247]

---

246. "Cálculos biliares intra-hepáticos", Johns Hopkins University, Gastroenterologia & Hematologia, Colangiocarcinoma: Causas; <http//www.hopkins-gi.org>.

247. "Estatística da incidência de câncer hepático", Sociedade Americana do Câncer; <http//www.cancer.org>.

Em comparação, de acordo com as estatísticas realizadas em 2008 sobre as taxas de autismo e recentemente publicadas, uma em 88 crianças desenvolverão a doença. Mesmo que somente 2%-10% de todos os cânceres de fígado sejam provocados pela congestão da via biliar (por causa das pedras biliares), o número de cânceres ainda é extremamente alto. Independentemente disso, o câncer hepático é somente uma das muitas consequências sérias da obstrução da via biliar, como você pôde ver no Capítulo 1 deste livro.

3. Muitos laboratórios confirmam que as pedras expelidas durante as limpezas do fígado e da vesícula consistem, em sua maioria, de sais de bílis e colesterol (ver **Figura 1b** do Capítulo 1). Isso significa que essas pedras devem vir tanto do fígado quanto da vesícula. Essa informação está ligada à "Tese sobre a limpeza do fígado" realizada por Cristina Carugati, Escola de Naturopatia, Bissone, Suíça, que também contém relatórios confiáveis.[248]

4. Milhões de pessoas em todo o mundo declaram ter obtido sucesso com a limpeza do fígado. Se esse processo fosse inútil, não seria tão conhecido como é. Uma pesquisa realizada sobre a limpeza do fígado feita pela CureZone.com mostrou que cerca de 75% das pessoas que já a realizou se beneficiaram com a prática[249] (por favor, para obter uma melhora duradoura, você deve se assegurar de que todas as pedras sejam removidas do fígado e da vesícula; fazer somente uma limpeza não é suficiente).

O médico mundialmente renomado dr. Thomas Rau, da Rede de Medicina Biológica e diretor médico da Clínica Paracelsus, na Suíça, que põe em prática meu protocolo de limpeza do fígado há mais de uma década, confirma que essa prática tem beneficiado milhares de pacientes. Ele diz que é muito fácil comprovar os efeitos das limpezas do fígado e da vesícula por meio da ultrassonografia. Em todos os casos em que a ultrassonografia mostrou as vias biliares dilatadas antes da realização da limpeza (por causa da congestão provocada pela presença de cálculos), elas apareceram completamente normais após essa prática.

---

248. "Tese sobre a limpeza do fígado, por Cristina Carugati", Escola de Naturopatia, Bissone, Suíça, ener-chi.com (Recursos > Links de Sites de Ajuda).

249. "Pesquisa sobre a limpeza do fígado realizada pela CureZoneure", Curezone.com.

O autor e médico naturopata Alan Baklayan também vem utilizando o protocolo do fígado e da vesícula para ajudar seus pacientes a normalizarem os níveis de colesterol. E eu sempre recebo cartas/emails de centenas de médicos que afirmam também terem descoberto que esse tratamento é um dos mais eficazes na cura de diversas doenças.

5. O azeite de oliva não exala um cheiro fétido que emana dos cálculos intra e extra-hepáticos expulsos. O cheiro não é produzido por qualquer tipo de matéria fecal. As pedras de sabão produzidas em laboratório não exalam cheiros fétidos.

6. As análises realizadas dos cálculos expelidos revelam que a maioria deles contém todos os componentes básicos que formam o fluido da bílis. Nessas análises também pode ser encontrada matéria orgânica. Muitas dessas pedras consistem de camadas e camadas de bílis antigas e de cor verde-escura, algo que não acontece da noite para o dia. O restante das pedras são do tipo minerais duras encontradas na vesícula. As pedras de bilirrubina vermelhas ou pretas que algumas pessoas expelem durante a limpeza, com certeza, não são *pedras-sabão* de azeite de oliva.

7. Durante a limpeza do fígado, a mistura de azeite de oliva não passa pelo fígado como passaria se tivesse sido ingerida com comida. Sua única ação é promover uma poderosa descarga de bílis do fígado e da vesícula, assim removendo as pedras por meio de seus respectivos caminhos. Nem o fígado nem a vesícula podem, portanto, agir como uma fábrica de pedras-sabão.

8. Quando o fígado e a vesícula estiverem completamente limpos, cálculo nenhum será mais expelido após a ingestão da mistura de suco cítrico/azeite. Se essas pedras fossem, de fato, de azeite de oliva, elas continuariam a ser produzidas durante as limpezas do fígado realizadas após o fígado ter sido limpo e as vias biliares estarem limpas e abertas. No entanto, esse não é o caso. A limpeza do fígado não produz mais pedras quando o fígado estiver limpo, independentemente da quantidade de azeite de oliva ingerido.

Além disso, o azeite de oliva consumido durante as limpezas do fígado nem sempre gera os mesmos resultados. Durante uma limpeza, somente 50 pedras podem ser expelidas, enquanto durante a seguinte, cerca de mil podem ser expelidas. Às vezes, nenhuma pedra é expelida quando uma grande via biliar no fígado ainda não tiver sido descongestionada. Durante a próxima limpeza, no entanto, pode haver centenas de pedras sendo expelidas. Se a mistura de azeite de oliva se transformasse em pedras, como dizem, o mesmo número de pedras e tipos de pedras teriam de ser produzidas toda vez.

9. Por conta da intolerância ao azeite de oliva, algumas pessoas usam, por exemplo, óleo de macadâmia puro (incolor) durante suas limpezas e produzem as mesmas pedras esverdeadas. As pedras de colesterol que se equivalem perfeitamente a essas pedras esverdeadas podem ser encontradas nas vias biliares de fígados dissecados (ver **Figura 3b**). Algumas pessoas já usaram azeite de oliva dourado para realizar as limpezas de fígado, mas obtiveram os mesmos resultados do que quando utilizaram o azeite de oliva esverdeado.

10. Se as pedras fossem só gotas de azeite de oliva, por que tantas pessoas se curariam de doenças crônicas, como asma, alergias, câncer, doenças cardíacas, diabetes e até mesmo paralisia, após a expulsão de tantas pedras durante as limpezas do fígado?

11. Muitas pessoas expulsam pedras de cores diferentes: pretas, vermelhas, verdes, brancas, amarelas e marrons. O azeite de oliva não contém corantes que produzam pedras de diferentes tons, muito menos de cores tão vibrantes quantos essas.

12. As pessoas que enviaram suas pedras para uma análise química receberam relatórios que diziam que quase todas as pedras tinham como base colesterol e sais. Esses componentes são idênticos àqueles encontrados nas pedras de colesterol das vesículas removidas. Um pequeno número de pedras continha matéria orgânica de origem desconhecida. A matéria orgânica pode facilmente ficar presa nos restos da bílis que se transformam em pedras dentro das vias biliares do fígado.

13. Algumas poucas pessoas, inclusive eu mesmo, já expeliram pedras de colesterol verdes à noite depois da primeira limpeza, mesmo antes de tomarem a mistura de azeite de oliva. Outras, que já haviam realizado várias limpezas, relataram a expulsão de pedras durante a fase do suco de maçã, sem a ajuda de qualquer azeite de oliva. As pedras que saem sozinhas não tem formas, cores ou cheiros diferentes daquelas que são expulsas durante o processo de limpeza.

14. Foi a medicina convencional que comprovou, na verdade, a existência de cálculos nas vias biliares do fígado (ver *Doenças da vesícula e das vias biliares*, no Capítulo 1). O termo médico para essas pedras é *pedras intra-hepáticas* ou *pedras biliares*. Essas pedras esverdeadas, feitas de colesterol e de alguns componentes da bílis são, de fato, oleosas e, portanto, derretem e se decompõem quando expostas a temperaturas mais altas, ao oxigênio e às bactérias no ar. O colesterol em si consiste de 96% de água. Enquanto essas pedras de colesterol se quebram facilmente quando expostas ao meio ambiente, isso não ocorre quando elas permanecem presas nas vias biliares do fígado. As pedras de colesterol na vesícula tendem a endurecer e a se calcificar ao longo dos meses e dos anos.

Muitas das fotografias que foram tiradas desses fígados dissecados e que estão nos arquivos médicos das clínicas universitárias mostram a presença dessas pedras nas vias biliares do fígado (ver **Figura 3b**, assim como a **Figura 1a** da Universidade Johns Hopkins). A pesquisa citada e referida neste livro é prova suficiente da existência dessas pedras.

15. É um fato medicamente comprovado que milhões de pessoas expelem restos esverdeados regularmente, às vezes consistindo de dezenas de pedras de colesterol, como resposta à ingestão de refeições extremamente gordurosas. Essas pedras *não* são compostas de óleos ou gorduras que ingerimos. Elas são retiradas à força do fígado e da vesícula com a bílis expelida. Infelizmente, de maneira diferente do que acontece durante a limpeza do fígado, algumas das pedras ficam presas na via biliar comum ou até mesmo no duto pancreático. Não existe diferença entre essas pedras liberadas involuntariamente e aquelas que são expulsas durante a limpeza do fígado.

Qualquer pessoa que beba metade de uma xícara de azeite de oliva em jejum (sem beber qualquer suco cítrico nem ingerir Salamargo) também expulsará os mesmos tipos de pedras que são expulsas durante uma limpeza de fígado. Essa compreensão torna claro para essas pessoas que as pedras não são um produto da ação do suco cítrico e do Salamargo que reagem ao azeite de oliva e produzem *pedras-sabão*. No entanto, diferente do que acontece durante uma limpeza correta do fígado, essas pessoas também podem sofrer de um ataque de cálculos ou de uma crise de pancreatite, como resultado de algumas pedras expulsas que ficam presas nas vias biliares comum ou no duto pancreático porque eles não usaram o Salamargo para relaxar as vias biliares.

16. Alguém recentemente me fez a seguinte pergunta: "Encontrei um argumento bastante válido contra a hipótese das pedras, basicamente afirmando que pelo menos algumas das pedras que vemos após a limpeza são amalgamações da bílis formadas nos intestinos. Ele descreve uma sequência experimental com tintas.[250] Eu gostaria muito de saber o que você pensa a respeito".

O experimento em si, na verdade, explica o que acontece quando ingerimos substâncias tóxicas como tintas, principalmente em jejum. A pessoa que escreveu esse *post* primeiramente tentou tintas naturais, como o suco de beterraba e o carvão ativado, e nenhum deles é tratado como toxina pelo corpo. Se as pedras expulsas durante a limpeza do fígado fossem, de fato, formadas a partir do azeite de oliva, do suco e da bílis, essas tintas naturais teriam apresentado compostos vermelhos ou pretos, assim como teriam colorido as fezes de vermelho ou preto.

As tintas sintéticas utilizadas no experimento, E124 (Ponceau 4R) e E102 (Tartrazina), por outro lado, são altamente tóxicas para o corpo. Sua toxicidade é multiplicada quando ingerida sem o auxílio de um alimento sólido. Quando ingeridas na forma líquida, essas tintas são imediatamente carregadas até o fígado para desintoxicação, onde entrarão nas vias biliares e se misturarão à bílis. A bílis pode coagular e formar pequenas pedras tão rapidamente quanto um ovo ferve e endurece. Quando expulsas durante a limpeza do fígado, essas pedras podem ser tingidas.

No entanto, essa pode não ser a principal razão para a coloração das pedras, como foi observado por essa pessoa. O primeiro grupo de pedras expulso do fígado ou da vesícula pode facilmente absorver a

250. "Experimento com tinta para limpeza do fígado": <http//www.curezone.com/forums/fm.asp?i=67726#i>.

tinta sintética que tem uma estrutura molecular particularmente pequena. As tintas sintéticas podem até mesmo manchar os cristais de quartzo mais duros.

No experimento anterior, a tinta penetrou nas pedras por meio de estruturas/caminhos menos densos onde as pedras não eram porosas. Por isso que as pedras não eram uniformemente vermelhas, mas sim continham pequenos traços de vermelho. Novamente, a maioria das pedras formadas pela bílis não é sólida e absorve a tinta rapidamente, quase como uma esponja. Afinal de contas, a maior parte do colesterol é solúvel em água; somente partes das pedras contêm cristais de colesterol bastante densos que rejeitam a água e são tingidos.

A grande maioria das pedras expulsas durante as limpezas do fígado e da vesícula é gordurosa e cerosa, e isso se deve às suas origens de gordura (assim como outros componentes da bílis e de materiais orgânicos), o que as torna mais leves que a água (logo, elas boiam na água). Elas podem conter uma grande quantidade de bactérias que produzem gases tóxicos e malcheirosos. Quando expostas ao ar livre, principalmente ao sol, as bactérias que se encontram no ar irão rapidamente decompô-las, e as gorduras irão derreter como manteiga. Se mantidas na geladeira, isso não acontecerá. Quando saturadas com tintas sintéticas, estas ficarão para trás; a bactéria simplesmente não consegue decompor produtos químicos sintéticos.

Eu recebo milhares de e-mails todo ano de pessoas que recuperaram a saúde por meio das limpezas do fígado. Algumas delas dizem que já expulsaram pedras durante a fase de preparação, antes de ingerir qualquer óleo ou Salamargo. O ácido málico e o suco de maçã ajudam a liberar as pedras em algumas pessoas, assim como o Salamargo. Se as tintas sintéticas fossem adicionadas ao Salamargo ou ao suco de maçã, essas mesmas pessoas também expulsariam pedras que estivessem manchadas de vermelho. Na verdade, as pedras são as mesmas pedras de colesterol verdes que aparecem nos fígados dissecados.

Finalmente, se o azeite de oliva formasse pedras, uma pessoa produziria a mesma quantidade de pedras toda vez, já que o mesmo processo de limpeza seria usado. No entanto, esse claramente não é o caso. Diferentes pessoas liberam diferentes quantidades e tipos de pedras toda vez que realizam uma limpeza.

Faz tempo que não libero nenhuma pedra, apesar de ainda realizar a limpeza do fígado todos os anos utilizando sempre a mesma fórmula. Não sou o único. Com o passar dos anos, venho recebendo relatos de milhares de pessoas do mundo todo que realizaram a limpeza do fígado e já não liberam mais pedras, ou muito poucas, durante as limpezas de manutenção. Se a mistura de azeite fosse, de fato, responsável pelo desenvolvimento das pedras, produziria a mesma quantidade de pedras toda vez.

Minha secreção de bílis e minha digestão são excelentes. Eu costumava sofrer um ataque de cálculo a cada dois meses, durante muitos anos (cerca de 40 ataques). A não expulsão de pedras não se deve, portanto, a uma disfunção no fígado e na vesícula.

17. Alguns críticos (médicos) afirmam que os resultados da limpeza do fígado se devem somente ao efeito placebo, e nada mais. Não tenho certeza de como a limpeza do fígado poderia ser o resultado de um efeito placebo. As pedras calcificadas liberadas pela vesícula, geralmente após cinco a oito limpezas, mas realizadas quase que pouco tempo depois da primeira, são idênticas àquelas encontradas nas vesículas dissecadas. Elas não se desintegram e permanecem duras como pedras. Somente pedras semicalcificadas podem diminuir com o tempo; ainda assim, a concha calcificada permanece intacta.

Eu também não sei como a esperança e as expectativas positivas podem agir quanto à liberação de centenas e milhares de pedras, por meio das limpezas do fígado e da vesícula, e quanta frustração pode gerar a não obtenção dos mesmos resultados (depois que o fígado estiver limpo). Já que a pessoa não sabe de verdade se e quando seu fígado está limpo, o efeito placebo não deveria proporcionar os mesmos resultados *toda vez* que uma pessoa realizasse a limpeza? Quisera eu que fosse tão simples assim.

Eu pessoalmente sofri mais de 40 ataques na vesícula durante um período de mais de dez anos, e minha vesícula estava cheia de pedras que provocavam uma pequena, mas dolorosa escoliose. Desde minha primeira limpeza do fígado nunca mais sofri um ataque desses. A escoliose, entre outros problemas de saúde, desapareceu por completo após a minha 12ª limpeza. Depois disso, nenhuma outra limpeza que realizei expulsou mais pedras, apesar de ter seguido os mesmos procedimentos de sempre. Minha vesícula está completamente limpa e funciona muito bem agora.

Se o efeito placebo puder fazer tudo isso, então por que não promovê-lo como um tratamento eficaz? No entanto, nunca ouvi falar de alguém que expulsasse cálculos e recuperasse a saúde somente com o poder do pensamento positivo. Todas as pessoas que realizam uma limpeza do fígado esperam expelir pedras, mas, às vezes, as pedras simplesmente não saem. Outras que acham que não têm pedras ou suspeitam já não possuírem mais pedras podem acabar expelindo muitas delas. O placebo tem, portanto, pouquíssima influência, se tiver, sobre o resultado das limpezas do fígado.

Milhares de pessoas de todas as partes do mundo já salvaram sua vesícula por meio da limpeza do fígado. Outras recuperaram por completo a saúde e até mesmo salvaram a própria vida realizando essas limpezas. Aquelas que falam contra e promovem negativamente essa prática afirmando que a limpeza é um placebo e que, de alguma forma, produz *pedras-sabão* à base de azeite de oliva, tiram o direito de seus compatriotas e delas mesmas de se beneficiarem e melhorarem a saúde. Cabe a essas pessoas viverem com essa informação.

A ignorância não pode ser curada. Ela precisa ser substituída pelo conhecimento. A seguir, exponho um relato não editado, completo, que eu recebi de alguém que, no começo, estava cético. Isso resume muito bem o capítulo:

"Durante anos sofri dores fortíssimas na parte inferior direita de meu abdome. Pensei que fosse meu apêndice. Então fiz exames. Meu apêndice foi removido, porém continuei a sentir dores. Em seguida, alguns médicos (eu me consultei com dezenas de médicos por diferentes motivos) me sugeriram realizar uma ultrassonografia. Foi o que fiz. No final, minha vesícula estava cheia de pedras. Foi muito interessante ver um de meus órgãos cheio até o topo. A cirurgia foi cara, e eu não estava nem um pouco à vontade com a ideia de me submeter a outra em menos de dois meses. Eventualmente, acabei encontrando alguém que me falou a respeito da limpeza do fígado. Fiquei com aquela cara de 'Do que diabos você está falando?'. Pareceu-me um monte de bobagem e eu tinha quase certeza de que era mesmo uma bobagem, porém o que eu tinha a perder? Algumas pedras, pensei eu. Ingeri Salamargo e bebi azeite de oliva. Na manhã seguinte, vi bolas verdes no vaso sanitário, algumas boiavam, outras estavam no fundo. Foi legal, mas pensei que havia sido o azeite de oliva ou algum resíduo alimentar. Então peguei todas elas e as levei ao laboratório da Universidade de Chicago. Tenho um amigo que conhece alguém que me ofereceu ajuda e realizou os testes em algumas das pedras - sim, eu as pesquei do vaso!! Que nojo!!!!! Em seguida, contei ao meu médico. Ele me disse para não esperar nada. Eu estava à sua frente. Eu estava me conscientizando que teria de fazer outra cirurgia, tentando provar a mim mesmo que essa era a única saída. Então recebi os resultados dos testes. O teste dizia que as pedras provinham dos sais da bílis, de uma infestação parasítica de algum tipo, e uma delas estava calcificada, motivo pelo qual esta havia afundado, explicou o técnico. Voltei para ver meu médico e lhe contei tudo. Ele não acreditou e, honestamente, nem eu. Então realizei outra ultrassonografia; e o resultado? Minha vesícula estava com a metade das pedras que havia antes. Desde então já realizei mais de dez limpezas e, eventualmente, outra ultrassonografia que detectou uma vesícula limpa. E quanto à dor? Bem, ela sumiu a partir da quarta ou quinta limpeza. E minha pele melhorou bastante, algo que notei após a terceira limpeza. Eu sofria com a acne desde os 14 anos. Acho que é seguro dizer que os Estados Unidos não são somente um país jovem, política e socialmente inocente, mas também estamos muito defasados no que se refere à medicina. Em particular, os médicos aqui, em sua maioria, parecem fantásticos quando fornecem informações já conhecidas, mas no cenário mundial, eles poderiam aprender muito mais com os médicos de outras partes do mundo que são mais 'mente aberta' que eles. Sem ofensa, doutores. O problema não são só vocês. É hora de nos livrarmos do orgulho e admitir que somos um país que precisa aprender mais. Desde minha provação com minha vesícula, eu já soube de dezenas de pessoas que naturalmente se curaram de doenças 'incuráveis'. Algumas de câncer e outras de arteriosclerose; e outras de Aids. É uma loucura, eu sei. Seus médicos não acreditaram também, todos os 14 médicos realizaram exames de sangue. Saúde."

Nota especial

Para os leitores deste livro, criei uma página na internet exclusiva, **<http//www.ener-chi.com/liverflushspecial/>**, na qual encontrarão informações úteis sobre os seguintes tópicos:

O que as pessoas dizem a respeito da limpeza do fígado (Testemunhos)

e

Perguntas frequentes sobre a limpeza do fígado

Além disso, existe uma seção de perguntas mais frequentes em meu site <www.ener-chi.com>, que responde e esclarece questões sobre os cálculos, a limpeza do fígado e da vesícula e a saúde do cólon.

Capítulo 8

Resumo

Limpar o fígado não é algo novo, inventado recentemente. As antigas culturas e civilizações sabiam da necessidade de manter o fígado limpo. Muitas fórmulas de limpeza úteis ainda existem porque foram passadas de geração em geração, por educação ancestral ou curandeiros tradicionais. Embora os exatos mecanismos desses procedimentos de limpeza daquele tempo não tenham sido muito bem compreendidos na época como são compreendidos hoje em dia (por meio de métodos de compreensão e investigação científica), não são menos válidos, menos científicos e menos eficazes do que qualquer terapia recentemente desenvolvida.

A ciência médica ainda compreenderá o fato de que diversos métodos de cura têm sido usados por milhões de pessoas ao longo dos séculos e podem fazer toda a diferença no tratamento das doenças mais perigosas que ameaçam a sociedade moderna. Toda casa e todo aparelho precisa de alguma forma de manutenção ou reparo constante; do contrário, perderá a capacidade de realizar o propósito para o qual foi criado, feito, construído. O mesmo princípio se aplica ao fígado. Nenhum outro órgão do corpo, além do cérebro, é tão complexo e tem tantas funções vitais quanto o fígado.

Nós escovamos nossos dentes e lavamos nossa pele todos os dias porque sabemos que a exposição à comida, ao ar, aos produtos químicos e aos processos metabólicos normais tende a deixar resíduos que podem nos fazer sentir sujos e desconfortáveis. Nem todo mundo, no entanto, acredita que o mesmo princípio de limpeza se aplica aos órgãos internos do corpo. Os pulmões, a pele, os intestinos, os rins e o fígado lidam com uma quantidade enorme de dejetos produzidos internamente, que são subprodutos necessários para respirar, digerir e metabolizar.

Sob circunstâncias normais, o corpo consegue lidar corretamente com os dejetos metabólicos que se acumulam diariamente eliminando--os com segurança. Essas circunstâncias normais incluem a ingestão de alimentos nutritivos e orgânicos, residir em uma área não poluída, praticar exercícios regularmente e manter um estilo de vida balanceado e feliz. Ainda assim, quantos de nós podemos afirmar viver uma vida tão natural e completa? O que acontece quando nossa dieta, nosso estilo de vida e o meio ambiente já não estão equilibrados o suficiente para cumprir com os requisitos de energia, alimentação e circulação do corpo, sem atritos? O órgão que sofre mais com as altas taxas de produtos químicos tóxicos e a falta de exercícios é o fígado. Consequentemente, é de suma importância para todos nós que nos preocupamos com a saúde assegurarmos que o fígado esteja limpo e permaneça livre de obstruções desnecessárias.

Limpar o fígado não é algo que possa ser feito por outra pessoa. Ao contrário, é um método de autoajuda que requer um profundo sentido de autorresponsabilidade e confiança na sabedoria natural e inata do corpo. Você só irá desejar fazer uma limpeza do fígado quando tiver a noção de que é absolutamente necessário realizá-la. A limpeza do fígado requer uma boa dose de comprometimento e disciplina porque quando você iniciar o processo não irá querer parar de realizá-la até que seu fígado esteja completamente limpo. Se sentir que ainda não está preparado para se comprometer, é melhor deixar este livro de lado e esperar. Quando for a hora certa, você sentirá o impulso ou o desejo de melhorar o funcionamento do fígado, e somente aí deverá pegar o livro e lê-lo novamente.

Apesar de a limpeza do fígado não ser uma cura para as doenças, prepara o corpo para que ele próprio possa se curar. De fato, é raro uma doença não ser curada ou pelo menos aliviada pela melhora das funções hepáticas. Para entender o grande significado da limpeza do fígado, temos de passar pela experiência de ter um fígado que foi limpo de muitos cálculos. Para milhões de pessoas, a limpeza do fígado tem sido uma experiência "incrível", motivo suficiente para eu querer compartilhá-la com aquelas pessoas que pretendem ajudar a si mesmas.

> *"O médico do futuro não receitará remédios, mas provocará o interesse de seus pacientes pelos cuidados com o corpo, com a dieta e pela causa e prevenção de doenças."*
>
> *Thomas Edison*

Informações sobre Produtos

Todos os endereços da web são de países da América do Norte, a menos que de outra forma especificado.

Pranchas para colema-Produtos para o bem-estar
www.ener-chi.com

Bolsas para enema
www.enemasupply.com
www.healthandyoga.com
www.therawfoodworld.com/index.php
www.perlas-prill.com.br (Brasil)

Apoios para vaso sanitário
www.ener-chi.com
www.perlas-prill.com.br (Brasil)

Cristais de enxofre orgânico
Wellness Products
www.ener-chi.com

Arte Ener-Chi por Andreas Moritz
www.ener-chi.com
www.perlas-prill.com.br (Brasil)

Pedras Ionizadas da Arte Ener-Chi
www.ener-chi.com
www.perlas-prill.com.br (Brasil)

Sais não refinados
www.saltworks.us

www.celtic-seasalt.com
www.realsalt.com
www.himalayancrystalsalt.com

Ervas para a limpeza dos rins e chá para o fígado
www.presentmoment.com (sede em Mineápolis, Minnesota)
Pedido pelo correio: 1-800-378-3245 ou 1-612-824-3157
herbshop@presentmoment.com
Nota: As ervas são frescas e poderosas, e estão disponíveis na forma de uma pré-mistura.

Argila magnética (para expulsar metais pesados do corpo) Óleo de magnésio (para acabar com ou evitar a falta de magnésio no corpo). Ver *Ancient Minerals* em "Produtos para o bem-estar"
Zeólito (para expulsar toxinas/metais pesados e equilibrar o pH)
Em "Produtos para o bem-estar": www.ener-chi.com

Produtos para versões alternativas da limpeza do fígado

Na América do Norte:

Lisimáquia, Gentiana Chinesa e Bupleurum
Produtos Básicos para a saúde (Toronto, Canadá)
www.sensiblehealth.com
Tel: 416-248-2930, 416-248-0415
jchang@sensiblehealth.com

Extrato de chanca piedra (Raintree Nutrition)
www.herbspro.com/ChancaPiedra

Pó de ácido málico L, Food Grade
<http//purebulk.com/l-malic-acid>
www.perlas-prill.com.br (Brasil)

Colosan
Family Health News
Tel: 1-800-284-6263 ou 1-305-759-9500
www.familyhealthnews.com
www.perlas-prill.com.br (Brasil)

Purificação da água

Ionizadores de água LIFE
www.ener-chi.com

Sistema de Filtragem de água de cerâmica Adya
www.amazon.com
www.adyawatereurope.eu (Holanda, Europa)

Aqua Lyros – água estruturada (Alemanha)
www.ener-gie.com

Grãos de Prill comprimidos para a melhora da água
www.Global-Light-Network.com
www.perlas-prill.com.br (Brasil)

Nomes botânicos das ervas de limpeza dos rins

Manjerona	*Origanum majorana*
Unha-de-gato	*Uncaria tomentosa*
Raiz de confrei	*Symphytum officinale*
Semente de funcho	*Foeniculum vulgare*
Chicória	*Chichorium intybus*
Uva ursi ou uva-de-urso	*Arctostaphylos*
Raiz de hortênsia	*Hydrangea arborescens*
Raiz de cascalho	*Eupatorium purpureum*
Raiz de malvaísco	*Althaea officinalis*
Vara-de-ouro	*Solidago virgaurea*

Nomes botânicos para ervas de chá para o fígado

Raiz de dente-de-leão	*Taraxacum officinale*
Raiz de confrei	*Symphytum officinale*
Raiz de Alcaçuz	*Glycyrrhiza glabra*
Agrimonia	*Agrimonia eupatoria*
Raiz de inhame silvestre	*Dioscorea villosa*
Bérberis	*Berberis vulgaris*

Pé-de-urso	*Polymnia uvedalia*
Carvalho-de-casco	*Quercus robur*
Cardo-de-leite	*Silybum marianum*

Para pedir os livros, as pinturas da Arte Ener-Chi, Pedras Ionizadas e outros produtos mencionados neste livro, entre em contato:

Centro de Bem-Estar Ener-Chi, LLC
Site: www.ener-chi.com
Telefone gratuito: 1-866-258-4006 (Estados Unidos)
Local (709) 570-7401 (Canadá)
www.perlas-prill.com.br (Brasil)

Pedras Ionizadas da Arte Ener-Chi

As Pedras Ionizadas da Arte Ener-Chi são pedras e cristais que foram energizados, ativados e receberam a força da vida por meio de um processo especial introduzido por Andreas Moritz, o criador da arte Ener-Chi.

O processo de ionização de pedras nunca havia sido tentado antes porque as pedras raramente foram consideradas úteis no campo da cura. Ainda assim, as pedras têm um poder inerente de manter e liberar grandes quantidades de informação e energia. Quando ionizadas, elas exercem uma influência equilibradora em tudo com o que entram em contato. A ionização das pedras pode ser uma das chaves para a sobrevivência em um mundo que passa por um período de poluição e destruição.

Nos primeiros anos da evolução da Terra, cada partícula de matéria do planeta continha um modelo do planeta inteiro, assim como toda célula de nosso corpo contém nossa estrutura de DNA, o modelo de nosso corpo inteiro. As informações desse modelo dentro de cada partícula de matéria ainda estão lá – só estão em estado dormente. O processo de ionização *volta a acordar* essas informações originais e permite que as energias associadas sejam liberadas. Nesse sentido, as Pedras Ionizadas da Arte Ener-Chi estão vivas e conscientes, além de poderem energizar, purificar e equilibrar qualquer substância com as quais possam entrar em contato.

Pedras Ionizadas da Arte Ener-Chi

Instruções de uso

Beber água ionizada

Colocar uma Pedra Ionizada ao lado de um copo com água por meio minuto ioniza a água. A água ionizada é um poderoso limpador que ajuda na digestão e no metabolismo, além de energizar todo o corpo.

Ingerir alimentos ionizados

Colocar uma Pedra Ionizada ao lado de sua comida por meio minuto ioniza e equilibra o alimento. Por causa da poluição presente em nossa atmosfera e no solo, mesmo os alimentos orgânicos estão, de alguma forma, poluídos. Esses alimentos também sofrem o impacto do buraco na camada de ozônio e da exposição à radiação eletromagnética em nosso meio ambiente planetário. Esses efeitos negativos tendem a ser neutralizados por meio do uso específico das Pedras Ionizadas.

Banho ionizado para o pé

Ao colocar as Pedras Ionizadas (de preferência seixos com superfícies arredondadas) sob as solas dos pés, enquanto eles ainda estiverem imersos na água, o corpo começa a quebrar as toxinas e os dejetos e a transformá-los em substâncias orgânicas.

Melhorando as terapias de cura

As Pedras Ionizadas são ideais para a melhora dos efeitos de qualquer terapia de cura. Por exemplo, "Terapia LaStone" é uma nova terapia popular oferecida em alguns spas inovadores. Ela envolve a colocação de pedras mornas em pontos específicos do corpo. Se essas pedras tiverem sido ionizadas antes disso, os efeitos de cura serão melhores. De fato, colocar Pedras Ionizadas em qualquer parte enfraquecida ou dolorida do corpo, inclusive no chacra correspondente, traz benefícios para a saúde. Se os cristais têm um papel importante na terapia, ionizá-las primeiro ampliam ainda mais seus benefícios.

Equilíbrio da aura e do chacra

Colocar Pedras Ionizadas ou cristais ionizados no meio da coluna por 30 segundos equilibra todos os chacras ou centros energéticos e tende a mantê-los equilibrados por muitas semanas ou até meses. Já que a energia se desequilibra nos chacras e no campo áurico, essa é a principal causa de problemas com a saúde; esse tratamento, portanto, serve para recuperar o equilíbrio e, com isso, alcançar uma melhora na saúde e no bem-estar.

Anexada à principal tubulação de água em casa

Anexar uma pedra à principal tubulação ionizará sua água e a tornará mais absorvível e energizada.

Colocada na caixa de fusíveis ou perto dela

Ao colocar uma Pedra Ionizada grande em cima ou embaixo da caixa de fusíveis de sua casa, você irá anular os efeitos nocivos da radiação eletromagnética. Você pode confirmar esse fato realizando o teste muscular (referente à Arte Ener-Chi, mostrado anteriormente) em frente a uma TV ou a um computador, tanto antes quanto depois de colocar a pedra nessa caixa de fusíveis. Se você não tiver uma caixa de fusíveis que esteja acessível, pode colocar a pedra próxima ao fio elétrico de seus aparelhos ou de suas tomadas.

Usadas em conjunto com a Arte Ener-Chi

As Pedras Ionizadas podem ser utilizadas para melhorarem os efeitos das pinturas da Arte Ener-Chi. Simplesmente coloque uma Pedra Ionizada sobre a parte do corpo que se deseja recuperar enquanto observa uma pintura da Arte Ener-Chi. Por exemplo, se você estiver vendo uma pintura relacionada ao coração, mantenha uma Pedra Ionizada sobre essa região enquanto observa a pintura. A natureza das energias envolvidas nas pinturas e nas pedras é similar. De acordo com isso, se as pedras forem utilizadas em conjunto com as pinturas, uma ressonância é criada, o que melhora bastante o efeito geral do tratamento.

Criando um ambiente melhor

Colocar uma Pedra Ionizada próximo a vários objetos que o rodeiam por cerca de meio minuto ajuda a criar um ambiente mais energizado e equilibrado. As Pedras Ionizadas afetam virtualmente todos os objetos naturais, como chãos de madeira, móveis de madeira ou de metal, paredes de pedra e lareiras de pedra ou tijolos. Nos locais de trabalho, principalmente perto de computadores, é uma boa ideia colocar uma ou mais Pedras Ionizadas em locais estratégicos. O mesmo se aplica às áreas de descanso; coloque as pedras sob sua cama ou travesseiro.

Melhorando o desenvolvimento das plantas

Colocar Pedras Ionizadas perto de uma planta ou vaso de plantas pode melhorar a saúde e a beleza delas. Essa ação ioniza automaticamente a água que elas recebem, sejam elas plantas colocadas em locais fechados ou ao ar livre. O mesmo se aplica aos vegetais e aos jardins orgânicos.

Criando mais Pedras Ionizadas

Produza quantas Pedras Ionizadas quiser simplesmente segurando sua Pedra Ionizada contra outras pedras ou cristais por cerca de 40-50 segundos. Suas novas pedras terão o mesmo efeito que a sua pedra já ionizada.

Para pedir os livros: *Ener-Chi Art* e *Ener-Chi Ionized Stones*, por favor, entre em contato:

Centro de Bem-estar Ener-Chi, LLC:

Site: <http//www.ener-chi.com>

Telefone gratuito: 1(866) 258-4006 (EUA)

Local (709) 570-7401 (Canadá)

Sobre Andreas Moritz

Andreas Moritz é médico intuitivo; praticante da Ayurveda, iridologia, shiatsu e medicina vibracional; escritor e artista. Nascido no sudoeste da Alemanha em 1954, Moritz teve de enfrentar muitas doenças desde criança, o que o impeliu a estudar nutrição e várias formas de cura natural enquanto ainda era bem jovem.

Aos 20 anos ele já havia completado seu treinamento tanto na indologia (ciência de diagnósticos pela interpretação do olho) quanto na dietética. Em 1981, começou a estudar a medicina Ayurvédica na Índia e terminou seu treinamento como praticante qualificado dessa ciência na Nova Zelândia, em 1991. Em vez de ficar satisfeito com seu conhecimento sobre o tratamento dos sintomas das doenças, Moritz dedicou sua vida ao trabalho de compreensão e tratamento de suas causas. Em virtude dessa abordagem holística, ele obteve muito sucesso em casos de doenças terminais em que a medicina convencional já havia provado ser inútil.

A partir de 1988, praticou a arte japonesa de cura do shiatsu, que lhe proporcionou *insights* sobre o sistema de energia do corpo. Além disso, ele vem devotando oito anos de pesquisa relacionada à consciência e ao seu papel importante no campo da medicina mental/física.

Andreas Moritz é o autor dos seguintes livros sobre saúde e espiritualidade:

- *Timeless secrets of health and rejuvenation*
- *Cancer is not a disease – it's a healing mechanism*
- *Limpeza do fígado e da vesícula*
- *Lifting the veil of duality*
- *It's time to come alive*
- *Heart disease – no more!*

- *Simple steps to total health*
- *Diabetes – no more!*
- *Ending the AIDS myth*
- *Heal yourself with sunlight*
- *Feel great, lose weight*
- *Vaccine-nation: poisoning the population, one shot at a time*
- *Alzheimer's no more!*
- *Art of self-healing*
- *Hear the whispers, live your dream*

Durante suas longas viagens pelo mundo, Andreas já conversou com líderes de Estado e membros do governo na Europa, Ásia e África, bem como ministrou palestras sobre saúde, medicina da mente/do corpo e sobre espiritualidade. Moritz tem um fórum gratuito, "Ask Andreas Moritz", no site sobre saúde CureZone.com (5 milhões de leitores e aumentando). Apesar de ter recentemente parado de escrever para esse fórum, o site contém diversos arquivos com suas respostas a milhares de perguntas sobre uma variedade de tópicos sobre saúde.

Desde que estabeleceu residência nos Estados Unidos em 1998, Moritz passou a se envolver no desenvolvimento de um sistema novo e inovador de cura chamado *Arte Ener-Chi,* que visa tratar as causas de muitas doenças crônicas. A arte Ener-Chi consiste de uma série de pinturas a óleo codificadas com raio de luz que restauram imediatamente o fluxo da energia vital (*chi*) nos órgãos e nos sistemas do corpo. Moritz também é o criador da *Sacred Santémony - Encantamento divino para cada ocasião*, um sistema poderoso de frequências de som especialmente geradas que podem transformar os medos, as alergias, os traumas e os bloqueios mentais ou emocionais mais profundos em oportunidades de crescimento e inspiração em questão de minutos.

Andreaz Moritz faleceu em outubro de 2012.

Referências Científicas Adicionais sobre Cálculos Intra-Hepáticos

1. Best, R. R.: The Incidence of Liver Stones Associated with Cholelithiasis and Its Clinical Significance. Surg. Gynecol. Obstet., 78:425, 1944.

2. Chiam, H. K., Unni, P. N. and Hwang, W. S.: Cholelithiasis in Singapore. Part II. A Clinical Study. Gut, 11:148, 1970.

3. Cobo, A., Hall, R. C., Torres, E. and Cuello, C. J.: Intrahepatic Calculi. Arch. Surg., 89:936, 1964.

4. Cook, J., Hou, P. C., Ho, H. C. and McFadzean, A. J. S.: Recurrent Pyogenic Cholangitis. Brit. J. Surg., 42:188, 1954.

5. Digby, K. H.: Common Duct Stones of Liver Origin. Brit. J. Surg., 17:578, 1930.

6.Glenn, F. and Moody, F. G.: Intrahepatic Calculi. Ann. Surg., 153:711, 1961.

7. Glenn, F.: Christopher's Textbook of Surgery (Ed. 7). Philadelphia, W. B. Saunders, 1960, 778.

8. Harrison-Levy, A.: The Biliary Obstruction Syndrome of the Chinese. Brit. J. Surg., 49:674, 1962.

9. Jones, S. A., Steedman, R. A., Keller, T. B. and Smith, L. L.: Transduodenal Sphincteroplasty (Not Sphincterotomy) for Biliary and Pancreatic Disease. Amer. J. Surg., 118:292, 1969.

10. Maki, T.: Cholelithiasis in the Japanese. Arch. Surg., 82:599, 1961.

11. Maki, T., Sato, T., Yamaguchi, I. and Sato, T.: Treatment of Intrahepatic Gallstones. Arch. Surg., 88:260, 1964.

12. Miyake, H.: Gallstone in Kyushu, Japan. Arch. Surg., 85:425, 1962.

13. Palmer, R. H.: Gallstones Produced Experimentally by Litho-cholic Acid in Rats. Science, 148:1339, 1965.

14. Palmer, R. H.: Production of Bile Duct Hyperplasia and Gallstones by Lithocholic Acid. J. Clin. Invest., 45:1255, 1966.

15. Rufanov, I. G.: Liver Stones. Ann. Surg., 103:321, 580, 1936.

16. Stock, P. E. and Tinckler, L. F.: Choledochoduodenostomy in the Treatment of Cholangiohepatitis. Surg. Gynecol. Obstet., 101:599, 1955.

17. Stock, F. E. and Fung, J. H. Y.: Oriental Cholangiohepatitis. Surgery, 84:409, 1962.

18. Walters, W.: Cholangiohcpatitis or Recurrent Pyogenic Cholangitis with Intrahepatic and Extrahepatic Bile-pigment Stones. Editorial, JAMA, 178:934, 1961.

Índice Remissivo

D

E

F

G

H

I

J

L

M

O

P

R

S

T

U

V

Z

Leitura Recomendada

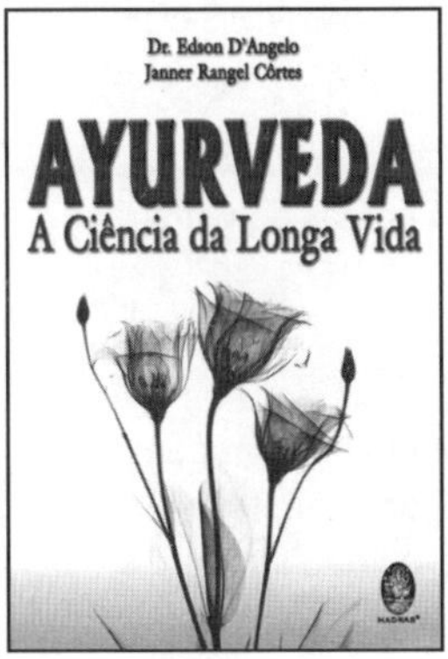

AYURVEDA
A Ciência da Longa Vida

Dr. Edson Antônio D'angelo e Janner Rangel Côrtes

Ayurveda significa a ciência (Veda) da longevidade (Ayur). Ela se baseia na harmonia para o alcance da felicidade, por meio de um processo silencioso da mente, a fim de se buscar a verdade e a plenitude. Essa ciência – que apesar de se manter atualizada é também o sistema terapêutico mais antigo do mundo, por se basear em textos sagrados – faz uso de plantas medicinais, massagens, acupuntura, etc., para oferecer não só uma vida mais longa, mas também mais saudável, tanto física quanto psicologicamente.

TRATADO DE MEDICINA FLORAL

Maria Cristina Nogueira Godinho dos Santos

Esta obra pode ser considerada uma ferramenta de consulta terapêutica séria e de grande valor. A autora aborda os sistemas de Florais de Bach, Minas, Austrália e Saint Germain mostrando a linguagem do corpo, ou seja, a reação do organismo diante de questões psicossomáticas, além dos florais mais indicados em cada situação.

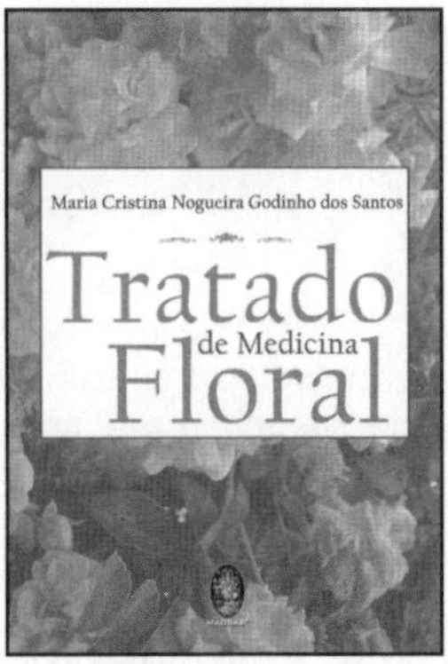

www.madras.com.br

MADRAS® Editora

CADASTRO/MALA DIRETA

Envie este cadastro preenchido e passará a receber informações dos nossos lançamentos, nas áreas que determinar.

Nome____

RG____________________ CPF____________________

Endereço Residencial __________________________________

Bairro ______________ Cidade________________ Estado_____

CEP ____________ Fone______________________________

E-mail ____

Sexo ❑ Fem. ❑ Masc. Nascimento____________________

Profissão ______________ Escolaridade (Nível/Curso) __________

Você compra livros:

❑ livrarias ❑ feiras ❑ telefone ❑ Sedex livro (reembolso postal mais rápido)

❑ outros:____

Quais os tipos de literatura que você lê:

❑ Jurídicos ❑ Pedagogia ❑ Business ❑ Romances/espíritas

❑ Esoterismo ❑ Psicologia ❑ Saúde ❑ Espíritas/doutrinas

❑ Bruxaria ❑ Autoajuda ❑ Maçonaria ❑ Outros:

Qual a sua opinião a respeito desta obra?____________________

____

Indique amigos que gostariam de receber MALA DIRETA:

Nome____

Endereço Residencial __________________________________

Bairro ______________ Cidade______________ CEP __________

Nome do livro adquirido: LIMPEZA DO FÍGADO E DA VESÍCULA

Para receber catálogos, lista de preços e outras informações, escreva para:

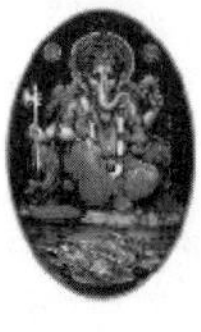

MADRAS EDITORA LTDA.

Rua Paulo Gonçalves, 88 – Santana – 02403-020 – São Paulo/SP

Caixa Postal 12183 – CEP 02013-970 – SP

Tel.: (11) 2281-5555 – Fax.:(11) 2959-3090

www.madras.com.br